JN272803

消化器外科
minimal requirements
実践応用編

専門医に求められる知識の使いかた

監修
北野正剛
大分大学長

編集
白石憲男
大分大学医学部
地域医療学センター
外科分野教授

平塚孝宏
大分大学医学部
消化器・小児外科学講座

MEDICAL VIEW

本書では，厳密な指示・副作用・投薬スケジュール等について記載されていますが，これらは変更される可能性があります．本書で言及されている薬品については，製品に添付されている製造者による情報を十分にご参照ください．

The Minimal Requirements for Board Certified Surgeons in Gastroenterology
− Practical Application of Surgical Knowledge
（ISBN978-4-7583-1515-9　C3047）

Chief Editor：Seigo Kitano
　　　Editor：Norio Shiraishi
　　　　　　　Takahiro Hiratsuka

2014. 10. 1　1st ed

ⒸMEDICAL VIEW, 2014
Printed and Bound in Japan

Medical View Co., Ltd.
2-30 Ichigayahonmuracho, Shinjyukuku, Tokyo, 162-0845, Japan
E-mail　ed＠medicalview.co.jp

監修者ご挨拶

　近年，深刻化する高齢者社会，医療の高度化，医師の地域偏在，医療費の高騰など，医療を取り巻く環境も大きく変化してきた。このような状況を改善するため，医療制度改革や医学教育改革の必要性が論じられている。これまで大学中心に行われてきた医学教育よりも，大学病院を中核とする地域の病院群での教育の重要性が示されるとともに，教育の質を高めるために，「日本専門医制評価・認定機構」を中心とした専門医制度改革が進められている。

　ご存知のように，消化器外科領域においては，日本消化器外科学会を中心に，質の高い専門医を世に輩出してきた。これは，日本消化器外科学会が，厳正な書類審査（手術経験数，学術集会への参加や発表論文など）と筆記試験，面接試験などを通じて専門医の認定を行ってきた所以である。この専門医試験の合格率は約70％と難問ではあるものの，消化器外科を志す若き外科医たちは，消化器外科学会の専門医取得を一つの目標として精進している。

　昨年，消化器外科専門医の取得希望者や後期研修医たちが，効率よく知識を蓄えていただくための知識の整理書として，大分大学医学部附属地域医療学センター（外科分野）の白石憲男教授の編集のもと，「消化器外科専門医のためのminimal requirements」を出版し好評を得た。本書「消化器外科minimal requiements実践応用編 専門医に求められる知識の使いかた」は，消化器外科の臨床に役立つ書籍として，白石憲男教授の呼びかけにより，消化器外科専門医試験を受験したいと希望している若き医師たちや，専門医を取得したばかりの新人指導者により作成したものである。本書は，代表的な消化器外科疾患の症例を題材にして，消化器外科医としての「知識の使いかた」の解説したものであり，教育に対する情熱とアイデアの豊富な編者ならではのものと考えている。

　本書が，これから専門医試験を受験する若き外科医の教科書としてのみならず，指導書として，また勉強会のテキストとしても役立つものであると確信している。本書「消化器外科minimal requiements実践応用編 専門医に求められる知識の使いかた」は，「消化器外科専門医のためのminimal requirements」同様，すべての消化器外科医に，ぜひ一読していただきたい書物である。

　最後に，このような書物を出版していただいたメジカルビュー社編集部の吉田富生氏と宮澤進氏に心から感謝いたします。

平成26年9月

北野　正剛

序

　消化器外科医としての仕事は，実に楽しい。もちろん，医師として患者さんとのコミュニケーションやコーチング，先輩医師として後輩やメディカルスタッフへの教育活動などの楽しさは言うまでもないが，消化器外科特有の楽しさとして，チーム医療の一員として手術に参加し，自らの手で治療しているという実感を味わうことができることがあげられる。さらに，多くの消化器疾患と最初から対峙することができ，診断や治療への思考過程を学ぶことができる。

　近年，消化器外科領域においても，数多くの種類のガイドラインが公表されている。ガイドラインにおいては，エビデンスに基づいた診断や治療のアルゴリズムが示されている。アルゴリズムは思考過程を示したものであり，実臨床においては，医師の裁量権を含めて，この思考過程に基づいて個々の患者の診断や治療がなされている。

　若き消化器外科医の目標の1つに，消化器外科専門医の取得がある。消化器外科学会専門医試験は，執刀経験数，学術会議の参加経験，学術論文の執筆，などの他に，幅広い知識と思考過程が問われている。中でも，公表された試験問題をみると，消化器外科関連の幅広い知識に基づいた思考過程が最重要視されており，消化器外科専門医や指導医にとって必須のものと位置付けられているように思われる。

　昨年，出版した「消化器外科専門医のためのminimal requirements」は，我々の勉強会の集大成であり，消化器外科医に必要な知識を整理したものである。その後の勉強会では，「これらの知識の使いかた」，ということに主眼におき，自験例を持ち寄り，創作問題を作成して検討してきた。これらの中で，消化器外科専門医が経験しておくべき症例111例を抽出し，本書「消化器外科minimal requiements実践応用編 専門医に求められる知識の使いかた」にまとめた。各項目は，症例問題形式であるものの，消化器外科専門医の「知識の使いかた」を論じたものであり，専門医試験を目指している者のみならず，後期研修医や指導医の方々にも，大いに利用していただきたいと念願している。

　最後に，情熱を失わず，ともに勉強してきた著者8名に感謝します。また，専門医公開問題の解析や自験例の集積など勉強会にご協力いただいた先生方，および事務業務を担当してくれた秘書の衞藤千鶴さんに心から感謝します。また，本書を出版していただいたメジカルビュー社編集部の吉田富生氏と宮澤進氏に心から感謝申し上げます。

平成26年9月

編者　白石　憲男
　　　平塚　孝宏

執筆者一覧

■ **監修**

北野　正剛
大分大学長

■ **編集**

白石　憲男
大分大学医学部　地域医療学センター外科分野　教授

平塚　孝宏
大分大学医学部　消化器・小児外科学講座

■ **執筆者**（五十音順）

赤木　智徳
大分大学医学部　消化器・小児外科学講座

上田　貴威
大分大学医学部　地域医療学センター外科分野

河野　洋平
大分岡病院　外科

草野　徹
中津市立中津市民病院　外科

白石　憲男
大分大学医学部　地域医療学センター外科分野

田島　正晃
豊後大野市民病院　外科

二宮　繁生
有田胃腸病院　外科

平塚　孝宏
大分大学医学部　消化器・小児外科学講座

■ **症例集積協力者**（大分大学医学部　消化器・小児外科学講座）

猪股　雅史	太田　正之	衛藤　剛	岩下　幸雄	白下　英史
矢田　一宏	當寺ヶ盛　学	内田　博喜	柴田　智隆	小森　陽子
二日市　琢良	一万田　充洋	蔀　由貴		

目 次

本編に入る前に　xviii

総 論

1　直腸癌の術後1日目の胸痛　2
周術期静脈血栓塞栓症の予防法

2　糖尿病患者の肝切除後の意識障害　6
術後に発症した非ケトン性高浸透圧症候群（高血糖高浸透圧症候群）

3　痔瘻でケア中の患者の高熱　9
痔瘻を先行感染とするフルニエ壊疽

4　S状結腸憩室穿孔による腹膜炎　12
急性腹症患者の病態把握と治療（敗血症性ショック）

5　切除不能進行大腸癌に対する化学療法中の下痢　15
切除不能進行大腸癌患者に対する抗癌剤の有害事象

6　繰り返す消化管出血（タール便）　19
原因不明の消化管出血

7　長期TPNにて加療中のクローン病患者の筋肉痛とうっ血性心不全　23
長期TPN管理中に生じうる疾患

8　急性汎発性腹膜炎術後の創感染　26
SSIの危険因子と予防方法

9　胃全摘後3年目の重症感染症　29
脾摘後重症感染症（OPSI）

10 **COPDを有する早期食道癌患者** 32
早期食道癌に対する内視鏡治療後の追加治療(手術侵襲①)

11 **黄疸を示す患者の肝切除** 36
広範肝切除前の肝予備能評価(手術侵襲②)

12 **膵尾部腫瘍を有する患者の疼痛** 40
癌性疼痛コントロール

各論

I. 食道

1 **健診にて食道に異常を指摘された患者** 46
食道表在癌の治療(1) 内視鏡治療

2 **健診にて食道癌の診断を受けた喫煙患者** 50
食道表在癌の治療(2) 食道抜去術

3 **嚥下時のつかえ感を主訴に来院した患者** 54
食道表在癌の治療(3) 3領域リンパ節郭清を行う食道亜全摘

4 **食物の通過障害を主訴として来院してきた患者** 58
食道多発癌

5 **嚥下困難を訴えて来院した患者** 62
食道重複癌(胃癌)

6 **嚥下障害と体重減少を主訴として来院してきた患者** 66
他臓器浸潤(T4)食道癌

7	**持続的咳嗽にて来院した患者**　　69	
	遠隔転移（肺転移）を有する食道癌	
8	**嚥下困難と嗄声を主訴に来院した患者**　　72	
	胸部上部食道癌	
9	**逆流性食道炎にて加療中の患者の食物通過障害**　　76	
	Barrett食道癌	
10	**食道癌術後，周術期の発熱**　　80	
	食道癌術後縫合不全	
11	**異時性重複食道癌術後の発熱と血性分泌物**　　84	
	食道癌術後の遊離空腸壊死	
12	**食道癌術後の大量胸水**　　88	
	食道癌術後リンパ漏	
13	**飲酒後の頻回な嘔吐後に生じた突然の胸痛**　　91	
	特発性食道破裂	
14	**食後の嘔吐と食物のつかえ感にて来院してきた患者**　　94	
	食道アカラシア	
15	**食後のつかえ感と胸痛を訴えて来院した患者**　　97	
	食道裂孔ヘルニア	
16	**健診にて食道隆起性病変を指摘された患者**　　101	
	食道平滑筋腫	

II. 胃

1 **健診にて胃幽門部に異常を指摘された患者**　106
早期胃癌の診断と治療（ESDの適応）

2 **心窩部痛を自覚し来院してきた患者**　110
早期胃癌の診断と治療（ESDの適応外）

3 **通過障害と体重減少を主訴とする患者**　113
胃上部癌の診断と治療

4 **体重減少で精査を受けた患者**　116
スキルス胃癌の診断と治療

5 **胃癌術後1年目に発症した内ヘルニア手術時の腹腔内所見**　120
胃切除後の腹膜播種再発

6 **心窩部痛を主訴に来院した患者**　124
EBウイルス関連胃癌の診断と治療

7 **スクリーニング検査にて胃に異常を指摘された患者**　127
AFP産生胃癌の診断と治療

8 **心窩部不快感にて精査を受けた患者**　131
膵浸潤を伴う進行胃癌の診断と治療

9 **上腹部痛を主訴に来院した患者**　135
肝転移を有する胃癌の診断と治療

10 **胃切除・B-Ⅰ再建の術後4日目の発熱**　138
胃切除後の縫合不全

11 胃切除の既往，味覚鈍麻や四肢のしびれを訴えた患者　142
胃切除後の遠隔合併症（貧血）

12 食後の気分不良，腹痛，動悸を訴える患者　145
胃切除後のダンピング症状

13 胃切除後に体重減少と下痢を訴えた患者　149
胃切除後の遠隔合併症（慢性輸入脚症候群）

14 人間ドックの検査にて胃の異常を指摘された患者　153
胃MALTリンパ腫の診断と治療

15 スクリーニングにて胃の異常を指摘された患者①　156
胃GISTの診断と治療

16 スクリーニングにて胃の異常を指摘された患者②　160
胃カルチノイドの診断と治療

Ⅲ. 小腸

1 腹痛，嘔吐を訴えて来院した患者の診断　164
小腸脂肪腫によるイレウスの診断と治療

2 子宮全摘術の術後2年目，腹痛と嘔吐にて発症した患者　168
癒着（バンド）による絞扼性イレウスの診断と治療

3 貧血精査，カプセル内視鏡で異常を指摘された患者　172
回腸腫瘍（悪性リンパ腫）の診断と治療

4 腹部外傷にて救急搬送されてきた患者　175
腹部外傷による消化管損傷の診断と治療

CONTENTS

5　突然の左下腹部痛の患者　180
成人に発生した腸重積の診断

Ⅳ. 大腸

1　大腸スクリーニングにて異常を指摘された患者　186
早期大腸癌（S状結腸癌）の診断と治療

2　便潜血陽性にて精査の患者　190
直腸下部早期癌の治療

3　腹満感を主訴に受診した患者　195
イレウスを伴う左側大腸癌の診断と治療

4　排便時出血にて来院してきた患者　199
下部直腸癌の診断と治療（超低位前方切除術）

5　右下腹部の腫瘤触知にて来院してきた患者　204
stage Ⅳ大腸癌（肝転移）の治療

6　咳を主訴としてきた患者　208
stage Ⅳ大腸癌（肺転移）の治療

7　腹部膨満感と腹痛にて来院してきた患者　212
stage Ⅳ大腸癌（腹膜播種）の治療

8　便の血液付着を主訴に来院した患者　216
下部直腸癌の治療（肛門機能温存手術）

9　直腸癌術後1年6カ月，肛門部痛で来院した患者　221
直腸癌の局所再発

10 **直腸癌術後にCEAが上昇した患者** 225
直腸癌肝転移の診断と治療

11 **嘔気・腹部不快感にて来院した患者** 228
クローン病の治療

12 **突然の左下腹部痛の患者** 232
虚血性腸炎の治療

13 **下血と腹痛にて来院してきた患者** 236
潰瘍性大腸炎の治療

14 **腎盂腎炎治療中に下痢が出現した患者** 240
偽膜性腸炎の診断と治療

15 **尿の混濁と便臭で来院した患者** 243
S状結腸憩室炎（S状結腸膀胱瘻）

16 **血性下痢と腹痛，発熱を主訴として来院した患者** 246
閉塞性大腸炎の診断と治療

17 **病歴および大腸内視鏡所見から診断された患者** 250
家族性大腸腺腫症の診断と治療

18 **排便時違和感を主訴として来院した患者** 253
大腸GISTの診断と治療

19 **人間ドックで直腸に異常を指摘された患者** 258
直腸カルチノイドの診断と治療

20 **痔瘻で加療中に肛門部の腫瘤を自覚し来院した患者** 261
痔瘻癌の診断と治療

21 大腸ポリープに対し内視鏡治療後に腹痛を呈した患者　265
医原性大腸穿孔の診断と治療

V. 肝臓

1 慢性肝炎のfollow中に肝腫瘍を指摘された患者　270
小さな肝細胞癌の診断と治療

2 肝硬変のfollow中に肝腫瘍を指摘された患者　274
肝硬変を背景とした3.5cmの肝細胞癌の診断と治療

3 肝硬変のfollow中，肝臓の2カ所に腫瘍を指摘された患者　278
多発性の肝細胞癌の診断と治療

4 下肢浮腫の精査中に肝腫瘍を指摘された患者　282
高度進行肝細胞癌の診断と治療

5 突然の腹痛とプレショックにて救急搬送された患者　286
肝細胞癌自然破裂の診断と治療

6 上腹部痛の精査時に肝腫瘍を指摘された患者　290
限局性結節性過形成（FNH）の診断と治療

7 健診にて肝腫瘤性病変を指摘された患者　294
胆管細胞癌の診断と治療

8 肝腫瘤性病変を指摘された慢性B型肝炎患者　299
混合型肝癌の診断と治療

9 女性化乳房を発症した若年者の肝腫瘍　304
fibrolamellar hepatocellular carcinoma（FLC）の病態と診断

10 肝機能異常を指摘され来院した患者　　307
胆管嚢胞腺腫・腺癌の診断と治療

11 大腸癌術後肝転移に対する化学療法後の肝切除　　310
転移性肝臓癌に対する化学療法後の肝切除

12 紫斑の精査にて肝腫瘍を指摘された患者　　314
肝血管腫の治療

13 肝腫瘤増大の精査・加療目的で来院した患者　　318
肝嚢胞の治療

14 急性胆嚢炎治療中に肝腫瘤を指摘された患者　　322
胆嚢炎から生じた肝膿瘍の診断と治療

15 交通事故後，腹痛を訴えて救急搬送された患者　　326
肝外傷（Ⅱ型）の診断と治療

16 交通事故に遭い，ショック状態にて緊急搬送された患者　　330
肝外傷（Ⅲ型）の診断と治療

17 発熱の精査にて，肝臓に異常を指摘された患者　　334
肝内結石の診断と治療

Ⅵ. 胆道

1 胆嚢ポリープでfollow中，増大傾向を認めた患者　　340
胆嚢癌の診断と治療

2 黄疸の精査にて，胆嚢の異常を指摘された患者　　344
進行胆嚢癌の広がり診断と治療

3	**スクリーニング検査で左肝内胆管の拡張を指摘された患者**	349
	胆管内乳頭状腫瘍の診断と治療	
4	**黄疸の精査にて来院した患者**	352
	肝門部胆管癌の診断と治療	
5	**眼球結膜の黄染を指摘されて来院した患者**	356
	胆管癌の診断と治療	
6	**健診で十二指腸乳頭部に腫瘤を指摘された患者**	360
	十二指腸乳頭部癌の診断と治療	
7	**胆管炎の精査で総胆管の軽度拡張を認めた患者**	365
	膵胆管合流異常の診断と治療	
8	**胆嚢結石のfollow中に胆道系酵素の上昇を認めた患者**	369
	Mirizzi症候群の診断と治療	
9	**胆嚢結石の経過観察中に発熱,腹痛を認めた患者**	373
	落下結石による急性胆管炎の診断と治療	
10	**健診で胆嚢に異常を指摘された患者**	377
	胆嚢腺筋症の診断と治療	

VII. 膵臓

1	**眼球結膜の軽度黄染を指摘され来院してきた患者**	382
	膵頭部癌の診断と治療	
2	**3カ月前から増強する背部痛の精査を受けた患者**	386
	門脈浸潤を伴う膵頭部癌の診断と治療	

3 スクリーニング検査で肝腫瘤を指摘された患者　390
肝転移を有する膵頭部癌の診断と治療

4 スクリーニングの腹部エコーで膵管の拡張を指摘された患者　394
主膵管型IPMNの診断と治療

5 腹痛の精査時に膵に異常を認めた患者　398
分枝型IPMNの診断と治療

6 3年前にIPMNの診断を受け放置していた黄疸と腹痛の患者　403
IPMCの診断と治療

7 上腹部痛にて検査を受け膵臓に異常を指摘された患者　408
膵体尾部癌の診断と治療

8 健診で膵腫瘤を指摘され来院した患者　412
膵粘液性嚢胞腫瘍（MCN）の診断と治療

9 上腹部痛の精査目的に来院した患者　416
solid pseudopapillary tumorの診断と治療

10 空腹時に気分不良を生じるため来院した患者　420
インスリノーマの診断と治療

11 多量飲酒した後，急激な腹痛と背部痛を訴え来院した患者　424
急性膵炎（重症型）の診断と治療

VIII. 腹壁・脾臓

1 上部消化管内視鏡検査で食道に異常を認めた患者　430
特発性門脈圧亢進症の診断と治療

2 悪心嘔吐と右大腿内側の痛みを訴えて来院した患者　434
閉鎖孔ヘルニアによる腸閉塞

3 自転車で転倒後に遅発性意識障害を呈した患者　438
脾臓損傷の診断と治療

鉄則一覧　442

索引　458

本編に入る前に

白石憲男

　術前・術後（放射線・化学療法前後）の患者ケアや適切な治療法の選択，ならびに安全な手術手技（治療手技）の習得は，消化器外科専門医の責務である．言うまでもなく，これらの実施は，疾患の正しい理解と的確な診断，治療方針の決定に基づくものである．

　本書は，臨床問題を通じて，消化器外科専門医に求められる「知識の使いかた」を習得していただくことを意図している．本編に入る前に，全体に通じる「診断のための『知識の使いかた』」と「治療方針決定のための『知識の使いかた』」を整理しておきたい．

I. 病気診断のための「知識の使いかた」

　実臨床においては，まず問診による病歴聴取や診察を行い，患者さんから，疾患に関する情報収集を行うことから始まる．その後，鑑別すべき疾患を頻度順に想定し，確定診断を得るために，①画像診断，②病理組織診断，③診断基準を用いた診断，などを行う．

　現在，消化器外科の診断において，画像診断の役割は大きい．近年の画像診断機器の発展に伴い，画像診断の正診率も上昇し，画像診断のみで確定診断が行われるようになった疾患も少なくない．消化管の疾患に対する画像診断としては，内視鏡検査，消化管透視を中心に，超音波検査，CT検査，MRI検査などが頻用されている．肝・胆・膵領域においては，超音波検査，CT検査，MRI検査，内視鏡的胆管膵管造影などが頻用されている．また近年の内視鏡の発展により，胆管鏡や膵管鏡なども使用されるようになってきた．

　一方，画像診断だけでは断定しにくい疾患に対して，生検による病理組織診断を行う．さらに，病因が確定せず，多彩な症状を呈する疾患に対しては，診断基準が設けられており，診断基準を満たすか否かを判定して確定診断を得る．

> **鉄則1** 消化器外科における確定診断 ⇒診断法の選択
> ①画像診断
> ②生検による病理組織診断（画像診断では判明しにくいもの）
> ③診断基準による診断（原因が確定せず，多彩な症状を呈する疾患）

1. 問診による病歴聴取

　問診や病歴聴取は，鑑別疾患を挙げるための入り口である．一般に，鑑別診断を考え，疾患を絞り込む情報としては，①年齢・性別，既往歴と投薬歴，生活歴，

②発症機転（初発の症状）と経過，③随伴症状，に注目することが大切である。消化器外科領域においても，同様である。

　年齢や性別が診断に重要な疾患の例としては，炎症性腸疾患（クローン病，潰瘍性大腸炎，等）や虚血性腸疾患，遺伝子異常を伴う疾患，ならびに膵嚢胞性疾患などが挙げられる。

　発症機転（初発の症状）や経過によっても病態を推測することが可能である。例えば，急性炎症性疾患は，「急な発症と急速な増悪」である一方，悪性腫瘍は，慢性的な疾患であり「緩徐な発症と緩徐な増悪」である。

　随伴症状によって，病因を推測することが可能である。例えば，病因として免疫機構に関与するものや遺伝子異常に関与するものであれば，消化器系疾患以外の疾患が併存することがしばしば認められる。

　「診断の70～80％が問診でわかる」といわれる所以はここにある。

> **鉄則2**　問診と身体所見　⇒鑑別疾患を挙げるための入り口
> ①年齢・性別と既往歴と投薬歴，生活歴（発症前）
> ②発症機転（初発の症状）と経過（発症と発症後）
> ③随伴症状

2．鑑別疾患の挙げかた

　問診による病歴聴取と診察による所見収集の成果として，鑑別すべき疾患が，頻度順に挙がってくる。典型的な病歴や所見を呈する際には，この過程のみで診断がつくこともある。しかし，一般的には，数個の鑑別診断を挙げた後，確定診断を得るために画像検査や生検による病理組織検査を行うことが多い。鑑別診断を挙げる際に注意すべき点は，①頻度の高い疾患，②見落とすと死に直結する疾患，③患者QOLを損なう可能性のある疾患，である。

　臨床現場において，鑑別疾患を挙げる際の基本的な考え方は，頻度順である。実臨床では確率で論じることが多く，その妥当性はいうまでもない。

　臨床においては，治療方法のみならず，治療のタイミングも重要である。見落とすと死に直結する疾患も忘れてはいけない鑑別疾患である。

　疾患の性格上，治療後に患者のQOLを損ない，患者や家族を苦しめる場合がある。医療は「癒し」を与えることが究極の目的であるが，そのように，患者のQOLを損なう可能性のある疾患を鑑別診断として考えることも重要である。

> **鉄則3** 問診と診察からの鑑別疾患の挙げかた
> ①頻度の高い疾患
> ②見落とすと死に直結する疾患
> ③患者QOLを損なう可能性のある疾患

3．確定診断へのプロセス
1）画像診断の考え方
　近年，画像検査の発展に伴い，疾患に対する感受性や特異性，さらには正診率の向上が著しい．それゆえ，安易に画像診断に頼りすぎるという反省は否めないものの，画像診断の役割はますます，大きいものになっていくように思われる．確定診断に必要と判断し，撮影した画像ならば，多くの情報を得るように多角的に解析することを心がけることが重要である．

　画像を科学的に解析し，所見をとるためには，①病変の局在（場所・範囲）や大きさを単語で示す，②病変の形状や性状を単語で示す，ことが大切である．これらの言葉を並び変えて，③対象病変の画像上の特徴を「看板」にする．例えば，「イレウス症状を有する下行結腸の全周性のBorrman 2型病変」や「肝炎を有する肝臓のS6に，大きさ3cmの多血性の腫瘍」や「膵尾部の大きさ8cmの充実成分と嚢胞成分が混在する腫瘍」などの看板を作成するのである．これらの看板内のキーワードから，鑑別すべき疾患を頻度順に想定する．

　鑑別すべき疾患群から最終診断に絞り込む作業は，消去法が考え方の中心となる．頻度順に鑑別すべき疾患と画像所見の一致性を判定し，消去法にて確定診断を得る．この際，画像所見は特徴的なもの（ある疾患に対し尤度比の高い所見と評価されているもの）をチェック項目として用いる．

> **鉄則4** 画像診断の考え方
> ①病変の局在（場所・範囲）と大きさを単語で示す
> ②病変の形状・性状を単語で示す
> ③対象病変の画像上の特徴を「看板」にする　⇒鑑別疾患の想定と消去法

2）病理組織診断による診断法
　画像診断で確定診断が得られない場合，特に悪性疾患においては，生検による病理組織検査や分泌液などを用いた細胞診が行われる．生検においては，内

視鏡下の鉗子生検や超音波検査下の針生検などによって行う。病理組織標本の観察においては，鑑別疾患に挙げた疾患に特徴的な病理組織所見がないかを検討する。実臨床においては，病理医が判断する場合が多いが，特徴的な病理組織所見に関する知識も消化器外科専門医には求められる。一般に病理組織診断の正診率は，画像診断よりも高いものの，組織の採取法や調整法によっても影響されることを知っておく必要がある。

> **鉄則5** 病理組織診断のポイント
> ①画像診断などで確定診断が得られない場合の判断法（正診率が高い）
> ②特徴的な病理組織所見を単語で示す
> ③組織採取法や調整法による正診率への影響（検査の限界）

3）診断基準との照らし合いによる診断法

症状が多彩であり，病変が多臓器広範囲に及ぶ疾患は，遺伝子異常や免疫異常など，病因が不明確なものが多い。また，このような疾患には，類似疾患が多いことも特徴の1つとして挙げられる。このような疾患の診断においては，診断基準に適合しているか，否かを判断して，確定診断を行う。

> **鉄則6** 確定診断を診断基準で行う疾患
> ①病因が不明確（遺伝子異常や免疫異常など）な疾患
> ②症状が多彩で病変が多臓器，広範囲（全身に随伴症状がある）な疾患
> ③類似疾患の存在するもの

Ⅱ．治療方針決定のための「知識の使いかた」

1．治療方針に影響する病変の広がり診断・重症度診断・亜型診断

疾患の確定診断が行われた後，治療方針の決定や術式選択という点において病変の広がり診断が重要である。悪性腫瘍であれば，TNM分類にしたがって病期診断が行われ，病気の広がりの程度を評価する。すなわち，腫瘍自身の因子，遠隔転移の有無，リンパ節転移などにより評価する。これらは，すべて画像診断によって行われており，一定の正診率のもとでの評価となる。

一方，炎症性疾患においては，発症時期と重症度診断が重要である。重症度

分類は，臨床所見や検査所見，画像診断によってなされることが多い。これらの評価により，治療のタイミングや術式などが決定される。

変性疾患や奇形において，亜型分類が治療選択に重要である。変性・奇形疾患は，亜型のタイプに応じて治療選択や術式選択，予後が反映されるからである。

このように，疾患の確定がなされた後も，消化器外科専門医は，腫瘍の広がり診断，炎症の重症度診断，変性・奇形疾患の亜型診断，のための画像診断に精通しておく必要がある。

> **鉄則7** 病変の広がり・重症度診断・型分類
> ①悪性腫瘍の広がり診断は，TNM分類にしたがった病期診断
> ②炎症性疾患は，発症時期と重症度診断
> ③変性・奇形疾患は，亜型診断

2．治療方針を決定するために考慮すべきこと

外科治療の主体は手術であり，必要に応じて，局所治療である放射線療法や全身治療である化学療法を用いる。いずれにしても，医学的に治療方針を決定する際に考慮すべきことは，①手術や放射線・化学療法などの目的と期待されるゴール，②術式選択や放射線・化学療法のレジメンの選択，③耐術性（耐治療性）の評価，である。このような医学的な評価とともに，患者本人や家族の意思に基づき，治療が行われていることを再確認しておきたい。

> **鉄則8** 治療方針を決定するために考慮すべきこと
> ①手術（放射線・化学療法）の目的と期待されるゴール
> ②術式選択，放射線・化学療法のレジメン選択（治療効果・危険性）
> ③耐術性（耐治療性）の評価

1）手術や放射線・化学療法の目的

手術や放射線・化学療法の目的は，①根治性，②症状軽快，③QOLの向上，である。それぞれの病態に対して，手術や放射線・化学療法は，患者にどのような利益を与えるかを考えなければならない。

患者や家族が欲している治療は何かということを考え，外科的治療や放射線・化学療法の必要性を論じなければならない。例えば，消化器悪性腫瘍に対する手術の役割は，局所から癌細胞を排除することであり，癌が局所病として評価

されるときに有効である。一方，化学療法は，全身病になっている可能性のある病態や明らかな全身病に対して用いられる治療法である。また，消化器癌に対するバイパス手術は，QOL向上のための治療である。

> **鉄則9** 手術や放射線・化学療法の目的
> ①根治性
> ②症状軽快
> ③QOLの向上

2）術式選択（放射線・化学療法のレジメン選択）

術式選択や放射線・化学療法のレジメン選択において考えなければならないことは，①予期される治療効果，②治療の侵襲性や有害事象，③治療後（遠隔期）に損なわれる機能（QOL），である。

悪性腫瘍に対する根治的治療の目的は，生命予後を改善させることであり，緩和治療や良性疾患に対する治療目的は，日常生活のQOLを向上させることである。このように，術式選択や放射線・化学療法のレジメン選択において，これらの治療効果について，まず考えなければならない。

一方，手術や放射線・化学療法は，生体にとっては侵襲として作用する。生体は侵襲に対して生体反応を生じることにより，ホメオスターシス（動的平衡状態）を維持しようとする。特に手術は，生体にとって外傷であり，大きな侵襲を受けた生体は，回復までに時間を要する。また，合併症の発生率も高くなる。それゆえ，目的達成の効果が同等であれば，侵襲の小さい治療法を選択すべきである。

さらに，手術は，患部を外科的に除去する治療法であり，臓器によっては，再建が求められる。これまで，多くの再建法が開発されてきた。しかしながら，健康なときの機能に比べると，患者が満足できる再建法は数少ない。術式選択や放射線・化学療法のレジメン選択において，できる限り，術後（治療後）患者のQOLを損ねない方法を選択することが求められている。

> **鉄則10** 術式選択や放射線・化学療法のレジメン選択のポイント
> ①予期される治療効果
> ②治療の侵襲性や有害事象
> ③治療後に損なわれる機能（QOL）

3）耐術性（耐治療性）の評価

　近年，高齢化が進み，手術や放射線・化学療法を受ける高齢者が増加している。このような時代の変化とともに，治療前に患者の耐術性（耐治療性）の評価を行うことや合併症発生頻度を予測しておくことの重要性が増加している。患者さんの耐術性（耐治療性）の評価や合併症の発生予測において評価しておかなければならない項目は，①全身の状況，②各臓器機能，③既往歴と投薬歴，である。

　全身の状況としては，年齢やBMIなどのほか，PS（performance status）や併存疾患による生命予後などを評価しておく。全身状態から判断して，治療目的を果たすことができる状態か，治療により患者さんは不利益を被らないか，など考える必要がある。

　臓器機能の評価においては，心・肺・肝・腎などの呼吸管理や薬液の運搬・代謝に関与する臓器機能の評価は言うまでもないが，その他，凝固能などの全身に及ぶ生理的機能の評価も必要である。手術や放射線・化学療法を安全に行うためには必須の評価である。

　一方，高齢社会になり，日常的に多くの薬剤を服用したり，複雑な既往歴を有している患者さんも増えてきた。糖尿病患者や透析患者，ステロイドや抗凝固薬の服用など，周術期ケアに工夫しなければならないケースが増加している。

　このように，耐術性（耐治療性）の評価を行うことにより，①手術の可否と合併症発生の予測，②合併症予防のための周術期ケアの工夫，③合併症の早期発見，に努めなければならない。

> **鉄則11** 耐術性（耐治療性）の評価の目的
> ①合併症発生の予測
> ②合併症発生予防のための周術期ケアの工夫
> ③合併症の早期発見

総 論

総論

1 直腸癌の術後1日目の胸痛

問題

69歳の男性。10年前に食道癌にて手術を受けた既往があるが,再発なく経過している。今回,職場健診にて,下部消化管内視鏡検査を受けたところ,直腸Rsに長径35mmの2型病変を指摘された。CT検査で遠隔転移を認めず,直腸切除術を施行した。図1は,術後1日目に胸痛が出現した際の胸部造影CTである。

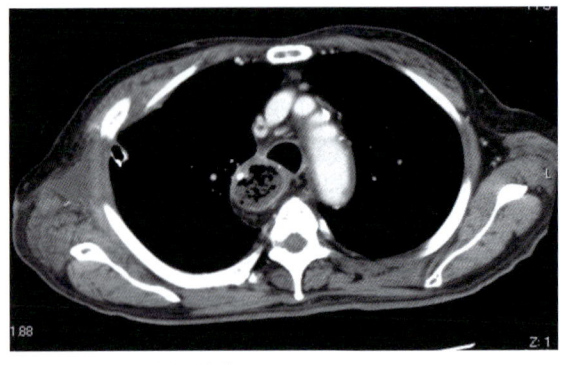

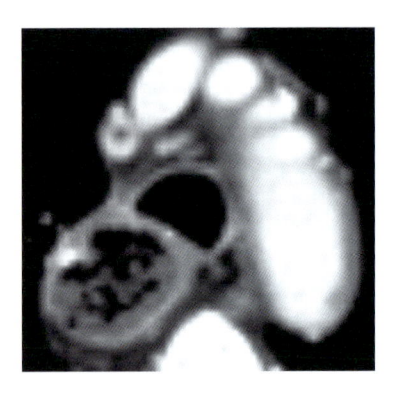

図1 CT所見(自験例)

▶本症例における周術期治療方針として正しいものを選べ。

ⓐ 術前の静脈血栓塞栓症の危険リスクは中リスクと判断した。
ⓑ 静脈血栓塞栓症の予防として,間欠的空気圧迫法と抗凝固療法を用いた。
ⓒ 術中は体位を頭低位としない。
ⓓ 術後1日目の胸部CTでは,胃管再建以外,異常は認めない。

もっと勉強したい君へ　専門医試験問題:（19回公表設問18）（18回公表設問22）

Goal!
深部静脈血栓症（DVT）および肺血栓塞栓症（PE）の術前リスクの階層化と予防法を正しく判断できるかを問う。
CT画像から,治療方針決定ができるかを問う。
➡ 予防法・治療方針を決めるための知識の使いかたが問われている。

病歴と画像からキーワードを読み取る！：与えられた情報の分析

1 術前の情報の整理
- 年齢69歳 ➡ 60歳以上
- 食道癌の既往
- Rs直腸癌（2型，長径35mm） ➡ 進行Rs直腸癌で直腸切除術は大手術に分類される．静脈血栓塞栓症の危険リスクは高リスクとなる．

2 術後胸部造影CT写真（図2）
- 右肺静脈に血栓 ➡ 術後発症の肺血栓塞栓症

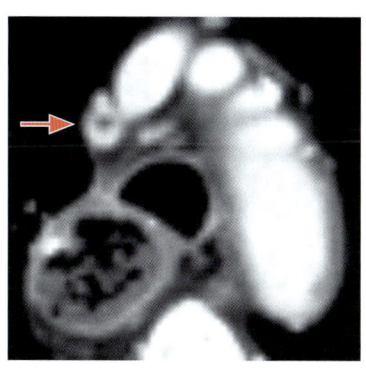

図2　術後胸部造影CT写真

必要な基礎知識：消化器外科専門医の知識のエッセンス

静脈血栓塞栓症の治療方針を決めるために必要な知識のリスト	知識1. 手術前の静脈血栓塞栓症の危険リスク分類 知識2. 上記リスク評価において推奨される予防法 知識3. 肺血栓塞栓症の診断法 知識4. 肺血栓塞栓症の治療法

知識1　静脈血栓塞栓症のリスク階層化

- 静脈血栓塞栓症のリスクレベルを4段階に分けた（表1）．その因子は，①年齢（40歳と60歳で区切る），②大手術か否か，③癌の手術か否か，④静脈血栓症の既往と血栓性素因，である．
- 一般外科手術における大手術とは，すべての腹部手術あるいは，45分以上を要するその他の手術のことである．
- 血栓性素因には，アンチトロンビン欠損症，プロテインC欠損症，プロテインS欠損症，抗リン脂質抗体症候群が挙げられる．
- 超音波検査による静脈血栓塞栓症の陽性的中率は，94%（95% CI：87—98%）である．

総論

表1　患者の静脈血栓塞栓症の危険リスク

リスクレベル	一般外科・泌尿器科・婦人科手術
低リスク	60歳未満の非大手術 40歳未満の大手術
中リスク	60歳以上，あるいは危険因子がある非大手術 40歳以上，あるいは危険因子がある大手術
高リスク	40歳以上の癌の大手術
最高リスク	静脈血栓塞栓症の既往，あるいは血栓性素因のある大手術

[肺血栓塞栓症/深部静脈血栓症（静脈血栓塞栓症）予防ガイドライン作成委員会編：肺血栓塞栓症/深部静脈血栓症（静脈血栓塞栓症）予防ガイドライン．Medical Front International Limited，東京2004．より引用改変]

知識2

リスクの階層化と静脈血栓塞栓症の発生率，および推奨される予防法（表2）

- 静脈血栓塞栓症の予防法は，低リスクの患者に対しては**早期離床と運動**。中リスク患者に対しては**弾性ストッキングや間欠的空気圧迫法**を用いる（リスクが続く期間使用）。
- 高リスクの患者に対しては，**間欠的空気圧迫法と抗凝固療法**を用いる。
- 抗凝固療法として，①低用量未分画ヘパリン，②低分子量ヘパリン（エノキサパリン®），③合成Ⅹa阻害薬フォンダパリヌクス，を使用する。
- 抗凝固療法の開始時期は，個々の症例の状況により裁量の範囲が広い。手術前日の夕方，手術開始後，あるいは手術終了後から開始する場合がある。
- **低分子量ヘパリンは，低用量未分画ヘパリンと比べDVT予防効果に差はなし。肺血栓塞栓症（PE）の予防効果には優れている。**
- 最高リスクの患者には，①用量調節未分画ヘパリン（単独），②用量調節ワーファリン（単独）を使う。
- 最高リスクの患者には，**下大静脈フィルター**（非永久型，永久型）を使用することもある。

表2　リスクの階層化と静脈血栓塞栓症の発生率，および推奨される予防法

リスクレベル	下腿DVT（％）	中枢性DVT（％）	症候性PE（％）	致死性PE（％）	推奨される予防法
低リスク	2	0.4	0.2	0.002	早期離床および積極的な運動
中リスク	10～20	2～4	1～2	0.1～0.4	弾性ストッキングあるいは間欠的空気圧迫法
高リスク	20～40	4～8	2～4	0.4～1.0	間欠的空気圧迫法あるいは抗凝固療法
最高リスク	40～80	10～20	4～10	0.2～5	（抗凝固療法と間欠的空気圧迫法の併用）あるいは（抗凝固療法と弾性ストッキングの併用）

DVT：deep vein thrombosis
PE：pulmonary embolism

[肺血栓塞栓症および深部静脈血栓症の診断，治療，予防に関するガイドライン（2009年改訂版）より引用]

知識 3, 4
肺血栓塞栓症の診断と治療

- 肺血栓塞栓症は，適切な治療時期を逸すると，**致死率は30％に及ぶ。抗凝固療法により致死率は3〜8％に減少**する（N Engl J Med 2008）ため，迅速な対応が必要である。
- 診断のための検査
  - ・CT　・肺動脈造影　・肺シンチグラフィ　・動脈血ガス分析
  - ・Dダイマー
- 治療
  - 全身管理
  - 抗凝固療法：未分画ヘパリン。
  - 血栓溶解：広範な急性肺血栓塞栓症に対して行う。
  - カテーテル的治療
  - 外科的治療

診断と治療へのナビゲーション：知識の使いかた！

鉄則 1　「周術期静脈血栓塞栓症の予防法」は，**術前リスクの階層化に従って行う**！

鉄則 2　肺血栓塞栓症の診断は，**症状からまず疑い，画像にて診断し，迅速に治療**開始！

▶本症例では，

答え [b]

1. 食道癌の既往のある69歳，Rs直腸癌（大手術）に対して手術を行う場合 ➡ 高リスク。
2. 高リスクの静脈血栓塞栓の予防として，間欠的空気圧迫法と抗凝固療法を行う。
3. 術中体位について規定はない。
4. CT所見より右肺動脈の血栓 ➡ 肺血栓塞栓症の治療を迅速に行う。

発展問題　(問)この症例について，正しいものに○，誤ったものに×を示せ。

(　) 1. 弾性ストッキングは中リスクには有用だが，高リスクでは効果は弱いため本症例には不要である。
(　) 2. 予防としての抗凝固療法は，静脈血栓塞栓症のリスクと出血のリスクを勘案して，抗凝固療法の開始時期を決定する。
(　) 3. 本症例がRs直腸癌ではなく下部直腸癌の手術に術式変更になった場合，最高リスクとなる。
(　) 4. 本症例の術前評価では静脈血栓塞栓症による致死的PEの発生率は1〜5％である。
(　) 5. 肺血栓塞栓症の診断に対してまずカテーテル治療を行う。

⇒「消化器外科専門医へのminimal requirements」の総論3章参照

正解　1.○　2.○　3.×　4.×　5.×

総論

2 糖尿病患者の肝切除後の意識障害

問題

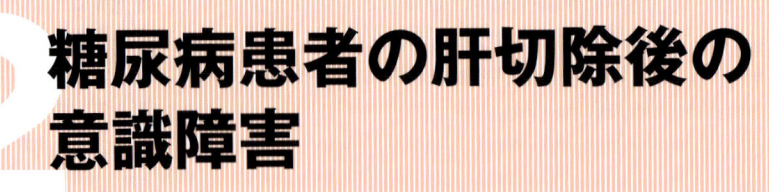

65歳の男性。肝内胆管細胞癌に対する肝右葉切除術後に胆汁漏を認めた。絶食で中心静脈栄養を行い，保存的治療を行っていたところ，意識障害を認めた。5年前から糖尿病の治療を行っていた。

身体所見：体温36.7℃，意識JCS I-3，血圧125/68mmHg，心拍数120回/分，口腔内は乾燥著明。

検査所見：血液ガス；pH 7.41，PaO_2 90Torr，$PaCO_2$ 37Torr，HCO_3^- 24mmol/L，BE 0.6mmol/L。血液生化学；白血球9,000/μL，Hb 12g/dL，血小板18万/μL，CRP 3.2mg/dL，BUN 58.2mg/dL，Cr 1.32mg/dL，Na 148mEq/L，K 5.0mEq/L，Cl 98mEq/L，血糖758mg/dL，尿ケトン体（1＋）。

▶この疾患について正しいものを選べ。

ⓐ 血清浸透圧は，358mOsm/kgであった。
ⓑ 病態の本体は乳酸の蓄積によるアシドーシスである。
ⓒ 血糖が低下するまで，速効型インスリン0.1U/kgの急速静注を繰り返す。
ⓓ 尿ケトン体はほとんどの症例で陽性である。

もっと勉強したい君へ 専門医試験問題：（9回公表設問4）（7回公表設問3）

Goal!

術後に発症した非ケトン性高浸透圧症候群（高血糖高浸透圧症候群）の病態の理解を問う。
糖尿病ケトアシドーシスとの鑑別を問う。
高カロリー輸液中の患者の合併症の知識を問う

➡ まず，高カロリー輸液中に起こりうる合併症の適切な診断が重要である。
➡ 次に，迅速な初期治療を行うための知識の使いかたが問われている。

病歴と画像からキーワードを読み取る！：与えられた情報の分析

1 病歴
- 意識障害
- 65歳，5年前から糖尿病治療（⇒2型糖尿病）
- 術後の高カロリー輸液管理中

2 身体所見
- 口腔内乾燥著明

3 検査所見
- 高血糖758mg/dL
- 高Na血症
- 脱水
- pH 7.41とアシドーシスはない

➡ **鑑別診断は**
高血糖高浸透圧症候群，糖尿病ケトアシドーシス，ウェルニッケ・コルサコフ症候群（ビタミンB_1欠乏），克山病（セレン欠乏）など。

必要な基礎知識：消化器外科専門医の知識のエッセンス

非ケトン性高浸透圧症候群に必要な知識のリスト

- 知識1. 非ケトン性高血糖高浸透圧症候群の病態
- 知識2. 糖尿病ケトアシドーシスと非ケトン性高血糖高浸透圧症候群の鑑別
- 知識3. 非ケトン性高血糖高浸透圧症候群の治療

知識1 高血糖高浸透圧症候群の病態

手術，感染症などの誘因 → 血糖の急激な上昇 → 尿糖による浸透圧利尿
→ 高浸透圧血症 → 高Na血症
渇中枢機能低下 ← 高浸透圧血症
→ 中枢神経障害

（消化器外科専門医へのminimal requirementsより引用）

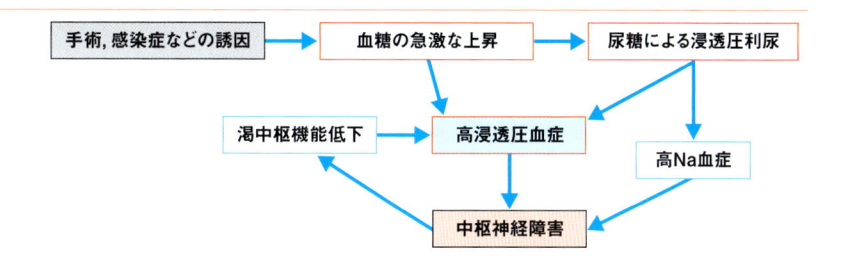

知識2 糖尿病ケトアシドーシスと非ケトン性高血糖高浸透圧症候群の鑑別

	糖尿病ケトアシドーシス	非ケトン性高浸透圧症候群
患者背景	1型糖尿病，若年者	2型糖尿病，高齢者
発症	比較的急速（数時間〜数日）	緩徐（数日から数週）
痙攣などの神経症状	まれ	しばしば
インスリン	インスリンの絶対的不足	インスリンの相対的不足
死亡率	2〜10%	12〜46%
アセトン臭	あり	なし
ケトン体（尿中）	+〜+++	−〜+
HCO_3^-	10mEq/L以下	16mEq/L以上
pH	7.3未満	7.3〜7.4
Na	130mEq/L未満が多い	140mEq/L以上
K	4mEq/L前後	5.0mEq/Lを超えることも多い
BUN/Cr	やや高め	高値
浸透圧	正常〜330mOsm	335mOsm以上

総論

知識 3 高カロリー輸液投与中に鑑別すべき合併症	● ウェルニッケ・コルサコフ症候群：**ビタミンB₁** の欠乏による。さまざまな程度の意識障害，眼球運動障害，小脳失調を特徴とする。 ● 克山病：**セレン** の欠乏による。心筋症による心不全を特徴とする。
知識 4 非ケトン性高血糖高浸透圧症候群の治療	**1．脱水の補正** ● 脱水の状況に応じて生理食塩水を1時間あたり1L（4〜14mL/kg）より開始。 ● 補正Na濃度が正常（135〜145mEq/L）または146mEq/L以上と高値であれば，0.45％食塩水（half saline）を4〜14mL/kgで投与する。 **2．カリウムの補給** ● インスリン治療により低下するため，適宜モニターしながら補充する。 **3．インスリン治療** ● **インスリンは少量持続静注法が原則**であり，速効型インスリンを生理食塩水に溶解して0.1U/kg/時間の速度で点滴静注を開始する。

診断と治療へのナビゲーション：知識の使いかた！

鉄則1　「高カロリー輸液中の合併症」での着眼点は，**高血糖疾患**と**栄養欠乏疾患**の鑑別。

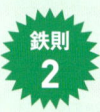

鉄則2　「非ケトン性高浸透圧症候群の治療」は，**脱水，電解質の補正とインスリン**がキーポイント。

答え [a]

▶本症例では，
1. 65歳，5年前から糖尿病治療 ➡ 2型糖尿病である。
2. 高血糖，脱水，意識障害あり，アシドーシスなし ➡ 高血糖高浸透圧症候群と診断する。
3. 非ケトン性高浸透圧症候群の初期治療 ➡ 生理食塩水または0.45％食塩水（half saline）の点滴静注，および速効型インスリンの少量持続静注を行う。

発展問題

（問）この疾患について，正しいものに〇，誤ったものに×を示せ。

（　）1．非ケトン性高浸透圧症候群の治療にカリウムの補充は不要である。
（　）2．非ケトン性高浸透圧症候群ではBUN/Crは高値である。
（　）3．非ケトン性高浸透圧症候群では中枢神経症状である痙攣や振戦などはみられない。
（　）4．糖尿病ケトアシドーシスは若年者が多い。

⇒「消化器外科専門医へのminimal requirements」の総論15章参照

正解	1	2	3	4
	×	〇	×	〇

3 痔瘻でケア中の患者の高熱

問題

58歳の男性。痔瘻に対して通院治療を受けていたところ，39℃の発熱と陰嚢に発赤，腫脹，疼痛が出現した。5年前に糖尿病と診断され，内服治療を受けていたが，最近は自己判断で内服を中断していた。
検査所見：血液生化学；白血球23,000/μL，CRP 23mg/dL，随時血糖345mg/dL，HbA1c 9.6％。

▶この疾患について正しいのはどれか。

①広範囲の切開・排膿，デブリドマンを要する。
②魚介類の経口摂取が原因となる。
③coring out法の適応となる。
④CT検査はガス像の検出や，病巣の広がりの診断に有用である。
⑤感染制御を目的に人工肛門や膀胱瘻が必要となることがある。

ⓐ ①，②，③ **ⓑ** ②，③，④ **ⓒ** ③，④，⑤ **ⓓ** ①，②，⑤ **ⓔ** ①，④，⑤

Goal !
痔瘻を先行感染とするフルニエ壊疽の病態の理解を問う。
確定診断を導く検査と，その所見についての知識を問う
フルニエ壊疽の治療法に関する知識を問う。
➡ まず，経過，基礎疾患などの情報から，発熱の原因となった疾患の鑑別診断が重要である。次に，鑑別を要する疾患や，その治療法についての知識の使いかたが問われている。

総論

病歴と画像からキーワードを読み取る！：与えられた情報の分析

1 病歴
- 男性，痔瘻に対する治療中。 ➡ **男性で会陰部に先行する感染巣あり**
- 発熱，陰嚢の発赤，腫脹，疼痛。 ➡ **痔瘻の増悪とは異なる新たな病態の出現**
- 治療を中断した糖尿病。 ➡ **compromised host**

2 検査所見から
- 白血球23,000/μL，CRP 23mg/dL。 ➡ **高度の炎症所見**
- 随時血糖345mg/dL，HbA1c 9.6%。 ➡ **コントロール不良の糖尿病**

必要な基礎知識：消化器外科専門医の知識のエッセンス

フルニエ壊疽に必要な知識のリスト
- 知識1．フルニエ壊疽の病態
- 知識2．その他の壊死性軟部組織感染症
- 知識3．フルニエ壊疽の治療

知識1 フルニエ壊疽の病態

- 陰部や肛門周囲から発生した**壊死性筋膜炎**をフルニエ壊疽という。
- **男性に多く，糖尿病や，アルコール中毒，悪性腫瘍，ステロイド投与**などの基礎疾患をもつことが多い。
- 感染経路としては，①**外陰部周辺の外傷**，②**尿路，特に尿道周囲の感染**，③**肛門周囲部や後腹膜腔の感染**からの進展が契機となる。
- 起因菌としては，*E. coli*, *Bacteroides fragilis*, *Streptococcus*など多彩であり，好気性菌と嫌気性菌が共同して働き，急速に広がる。

知識2 その他の壊死性軟部組織感染症

1．ガス壊疽（gas gangrene）
- 軟部組織内にガスを伴う壊死性筋膜炎であり，一般的には**クロストリジウム属の嫌気性菌**による創傷感染症を指す。連鎖球菌や大腸菌などの細菌でも起こり，非クロストリジウム性ガス壊疽とよばれる。

2．A群β溶連菌感染症
- A群溶血性連鎖球菌（group A *Streptococcus pyogenes*：以下GAS）によるstreptococcal toxic shock syndrome（STSS）とよばれる劇症型GAS感染症。
- **全例届け出を要する5類感染症**で，年間約100例の発生。死亡率45%。

3．*Vibrio vulnificus*感染症
- *Vibrio*属に属するグラム陰性桿菌で，海水や魚介類からごく普通に検出される。
- **魚介類の経口摂取や，創傷部からの侵入で発症する**。わが国では74%が経口感染であり，発症前48時間以内に魚介類の生食歴がある。
- **肝硬変や肝癌などの慢性肝疾患（70%），糖尿病（20%）**などの基礎疾患をもった患者に発症することがほとんど。
- 初発症状は発熱と疼痛であり，**四肢に壊死性筋膜炎，筋壊死を引き起こす**。死亡率は70%と高く，3日未満の死亡率が高い。
- **鉄代謝と菌増殖の関連**が注目されており，**鉄過剰状態が本感染症の危険因子**となる。

知識 3
フルニエ壊疽の治療について

- **CT，MRI検査**がガス像の検出や，広がりの診断に有効である。
- 治療は**迅速かつ徹底的なデブリドマン，広域抗菌薬，血液循環動態の安定化**が必要。
- 人工肛門や膀胱瘻が必要となることもある。

診断と治療へのナビゲーション：知識の使いかた！

鉄則 1
「会陰部に発生する軟部組織感染症」は，フルニエ壊疽を疑う！
会陰部の先行感染巣，compromised hostとなる基礎疾患の存在がキーポイント。

答え

▶本症例では，

1. 痔瘻の治療中 ➡ 会陰部の感染巣。
2. コントロール不良の糖尿病 ➡ compromised hostを疑う。
3. 陰嚢の発赤，腫脹，疼痛 ➡ **フルニエ壊疽と診断する。**
4. CT検査で病変の広がり，ガス像の有無を評価し，広範囲の切開・排膿，デブリドマンを行うとともに，抗菌薬の投与，血糖コントロールを行う。
   創部の感染コントロールのため，必要に応じて膀胱瘻，人工肛門造設を行う。

[e]

発展問題
(問) この疾患について，正しいものに○，誤ったものに×を示せ。

( ) 1. 関節リウマチや膠原病など，ステロイド投与中の患者に発生しやすい。
( ) 2. 男性に多い。
( ) 3. 経口的に侵入した細菌が原因となることが多い。
( ) 4. 創部にガス像を認めることがある。
( ) 5. 鉄過剰状態では重症化する。

⇒「消化器外科専門医へのminimal requirements」の総論11章(2)参照

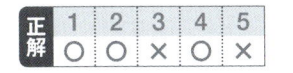

正解 1.○ 2.○ 3.× 4.○ 5.×

総論

4 S状結腸憩室穿孔による腹膜炎

問題

77歳の女性。S状結腸憩室穿孔による腹膜炎の診断にて緊急入院となった。発症からは6時間経過している。入院時のバイタルは以下の通りである。

意識清明，腹壁は板状硬。血圧78/48mmHg，脈拍120回/分，体温38.4℃，呼吸数22回/分。また，血液生化学検査にて白血球13,800/μL，血小板7.8万/μL，FDP 18（μg/mL）であった。

▶本症例について誤っているものを1つ選べ。

ⓐ SIRSと診断する。
ⓑ CARSと診断する。
ⓒ DICと診断する。
ⓓ 敗血症のバイオマーカーとしてインターロイキン6（IL-6）があるが，現在保険適用になっていない。
ⓔ IL-6は炎症性サイトカインの1つであり，SIRSの本態である高サイトカイン血症の程度を反映する。

もっと勉強したい君へ 専門医試験問題：
（14回公表設問2，3）（11回公表設問2）（9回公表設問3）（5，6回公表設問3）

Goal！ 消化器外科急性腹症患者の病態把握ができるかを問う。
敗血症の定義，SIRS，DICの診断基準を理解し，病態把握ができるかを問う。
重症敗血症のなかで，敗血症性ショックの診断が行えるかを問う。
➡ 急性腹症の病態に関する知識の使いかたが問われている。

病歴と画像からキーワードを読み取る！：与えられた情報の分析

1 患者の治療経過
- 77歳。
- S状結腸憩室穿孔による腹膜炎の診断。 ➡ 下部消化管穿孔による腹膜炎

2 患者のバイタル
- 血圧78/48mmHg，脈拍120回/分。
- 体温38.4℃，呼吸数22回/分。 ➡ 敗血症性ショック？
- 意識清明。

3 血液検査所見
- 白血球13,800/μL，血小板7.8万/μL，FDP 18（μg/mL） ➡ DIC？

必要な基礎知識：消化器外科専門医の知識のエッセンス

敗血症性ショックに関する必要な知識のリスト
- 知識 1. 敗血症の定義と敗血症性ショック
- 知識 2. SIRSの診断基準
- 知識 3. DICの診断基準

知識1 敗血症性ショックとは？
- 敗血症性ショックとは**敗血症に起因するショック**であり，敗血症は，感染によって発症した全身性炎症反応症候群（systemic inflammatory response syndrome；SIRS）と定義される。
- 血液培養で病原微生物が検出されたり（菌血症），血液中に病原微生物の毒素が検出される（エンドトキシン血症など）ことは，**必須ではない**。
- これまでは致死率は12〜50％とされていたが，敗血症初期からの治療，ガイドラインの整備により徐々に改善している。
- **エンドトキシンショック**は敗血症性ショックに含まれる。**主としてグラム陰性菌**の感染に伴う**エンドトキシン（内毒素）**によりショックに至る。

知識2 SIRSの診断基準
- SIRSの診断基準は体温・心拍数・呼吸数・白血球数にて規定される（4項目中2項目陽性，表1）。
- SIRSとは，各種の侵襲によって誘引された全身炎症反応による症候。致命的なDIC，多臓器不全の前段階として重要な概念である。
- SIRSは感染の有無を問わない。生体反応を意味する。感染を伴うものはsepsis（敗血症）という。
- SIRSの致死率は7％との報告がある（JAMA, 1995）。
- SIRSが炎症性サイトカインによって惹起されるのに対し，抗炎症性サイトカインによって惹起される免疫不全状態を代償性抗炎症性反応群（compensatory anti-inflammatory response syndrome；CARS）という。診断基準はない。

表1 SIRSの診断基準

体温	>38℃あるいは<36℃
心拍数	>90/分
呼吸数	>20/分あるいはPaCO$_2$<32mmHg
白血球数	>12,000/μLあるいは<4,000/μLあるいは幼若球数>10％

（日本版 敗血症診療ガイドラインより引用）

総論

知識3 DICの診断基準

- 表2の診断基準の**総計4点以上でDICの診断**となる。
  （例）38.5℃，心拍数88，呼吸数22回/分，白血球14,800/μL（1点），血小板7万/μL（3点），PT比1.1（0点）FDP 26（3点）
  ➡ 総計7点でDICと診断する。
- 敗血症性DICの診断において，日本版 敗血症診療ガイドラインに記載されている急性期DIC診断基準が最も感度が高く，敗血症に伴うDICの早期診断には推奨されている。

表2 急性期DIC診断基準

スコア	SIRS	血小板数（μL）	PT比	FDP（μg/mL）
1点	3項目以上	12万未満8万以上，あるいは24時間以内に30%以上の減少	1.2以上	10以上25未満
2点	−	−	−	−
3点	−	8万未満，あるいは24時間以内に50%以上の減少	−	25以上

（日本版 敗血症診療ガイドラインより引用）

診断と治療へのナビゲーション：知識の使いかた！

鉄則1 消化器外科でみられる**敗血症性ショックは，致死的病態（死亡率50%）**である。

鉄則2 敗血症性ショックの患者には，**SIRS，DICの早期診断**と**早期治療**。

答え

▶ 本症例では，

1. 脈拍120回/分，体温38.4℃，呼吸数22回/分，白血球13,800/μL ➡ **SIRSと診断**。
2. CARSは，概念はあるものの診断基準はない。
3. 急性期DIC診断基準の5点 ➡ **DICと診断**。
4. 敗血症性ショックで誘導される代表的なサイトカインはインターロイキン，TNF（tumor necrosis factor）などがある。敗血症のバイオマーカーであるIL-6は現在保険適用になっていない。現時点で期待されているバイオマーカーとしてはプロカルシトニンがあるが，その評価は一定ではない。
5. インターロイキンは，侵襲後6時間ほどでピークに達するが，CRPはIL-6によって誘導されるため，IL-6より約24〜48時間遅れて増加する。IL-6を測定することで，SIRSをより早期に診断できる。

ⓑ

発展問題　（問）この疾患について，正しいものに〇，誤ったものに×を示せ。

- （　）1. SIRS，CARSが混在した状態をmixed anti-inflammatory response syndrome（MARS）という。
- （　）2. SIRSやDICの進行により多臓器不全に至る。
- （　）3. SIRSの診断基準の1項目として心拍数＞100/分がある。
- （　）4. 急性期DIC診断基準においてFDPの代替としてDダイマーを使用してよい。
- （　）5. DICの診断には急性期DIC診断基準のほかに，厚生省研究班のDIC診断基準がある。

⇒「消化器外科専門医へのminimal requirements」の総論6，7章参照

正解 1:〇　2:〇　3:×　4:〇　5:〇

5 切除不能進行大腸癌に対する化学療法中の下痢

問題

65歳の女性。切除不能進行大腸癌に対し，一次治療としてFOLFOX療法を4クール受けたが，RECIST (response evaluation criteria in solid tumors) の基準ではPDと評価されたため，二次治療として，FOLFIRI療法を導入した。FOLFIRI療法2クール目に入り，1日に10回以上の水様下痢を生じている。血液検査結果は，白血球1,000/μL，Hb 9g/dL，血小板9.7万/μL，CRP 1.3mg/dL，BUN 32.2mg/dL，Cr 1.9mg/dL，総ビリルビン 1.3mg/dL，AST 63 IU/L，ALT 47 IU/Lだった。なお，腫瘍は野生型のKRASを発現し，UDP-グルクロン酸転移酵素（UGT1A1）の遺伝子多形はUGT1A1*6/*28であった。

▶誤っているものを選べ。

ⓐ 著明な汎血球減少と下痢は，抗癌剤治療による有害事象である。
ⓑ 有害事象共通用語基準（CTCAE）のGrade 3に相当する。
ⓒ 重度な有害事象を生じた主な原因はイリノテカンである。
ⓓ 肝臓内のUDP-グルクロン酸転移酵素（UGT）活性が高い。
ⓔ 化学療法再開時には，セツキシマブも適応となる。

Goal!
切除不能進行大腸癌患者に対する抗癌剤のレジメンを知っているか？
抗癌剤の有害事象を適切に評価できるか？
イリノテカンによる高度有害事象の原因に遺伝子多形があることを知っているか？
➡ まず，患者の状態を有害事象共通用語基準（CTCAE）で正しく評価できるかを問う。
次に，原因薬剤とその原因（遺伝子学的観点）を判断できるか，知識の使いかたを問う。

総論

病歴と画像からキーワードを読み取る！：与えられた情報の分析

1 背景	● FOLFOX ⇒ FOLFIRI（オキザリプラチン ⇒ イリノテカン）。 ● 1日に10回以上の水様性下痢。	
2 検査所見	● 汎血球減少。 　（白血球1,000/μL，血小板9.7万/μL） ● 脱水（＋）。 ● 軽度肝・腎機能障害。	➡ 抗癌剤による有害事象の評価
3 遺伝情報	● イリノテカンの代謝酵素の遺伝子多形あり（UGT1A1＊6/＊28）。	➡ イリノテカンの代謝へ影響？
	● 腫瘍は野生型のKRAS発現。	➡ 分子標的薬の感受性？

必要な基礎知識：消化器外科専門医の知識のエッセンス

切除不能進行大腸癌に対し
イリノテカン療法を用いる際の
必要な知識のリスト

知識 1. 抗癌剤有害事象の重症度評価
知識 2. イリノテカンの薬物代謝経路
知識 3. 抗癌剤の有害事象と代謝酵素の遺伝子多型

知識 1　抗癌剤有害事象の重症度評価

● 有害事象共通用語基準（CTCAE）では，重症度（Grade 1〜5）を次のように定めている。

Grade 1：軽症；症状がない，または軽度の症状がある。臨床所見または検査所見のみ。治療を要さない。
Grade 2：中等症；最小限/局所的/非侵襲的治療を要する。年齢相応の身の回り以外の日常生活動作の制限。
Grade 3：重症または医学的に重大であるが，直ちに生命を脅かすものではない。入院または入院期間の延長を要する。活動不能/動作不能，身の回りの日常生活動作の制限。
Grade 4：生命を脅かす；緊急処置を要する。
Grade 5：有害事象による死亡。

表1

CTCAE v4.0 Term 日本語	Grade 1	Grade 2	Grade 3	Grade 4	Grade 5
好中球数減少	＜LLN〜1,500/μL	＜1,500〜1,000/μL	＜1,000〜500/μL	＜500/μL	―
下痢	ベースラインと比べて＜4回/日の排便回数増加	ベースラインと比べて4〜6回/日の排便回数増加	ベースラインと比べて7回以上/日の排便回数増加 便失禁；入院を要する	生命を脅かす；緊急処置を要する	死亡

知識 2
イリノテカンの代謝経路（図1）

- イリノテカンは肝臓内の酵素で活性型（SN-38）に変換され，抗腫瘍効果を発揮する．
- 一方，**肝内のUGT酵素で不活化（SN-38G）** される．
- 活性型，不活性型とも胆汁から腸内に排泄されるが，一部の薬剤が腸内の酵素によって活性化されて下痢を発生する．
- イリノテカンの有害事象の発生頻度に影響を与える酵素は死活化するUGT酵素である．
- UGT酵素（なかでもUGT1A1）の発現には，遺伝子多型が影響し，酵素活性の低い患者では，死活化できず，有害事象の発生頻度が大きく，著明である．

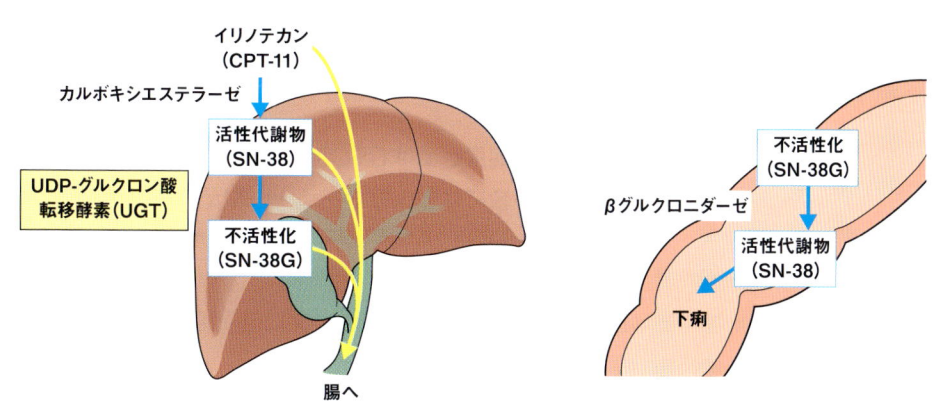

図1 イリノテカンの代謝経路

知識 3
抗癌剤の有害事象と代謝酵素の遺伝子多型

- イリノテカン（CPT-11）の有害事象と**UGT酵素（特にUGT1A1遺伝子多型**が最も検討されている．
- UGT1A1遺伝子のプロモータ領域の多型（*6）とエクソン1の多型（*28）が報告されている（表2）．
- それぞれのホモ接合体か，複合ヘテロ接合体（ピンク色表示）の多型を有する患者では，死活酵素活性が弱く，有害事象発生のリスクとなる．

表2

遺伝子型		UGT1A1*28		
		−/−	−/*28（ヘテロ接合）	*28/*28（ホモ接合）
UGT1A1*6	−/−	ワイルド	*28ヘテロ	UGT1A1*28ホモ接合体（UGT1A1*28/*28）
	−/*6（ヘテロ接合）	*6ヘテロ	複合ヘテロ接合体（UGT1A1*6/*28）	
	*6/*6（ホモ接合）	UGT1A1*6ホモ接合体（UGT1A1*6/*6）		

総論

診断と治療へのナビゲーション：知識の使いかた！

鉄則1 抗癌剤の効果判定はRECIST，有害事象の重症度評価はCTCAE。

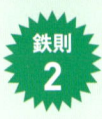

鉄則2 抗癌剤の有害事象の重症度や頻度は，遺伝子多型による代謝活性が影響する。

答え ▶本症例では，

1. FOLFIRIの導入で，イリノテカン（CPT-11）を導入 ➡ CPT-11の有害事象は汎血球減少と下痢。
2. 抗癌剤の有害事象の重症度評価はCTCAE ➡ Grade 3が重要！
3. イリノテカンの有害事象には個人差がある ➡ 遺伝子多型の影響。
4. UGT1A1*6/*28 ➡ UGT1A1遺伝子の複合ヘテロ接合体 ➡ イリノテカン不活化酵素低下。
   ＊ここでは述べていないが，セツキシマブに感受性があるのは，野生型KRAS発現腫瘍。

d

発展問題 （問）この症例について，正しいものに○，誤ったものに×を示せ。

( ) 1. 有害事象が改善するまで休薬する。
( ) 2. 次回，FOLFIRI使用時には，CPT-11の投与量を軽減する。
( ) 3. イリノテカンの代謝産物のSN-38は，トポイソメラーゼⅠの阻害活性を有する。
( ) 4. UGT1A1遺伝子多形により，代謝が低下した患者は，血中ビリルビン値が1.0以下を示す。

⇒「消化器外科専門医へのminimal requirements」の総論16（1）参照

正解 1○ 2○ 3○ 4×

6 繰り返す消化管出血（タール便）

問題

66歳の女性。数回の下血の既往があり，その度に病院を受診していた。これまでに，上部消化管造影，上部消化管内視鏡，注腸造影，大腸内視鏡検査を受けたが，原因がわからないまま自然止血し，退院となっていた。今回，再び下血（タール便）を認め来院した。これまでの経過を踏まえ，血管造影検査を施行したところ，図1の所見を得た。

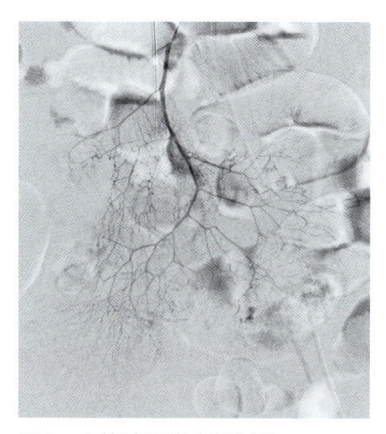

図1 血管造影像（自験例）

▶疾患に関して，以下の選択肢より正しいものを1つ選べ。

ⓐ 消化管出血の70～80％は，原因不明である。
ⓑ 原因不明の消化管出血においては，腫瘍性病変からの出血が最も多い。
ⓒ カプセル内視鏡の使用により，出血源は全例同定可能である。
ⓓ 0.5mL/分以上の活動性出血が考えられる。
ⓔ 手術時に容易に同定可能である。

もっと勉強したい君へ 専門医試験問題：（8回公表設問1，13）

Goal! 原因不明の消化管出血に対する鑑別を正しく判断できるかを問う。
これまでの検査歴と血管造影検査の所見から，判断のためのキーワードを読み取ることができるかを問う。
➡ 消化管出血に関する知識の使いかたが問われている。

総論

病歴と画像からキーワードを読み取る！：与えられた情報の分析

1 年齢	● 66歳と高齢。	
2 既往歴	● 繰り返す下血歴。	
	● 上部・下部消化管内視鏡検査において同定できず	➡ **原因不明の消化管出血（obscure gastrointestinal bleeding；OGIB）。**
3 血管造影検査（図2）	● 回腸動脈からの出血	➡ **小腸の疾患。**

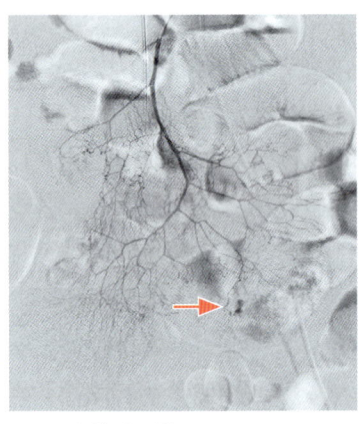

図2　血管造影像

必要な基礎知識：消化器外科専門医の知識のエッセンス

下血の原因疾患を考えるために必要な知識のリスト
- 知識1．下血の性状
- 知識2．上部消化管出血の特徴
- 知識3．下部消化管出血の特徴
- 知識4．原因不明の消化管出血
- 知識5．反復性下血をきたす疾患

知識1　下血の性状

- 黒色便（タール便），鮮血便，粘血便に分類される（表1）。
- 腸管内に発生した硫化水素によって硫化ヘモグロビンが生じ，黒色便となる。

表1　便の性状の特徴

	黒色便（タール便）	鮮血便	粘血便
特徴	・主に上部消化管からの出血 ・腸管内滞留が長ければ，下部からの出血でも黒色便となる	・横行結腸より肛門側からの出血 ・肛門に近づくほど鮮紅色	・粘液と血液が混入しているもの ・広範囲の大腸粘膜の炎症や潰瘍性病変からの出血

> 知識2，3，4

上部・下部消化管出血の特徴，原因不明の消化管出血

● 上部・下部・原因不明の消化管出血の頻度と特徴を記した（表2）。

表2　消化管出血の頻度と特徴

	上部消化管出血	下部消化管出血	原因不明の消化管出血
頻度	70〜80％	20〜30％	約5％（多くが小腸からの出血）
原因疾患	①消化管疾患（潰瘍） ②隣接臓器の疾患 ③全身性疾患 ④血液疾患 ⑤血管疾患 ⑥血管奇形 ⑦その他	①腫瘍性疾患 ②血管性疾患 ③炎症性疾患 ④憩室性疾患 ⑤肛門疾患 ⑥全身性疾患 ⑦その他	①血管性病変 ②炎症性病変 ③腫瘍性病変
特徴・その他	約60％が消化性潰瘍からの出血	大腸憩室からの再出血率は20〜25％	血管性疾患のangiodysplasiaが原因疾患として最も多い
検査法	上部消化管内視鏡検査	下部消化管内視鏡検査	・カプセル内視鏡や小腸内視鏡が第一選択 ・次いで血管造影や出血性シンチグラフィを行う ・カプセル内視鏡の全小腸観察率は70〜80％程度であり，その診断率は60〜70％
	血管造影検査では0.5mL/分以上の活動性出血が，出血性シンチグラフィでは0.05mL/分以上の活動性出血が検出可能である		

> 知識5

反復性下血をきたす疾患

● angiodysplasiaが原因として最も多く，慢性反復性下血歴を有する（再出血率85％）
● angiodysplasiaの特徴として，
①好発年齢は60歳以上，②血管造影検査がその診断根拠，③好発部位は盲腸あるいは上行結腸，④主に5mm以下の小病変，⑤手術時に同定が困難。

総論

診断と治療へのナビゲーション：知識の使いかた！

鉄則1 「繰り返す消化管出血」の原因病変の**局在診断は下血の性状**から，原因疾患の診断は臓器別に頻度順で！

答え

▶本症例では，

1. 図の出血部位（回腸動脈）より上部消化管出血は否定 ➡ 小腸出血。
2. **原因不明の消化管出血は血管性病変が最多原因**であり，腫瘍性病変は誤り。
3. カプセル内視鏡の全小腸観察率は70〜80％程度で，その診断率は60〜70％であるため，全例同定可能は誤り。
4. 血管造影検査では**0.5mL／分以上**の活動性出血が同定されるため正しい。
5. 小腸出血の多くは小病変であり，手術時に同定が困難であるため誤り。

[d]

発展問題

（問）angiodysplasiaについて，正しいものに○，誤ったものに×を示せ。

( ) 1. 好発年齢は30歳代である。
( ) 2. 主に5mm以下の小病変である。
( ) 3. 好発部位は直腸である。
( ) 4. 血管造影検査がその診断根拠となる。
( ) 5. 反復性下血が特徴である。

⇒「消化器外科専門医へのminimal requirements」の総論8参照

正解 1:× 2:○ 3:× 4:○ 5:○

7 長期TPNにて加療中のクローン病患者の筋肉痛とうっ血性心不全

総論

問題

45歳の男性。クローン病による小腸狭窄症状のため、これまでに3度の小腸部分切除術を受けており、短腸症候群となっている。3カ月前より、クローン病の増悪のため入院し、高カロリー輸液にて加療を受けている。2日前より、下肢の筋肉痛や動悸、不整脈を認めるようになった。

▶この症状の原因疾患に関して、誤っているものを選べ。

ⓐ 甲状腺機能の亢進を認める。
ⓑ 克山病（ケシャン病）を引き起こす要因とされている。
ⓒ 世界的には中国で最も多く認められる。
ⓓ 随伴症状として、爪の白色化や変形を認める。
ⓔ 大球性貧血が認められる。

Goal !
「長期TPN管理中に生じうる疾患」に対する鑑別を、正しく判断できるかを問う。
これまでの既往歴と臨床所見から、判断のためのキーワードを読み取ることができるかを問う。
➡「長期TPN療法」の合併症についての知識の使いかたを学ぶ。

総論

病歴と画像からキーワードを読み取る！：与えられた情報の分析

1 既往歴
- クローン病。
- 数回の手術による短腸症候群。
- 長期TPN管理中。

➡ 栄養吸収障害，長期TPN管理による副作用

2 臨床所見
- 下肢の筋肉痛。
- 動悸。
- 不整脈。

➡ 全身に及ぶ症状 ➡ ビタミンや微量元素の欠乏

必要な基礎知識：消化器外科専門医の知識のエッセンス

長期TPNにより生じうる疾患を考えるために必要な知識のリスト

- 知識1. 中心静脈栄養と経腸栄養の比較
- 知識2. 中心静脈栄養で補給される微量元素
- 知識3. 中心静脈栄養施行中に発症しうる微量元素欠乏症
- 知識4. 克山病と類似疾患の病態

知識1 中心静脈栄養と経腸栄養の比較

中心静脈栄養は経腸栄養と比較し，

[長所]
- 消化管への負担軽減が図れる
- 必要なエネルギーや栄養素などを正確・確実に投与が可能

[短所]
- 易感染性
- 血栓形成
- 消化管機能の低下

知識2 中心静脈栄養で補給される微量元素

- 現在市販されている中心静脈栄養製剤には5種類の微量元素が含まれる
  - 鉄（Fe）
  - マンガン（Mn）
  - 亜鉛（Zn）
  - 銅（Cu）
  - ヨウ素（I）

知識3 中心静脈栄養施行中に発症しうる微量元素欠乏症

微量元素	欠乏発症までの期間	具体的症状
鉄	2～3年以上	貧血，運動機能・認知機能の低下，注意散漫
亜鉛	2週～3カ月	皮疹，口内炎，舌炎，脱毛，爪変形
銅	半年以上	白血球減少，貧血，骨粗鬆症
セレン	1カ月	筋肉痛，心筋症，爪床部白色変化，大球性貧血，甲状腺機能低下様症状
クロム	3年以上	耐糖能異常，末梢神経障害，代謝性意識障害
マンガン	2年以上	発育障害，代謝性障害，血液凝固能低下，毛髪の赤色化
モリブデン	1年半以上	頻脈，中心暗点，嘔吐・嘔気，夜盲症

知識 4
克山病と類似疾患の病態

	克山病（ケシャン病）	カシン・ベック病
性差	女性に多い	不詳
好発年齢	幼児・小児に多い	小児に多い
主要な症候	・心筋壊死 ・肺水腫	・軟骨組織の変性と壊死 ・関節痛
要因	セレン欠乏症（セレン欠乏症にコクサッキーなどのウイルス感染の関与が考えられている）	セレンとヨードの欠乏が考えられている
治療	セレンの投与（中毒域あり）	確立したものはないが，セレンとヨードの投与が有効とされている

診断と治療へのナビゲーション：知識の使いかた！

鉄則1　「長期TPN中に生じる症状の原因」は，ビタミンや微量元素の欠乏・過剰を考える！

鉄則2　長期TPNによる栄養障害の診断の着眼点は，含有物，発症までの期間，症状。

答え

▶本症例では，

TPNの治療期間（発症まで3カ月）と症状より，セレン欠乏症が考えられる。
1　セレン欠乏症では，甲状腺機能の低下様症状を認めるため，誤り。
2　セレン欠乏症は，致死率の高い克山病を引き起こす要因と考えられている。
3　1935年頃に中国東北部の克山県に原因不明の心筋疾患が多発したことに由来し，中国で最も多く認められている。
4　筋肉痛，心筋症，爪床部白色変化，甲状腺機能低下様症状を認める。
[a]
5　大球性貧血を認めることも特徴である。

発展問題　（問）この症例について，正しいものに○，誤ったものに×を示せ。

（　）1. セレン欠乏が要因の1つと考えられる。
（　）2. セレンの投与では中毒域に留意する。
（　）3. 成人よりも小児に多くみられる。
（　）4. 軟骨組織の変性や壊死を特徴とする。
（　）5. わが国で投与されている高カロリー輸液に，セレンは含まれていない。

⇒「消化器外科専門医へのminimal requirements」の総論15参照

正解　1 ○　2 ○　3 ○　4 ×　5 ○

総論

8 急性汎発性腹膜炎術後の創感染

問題

82歳の女性。糖尿病にて通院加療中。急激な腹痛を主訴に，夜間救急外来を受診。精査にて，S状結腸憩室穿孔による急性汎発性腹膜炎と診断。同日，緊急手術（Hartmann手術）を施行した。術後12日目の創部の写真（図1）を示す。

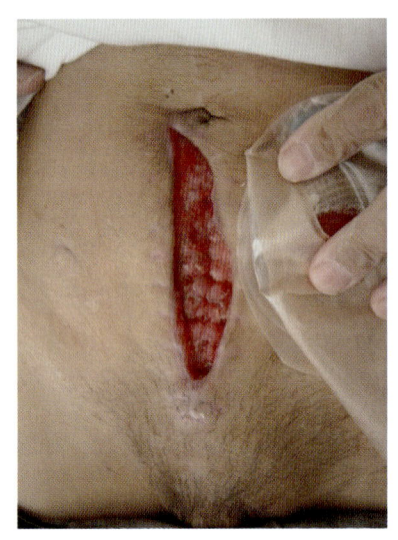

図1　術後12日目の創部写真（自験例）

▶正しいのはどれか。

① SSI（手術部位感染）の危険因子を有する。
② 手術創分類において，class Ⅲに分類される。
③ 手術執刀30分前に，第一世代セフェム系抗菌薬の予防投与を行った。
④ 本症例は，術後48時間以降も被覆材の使用が必要不可欠であった。
⑤ 本症例のSSIは，内因性感染が原因である。

ⓐ ①，②　　ⓑ ①，⑤　　ⓒ ②，③　　ⓓ ③，④　　ⓔ ④，⑤

Goal！
SSIの危険因子の知識を問う。
手術創分類の理解を問う。
SSIの正しい予防方法・予防抗菌薬の選択ができるかを問う。
➡ まず，問題文と創部写真よりSSIの正しい分類ができるかを問う。
　 次に，SSIの危険因子と予防方法の知識の使いかたが問われている。

病歴と画像からキーワードを読み取る！：与えられた情報の分析

1 病歴・画像より

- 82歳，女性。糖尿病加療中。 ➡ **SSI（surgical site infection；手術部位感染）の危険因子を有する（高齢，糖尿病）**
- S状結腸憩室穿孔による急性汎発性腹膜炎に対する緊急Hartmann手術術後。 ➡ **内臓穿孔による感染状態のある手術**
- 術後12日目において，下腹部正中切開創は開放創であり，肉芽組織に白苔の付着を認める。 ➡ **表層切開部のSSIである**

必要な基礎知識：消化器外科専門医の知識のエッセンス

SSIに必要な知識のリスト
- 知識1. SSIの危険因子（患者の危険因子・手術の危険因子）
- 知識2. 手術創の分類
- 知識3. SSIの予防法（除毛・剃毛，術後感染予防抗菌薬，手術手技，手術創管理）

知識1 SSIの危険因子（患者の危険因子・手術の危険因子，表1）

表1

患者因子	高齢・乳幼児，低栄養，糖尿病，喫煙，肥満，感染（離れた部位に存在），微生物の定着，ステロイド投与，術前入院（5日以上），術中低体温
手術因子	手洗い時間，皮膚消毒，術前剃毛・皮膚の準備，手術時間，術後感染予防抗菌薬，手術室の換気，手術機器の滅菌，手術野の異物，手術手技，ドレナージ（閉鎖吸引式が基本）

（消化器外科専門医へのminimal requirementsより引用）

知識2 手術創の分類（表2）

表2

class I／清潔（Clean）	炎症がなく，気道・消化器・生殖器・未感染尿路に到達しない非感染手術創 ➡ 心臓・乳房・関節・胸部外科・脳外科手術などが該当
class II／準清潔（Clean-Contaminated）	管理された状態で気道・消化器・生殖器・尿路に達した異常な汚染のない手術創 ➡ 通常以上の汚染を認めない消化器外科手術が該当
class III／不潔（Contaminated）	偶発的新鮮開放創，無菌手技に重大な過失のある手術創，あるいは胃・腸管からの著しい腸液の漏れ，内部に非化膿性の急性炎症のある切開創
class IV／汚染-感染（Dirty-Infected）	壊死組織が残る古い外傷，感染状態または内臓穿孔のある手術創 ➡ 術後感染を起こす微生物が既に術前より手術部位に存在している手術が該当

（Guideline for Prevention of Surgical Site Infection, 1999より引用）

知識3 SSIの予防法（除毛・剃毛，術後感染予防抗菌薬，手術手技，手術創管理）

①除毛・剃毛 ➡ **術直前に専用クリッパー（バリカン）にて行う。**
②術後感染予防抗菌薬（antimicrobial prophylaxis；AMP）投与 ➡ **執刀前1時間以内に静脈投与，3時間を超える手術では，血中濃度維持のために2回目投与を行う。**
- ガイドラインに基づいて抗菌薬を選択（表3）
- 腹腔鏡手術：第一世代セフェム系抗菌薬の1日投与
- 汚染・感染手術：初回より広域の第四世代セフェム系や，カルバペネム系抗菌薬

③手術手技➡無菌操作の徹底，愛護的な手術手技，十分な止血，異物の除去・遺残なし．
④手術創管理➡術後48時間以内は徹底した滅菌・保護が必要．**48時間以降は必要なし**．

表3　手術とSSI推定原因菌・予防抗菌薬

胃・十二指腸	グラム陰性菌，ブドウ球菌，口腔咽頭の嫌気性菌	第一世代セフェム系（CEZ）広域ペニシリン（PIPC）
胆道	グラム陰性菌，嫌気性菌	―
虫垂切除	グラム陰性菌，嫌気性菌	―
大腸	グラム陰性菌（大腸菌，肺炎桿菌），嫌気性菌（*B. flagilis*）	セファマイシン系（CMZ）セフォキシチン（CEX）

（SHEA/IDSAガイドラインより引用改変）

診断と治療へのナビゲーション：知識の使いかた！

鉄則1　SSI発生の予測は，患者のもつ**危険因子**と，**手術創分類**から．

鉄則2　SSIの予防は，正しい**予防的抗菌薬の選択**が重要．

答え

▶本症例では，

1. 高齢で糖尿病のある患者 ➡ SSIの危険因子を有する患者．
2. 結腸穿孔による急性汎発性腹膜炎手術後のSSI ➡ 腸内細菌が原因の内因性感染によるSSI．
3. SSIの原因病原菌が，手術前から術野に存在しているため，手術創分類はclass Ⅳである．
4. 汚染・感染の手術 ➡ 第四世代セフェム系やカルバペネム系抗菌薬の投与が望ましい．
5. 手術創管理 ➡ 48時間以降の消毒・被覆材は必要ない．

ⓑ

発展問題

（問）SSIについて，正しいものに○，誤ったものに×を示せ．

（　）1. 術後，ドレーンからの逆行性感染はSSIに含まれる．
（　）2. 最も多いSSIは，表層切開部のSSIである．
（　）3. 通常以上の汚染を認めない消化器外科手術は，class Ⅲに分類される．
（　）4. 術後48時間以内の血糖値が200mg/dL以上では，SSI発症の危険性が増大する．
（　）5. 腹腔鏡手術の術後感染予防抗菌薬の投与は，第三世代セフェム系の2日間投与でよい．

⇒「消化器外科専門医へのminimal requirements」の総論11参照

正解　1:×　2:○　3:×　4:○　5:×

9 胃全摘後3年目の重症感染症

問題

　73歳の男性。3年前に進行胃癌にて胃全摘術＋脾摘出術を受け，以後1年間TS-1を服用した。3年後の現在までに再発の兆候はない。昨日，突然39℃台の発熱があり，市販薬を服用した。本日，朝から軽度の意識障害を認めたため入院となった。血圧100/72mmHg，心拍数104回/分，体温39.3℃，意識レベルJCS Ⅱ-10，頸部硬直は認めない。血液検査では，白血球28,000/μL，Hb 10.8g/dL，血小板13万/μL，CRP 21.0mg/dL，BUN 28.0mg/dL，Cr 1.8mg/dL，総ビリルビン1.1mg/dL，AST 44 IU/L，ALT 38 IU/L，CEA 2.0mg/mL，CA19-9 27U/mLだった。

　腹部所見，胸部単純写真，心電図，心臓超音波検査では異常を認めなかった。また，頭部CT検査でも，意識障害の原因となる異常所見を認めなかった。髄液検査では，黄色・膿状，細胞数15,500/μL，蛋白560mg/dL，糖0.8mg/dLであり，髄液の細菌培養でインフルエンザ桿菌が同定された。

▶誤っているものを選べ。

ⓐ 細菌性髄膜炎を伴う重症敗血症と診断する。
ⓑ 胃全摘による栄養不良に伴う免疫不全が主な原因である。
ⓒ 短期間にショックやDICが急速に進行し，50〜75％と死亡率が高い。
ⓓ 肺炎球菌や髄膜炎菌は，同様な感染症を引き起こす。
ⓔ インフルエンザ桿菌のワクチン接種は成人には保険適用がない。

Goal！

進行胃癌に対する胃全摘術＋脾摘出術を受けた患者の重症感染症の病態を問う。
脾臓の機能と摘脾の功罪を問う。
➡ まず，敗血症の診断基準と重症敗血症の定義を問う。
　次に，検出された菌の特性と既往から，感染の経路や感染の病態を理解する。
　さらに，感染予防について理解する。脾摘後重症感染症（OPSI）に関する知識の使いかたを問う。

総論

病歴と画像からキーワードを読み取る！：与えられた情報の分析

1 病歴
- 3年前，進行胃癌に対して胃全摘術 ＋脾摘術 ➡ 感染に対する脾臓の役割は？
- 術後1年間 TS-1 服用

2 臨床所見
- 全身性炎症反応（＋），意識障害（＋）
- 胸部・腹部に感染巣（−）

3 検査所見
- 炎症所見（WBC，CRPの著明な上昇）
- 髄液の細胞数と蛋白質の増加，糖の減少
- 髄液の細菌検査：インフルエンザ桿菌。

脾摘後重症感染？（OPSI）

➡ インフルエンザ桿菌による髄膜炎，全身性炎症反応症候群（SIRS）

必要な基礎知識：消化器外科専門医の知識のエッセンス

胃切除後3年目の重篤な敗血症の治療に必要な知識のリスト

- 知識1. 敗血症の定義と重症度
- 知識2. 脾臓の機能
- 知識3. 脾摘後重症感染症（OPSI）の特徴と予防

知識1 敗血症の定義と重症度

- 敗血症の診断基準（日本集中治療医学会 Sepsis Registry 委員会）
  ・明らかな感染巣が存在する。

  上記に該当し，かつ以下の項目2つ以上を満たすもの
  ・体温38℃以上あるいは36℃以下。
  ・心拍数90/分以上。
  ・呼吸数20/分以上あるいは $PaCO_2$ 32mmHg 以下。
  ・白血球数12,000/μL以上あるいは4,000/μL以下。
  ＊重症敗血症：臓器障害，臓器灌流低下，低血圧を呈する敗血症。

知識2 脾臓の機能（図1）

- 莢膜をもつ細菌（肺炎球菌，髄膜炎菌，インフルエンザ菌）に対する3つの防御機能。
  ①脾類洞の食菌作用により，効率のよい細菌濾過。
  ②IgM抗体の産生によりオプソニン抗体の産生。
  ③補体系の調節因子を産生。
  ＊感染免疫の主座は，白脾髄。
  ＊莢膜は，多糖類が多く，生体の免疫から逃れる働きがある。莢膜を有する菌は高病原性。

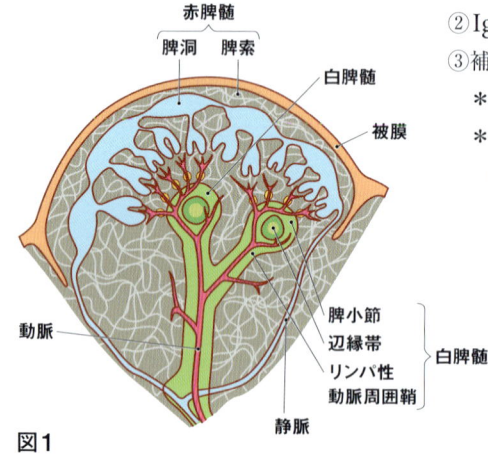

図1

知識3
脾摘後重症感染症（OPSI）の特徴と予防

①発症は**摘脾後5日から35年以上**と幅広い（脾摘後2〜3年が多い）。
②脾摘後生涯発生頻度は5％。
③有莢膜菌（肺炎球菌，髄膜炎菌，インフルエンザ菌）の感染。最も多いのは，**肺炎球菌（80％）**。
④死亡率は50〜75％。
⑤予防接種（肺炎球菌ワクチン，髄膜炎菌ワクチン，インフルエンザ桿菌b型ワクチン）。成人では，保険適用は23価肺炎球菌ワクチンのみ。脾摘の14日前までに接種が推奨。
⑥脾摘既往患者が発熱した際は，すぐに抗菌薬内服（スタンバイ抗菌薬）。

診断と治療へのナビゲーション：知識の使いかた！

鉄則1 「脾摘患者の発熱」は，**脾摘後重症感染症（OPSI）**を鑑別に加える！

答え

▶本症例では，

1. 胃全摘出術を3年前に受けた人のSIRSの感染源 ➡ **胆道系炎症，誤嚥性肺炎など否定（所見なし）**。
2. 脾摘術（脾臓は感染免疫機構を有する）を受けた患者のSIRS ➡ **莢膜を有する菌（肺炎球菌，髄膜炎菌，インフルエンザ菌）の感染を疑う**。
3. ワクチン接種（肺炎球菌ワクチン）の有無を確認。
4. 脾摘後重症感染症（OPSI）は予後不良（死亡率50〜75％）➡ **抗菌薬とステロイド療法**。

[ⓑ]

発展問題　（問）この症例および疾患について，正しいものに◯，誤ったものに×を示せ。

( ) **1.** 脾摘後重症感染症の生涯発生頻度は，0.2％とまれである。
( ) **2.** 脾摘後重症感染症は，脾摘後30年を過ぎての発病はない。
( ) **3.** 脾摘後の患者で，発熱した場合には，すぐに抗菌薬を服用する。
( ) **4.** 脾摘後重症感染症の予防にワクチン接種は重要である。
( ) **5.** 本患者の予後は良好である。

⇒「消化器専門医へのminimal requirements」の脾臓2（1）参照

正解　1 ×　2 ×　3 ◯　4 ◯　5 ×

10 COPDを有する早期食道癌患者

問題

71歳の男性。検診にて胸部下部食道に早期食道癌（SCC）を指摘され，EMRを施行。摘出標本の病理組織検査では，粘膜筋板への浸潤を伴う癌で，VM0，HM1，ly1，v1，INFcと診断された。CTにて明らかなリンパ節腫大，遠隔転移を認めない。50年間の喫煙歴（1日30本）があり，room airでのSpO$_2$は90％。COPDと診断されているが，現在内服中の薬剤はない。スパイロメトリーにて，図1の所見を得た。日常生活は自立し，骨髄・肝・腎機能は正常である。

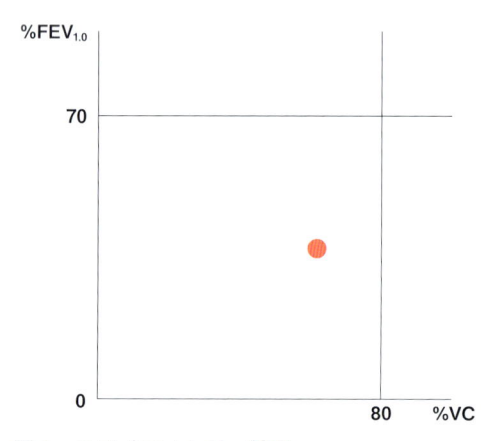

図1 スパイロメトリー結果

▶今後の治療方針に関して，正しいものを選べ。

ⓐ 開胸・食道切除・再建術
ⓑ 胸腔鏡補助下食道切除・再建術
ⓒ 食道抜去術
ⓓ 追加内視鏡的切除術
ⓔ 化学放射線治療

Goal!
早期食道癌に対する内視鏡治療後の追加治療の必要性を問う。
重症呼吸器障害COPD（chronic obstructive pulmonary disease）を有する食道癌患者の開胸手術の是非を問う。
➡ 早期食道癌の根治療法と侵襲の大きい根治手術の是非を問う問題は，①食道癌の進行度の評価，②全身状態の評価，③臓器機能評価についての知識の使いかたが問われている。

病歴と画像からキーワードを読み取る！：与えられた情報の分析

1 患者背景因子
- 71歳，男性，50年間の喫煙歴。 ➡ ヘビースモーカーの高齢男性

2 病理組織診断
- 粘膜筋板への浸潤を伴う粘膜内癌，HM1，ly1，v1，INFc。 ➡ 深達度MM，脈管侵襲あり，水平断端陽性，浸潤型

3 呼吸機能検査
- 1秒率：40％，％VC：60％，SpO_2：90％。 ➡ 高度の閉塞性換気障害

必要な基礎知識：消化器外科専門医の知識のエッセンス

治療方針を考えるために必要な知識のリスト

- 知識 1. 内視鏡的切除術後の早期食道癌（深達度T1a-MM）症例に対する追加治療の方針
- 知識 2. 全身状態ならびに臓器（呼吸）機能からみた治療方針
- 知識 3. 術後呼吸器合併症の危険因子

知識 1
内視鏡的切除後の食道癌（深達度T1a-MM）症例の追加治療方針

- 脈管侵襲陽性もしくは垂直断端陽性や浸潤形式が浸潤型（INFc）の場合は追加治療が必要（表1）。
- 追加治療としては，外科治療，化学放射線治療，放射線治療または化学療法を考慮する。
- 粘膜筋板に及ぶ病変（T1a-MM）のリンパ節転移率は10～15％。

表1 内視鏡的切除後の深達度T1a-MM症例の治療方針

治療方針	追加治療考慮	慎重な経過観察
脈管侵襲	あり	なし
垂直断端	陽性	陰性
浸潤形式	浸潤型	膨張型・中間型

（食道癌診断・診療ガイドライン2012より引用改変）

総論

知識2 全身状態ならびに呼吸機能からみた治療方針

- 食道癌で根治手術，化学療法，放射線療法を施行する臨床試験では一般的にPS（performance status）0〜2が適格症例（表2）。
- 放射線療法の禁忌は＜絶対的禁忌＞妊娠中，＜相対的禁忌＞①当該部位への放射線治療の既往，②重篤な間質性肺炎，肺線維症，③重篤な糖尿病・膠原病，④ステロイドの常用である。
- **%VC：40%以下，%FEV$_{1.0}$：50%以下，FEV：1.5L未満，動脈酸素分圧60Torr以下**の症例では開胸術の適応を慎重に決定する。
- 低肺換気症例では，片肺換気による胸部操作時間が手術侵襲，術後合併症と相関するため，片肺換気が必須となる胸腔鏡補助下食道切除術は適応になりにくい。

表2　Eastern Cooperative Oncology Group（ECOG）活動状態スコア

PS0	無症状で社会活動ができ，制限を受けることなく，発症前と同様にふるまえる
PS1	軽度の症状があり，肉体労働は制限を受けるが，歩行，軽労働，坐業はできる。たとえば軽い家事，業務など
PS2	歩行や身の回りのことはできるが，ときに少し介助がいることもある。軽労働はできないが，日中の50%以上は起居している
PS3	身の回りのある程度のことはできるが，しばしば介助がいり，日中の50%以上は就床している
PS4	身の回りのことができず，常に介助がいり，終日就床を必要としている

（食道癌診断・診療ガイドライン2012年，体幹部定位放射線治療ガイドラインより引用改変）

知識3 術後呼吸器合併症の危険因子

- 外科手術後の**呼吸器合併症の独立危険因子**は，近年のランダム化比較試験によると**術前酸素飽和度，術前1カ月以内の気道感染，年齢，術前貧血，手術部位（胸腔内＞上腹部＞体表），手術時間，緊急手術などである**（表3）。
- 腹部や体表の単独手術に比べ，開胸・開腹を行う食道切除術の呼吸器合併症のリスクは高い。
- 開胸術（食道切除術）においては，上記因子に加え**動脈血酸素分圧，肺活量（vital capacity；VC），1秒率（percent predicted forced expiratory volume；%FEV$_{1.0}$）低下，慢性閉塞性肺疾患の既往，喫煙歴**も合併症危険因子である。

表3　外科手術後の呼吸器合併症の独立危険因子

	独立危険因子		オッズ比	95%信頼区間		独立危険因子		オッズ比	95%信頼区間
患者関連因子	1. room airでのSpO$_2$低下	≧96	1	1.2−4.2	手術関連因子	5. 手術部位	体表	1	
		91〜95	2.2	4.1−28.1			上腹部	4.4	2.3−8.5
		≦90	10.7	2.6−11.5			胸腔	11.4	4.9−26
	2. 術前1カ月以内の気道感染					6. 手術時間	2≦	1	
		≦50	1				2〜3	4.9	2.4−10.1
	3. 年齢	51〜80	1.4	0.6−3.3			＞3	9.7	4.7−19.9
		＞80	5.1	1.9−13.3		7. 緊急手術		2.2	1−4.5
	4. 貧血（ヘモグロビン濃度）	＜10g/dL	3	1.4−6.5					

（日本胃癌学会編：胃癌治療ガイドライン2010年10月改訂【第3版】，金原出版，東京，2010より引用改変）

診断と治療へのナビゲーション：知識の使いかた！

鉄則1 早期食道癌に対するEMR後の追加治療方針は，**食道癌の進行度と全身状態（PS）と臓器機能の評価**で決まる。

答え

▶本例では，

根治性を考慮しつつ，侵襲の大きい治療から小さい治療へと消去法にて考える！

1. 深達度MMの早期食道癌のリンパ節転移率は10〜15%。
   水平切離断端陽性，脈管侵襲陽性，浸潤型の浸潤形式 ➡ 何らかの追加治療が必要。
2. 全身状態：PSは良好で，重篤な肺炎，ステロイド使用既往はない ➡ いずれの治療も可能か？
3. 臓器機能：% $FEV_{1.0}$；50%以下と高度の呼吸機能障害あり
   高齢男性，SpO_2低下など術後呼吸器合併症危険因子あり ➡ 根治手術は適応外。
4. 食道抜去術や内視鏡的切除術はリンパ節郭清をしない。
5. 骨髄・肝・腎機能は正常 ➡ 正解は化学放射線療法となる。

[e]

発展問題 （問）この症例について，正しいものに〇，誤ったものに×を示せ。

(   ) **1.** 貧血（Hb：10g/dL以下）は外科手術後の呼吸器合併症を増加させる。
(   ) **2.** 喫煙歴は開胸術後の呼吸器合併症の危険因子ではない。
(   ) **3.** PS2は食道癌根治手術を行うには不適格である。

⇒「消化器外科専門医へのminimal requirements」の総論3（1），（8）参照

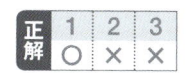

正解 1:〇 2:× 3:×

11 黄疸を示す患者の肝切除

問題

68歳の男性。皮膚の黄染および瘙痒感を認め，近医受診。閉塞性黄疸の診断にて紹介となった。

常用薬，輸血歴なし。理学所見では眼球結膜に黄染を認めた。腹部は平坦・軟で腫瘤は触知しなかった。

血液検査所見：赤血球380万/μL，Hb 11.8g/dL，白血球7,200/μL，総蛋白7.2g/dL，アルブミン4.0g/dL，総ビリルビン12.5mg/dL，直接ビリルビン8.9mg/dL，AST 122 IU/L，ALT 110 IU/L，アルカリホスファターゼ981 IU/L，プロトロンビン活性値98％，HBs抗原陰性，HCV抗体陰性。

腹部CT像（図1）を示す。腹水は認めなかった。

根治のためには拡大肝左葉切除術が必要と診断した。

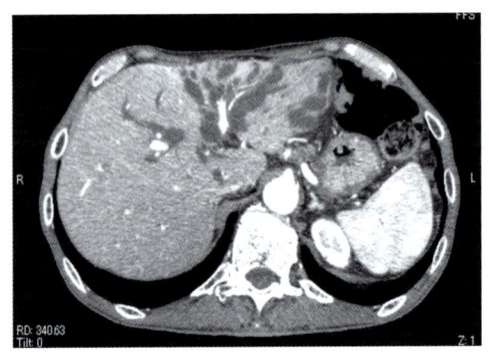

図1　腹部CT像（自験例）

▶ 術前の肝予備能評価および行うべき術前処置として誤っているものを選べ。

ⓐ 肝障害度はBである。
ⓑ 術前に減黄術を考慮する。
ⓒ ICG排泄試験は，減黄術後に行う。
ⓓ CT検査に基づく残肝率は42％であったので，門脈塞栓術を予定した。
ⓔ 減黄術後に高熱を認めたため，再度ドレナージを考慮した。

もっと勉強したい君へ　専門医試験問題：（21回公表設問26）

Goal!
問題文と画像から黄疸を伴った胆道癌と診断できるかを問う。
広範肝切除前の肝予備能評価を正しく行うことができ，適切な術前処置を行うことができるかを問う。
➡ 特に術後肝不全を生じさせないための知識の使いかたが問われている。

病歴と画像からキーワードを読み取る！：与えられた情報の分析

- 直接ビリルビン優位の黄疸および肝左葉を中心に肝内胆管の著明な拡張を認める（図2）。 ➡ **閉塞性黄疸を伴った胆道癌**
- 血液生化学検査（アルブミン4.0g/dL，プロトロビン活性値98％）および腹部CTにて腹水なし。
- 拡大肝左葉切除術が必要。 ➡ **広範肝切除術が予定されている**

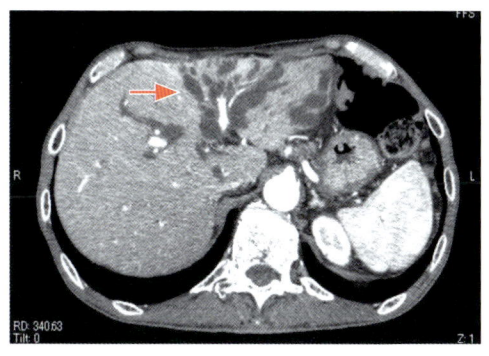

図2　腹部CT像

必要な基礎知識：消化器外科専門医の知識のエッセンス

肝切除後合併症（特に肝不全）を生じさせないために必要な知識のリスト

- 知識1．肝予備能の評価
- 知識2．特に黄疸肝における，
  - A．術前の減黄術の必要性
  - B．残存肝の体積測定および術前門脈塞栓術
  - C．区域性胆管炎への対応

知識1
肝予備能の評価
[肝障害度（liver damage）]

- 各項目別に重症度を求め，そのうち2項目以上が該当したものを肝障害度とする（表1）。
- 2項目以上の項目に該当した肝障害度が2カ所に生じる場合には，高いほうを肝障害度とする。
  - 肝障害度Cは手術関連死亡率が50％であり，一般消化器外科手術の適応から除外される。
  - 黄疸肝においては減黄後のICG排泄試験の結果が用いられる。
  - 黄疸肝においては，以下の[知識2]を考慮する。

表1　肝障害度（liver damage）

項目＼肝障害度	A	B	C
腹水	ない	治療効果あり	治療効果少ない
血清ビリルビン値	2.0未満	2.0〜3.0	3.0超
血清アルブミン値	3.5超	3.0〜3.5	3.0未満
ICG-R15（％）	15未満	15〜40	40超
プロトロンビン活性値（％）	80超	50〜80	50未満
手術死亡率	2％	10％	50％

知識 2

A. 黄疸肝における術前減黄術の必要性

- 広範肝切除が予定される場合には，術前減黄術を行うことが推奨されている（推奨度 B）。
  - 後ろ向き試験（レベルⅣ）の結果では，術前減黄術が推奨されるものの，その適応基準には明確なエビデンスはない。
  - 膵頭十二指腸切除術では必要としないと結論づけた報告が多い（レベルⅣ）。
  - 黄疸肝に対する胆道ドレナージ手段（PTBD，ENBD，ERBD）の優劣を明らかにした報告はない（＊肝門部胆管癌に対しては，経皮的ドレナージが望ましいとする報告は散見される）。
  - 肝門部胆管癌に対する胆道ドレナージは，原則として片側肝葉（残存予定肝）のドレナージで十分。

B. 残存予定肝の体積測定および術前門脈塞栓術

- CTによる残存予定肝体積の測定は有用である（推奨度 B）。
  - 的確な治療方針（手術方法）を決定するためには，CTにて残肝率を測定する必要がある（レベルⅣ）。
- 肝右葉切除以上，あるいは切除率50〜60％以上の肝切除を予定する症例，特に黄疸肝症例に対しては術前門脈塞栓術を考慮する（推奨度 C1）。
  - 前向きコホート研究により，術前門脈塞栓術を行うと術後合併症が有意に低下したと報告されている（レベルⅢ，Farges O, et al: Ann Surg, 2003）。

C. 区域性胆管炎への対応

- 区域性胆管炎は肝切除後肝不全発症の危険因子の1つであり，迅速かつ適切な対応を要する。
  - 胆道ドレナージを行っているにもかかわらず高熱が出現した場合，非ドレナージ胆管枝を同定し，速やかに同部位のドレナージを行う必要がある（レベルⅣ）。

（胆道癌診療ガイドライン作成出版委員会編：胆道癌診療ガイドライン2007年．3月改訂（第1版），医学図書出版，東京，2007．より引用改変）

- 上記からもわかるように胆道癌診療では，エビデンスレベルの高い報告が少ないのが現状である。

診断と治療へのナビゲーション：知識の使いかた！

鉄則1 「広範肝切除術」の術前評価は，肝予備能と耐術能の評価。

鉄則2 「黄疸肝」の術前に必要な処置は，胆道ドレナージと門脈塞栓術。

答え [a]

▶本症例では，

1. 肝予備能および耐術能を評価する ➡ 問題文，画像から3項目が該当する肝障害度A。
2. 黄疸あり，広範肝切除術を予定 ➡ 減黄術を行うべきである。
3. 黄疸肝であり，肝切除率50〜60%では術前門脈塞栓術が望ましい（**知識2．**B）。
4. 区域性胆管炎の発症は術後肝不全の危険因子である（**知識2．**C）。

発展問題

（問）この疾患および症例について，正しいものに〇，誤ったものに×を示せ。

( ) 1. 胆道癌治療の領域では，エビデンスレベルの高いメタアナリシスや無作為化比較試験が多い。
( ) 2. 本症例は総ビリルビン値が12.5mg/dLと上昇していたので，肝障害度はCである。
( ) 3. 黄疸肝に対する胆道ドレナージ術では内瘻法である内視鏡的ドレナージ（ERBD）が第一選択である。
( ) 4. 外瘻（ENBD，PTBD）患者における胆汁返還は有用であると考えられる。
( ) 5. 術前の胆管炎の発症は，術後肝不全の危険因子である。
( ) 6. ^{99m}Tc-GSAシンチグラフィが黄疸肝における肝予備能評価法として有用であると考えられる。

⇒「消化器外科専門医へのminimal requirements」の総論3（1），肝臓2（1）章参照

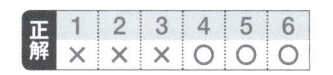

正解	1	2	3	4	5	6
	×	×	×	〇	〇	〇

総論

12 膵尾部腫瘍を有する患者の疼痛

問題

72歳の男性。膵尾部腫瘍との診断にて紹介受診してきた。
PET-CT検査にて腹膜播種を伴った膵尾部腫瘍と診断し、化学療法を施行している。2週間前から上腹部痛と背部痛が出現した。膵尾部腫瘍以外に疼痛の原因は認めなかった。痛みは持続的に12時間以上継続する鈍痛であり、NSAIDsの投与を行うも、十分な除痛が得られていない。排ガス、排便はあり、食物の経口摂取は可能であった。腹部造影CT像（図1）を示す。

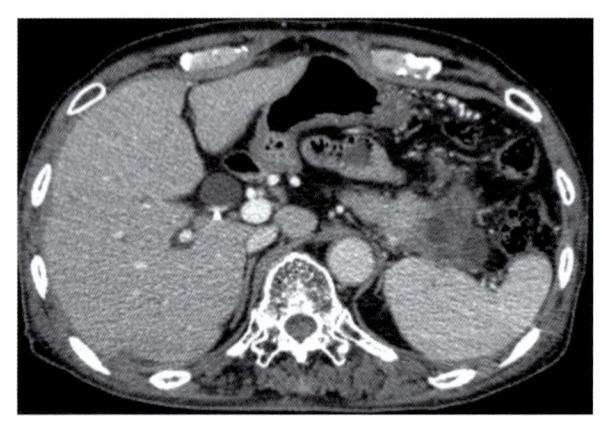

図1　腹部造影CT像（自験例）

▶今後の治療方針として誤っているものを選べ。

ⓐ 疼痛の性状は持続痛であり、いわゆる内蔵痛である可能性が高い。
ⓑ NSAIDsは継続のうえ、オピオイドの投与を検討する。
ⓒ オピオイドの第一選択はフェンタニルパッチである。
ⓓ 背部痛の精査として骨シンチグラフィを行い、骨病変の有無を検索する。
ⓔ 神経ブロックの適応の有無をコンサルトする。

もっと勉強したい君へ　専門医試験問題：（22回公表設問30）（21回公表設問30）

Goal！　癌性疼痛に対する適切な治療ができるかを問う。
正しい治療方針を選択できるかを問う。
➡ まず、問題文と画像所見より根治不能の膵癌であることが判断できるかを問う。
　次に、癌性疼痛コントロールのための知識の使いかたが問われている。

病歴と画像からキーワードを読み取る！：与えられた情報の分析

病歴・画像（図2）より

- 造影CT検査で膵尾部に低吸収域（low density area）を認め，PET-CTにて腹膜播種を認めた。 ➡ **腹膜播種転移を有する根治不能膵癌**
- 上腹部痛と背部痛が出現するも，ほかに痛みの原因となる器質的疾患なし。 ➡ **癌性疼痛**
- 痛みは12時間以上継続し，鈍痛 ➡ **持続痛であり内臓痛**
- NSAIDsの投与を行うも除痛が不十分。

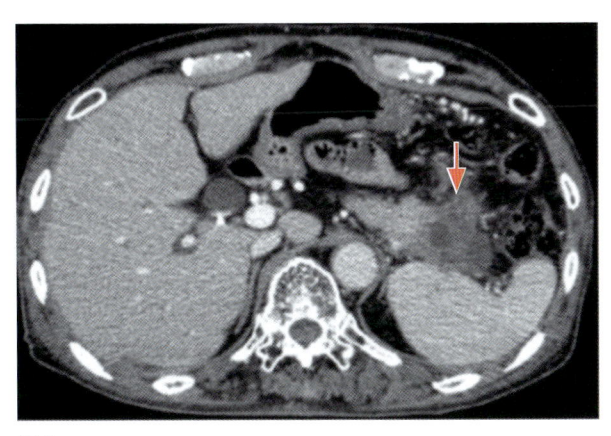

図2

必要な基礎知識：消化器外科専門医の知識のエッセンス

癌性疼痛のコントロールに必要な知識のリスト

- **知識 1.** 癌性疼痛のパターンと性状
  （A：持続痛か突出痛，B：内臓痛か，体性痛かまたは神経障害性疼痛）
- **知識 2.** WHO方式がん性疼痛治療法の5原則
- **知識 3.** 癌性疼痛コントロールの実際

知識1

A．疼痛のパターン

	症状	効果的な治療
持続痛	1日を通してずっと痛い	鎮痛薬の定期投与
突出痛	1日に数回，強い痛みがある	レスキューが有効

B．疼痛の性状

	痛みの性状	特徴
内臓痛	局在のあいまいな鈍い痛み	オピオイドが効きやすい
体性痛	局在のはっきりした明確な痛み	レスキューの使用が重要
神経障害性疼痛	ビリビリ電気が走るようなジンジンする痛み	難治性で鎮痛補助薬が必要となる

総論

知識 2
WHO方式がん性疼痛治療の5原則

- 経口的に (by mouth)
- 時刻を決めて規則正しく (by the clock)
- 除痛ラダーにそって効力の順に (by the ladder, 図3)
- 患者ごとの個別的な量で (for the individual)
- そのうえで細かい配慮を (with attention to detail)

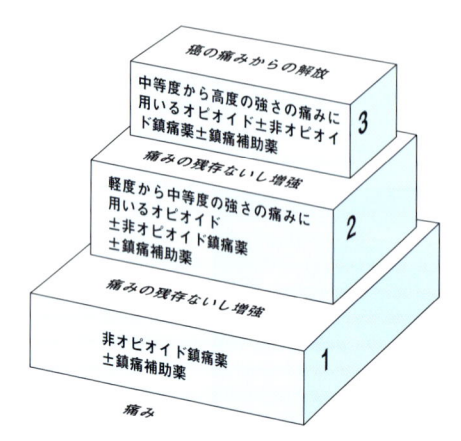

```
                    癌の痛みからの解放
              ┌─────────────────────┐
              │中等度から高度の強さの痛みに│
              │用いるオピオイド±非オピオイ│ 3
              │ド鎮痛薬±鎮痛補助薬      │
        痛みの残存ないし増強
      ┌─────────────────────┐
      │軽度から中等度の強さの痛みに│
      │用いるオピオイド          │ 2
      │±非オピオイド鎮痛薬       │
      │±鎮痛補助薬              │
   痛みの残存ないし増強
┌─────────────────────┐
│非オピオイド鎮痛薬          │ 1
│±鎮痛補助薬                │
痛み
```

図3　三段階除痛ラダー（WHO）

知識 3
癌性疼痛コントロールの実際

- オピオイド投与を行う際のレスキューは，**徐放性製剤と同じ種類**の速放性オピオイドを用いる。
- 徐放性製剤定期処方1日量の**1/6の速放性オピオイドをレスキュー1回分**として処方する。
- 副作用などにより治療に限界が生じたり，十分な除痛ができなくなったとき，投与中のオピオイドからほかのオピオイドに変更する必要がある（**オピオイドローテーション**）。
- NSAIDsの投与により十分な除痛が得られず，オピオイドの投与を開始する場合には**NSAIDsは継続して投与**する。
- 腎機能障害が重度の場合には原則としてモルヒネは使用せず，オキシコドンかフェンタニルを用いる。
- オピオイドの投与量に絶対的な上限はない。
- 常に除痛目的の放射線療法や神経ブロック，また骨転移に対しビスホスホネートの投与を考慮する。

［日本医師会監修：がん緩和ケアガイドブック．2013年1月改訂（第6版），青海社，東京，2013．より引用改変］

診断と治療へのナビゲーション：知識の使いかた！

鉄則1 癌性疼痛管理は，患者の状態の把握（経口摂取，疼痛のパターンと性状，投薬など）が重要。

鉄則2 患者の状態に応じて，WHOの5原則に基づく治療を選択。

答え

▶本症例では，

1. 切除不能膵尾部癌であり上腹部痛，背部痛があり他に器質的疾患は認めない ➡ 癌性疼痛。
2. 12時間以上持続する鈍痛 ➡ 持続痛であり，内臓痛である可能性が高い。
3. NSAIDsの投与を行うも疼痛コントロールが不十分 ➡ [知識2, 3] よりオピオイドの投与が望ましい。

[c]

4. 経口摂取可能である。 ➡ [知識2] の5原則に基づく投与。

発展問題

（問）緩和ケアおよび癌性疼痛について，正しいものに○，誤ったものに×を示せ。

( ) 1. わが国のオピオイドの消費量は，欧米と比較して少ない。
( ) 2. がん診療連携拠点病院の指定要件において，緩和ケアチームの設置は必須である。
( ) 3. 腎機能障害が重度の場合にはモルヒネは原則として使用せず，オキシコドンかフェンタニルの投与を行う。
( ) 4. レスキューは徐放性製剤と異なる種類の速放性オピオイドを用いる。
( ) 5. 徐放性製剤定期処方1日量の1/2の速放性オピオイドをレスキュー1回分として処方する。

⇒「消化器外科専門医へのminimal requirements」の総論19参照

正解	1	2	3	4	5
	○	○	○	×	×

各論

I. 食道

I 食道

1 健診にて食道に異常を指摘された患者

問題

55歳の男性。元来健康である。職場健診で，上部内視鏡検査を受けた。胸部中部食道に長径25mmの病変を指摘された。生検にて扁平上皮癌が検出された。内視鏡写真（図1）とヨード染色（図2）を示す。CT検査でリンパ節転移，遠隔転移は認めない。

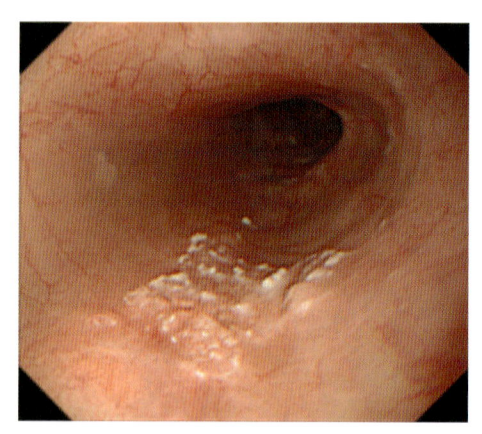

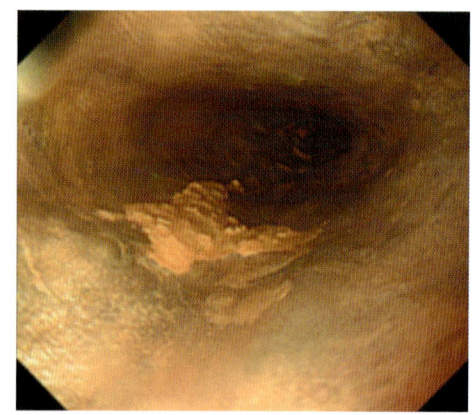

図1 内視鏡所見（自験例）

図2 ヨード染色

▶誤ったものを選べ。

ⓐ 病変の陥凹内に微細顆粒状の変化が観察される。
ⓑ 超音波内視鏡検査では，腫瘍は2層にとどまっている。
ⓒ 病期としては，stage I である。
ⓓ 早期食道癌である。
ⓔ 内視鏡的治療の絶対的適応である。

Goal! 食道表在癌の深達度診断と治療方針を問う
➡ 治療方針を決めるための知識の使いかたを問う。

病歴と画像からキーワードを読み取る！：与えられた情報の分析

1 内視鏡画像
- 胸部中部食道の左壁に長径25mmの陥凹性病変。
- 壁の伸展は良好。
- 浅い不整型の陥凹，微細顆粒状変化を認める。
- 扁平上皮島（取り残し）の存在が疑わ ➡ **食道表在癌**
  れる。
- ヨード染色で不染帯として観察され ➡ **深達度はEP/LPM**
  る。

2 生検
- 扁平上皮癌。

3 CT検査
- リンパ節転移なし，遠隔転移なし。 ➡ **N0**

必要な基礎知識：消化器外科専門医の知識のエッセンス

食道表在癌の治療方針を決めるために必要な知識のリスト

- **知識1．** 表在癌と早期癌の定義とリンパ節転移頻度
- **知識2．** 深達度診断
- **知識3．** 表在癌の治療選択
- **知識4．** 内視鏡治療の適応

知識1
表在癌と早期癌の定義とリンパ節転移

- 表在癌は腫瘍が粘膜下層まで，早期癌は粘膜内にとどまるものであり，リンパ節転移の有無は問わない（図3）。
- 表在癌のリンパ節転移頻度を表1に示す。

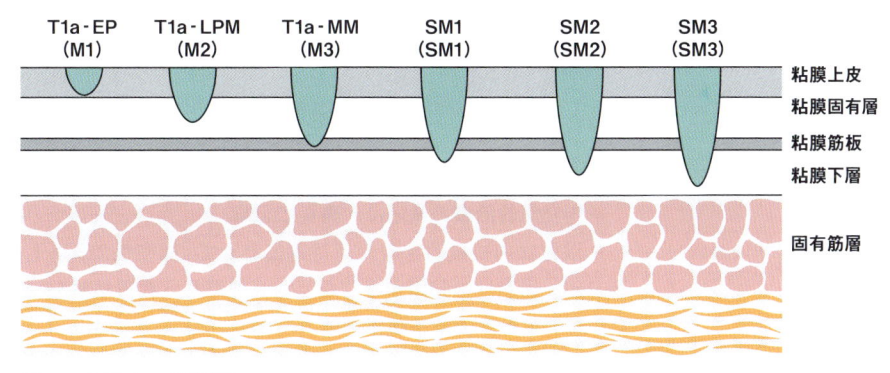

図3 食道癌の壁浸潤

表1 リンパ節転移頻度とリンパ節転移の危険因子

	深達度	リンパ節転移率
扁平上皮癌	EP，LPM	5%未満
	MM～SM1	10～15%
	SM2以深	50%以上
Barrett食道癌	EP～MM	ほぼ0%

（消化器外科専門医へのminimal requirementsより引用）

I 食道

知識2
深達度診断（表2）

- 表在癌の治療選択で注目すべき深達度診断は，EP/LPMとMMの鑑別，SM1とSM2以深の鑑別である。

表2

	内視鏡検査		拡大内視鏡	超音波内視鏡	
	内視鏡所見	Ⅱcの内視鏡所見	上皮乳頭内血管（IPCL）	腫瘍による低エコー	3層
T1a-EP T1a-LPM	0-Ⅱc	・陥凹が浅い ・陥凹内は平滑・微細顆粒状 ・陥凹内に扁平上皮島（取り残し）	・ループ構造の維持	・2層にとどまる	・保たれる
T1a-MM SM1	0-Ⅱc	・顆粒状隆起や厚みを伴う陥凹 ・明らかな凹凸	・ループ構造の破壊 ・細木の枝状血管	・4層に及ばず	・不整，中断
SM2以深	0-Ⅰ 0-Ⅲ	・結節形成・絨毯状の肥厚 ・明らかな陥凹の中の陥凹	・ループ構造の消失 ・太い新生血管	・4層に及ぶ	・断裂

（消化管癌画像診断アトラス，羊土社，2010．より引用改変）

知識3
表在癌の治療選択（表3）

表3

T因子	深達度	N0	N1	N2	N3	N4
T1a	EP LPM	stage 0⇒EMR, ESD	stageⅠ⇒手術	stageⅡ	stageⅢ	stageⅣa
T1a/ T1b	MM SM1	MM⇒stage 0⇒EMR, ESD SM1⇒stageⅠ⇒EMR, ESD	stageⅠ⇒手術 stageⅡ⇒（術前化学放射線療法）＋手術			
T1b	SM2 SM3	stageⅠ⇒手術	stageⅡ⇒（術前化学放射線療法）＋手術			

知識4
内視鏡治療の適応

- 内視鏡的治療の適応は，表4に記載。
- 以前は内視鏡的治療の絶対適応として「周在性2/3以下のもの」とあったが，周在性の制限がなくなった。ただし，食道粘膜を3/4周以上切除した場合には，狭窄予防が必要。
- 組織学的にT1a-EPあるいはLPMと判断され，完全切除された場合の5年生存率は90％以上。
- ESDの合併症は術後出血2％，穿孔2.5％であり，漿膜がないため縦隔気腫を生じやすい。

表4 内視鏡的治療の適応と相対的適応

適応
・T1aの中でEPあるいはLPM癌かつN0
相対的適応
・壁深達度が粘膜筋板に達したもの ・または粘膜下層にわずかに浸潤したもの（200μmまで） ・かつN0

診断と治療へのナビゲーション：知識の使いかた！

鉄則1 食道表在癌の治療方針は，EP/LPMか，MM/SM1か，SM2以深かの深達度診断による。

鉄則2 食道表在癌に対する内視鏡治療の絶対的適応は，EP/LPMでN0（stage 0）病変。
「食道表在癌に対する治療方針」は，深達度とリンパ節転移で決まる！
➡ 内視鏡検査による深達度診断が問われている。

答え

▶本症例では，

1 内視鏡所見にて，1/5周，25mmの病変で，深達度はEP/LPM。
2 超音波内視鏡検査をすると，第2層にとどまる病変。
3 粘膜内病変であり，食道早期癌といえる。
4 CTでは，N0，M0 ➡ **stage 0**。
5 ESDの絶対適応 ➡ ［結果的に切除標本にてEP癌（図4）］。

[c]

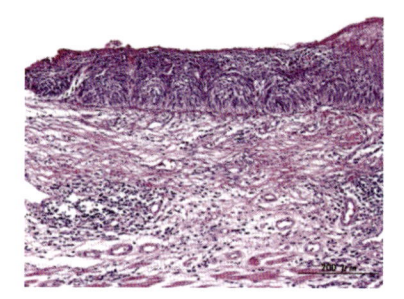

図4　ESD切除標本

発展問題　（問）この症例について，正しいものに○，誤ったものに×を示せ。

(　) 1. ESD後の食道狭窄は必発である。
(　) 2. 無再発5年生存率は，90%以上である。
(　) 3. 食道には漿膜がないため，ESDにより縦隔気腫を生じやすい。
(　) 4. ESD後の切除標本で，深達度がMMであった場合には，追加手術が必須である。

⇒「消化器外科専門医へのminimal requirements」の食道2(1)，5(4)参照

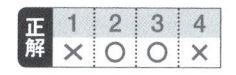

正解　1× 2○ 3○ 4×

2 健診にて食道癌の診断を受けた喫煙患者

問題

75歳の男性。健診にて胸部下部食道に8cmにわたる浅い陥凹性病変を指摘され、同部の生検にて、扁平上皮癌（squamous cell carcinoma；SCC）と診断された。食道透視検査にて明らかな変形を認めず、CTにて明らかなリンパ節腫大、遠隔転移を認めない。ヘビースモーカーであり、呼吸機能検査・血液ガス（room air）にて%VC：40%，$FEV_{1.0}$：1.5L，PaO_2：65Torrであった。軽度の呼吸器症状を示すことはあるが、他の臓器機能に異常は認めない。ヨード染色後の上部消化管内視鏡所見を図1に示す。

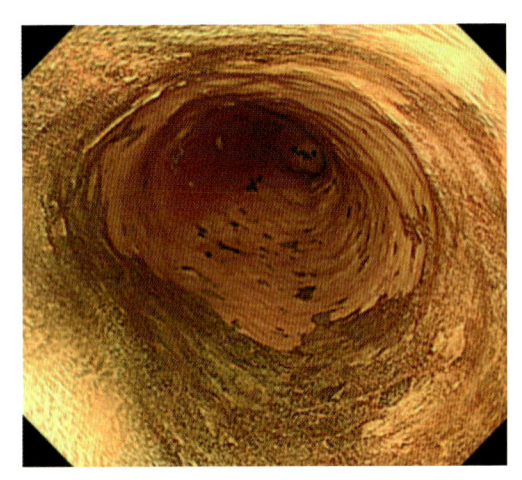

図1　ヨード染色後の内視鏡所見（自験例）

▶ 食道病変に対する治療方針として、最も適切なものを1つ選べ。

ⓐ 内視鏡的粘膜下層剥離術（ESD）
ⓑ 非開胸食道抜去術
ⓒ 胸腔鏡下食道亜全摘術（3領域郭清，胃管再建）
ⓓ 開胸・開腹下の食道亜全摘術（3領域郭清，胃管再建）
ⓔ 根治的化学放射線療法

Goal！ 呼吸機能障害患者に発生した全周性、長径8cmの食道表在癌に対する治療方針を問う。
➡ 治療方針を決めるための知識の使いかたを問う。

病歴と画像からキーワードを読み取る！：与えられた情報の分析

1 CT所見
- リンパ節腫大なし，遠隔転移なし。 ➡ 局所に限局した病変

2 内視鏡（図2）・透視
- ヨード不染の浅い陥凹で全周性，8 cm（図2矢印）。 ➡ 深達度EP or LPMの広範な全周性食道癌
- 透視にて変形なし。

3 全身状態
- 75歳。
- 呼吸機能障害（$FEV_{1.0}$：1.5L，%VC：40%，PaO_2：65Torr）。 ➡ 高度な呼吸機能障害

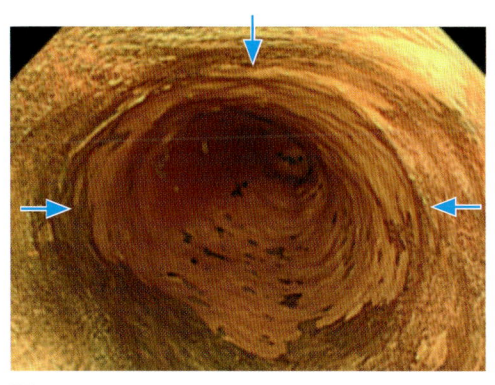

図2

必要な基礎知識：消化器外科専門医の知識のエッセンス

治療方針を考えるために必要な知識のリスト
- 知識1. 食道表在癌の深達度診断
- 知識2. 早期食道癌（深達度T1a-LPM）症例の治療方針
- 知識3. 全身状態，QOLからみた治療方針

知識1
食道表在癌の深達度診断

- 通常内視鏡検査による食道表在癌の深達度診断の正診率は82%，透視検査では78%（日本医学放射線学会・日本放射線専門医会共同編：消化管画像診断ガイドライン．2007年版より引用）。
- 内視鏡所見が"浅い陥凹"のみは，深達度T1a-EP/LPMを示唆する（表1）。
- 透視にて明らかな変形を認めないものは深達度T1a-EP/LPMの可能性が高い。

表1　食道癌の深達度診断（内視鏡）

表在癌	深達度	内視鏡所見
0-I	SM	・明らかな隆起
0-IIc	T1a-EP/LPM	・陥凹が浅い ・陥凹内は平滑・微細顆粒状 ・陥凹内に扁平上皮島（取り残し）
	T1a-MM/SM1	・顆粒状隆起や厚みを伴う陥凹 ・明らかな凹凸
	SM2以深	・結節形成 ・絨毯状の肥厚 ・明らかな陥凹の中の陥凹
0-III	SM	・明らかな陥凹

（消化器外科専門医へのminimal requirementsより引用）

I 食道

知識 2
深達度T1a-LPMまでの食道癌の治療方針

- 壁深達度EP，LPMの食道癌のリンパ節転移率はまれ（手術症例の5%以下）であり，内視鏡的切除術の適応となる。
- ただし粘膜切除が3/4周以上に及ぶ場合は，瘢痕狭窄発生の可能性が高く，内視鏡的バルーン拡張術などにより外科的侵襲は避けられるものの，頻回の拡張術は患者に大きな負担となる。有効な予防策はない（ただし，病変の環周率は内視鏡治療の禁忌の条件にはなっていない）。
- 内視鏡的切除不能例に対しては，光線力学的療法（photodynamic therapy：PDT），アルゴンプラズマ凝固療法（argon plasma coagulation：APC）などが選択されるが，根治療法とはなりえず，有効性に関するエビデンスも十分とはいえない。
- 全周性，多発する表層拡大型の病変で耐術可能な症例は非開胸食道切除術の適応となりうる。

知識 3
全身状態からみた治療方針

- 食道癌で根治手術，化学療法，放射線療法を施行する臨床試験では一般的にPS（performance status）0～2が適格症例（表2）。
- **%VC：40%以下，%$FEV_{1.0}$：50%以下，FEV_1：1.5L未満，動脈酸素分圧：60Torr以下**の症例では開胸術の適応を慎重に決定する。
- 低肺換気症例では，片肺換気による胸部操作時間が手術侵襲，術後合併症と相関するため，片肺換気が必須となる胸腔鏡補助下食道切除術は適応にはならない。
- $PaO_2 \geq 70Torr$が，一般的な化学療法，放射線療法，化学放射線療法の基準値である。

（食道癌治療ガイドライン2012年版より引用改変）

表2 Eastern Cooperative Oncology Group（ECOG）活動状態スコア

PS0	無症状で社会活動ができ，制限を受けることなく，発症前と同様に振る舞える
PS1	軽度の症状があり，肉体労働は制限を受けるが，歩行，軽労働，坐業はできる。たとえば軽い家事，業務など
PS2	歩行や身の回りのことはできるが，ときに少し介助がいることもある。軽労働はできないが，日中の50%以上は起居している
PS3	身の回りのある程度のことはできるが，しばしば介助がいり，日中の50%以上は就床している
PS4	身の回りのことができず，常に介助がいり，終日就床を必要としている

（食道癌診断・診療ガイドライン2012年，体幹部定位放射線治療ガイドラインより引用改変）

診断と治療へのナビゲーション：知識の使いかた！

鉄則1 食道表在癌の治療方針は，①癌の進行度（リンパ節転移，遠隔転移），②局所病変の評価（局在と長さ，環周率，深達度），③全身状態（耐術性），から判断。

鉄則2 呼吸機能不良（開胸術の適応外）の食道表在癌には，①内視鏡治療か，②非開胸食道切除。

▶本症例では，

答え

① 癌の進行度，② 局所病変の評価，③ 全身状態から治療方針を判断する！

1 癌の進行度
- 画像診断で，リンパ節転移なく，遠隔転移なし。

2 局所病変の評価（局在と長さ，環周率，深達度）
- 胸部下部食道に存在する8 cmに及ぶ全周性の病変 ➡ **ESD，EMRは術後の瘢痕狭窄必発**。
- 深達度は，深達度EP/LPMの表在食道癌 ➡ リンパ節転移率は5％未満 ➡ リンパ節郭清を伴う手術は不要。

3 全身状態（耐術性）
- 75歳と高齢
- PS1，呼吸機能障害高度 ➡ **開胸術，化学放射線療法は合併症の危険性大**

以上より，正解は非開胸食道抜去術となる。

[b]

発展問題 （問）この症例について，正しいものに〇，誤ったものに×を示せ。

( ) **1.** 周術期には，ステロイドの使用が推奨される。
( ) **2.** 陥凹内に顆粒状隆起を認めた場合は，開胸下にリンパ節郭清を伴う食道切除・再建術も考慮すべきである。
( ) **3.** 手術や内視鏡的切除術が施行困難な場合にはAPCによる治療を考慮する。

⇒「消化器外科専門医へのminimal requirements」の食道5（1），（4）および3（1）参照

3 嚥下時のつかえ感を主訴に来院した患者

問題

65歳の男性。飲酒家である。混合性肺機能障害を有しており，5年前より禁煙していた。今回，約2カ月前より食後のつかえ感を自覚するようになり来院した。上部消化管内視鏡検査において胸部中部食道の扁平上皮癌と診断され，壁深達度SM2と判断した（図1）。胸腹部造影CT検査では，他臓器浸潤，リンパ節転移，遠隔転移は認められなかった。肺機能検査において%VC：48%，%FEV$_{1.0}$：60%，FEV：1.85L，%RV/TLC：62%，動脈血酸素分圧70Torrであった。

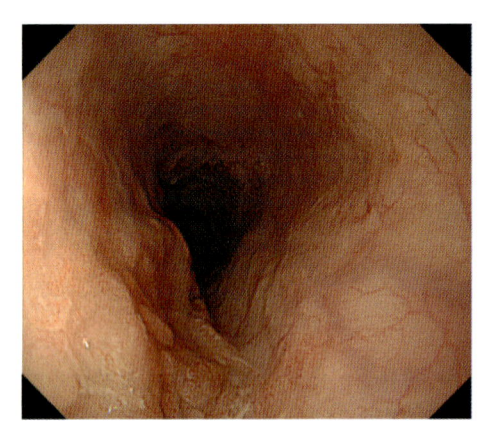

図1　内視鏡所見（自験例）

▶この疾患ならびに治療に関して，以下の選択肢より誤りを1つ選べ。

ⓐ 手術において，反回神経周囲の頸部上縦隔リンパ節郭清は重要である。
ⓑ 壁深達度SM2であれば，リンパ節転移率は10～15%程度である。
ⓒ 周術期におけるステロイドの使用は手術侵襲を軽減する。
ⓓ 手術時再建経路で生理的経路に近いものは後縦隔経路である。
ⓔ 開胸術の適応を慎重に決定する必要がある。

もっと勉強したい君へ　専門医試験問題：（19回公表設問4）（5，6回公表設問11）

Goal！　切除可能な胸部食道癌か否かを問う。➡ 治療方針を決めるための知識の使いかたを問う。
①病変の局在と深達度と進行度 ➡ 局所切除の可否とリンパ節郭清度（範囲）。
②切除 ➡ 再建法。
③呼吸器障害 ➡ 開胸・開腹手術の耐術性の評価と侵襲軽減の工夫。

病歴と画像からキーワードを読み取る！：与えられた情報の分析

1 病歴
- 65歳，男性。
- 愛煙家（禁煙中）・飲酒家。　　　　　　　　➡ 食道癌の危険因子

2 検査所見
- 肉眼型0-Ⅱcの胸部中部食道表在癌 ➡ 切除可能な胸部食道癌？
  （全周性，SM2）。　　　　　　　　　　　　リンパ節郭清度（範囲）？
- 隣接臓器への浸潤なし・遠隔転移なし。
- 混合性肺機能障害。　　　　　　　　　　　　➡ 耐術性（呼吸状態）の評価は？

必要な基礎知識：消化器外科専門医の知識のエッセンス

切除可能な胸部食道癌に対する必要な知識のリスト
- 知識1．食道表在癌（粘膜下層まで）のリンパ節転移（頻度と危険因子）
- 知識2．食道癌に対する手術の耐術評価と周術期管理
- 知識3．食道癌の定型的手技（リンパ節郭清と再建法）

知識1
食道表在癌のリンパ節転移頻度とリンパ節転移の危険因子

- 粘膜上皮内（EP）や粘膜固有層（LPM）にとどまる病変ではリンパ節転移率は**5％未満**とされている。
- 粘膜筋板（MM）や粘膜下層SM1では**10～15％**とされており，SM2以深では**50％程度と高率**である（表1）。
- 本例は，表在癌の中でもSM2癌であり，リンパ節転移の危険が高い ➡ **リンパ節郭清が必要。**
- 表在癌（粘膜下層まで）におけるリンパ節転移の危険因子には，肉眼型・腫瘍径・組織学的浸潤増殖様式・脈管侵襲が挙げられる（表2）。

表1　深達度とリンパ節転移率

	深達度	リンパ節転移率
扁平上皮癌	EP，LPM	5％未満
	MM～SM1	10～15％
	SM2以深	50％程度
Barrett食道癌	EP～MM	ほぼ0％

（消化器外科専門医へのminimal requirementsより引用）

表2　MM，SM1のリンパ節転移危険因子

危険因子	
肉眼型	0-Ⅰ，0-Ⅲ
腫瘍径	50mm以上
組織学的浸潤増殖様式	INF β，γ
脈管侵襲	ly（+），v（+）

（消化器外科専門医へのminimal requirementsより引用）

知識2
食道癌に対する手術の耐術評価と周術期管理

- 開胸・開腹を伴う食道癌根治術は，消化器癌手術の中でも最も侵襲の大きな術式であるため，耐術評価と周術期管理が非常に重要である（表3）。
- 周術期におけるメチルプレドニゾロンの使用は，**術後合併症を増加させることなく**，侵襲に伴う**血中侵襲性サイトカインの上昇の抑制**，気管内挿管の期間の短縮，SIRS期間の短縮，各種臓器不全の減少などが報告されており推奨されている（「食道癌診断・治療ガイドライン」ではグレードB）。
- また，術前の**口腔ケア**は**誤嚥性肺炎の発症を減少**させる。

表3　食道癌根治術に対する全身状態の評価

評価項目	留意点
肺機能	%VCが40%以下，%FEV$_{1.0}$が50%以下，FEVが1.5L未満，%RV/TLC 56%以上，動脈血酸素分圧60Torr以下の症例については開胸術の適応を慎重に決定する
心機能	弁膜疾患や心筋症による心不全，重症不整脈，発症後3カ月以内の心筋梗塞は原則として手術適応外
肝機能	重症肝炎や劇症肝炎は原則として外科治療の適応外 ICG負荷試験（15分値）40%以上の場合は原則として手術適応外
腎機能	血清Cr 2.0mg/dL以上，Ccr 30%以下の症例では透析療法を要する可能性あり
耐糖能	空腹時血糖＜140mg/dL，1日尿糖排泄量10g以下，尿ケトン体陰性であることが望ましい

（日本食道学会編：食道癌診断・治療ガイドライン，2012年4月版より引用改変）

知識3　食道癌の定型的手技（リンパ節郭清と再建法）

- 胸部食道癌は頸・胸・腹の広範囲にリンパ節転移がみられることが多く，**3領域郭清**を行う（表4）。
- 反回神経周囲リンパ節への転移が多く，**反回神経周囲の頸部上縦隔リンパ節郭清は重要**である。
- **右反回神経周囲リンパ節は背側**に位置し，一方，**左反回神経周囲リンパ節は腹側**に位置している。
- 生理的経路に近い後縦隔経路による再建が最も多く，再建臓器としては胃管が最も多く用いられている。

表4　食道癌の主座とリンパ節郭清範囲

	頸部食道癌	胸部上部食道癌（Ut）	胸部中部食道癌（Mt）	胸部下部食道癌（Lt）	食道胃接合部癌	Barrett食道腺癌
リンパ節転移の主座	頸部から上縦隔	頸部から上縦隔	頸部，縦隔，腹部と比較的均等	縦隔および腹部	下縦隔，腹部	下縦隔，腹部
リンパ節郭清の範囲	M以深では，頸部・上縦隔リンパ節郭清	頸・胸・腹の3領域郭清	頸・胸・腹の3領域郭清	表在癌は頸部リンパ節郭清を省略可能	胸・腹の2領域郭清	胸・腹の2領域郭清（根拠不十分）

（消化器外科専門医へのminimal requirementsより引用）

診断と治療へのナビゲーション：知識の使いかた！

鉄則1　「食道表在癌」の手術適応の判定は，**局在・深達度・耐術性の評価**により判断する。

鉄則2　「食道表在癌」の標準的リンパ節郭清は，**頸部・胸部・腹部の3領域リンパ節郭清**！

答え

▶本症例に対して，

- 本症例は，内視鏡像ならびにCT所見より，T1（SM2），N0，M0，stage Ⅰの根治切除可能な胸部中部食道癌と診断する。
- SM2であり，手術適応（開胸・開腹）と考えられるため，耐術評価（呼吸器障害の程度）が重要である。

1. 壁深達度SM2のリンパ節転移率は50％程度である。そのため，3領域郭清を行う食道亜全摘術を行う。
2. 3領域郭清の中でも，反回神経周囲の頸部上縦隔リンパ節郭清は重要である。
3. 再建経路で生理的経路に近い後縦隔経路を用い，胃管再建を行う。
4. ガイドラインにおける肺機能はクリアしているため，開胸・開腹手術を予定するが，混合性肺機能障害を有しており，周術期のケアに十分注意する。
5. 周術期におけるステロイドの使用は，サイトカイン上昇の抑制など手術侵襲を軽減する。

[b]

発展問題

(問) この症例について，正しいものに〇，誤ったものに×を示せ。

( ) 1. 積極的に胸腔鏡下手術を行う。
( ) 2. 根治的化学放射線療法も考慮される。
( ) 3. 術前口腔ケアの指導を行う。
( ) 4. 手術は右開胸アプローチの食道亜全摘術を行う。
( ) 5. 早期食道癌である。

⇒「消化器外科専門医へのminimal requirements」の食道5参照

正解	1	2	3	4	5
	×	〇	〇	〇	×

4 食物の通過障害を主訴として来院してきた患者

問題

57歳の男性。元来健康であったが，アルコールを飲酒すると，すぐに赤ら顔になることが気になっていた。飲酒歴35年（3合/日），喫煙35年（20本/日）。1カ月前から食物の通過障害が出現，症状が増悪し，1カ月間の体重減少3kgとなったため，来院してきた。上部内視鏡検査にて，胸部上部食道に図1のような周堤を伴う潰瘍病変を指摘された。さらに，正常粘膜をはさんで胸部下部食道に，図2のようなヨード不染帯を指摘された。生検にて，ともに扁平上皮癌が検出された。CT写真で，病変は食道外膜に達しているものの，他臓器浸潤は認めなかった。さらに，食道傍リンパ節の腫大を1つ認めたが，他のリンパ節腫大や遠隔転移は認めなかった。内視鏡写真（図1）とヨード染色像（図2）を示す。

図1 内視鏡写真（自験例）　　図2 ヨード染色像

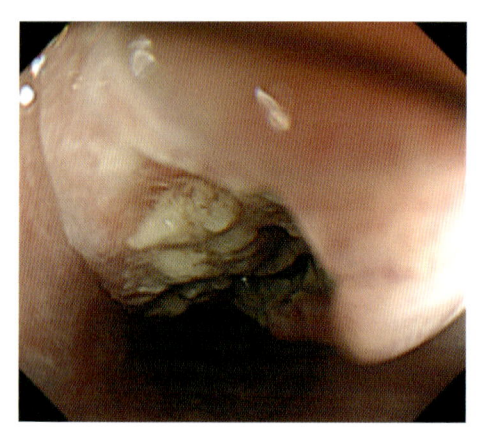

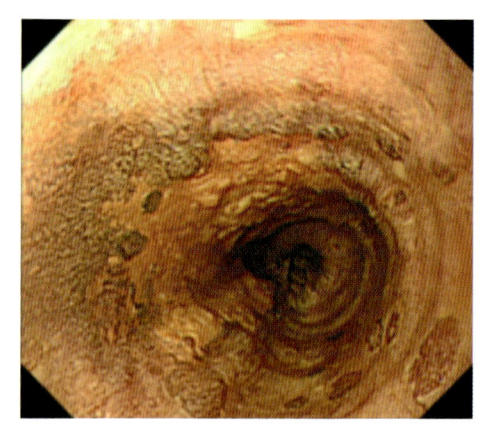

▶**誤っているものを1つ選べ。**

ⓐ アルコール代謝酵素の遺伝子多型を有している可能性が高い。
ⓑ 診断は，2型と0－Ⅱcの食道多発癌である。
ⓒ 食道亜全摘＋3領域リンパ節郭清の適応である。
ⓓ 術前放射線化学療法を考慮する。
ⓔ 治療後の5年生存率は，約50％である。

Goal！ 食道多発癌の危険因子，診断と治療方針を問う
➡ 食道癌の進行度の評価と，多発癌の治療方針決定についての知識の使いかたを問う。

病歴と画像からキーワードを読み取る！：与えられた情報の分析

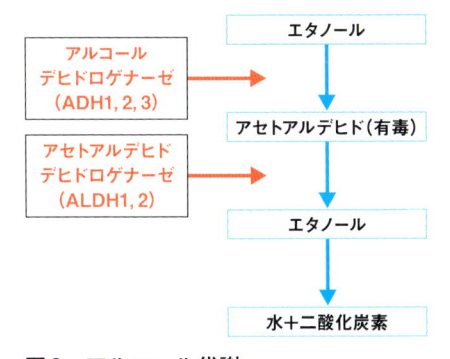

	● 生来健康，アルコールフラッシュ。	➡ アルコール代謝酵素の遺伝子多型
1 内視鏡所見および生検結果	● 胸部上部食道の進行癌と胸部下部食道の表在癌（T1a）。	➡ 予後規定因子は進行癌
2 CT所見	● 進行癌（T3）と食道傍リンパ節転移あり（N1）とM0。	➡ stage Ⅲ

必要な基礎知識：消化器外科専門医の知識のエッセンス

食道多発癌の診断と
治療方針を決めるために
必要な知識のリスト

- 知識 1. 食道癌の危険因子
- 知識 2. 食道癌の病期と治療方針
- 知識 3. 同時性食道多発癌の特徴
- 知識 4. 食道多発癌（同時性）の治療方針

知識 1
食道癌の危険因子

- わが国に多い扁平上皮癌の危険因子は，飲酒，喫煙，以下のアルコール代謝酵素の遺伝子多型である（図3）。
  - ① **ALDH2（アルデヒド脱水素酵素2）**：ALDH2の酵素活性が遺伝的にきわめて弱い欠損型の人は，食道癌の発癌物質であるアセトアルデヒドの分解が遅く蓄積する。アルコールフラッシュ反応を生じやすい。
  - ② **ADH1B（アルコール脱水素酵素1B）**：日本人の10人に1人はアルコール代謝速度が遅いADH1B低活性型である。アルコール代謝の早い人に比べ発癌率が4倍高い。
- 欧米に多い腺癌の危険因子は肥満，GERDなどが挙げられる。

図3 アルコール代謝

知識 2
食道癌の病期と治療方針（表1）

- 食道癌の病期（stage分類）は，深達度，リンパ節転移，遠隔転移により規定される（表1）。
- 術前化学放射線療法の有用性に対する根拠は乏しいが，ガイドラインでは，stage Ⅱ～Ⅲに推奨している。

I | 食道

表1　食道癌の病期

T因子	深達度	N0	N1	N2	N3	N4	M1
T1a	EP, LPM	stage 0 ⇒ EMR, ESD	stage I ⇒ 手術	stage II	stage III	stage IVa	stage IVb
T1a/T1b	MM, SM1	MM ⇒ stage 0 ⇒ EMR, ESD SM1 ⇒ stage I ⇒ EMR, ESD	stage I ⇒ 手術 stage II ⇒ （術前化学放射線療法）＋手術	stage II	stage III	stage IVa	stage IVb
T1b	SM2, SM3	stage I ⇒ 手術	stage II ⇒ （術前化学放射線療法）＋手術	stage II	stage III	stage IVa	stage IVb
T2	MP	stage II ⇒ （術前化学放射線療法）＋手術	stage II ⇒ （術前化学放射線療法）＋手術	stage III	stage III	stage IVa	stage IVb
T3	AD（外膜浸潤）	stage II ⇒ （術前化学放射線療法）＋手術	stage III ⇒ （術前化学放射線療法）＋手術	stage III	stage III	stage IVa	stage IVb
T4	AI（他臓器浸潤）	stage III ⇒ 化学放射線療法	stege IVa ⇒ 化学放射線療法	stage IVa	stage IVa	stage IVa	stage IVb

※太枠── は，根治切除可能

知識3
同時性食道多発癌の特徴

- 食道多発癌は，食道癌の約20％に存在する（field carcinogenesis）。
- 咽頭癌の併存が高頻度（予後不良の原因）。
- 予後（累積5年生存率）不良（**進行している病変に規定される**）。
- 副病変の特徴は，①表在癌でM癌が約80％以上，②肉眼型は0-IIbと0-IIcが80％以上，③半数以上は腫瘍径1cm以下，④主病変の口側，もしくは肛門側3cm以内が70％以上。

知識4
食道多発癌（同時性）の治療方針

- それぞれの病変の深達度，リンパ節転移の程度を評価する。
  ➡ **食道多発癌の病変の中で最も深達度の進んだものの治療方針が採用**される。
  ➡ 深達度の進んでいる病変に応じて，**表1のような治療選択**を行う。
- 根治切除可能と判断される病変
  ➡ **stage 0-IIとstage IIIの一部**である。すなわち，**T0～T3, N0～N1**。

診断と治療へのナビゲーション：知識の使いかた！

鉄則1　食道多発癌の治療方針は，**進行している病変の病期診断**によって規定される。

鉄則2　食道癌の病期診断のために，画像診断にて，**深達度とリンパ節転移と遠隔転移**を判定する。

鉄則3　**stage IIまたはIIIの食道癌**には，**術前化学放射線療法＋3領域郭清**を行う食道亜全摘。

答え

▶**本症例では，**

アルコールフラッシュ（アルコール代謝酵素の遺伝子多型），喫煙，アルコールなど危険因子

➡ field carcinogenesis ➡ 食道多発癌

〈病期診断〉
1. 主病変は，進行食道癌（T3）
2. 副病変は，表在癌（T1a）
3. リンパ節転移あり（N1），遠隔転移なし（M0）

本例はT3，N1でstage Ⅲ

[e] 治療後の5年生存率は，stage Ⅰ（79.8％），stage Ⅱ（54.4％），stage Ⅲ（30.7％）

発展問題 （問）この症例について，正しいものに〇，誤ったものに×を示せ。

( ) 1. EBウイルスが発癌に関与している。
( ) 2. 3領域リンパ節郭清のなかで頸部郭清は省略できる。
( ) 3. 左右の反回神経周囲のリンパ節郭清は重要である。
( ) 4. 術後，咽頭癌の発生に注意する。

⇒「消化器外科専門医へのminimal requirements」の食道5（3），（4），（6）参照

正解 1:× 2:× 3:〇 4:〇

I 食道

5 嚥下困難を訴えて来院した患者

問題

62歳，男性。嚥下困難を主訴に来院した。既往歴は特記すべきことなく，3合/日の飲酒歴，35本/日の喫煙歴（45年間）がある。

上部消化管内視鏡検査で，胸部中部食道および胃角部小彎に図のような病変を認めた（図1：食道，図2：胃）。食道病変の生検で扁平上皮癌，胃病変の生検で印環細胞癌と診断された。胸部・腹部CT検査では，遠隔転移や他臓器浸潤は認めなかった。縦隔リンパ節腫大を認めたが，腹腔内リンパ節腫大は認めなかった。

患者は根治を強く希望している。手術を予定し全身状態の検索を行ったが，心・肺・肝・腎に明らかな異常は認めず，手術可能と判断した。

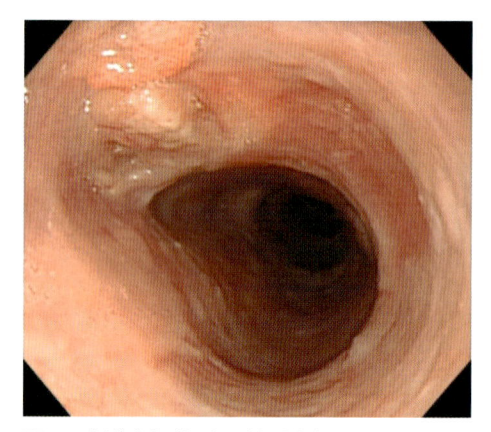

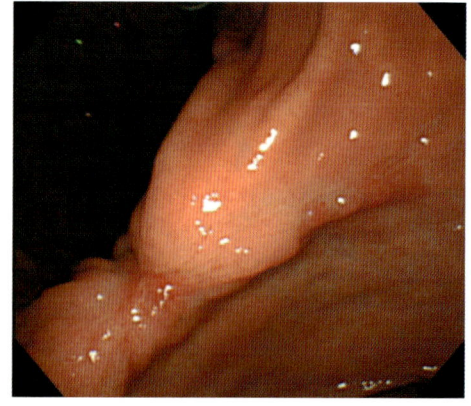

図1 食道内視鏡所見（自験例）　　図2 胃内視鏡所見

▶この症例に対する根治的治療として最も適切と考えられる術式を1つ選べ。

ⓐ 胃ESD＋食道切除胃管再建術
ⓑ 食道切除胃管再建術
ⓒ 胃全摘術＋食道切除結腸再建術
ⓓ 食道ESD＋幽門側胃切除術
ⓔ 幽門側胃切除術（D2）＋（食道癌には根治的化学放射線療法）

もっと勉強したい君へ　専門医試験問題：（14回公表設問9）

Goal! 他臓器癌（胃癌）との重複食道進行癌の治療方針決定の際の知識の使いかたを問う。

病歴と画像からキーワードを読み取る！：与えられた情報の分析

1 病歴
- 62歳，男性。
- 既往歴なし。心・肺・肝・腎は問題なし。 ➡ **手術可能**
- 患者は根治を希望している。

2 内視鏡画像
- 胸部中部食道の不整な隆起性病変。 ➡ **進行食道癌（Mt）で，根治には手術が必要**
- 胃角部小彎の潰瘍を伴った0-Ⅱc病変。 ➡ **早期胃癌（印環細胞癌）で深達度はcSM以深**
  ➡ **ESDの適応外**

3 胸部・腹部CT検査
- 縦隔リンパ節腫大を認めるが，遠隔転移なし。多臓器浸潤なし。 ➡ **根治手術可能**

必要な基礎知識：消化器外科専門医の知識のエッセンス

他臓器癌（胃癌）との重複食道癌の治療方針の決定に必要な知識のリスト

- 知識1. 食道癌および胃癌の治療方針
- 知識2. 食道癌および胃癌の臨床病期別予後
- 知識3. 食道癌手術における再建臓器の使用頻度と特徴

知識1 食道癌および胃癌の治療方針（表1）

表1

食道癌の治療方針		胃癌の治療方針	
cStage 0	➡ 内視鏡的治療	cT1a（M）	➡ 内視鏡的治療 or 縮小手術
cStage Ⅰ	➡ 外科治療（手術）	cT1b（SM）	➡ 縮小手術 or 定型手術（D2）
cStage Ⅱ, Ⅲ	➡ 術前化学療法＋手術	cT2以深	➡ 定型手術（D2）
cStage Ⅳ	➡ 化学放射線療法，BSC	M1	➡ 化学療法，BSC

※BSC：best supportive care

（食道癌診断・治療ガイドライン2012，胃癌治療ガイドライン2010，より引用改変）

知識2 食道癌および胃癌の臨床病期別予後（表2）

- 表2から，**食道癌は胃癌と比べ予後不良**。
- 食道癌は，**約20％の症例に重複癌**を認め，同時性癌8％，異時性癌が12.2％と報告されている。
- 重複癌の種類は，**胃癌，頭頸部癌（咽頭癌）**，大腸癌，肺癌の順に多い。

表2

食道癌	5年生存率（％）	胃癌	5年生存率（％）
Stage 0	77.8	Stage Ⅰ	90.5
Stage Ⅰ	74.4	Stage Ⅱ	72.1
Stage Ⅱ	49.5	Stage Ⅲ	44.9
Stage Ⅲ	30.7	Stage Ⅳ	14.9
Stage Ⅳa	14.8		
Stage Ⅳb	11.5		

（The Japanese Society for Esophageal Diseases: Comprehensive Registey of Esophageal Cancer in Japan 3rd ed, 2002および2009 annual report of the Japanese Gastric Cancer Association nationwide registry. Gastric Cancer 2013.より引用改変）

I　食道

知識3
食道癌手術における再建臓器の使用頻度と特徴（表3）

表3

		胃管（75〜80%）	（回）結腸（5%）	空腸（4%）
長所		・単純（吻合が1カ所） ・生理的経路である ・郭清が行いやすい	・胃機能を温存可能 ・消化性潰瘍が少ない ・挙上性良好	・（回）結腸と同様
短所		・挙上距離に限界 ・逆流性食道炎 ・胃機能の消失	・吻合が多く複雑 ・血流が不良 ・無菌操作が困難	・吻合が多く複雑 ・血流が不良（血行再建） ・消化吸収能の低下

診断と治療へのナビゲーション：知識の使いかた！

鉄則1　他臓器癌との重複食道癌の治療方針は，**それぞれの根治性**と**耐術性**から判断。

鉄則2　胃癌との重複食道癌に対する根治手術の再建には，**結腸**が用いられる。

答え

▶本症例では，

- **食道癌の臨床病期**：他臓器浸潤は認めず（T3），縦隔内のリンパ節転移あり（N1）➡ cStage Ⅲ。
- **胃癌の臨床病期**：癌が粘膜下層に浸潤し（T1b），リンパ節転移なし（N0）➡ cStage ⅠA。
- ［知識2］より，本症例の食道癌の5年生存率は30.7%で胃癌は90.5%であり，**予後規定因子は食道癌**であるものの，耐術性に問題のない比較的若い患者であり，それぞれの疾患に対して患者本人が根治を強く望んでいる。
  ➡［知識1］より，本症例の**食道癌（cStage Ⅲ）の標準的治療は術前化学療法＋食道切除再建術**で，**胃癌［cT1b（SM）］の標準的治療は幽門側胃切除術（D1＋か，D2）**と思われる。
  ➡しかしながら，この方法では残胃である胃噴門側の血流障害が生じる危険があり，再建も複雑になるため，一般的には胃全摘術＋食道切除結腸再建術が選択される。
- 食道切除術の再建法としては，胃管再建が一般的であり，本症例では，食道切除胃管再建術により，胃病変の切除が可能と思われる。しかしながら，胃管作成に伴う胃小彎側切除と小彎のリンパ節郭清では**D0リンパ節郭清**となり，根治的手術とは言いがたく，根治を強く希望している本例においては，適応外と判断したい（ただし，高齢や耐術能低下例では，食道切除胃管再建術を選択する場合もある）。
- 今回の問題では論じられていないが，重複食道癌の術前化学療法についても，議論があると思われる。

C

発展問題　（問）この症例について，正しいものに〇，誤ったものに×を示せ。

（　）**1.** 本症例の胃病変はESDの適応拡大病変である。
（　）**2.** 本症例の食道癌治療は手術＋術後補助化学療法が標準治療である。
（　）**3.** 切除可能な食道癌を合併した胃角部の胃癌に対しD2リンパ節郭清を行う胃切除術を行うために胃全摘術が選択されることが多い。
（　）**4.** Stage I 食道癌の5年生存率は90％超である。
（　）**5.** 食道癌が他臓器癌を合併する頻度は約20％である。

⇒「消化器外科専門医へのminimal requirements」の食道3，5参照

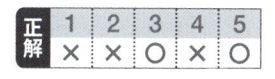

正解	1	2	3	4	5
	×	×	〇	×	〇

I | 食道

6 嚥下障害と体重減少を主訴として来院してきた患者

問題

生来健康な63歳の男性。2カ月前より嚥下障害を自覚し，約6kgの体重減少がみられたため，受診。上部消化管内視鏡検査画像（図1）およびCT画像（図2）を示す。なお，生検結果は扁平上皮癌であった。

図1 内視鏡画像（自験例）

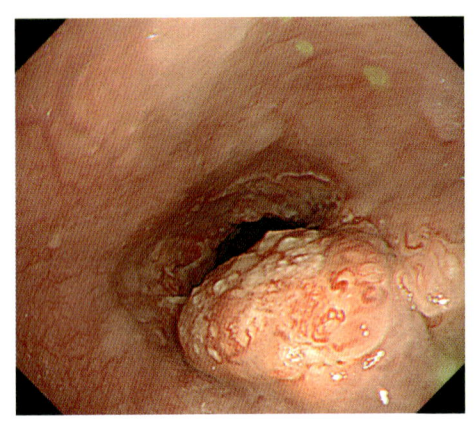

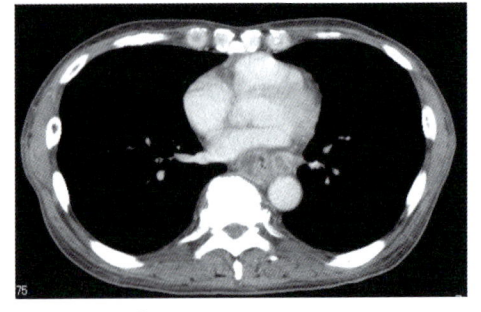

図2 CT画像

▶正しいのはどれか。選択肢より最も適切な組み合わせを1つ選べ。

①大動脈浸潤を疑う。
②リンパ節転移はみられない。
③サルベージ手術の適応はない。
④直ちに食道亜全摘・胃管再建術を行う。
⑤根治的化学放射線療法の適応である。

ⓐ ①，②　　**ⓑ** ①，⑤　　**ⓒ** ②，③　　**ⓓ** ③，④　　**ⓔ** ④，⑤

もっと勉強したい君へ　専門医試験問題：（9回公表設問7）（8回公表設問5）

Goal!　進行食道癌の手術適応を問う（一般に適応は，T1-3，N0-1，M0である）。
CTでの食道癌のT4（他臓器浸潤の有無）の判定：特に大動脈浸潤，気管・気管支浸潤の評価ができるかを問う。
➡ 局所進行食道癌［stage Ⅲ（T4N0），Ⅳa〈＝T4N（＋）or N4〉，Ⅳb（＝M1）］に対する集学的治療法への知識の使いかたを問う。

病歴と画像からキーワードを読み取る！：与えられた情報の分析

1 内視鏡画像（図1）
- 胸部中部食道にほぼ全周性の 1＋0-Ⅱcの病変 ➡ 食道癌

2 CT像（図2）
- 胸部中部食道に全周性の不整な壁肥厚を認める。
- 病変は，胸部下行大動脈と接する面で動脈壁への浸潤を疑う（Picus角は90°以下だが動脈壁の不整あり，図3矢印）。 ➡ T4症例
- 食道左側にリンパ節転移と思われる，内部造影不良な不整形結節あり。 ➡ 大動脈浸潤・リンパ節転移を伴う局所進行食道癌（stage Ⅳa）

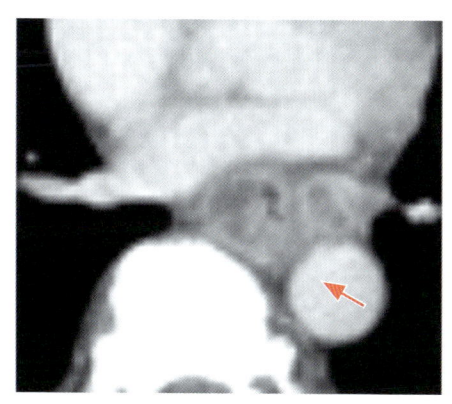

図3　図2の拡大像

必要な基礎知識：消化器外科専門医の知識のエッセンス

局所進行食道癌に関する必要な知識のリスト

知識1．局所進行食道癌のCT画像診断によるT4の評価（気管浸潤・大動脈浸潤）

知識2．局所進行食道癌に対する集学的治療法［術前化学療法（NAC）および化学放射線療法について］

知識1
局所進行食道癌のCT画像診断によるT4（他臓器浸潤）の評価
- 気管・気管支への浸潤 ➡ 癌腫による気管膜様部の直線化・気管内腔への突出（凹凸不整）。気管・気管支内腔の変形・狭小化。
- 大動脈浸潤 ➡ 癌腫と大動脈の接触角（Picus角）が90°以上でその所見が3cm以上の範囲でみられる。動脈壁の不整像。

知識2
局所進行食道癌に対する集学的治療法（図4）
- 切除可能なStageⅡ・Ⅲ胸部食道癌（T1－3 N0－1 M0）
  ➡ 術前化学療法＋根治手術が標準的治療（＊術前化学放射線療法は，現時点では推奨するだけの根拠はない）。
  経口摂取困難例や化学療法が困難な症例は手術治療（＋術後化学療法）。
  食道温存希望症例は根治的化学放射線療法。
- 切除不能食道癌［StageⅢ（T4），Ⅳa，Ⅳb］
  ➡ 根治的化学放射線療法が標準的治療。
  （＊切除不能局所進行例の中でT4N0－1M0や，鎖骨上窩リンパ節転移症例［M1］にも長期生存が期待できる）
  （＊治療奏功例での遺残・再発は，サルベージ手術を考慮してもよい）

I　食道

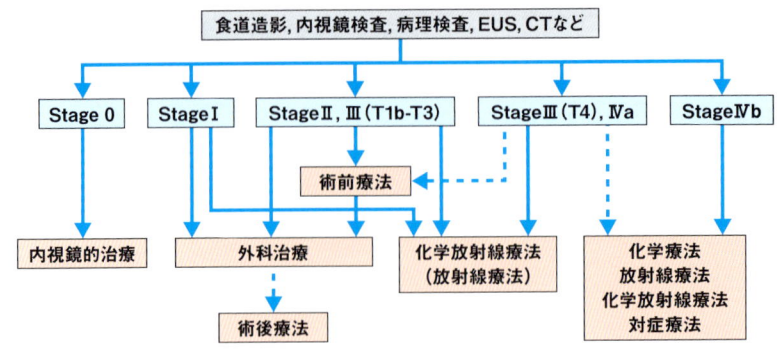

```
食道造影, 内視鏡検査, 病理検査, EUS, CTなど
   ↓        ↓         ↓              ↓           ↓
Stage 0  Stage I  Stage II, III(T1b-T3)  Stage III(T4), IVa  Stage IVb
                        ↓
                     術前療法
   ↓        ↓         ↓              ↓           ↓
内視鏡的治療  外科治療  化学放射線療法      化学療法
                    (放射線療法)      放射線療法
              ↓                       化学放射線療法
            術後療法                    対症療法
```

図4　食道癌治療のアルゴリズム

(食道癌診断・治療ガイドライン. 2012年4月版より引用)

- 局所進行食道癌は，日常臨床においても遭遇する頻度の多い疾患である。
- 局所進行食道癌に対する画像診断は，切除可能か不能かの鑑別が重要である。
  ➡ T4(他臓器浸潤)，N4，M1のうち1つでも所見があれば，切除不能食道癌と判断し，根治的化学放射線療法の適応となる(治療奏功例ではサルベージ手術も考慮)。

診断と治療へのナビゲーション：知識の使いかた！

鉄則1　切除不可能な局所進行食道癌は，**画像診断でT4，N4，M1の所見を少なくとも1つ示すこと**。

鉄則2　局所進行食道癌(胸部)において，**頻度の高い他臓器浸潤(T4)は，大動脈，気管，気管支**。

答え

▶本症例では，

1. 内視鏡画像 ➡ 進行食道癌である。
2. CT画像 ➡ **大動脈浸潤(T4)とリンパ節転移(少なくともN1)を認める**。
3. ①，②より本症例は，**切除不能局所進行食道癌(stage IVa)**である。
   ➡ よって**根治的化学放射線療法**の適応である。また，化学放射線治療後の**外科治療(サルベージ手術)**も考慮してよい。

[b]

発展問題　(問)この症例について，正しいものに○，誤ったものに×を示せ。

( )1. 気管への直接浸潤は，CTでは診断不可能である。
( )2. 瘻孔形成を認めても，根治的化学放射線療法の適応である。
( )3. 根治的化学放射線療法が著効しても，長期的生存は望めない。
( )4. 根治的化学放射線治療が著効したため，遺残病変を手術にて切除した。
( )5. サルベージ手術の意義は全くないとされる。

⇒「消化器外科専門医へのminimal requirements」の食道5(6)参照

正解	1	2	3	4	5
	×	○	×	○	×

7 持続的咳嗽にて来院した患者

問題

58歳の男性。1カ月前より咳嗽が持続するとの主訴にて来院。上部消化管内視鏡検査画像（図1）および胸部CT画像（図2）を示す。生検結果は扁平上皮癌であった。

図1　内視鏡画像（自験例）

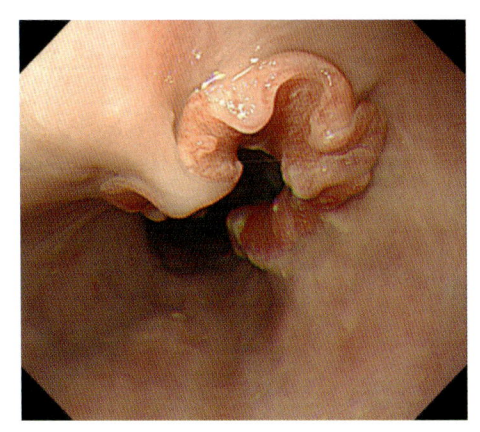

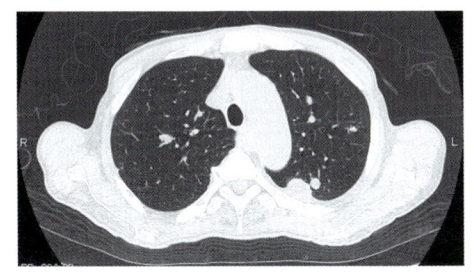

図2　CT画像

▶正しいのはどれか。1つ選べ。

ⓐ 左の胸膜炎を認める。
ⓑ 術前化学放射線療法の適応である。
ⓒ 根治的化学放射線治療が望ましい。
ⓓ 緊急のステント治療が必要である。
ⓔ CDDP＋5-FU（FP）療法が第一選択である。

Goal !　多発肺転移を伴う食道癌に対する治療方針の知識を問う
➡ 遠隔転移を伴う食道癌に対する治療法の知識の使いかたが問われている。

I | 食道

病歴と画像からキーワードを読み取る！：与えられた情報の分析

1 内視鏡画像（図1）
- 食道に半周性の不整な周堤を伴う陥凹性病変（2型病変）を認める。
- 生検結果は扁平上皮癌。　　　　　　　　➡ **進行食道癌**

2 胸部CT像（図3）
- 両側に多発肺腫瘍を認める。　　　　　　➡ **多発肺転移を伴う食道癌**

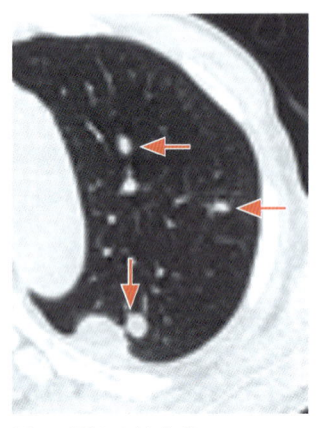

図3　図2の拡大像

必要な基礎知識：消化器外科専門医の知識のエッセンス

遠隔転移を伴う食道癌に関する必要な知識のリスト	知識1. 遠隔転移を伴う食道癌に対する化学療法 知識2. 遠隔転移を伴う食道癌に対する姑息的治療

知識1
遠隔（肺）転移を伴う食道癌に対する化学療法（表1）

- 他臓器転移や遠隔リンパ節転移がある場合，全身的な治療が主体となる。

表1　食道癌に対する化学療法

①CDDP+5-FU （FP）療法	現在の標準治療	CDDP：80mg/m²/day1, 5-FU：800mg/m²/day1〜5を4週ごとに投与
②ネダプラチン ＋5-FU療法	腎機能障害や消化器毒性のためにCDDPを使うことのできない患者に対して行う	ネダプラチン：90mg/m²/day1, 5-FU：800mg/m²/day1〜5を4週ごとに投与
③タキサン系薬剤	臨床試験レベルで，まだ確立されてはいない	・ドセタキセル：70mg/m²を3週ごとに投与 ・パクリタキセル：100mg/m²を毎週×6週続けて1週休薬

知識2
遠隔（肺）転移を伴う食道癌に対する緩和目的の局所治療（表2）

- 他臓器（気管・気管支，大動脈など）浸潤や遠隔転移などの切除不能例，切除困難な狭窄症例や食道気管瘻形成症例に対して行われる。

表2　食道癌に対する緩和目的の局所療法

	適応	禁忌もしくは適応外
食道ステント	・遠隔転移を有し，根治切除や根治的化学放射線治療の適応から外れる高度狭窄例（放射線や化学療法後の食道狭窄も含む） ・食道気管瘻形成症例	・経口摂取の意欲のない症例 ・腫瘍から食道入口部までの距離が2cm以下の頸部食道癌 ・固形物を誤嚥するような反回神経麻痺を伴う症例など
気管ステント	・気道への浸潤や圧迫による気道狭窄 ・食道気管・気管支瘻（食道癌の5〜15%に合併）	
バイパス手術	上記の食道狭窄や気管瘻に加え，予後が3カ月以上期待でき，比較的全身状態が良好で（PS：0〜2），全身麻酔が可能な症例	左記適応外の全身状態不良例

＊放射線療法：自覚症状，QOL（quality of life）の改善を目的として行われ，癌病巣の治療効果は問わない。患者の全身状態に与える影響を考慮し，目的達成のための必要最低限度の照射野と総線量を設定し，可能な限り短期間で治療を終了する。

- 遠隔転移を有する食道癌に対して，全身的な治療としては化学療法が主体となる。一方，緩和目的の（局所）治療としては，ステント，外科的治療（バイパス），放射線療法まで多岐にわたる。
➡ **テーラーメイドの治療選択が必須！**

診断と治療へのナビゲーション：知識の使いかた！

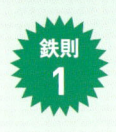

鉄則1　遠隔（肺）転移を伴う食道癌の全身的治療は**化学療法**。緩和目的の（局所）治療にはステントと外科治療（バイパス）と放射線療法。

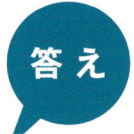

▶本症例では，

答え [e]

1. 内視鏡 ➡ **2型進行食道癌**である。
2. CT画像 ➡ 明らかな胸水はみられず（胸膜炎の所見なし），**多発肺腫瘤を認める**。
3. 上記より本症例は**遠隔（両側多発肺）転移を伴う食道癌**（stage Ⅳb）である。➡ **化学療法の適応**であり，手術治療や根治的化学放射線治療の適応はない。現在通過障害はみられず，緊急のステント治療も不要である。

発展問題

（問）この症例について，正しいものに○，誤ったものに×を示せ。

(　) 1. 腎機能障害がみられたため，CDDPをネダプラチンに変更した。
(　) 2. 固形物の誤嚥がみられるようになったため，食道ステントを挿入した。
(　) 3. 食道気管瘻の形成がみられれば，食道ステントは禁忌である。
(　) 4. 期待される予後が3カ月未満であれば，バイパス手術の適応はない。
(　) 5. 本症例に対する放射線治療では，癌病巣に対する治療効果が重視される。

⇒「消化器外科専門医へのminimal requirements」の食道5（6）参照

正解	1	2	3	4	5
	○	×	×	○	×

I｜食道

8 嚥下困難と嗄声を主訴に来院した患者

問題

57歳の男性。生来健康であった。嚥下困難と嗄声を主訴に来院してきた。精査にて，門歯から22cmの部位から肛門側に約5cmの潰瘍病変が見つかった。生検にて扁平上皮癌の診断を得て，術前検査施行。他臓器には異常を認めず，遠隔転移も認めていない。内視鏡像（図1）および胸部CT画像（図2）を示す。

図1　内視鏡画像（自験例）

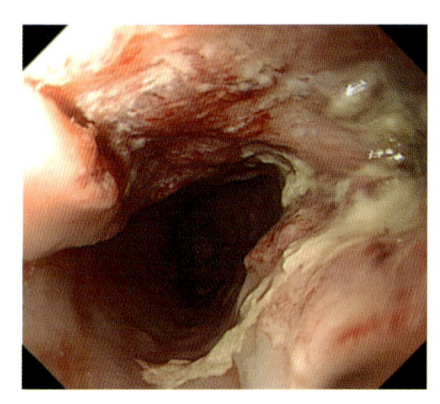

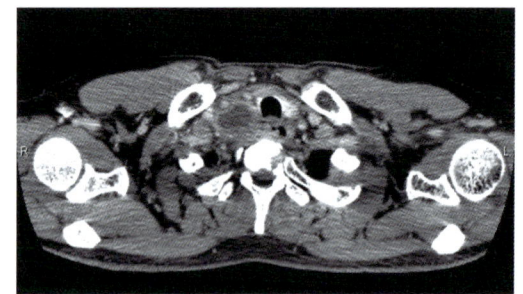

図2　CT画像

▶治療法に際し，正しいのはどれか。選択肢より1つ選べ。

ⓐ 病変の局在は頸部食道である。
ⓑ 頸部のリンパ節転移は認めない。
ⓒ 3領域郭清を行う。
ⓓ 再建臓器の第一選択は遊離空腸である。
ⓔ 術後化学放射線療法を行う。

Goal！ 検査所見から，食道癌の局在（頸部食道 or 胸部上部食道）と病期を判断できるか？
➡ 食道上方の切除可能な食道癌に対する診断・治療についての知識の使いかたが問われている。

病歴と画像からキーワードを読み取る！：与えられた情報の分析

1 内視鏡画像（図1）
- 門歯から22cmの食道に2/3周性の不整な潰瘍を認める。 ➡ **胸部上部食道の進行癌**

2 胸部CT像（図2）
- 嚥下困難と嗄声 ➡ **反回神経障害？**
- 頸部反回神経周囲に，リンパ節転移と思われる内部造影不良な不整形結節あり。明らかな気管，周囲血管への浸潤は認めない（図3）。 ➡ **頸部リンパ節転移を伴う進行食道癌**

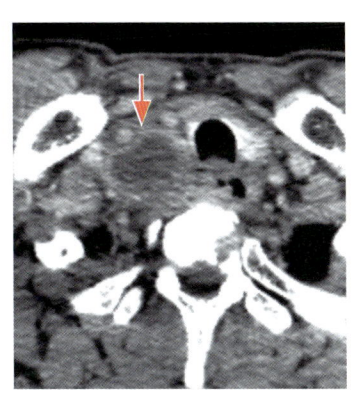

図3

必要な基礎知識：消化器外科専門医の知識のエッセンス

リンパ節転移を伴う胸部上部進行食道癌の治療に関して必要な知識のリスト

- 知識1. 食道癌のリンパ節転移
- 知識2. 進行食道癌に対する治療方針
- 知識3. 頸部食道と胸部上部食道癌の手術

知識1 食道癌のリンパ節転移

- 粘膜上皮内（EP）や粘膜固有層（LPM）にとどまる病変ではリンパ節転移率は**5%未満**とされている。
- 粘膜筋板やSM1（上1/3）では**10～15%**とされており，**SM2以深では50%以上と高率**である。
- リンパ節転移個数は予後因子であり，**6個以上の転移が存在すると予後が不良**である。
- 転移巣の神経浸潤により，
  - 眼瞼下垂，縮瞳（Horner徴候）……交感神経
  - 嗄声，誤嚥，呼吸困難……反回神経
  - 横隔膜挙上，吃逆……横隔神経
  - などの症状が出現する。

知識2 進行食道癌に対する治療方針

- 臨床病期別の食道癌治療アルゴリズムを示す（図4）。
- JCOG9907試験において，手術＋術後化学療法より術前化学療法＋手術の有用性が示された（図5）。
- 術後化学放射線療法は，現時点では推奨するだけの根拠はない。
- 経口摂取困難例や術前化学放射線療法が困難な症例は，手術治療（＋術後化学療法）。食道温存希望症例は，根治的化学放射線療法。

I 食道

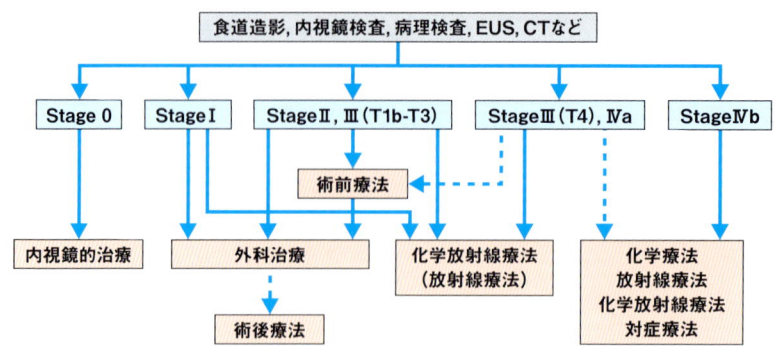

```
食道造影,内視鏡検査,病理検査,EUS,CTなど
          │
  ┌───┬───┼────┬─────┬─────┐
Stage 0  StageI  StageⅡ,Ⅲ(T1b-T3)  StageⅢ(T4),Ⅳa  StageⅣb
                    │
                 術前療法
  │      │       │        │         │         │
内視鏡的治療  外科治療  化学放射線療法   化学療法
                    (放射線療法)    放射線療法
           │                       化学放射線療法
         術後療法                     対症療法
```

図4　臨床病期別食道癌治療のアルゴリズム

（食道癌診断・治療ガイドライン．2012．より引用）

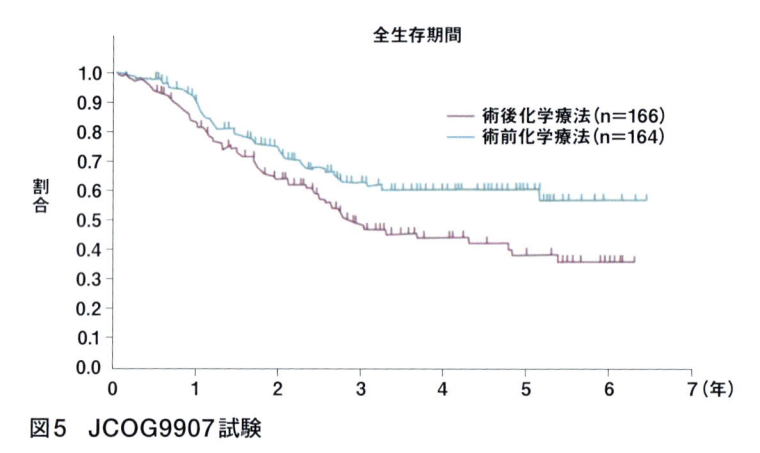

図5　JCOG9907試験

（安藤ら：Ann Surg Oncol 2012．より引用改変）

知識3
頸部食道と胸部上部食道癌の手術

- 頸部食道と胸部上部食道の境界は門歯から18cmが目安（**表1**）。
- 頸部食道癌と胸部上部食道癌のリンパ節郭清と再建法を**表2**に示した。

表1

	門歯からの長さの目安(cm)
頸部食道	〜18cm
胸部食道	18〜40cm
胸部上部	〜25cm
胸部中部	25〜35cm
胸部下部	35cm〜
腹部食道	40cm〜

表2

	頸部食道癌(Ce)	胸部 上部食道癌(Ut)	胸部 中部食道癌(Mt)
リンパ節転移主座	頸部から上縦隔	頸部から上縦隔	頸部，縦隔，腹部と比較的均等
リンパ節郭清の範囲	SM以深であれば，頸部・上縦隔リンパ節郭清	頸・胸・腹の3領域郭清	頸・胸・腹の3領域郭清
主な再建法（第一選択）	遊離腸管	胃管	胃管

診断と治療へのナビゲーション：知識の使いかた！

鉄則1 切除可能なcStage Ⅱ，Ⅲの胸部食道癌に対しては，**術前化学療法＋根治手術**が標準的治療。

鉄則2 頸部進行食道癌の手術は，**頸部上縦隔郭清と遊離腸管**を用いた再建。

鉄則3 胸部上部進行食道癌の手術は，**3領域郭清と胃管再建**。

▶本症例では，

答え

1 問題文（門歯より22cm）と内視鏡 ➡ **胸部上部の進行食道癌**である。
2 CT画像 ➡ 頸部リンパ節転移を認める。
3 問題文 ➡ 深刻な経口摂取障害と嗄声，臓器障害なし，遠隔転移なし。
  上記より本症例は頸部リンパ節転移を伴う胸部上部食道癌（cStage Ⅱ～Ⅲ）である。

[C]

➡ **術前化学療法＋根治手術（3領域郭清＋胃管再建）**が標準治療である。

発展問題

（問）この症例について，正しいものに〇，誤ったものに×を示せ。

（　）**1.** 腹腔内リンパ節郭清は省略可能である。
（　）**2.** 横隔神経は反回神経の内側を走行する。
（　）**3.** 術前化学療法中に経口摂取が困難となったため，術前化学療法を中止し，外科手術を行った。
（　）**4.** 患者が手術を希望しなかったので，化学放射線療法を行った。

「消化器外科専門医へのminimal requirements」の食道5（3），（6）参照

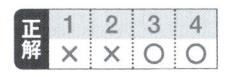

正解　1 ×　2 ×　3 〇　4 〇

9 逆流性食道炎にて加療中の患者の食物通過障害

問題

60歳の男性。10年来，食道胃逆流症で内服加療中であった。

食物の通過障害が出現し受診。上部内視鏡検査にて，下部食道に34mmの2型病変を指摘された。内視鏡写真（図1），および生検の病理組織所見（HE染色，図2）を示す。なお，胃カメラの逆視にて胃病変は見られず，CT検査でリンパ節転移や遠隔転移は認めない。

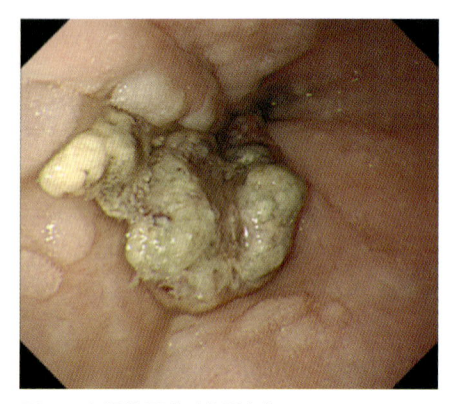

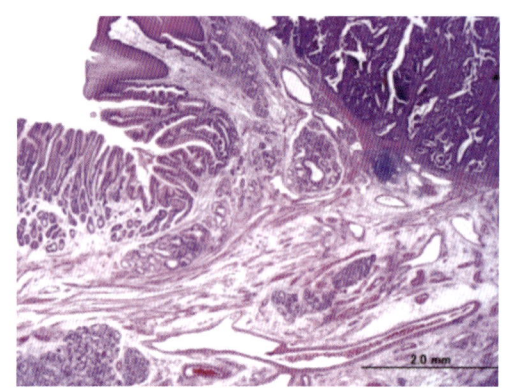

図1　内視鏡画像（自験例）

図2　病理組織像

▶この疾患について正しいものを選べ。

ⓐ Barrett食道から発生した進行腺癌である。
ⓑ 下部食道粘膜発生の扁平上皮癌である。
ⓒ 化学放射線療法が第一選択肢である。
ⓓ 食道切除術の際，リンパ節郭清は不要である。
ⓔ 病変はルゴール染色で濃染帯となる。

Goal！ 食道胃接合部［食道胃接合部（EG-J）：食道胃接合部上下2cm］に存在する腫瘍の鑑別診断と，その治療選択のための知識の使いかたを問う。

病歴と画像からキーワードを読み取る！：与えられた情報の分析

1 内視鏡画像
- 腹部食道（EG-Jの口側）の腫瘍。
- 長径34mm。
- 周堤を伴う潰瘍性病変（2型）。
  ➡ 食道胃接合部癌の分類ではEG（局在が食道主体）

2 組織図
- 扁平上皮（①）を介在し，正常円柱上皮（②），腺癌（③）を認める。
- 正常円柱上皮下に食道導管（図3矢印）が存在。
  ➡ Barrett食道から発生した食道腺癌と判断できる
  ➡ 鑑別診断は，
    - 食道扁平上皮癌
    - 胃噴門部癌の食道浸潤

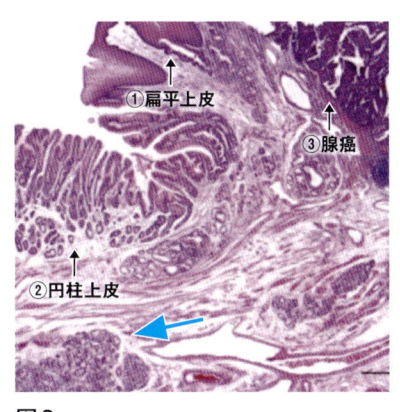

①扁平上皮
③腺癌
②円柱上皮

図3

必要な基礎知識：消化器外科専門医の知識のエッセンス

| 食道胃接合部癌の治療方針決定のための必要な知識のリスト | 知識1. 食道胃接合部癌の鑑別診断
知識2. Barrett食道（癌）の基礎知識
知識3. 食道胃接合部癌の術式 |

知識1
食道胃接合部癌の鑑別診断（図4）
- 生検にて扁平上皮癌であれば，食道癌と診断できる。
- Barrett食道腺癌と胃噴門部癌の食道浸潤の鑑別は難しい。特に，進行癌では困難な場合が多い。
- 病変局在，癌部以外のBarrett食道の有無，組織型で判断。

食道胃接合部癌
→ 食道扁平上皮癌
→ 胃噴門部癌の食道浸潤
→ Barrett食道から発生した食道腺癌

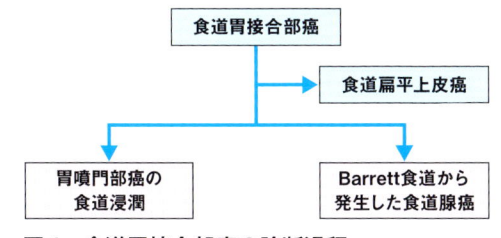

図4　食道胃接合部癌の診断過程

I 食道

知識2 Barrett食道の基礎知識

1．定義
- 逆流性食道炎（GERD）などの原因により生じた上皮化生により，「胃から連続して食道内に存在した円柱上皮」である（ルゴールで不染帯となる）。

2．組織所見
- 置換された腺上皮には，組織学的に，①胃底腺型粘膜，②噴門腺型（接合型）粘膜，③特殊円柱上皮，の3種類がある（特殊円柱上皮が癌化しやすい）。
- Barrett粘膜の組織学的特徴は，①円柱上皮下の粘膜固有層，または粘膜下層に食道導管と食道腺が存在する，②円柱上皮内に扁平上皮が遺残（扁平上皮島），③円柱上皮下の粘膜筋板の二重化，を認める（癌組織，特に表在癌ではBarrett食道の特徴的な組織の残存を認める）。

3．内視鏡所見
- 食道胃接合部を見極めて，食道胃接合部を超えて食道側に円柱上皮の存在が，診断の決め手となる。
- わが国では一般に食道胃接合部の同定には，食道の柵状血管の下端を確認して食道胃接合部としている。また，胃粘膜の縦走ひだの上端を確認して食道胃接合部とすることもある。

知識3 食道胃接合部癌の術式とリンパ節郭清

- 食道胃接合部癌の術式やリンパ節郭清に対する議論は多い。
- Barrett食道癌において，十分な根拠はないものの，術式やリンパ節郭清は扁平上皮癌と同様に行う。
  ⇒ 組織型に関係なく，病変の主座（EGか，GEか）によって術式とリンパ節郭清が行われている（ただし，E＝Gの際は，扁平上皮癌ではEGに準じて，腺癌ではGEに準じて治療される）。
- 表1に食道胃接合部領域の進行癌に対する術式とリンパ節郭清範囲を示した。

表1 食道胃接合部領域の進行癌の主座と術式

	腹部食道扁平上皮癌[EG(Ae)]，Barrett食道腺癌	胃噴門部癌の食道浸潤，[腹部食道扁平上皮癌(GE)]
開胸・開腹	右開胸・開腹	左開胸・開腹
切除範囲	食道亜全摘＋胃管再建	下部食道噴門側胃切除 or 下部食道胃全摘
リンパ節転移主座	下部食道傍リンパ節（110），噴門リンパ節（1，2），No.3，7，9	縦隔リンパ節転移は少ない
リンパ節郭清	胸腹部2領域郭清	縦隔リンパ節郭清しない

診断と治療へのナビゲーション：知識の使いかた！

鉄則1 「Barrett食道癌」の診断は，**病変の局在，Barrett食道の残存，特異的な組織像の残存**による。

鉄則2 「食道胃接合部領域の癌の手術」は，**組織型に関係なく，病変の主座（EGか，GEか）**によって決まる。

答え

▶本症例では，

1. 内視鏡所見を見ると，食道胃接合部の進行食道癌（2型，EG），残存バレット食道は不明。
2. 組織所見を見ると，扁平上皮を介在し，正常円柱上皮，腺癌を認め，正常円柱上皮下に食道導管が存在する ➡ **Barrett粘膜から発生した腺癌である**。
3. Barrett食道癌（進行癌，2型，**主座EG**）➡ **治療は腹部食道癌に準じ，縦隔リンパ節郭清**が必要である。

[a]

発展問題

（問）Barrett食道（癌）について，正しいものに〇，誤ったものに×を示せ。

( ) 1. Barrett食道は欧米に比べ罹患率は低いが，近年増加傾向である。
( ) 2. Barrett食道は逆流性食道炎が原因の1つである。
( ) 3. Barrett食道の食道腺癌のリスクは健常人の30〜125倍である。
( ) 4. 進行癌に対しては，食道切除の際のリンパ節郭清は，3領域郭清（頸部・胸部・腹部）である。
( ) 5. 早期癌の場合には，食道切除の際のリンパ節郭清は，上縦隔リンパ節郭清は不要である。

⇒「消化器外科専門医へのminimal requirements」の食道5（1）参照

正解	1	2	3	4	5
	〇	〇	〇	×	〇

10 食道癌術後，周術期の発熱

問題

58歳の男性。既往症として慢性閉塞性肺疾患および糖尿病があり，治療を受けてきた。検診目的の上部消化管内視鏡検査で胸部中部食道癌を指摘され，食道亜全摘＋胃管再建（後縦隔経路，頸部吻合）を行った。術後に嗄声を認めた。術後5日目に水の経口摂取を開始したところ，38.2℃の発熱と頸部の著明な発赤，腫脹を認めた。CT検査と吻合部の造影検査の結果を図1，2に示す。白血球15,000/μL，CRP 18.2mg/dL，PaO_2 68Torr，$PaCO_2$ 40Torrであった。

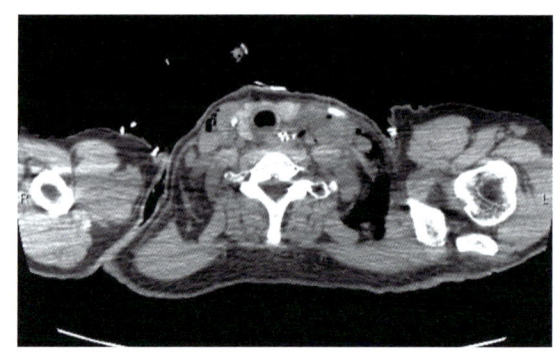

図1　CT画像（自験例）

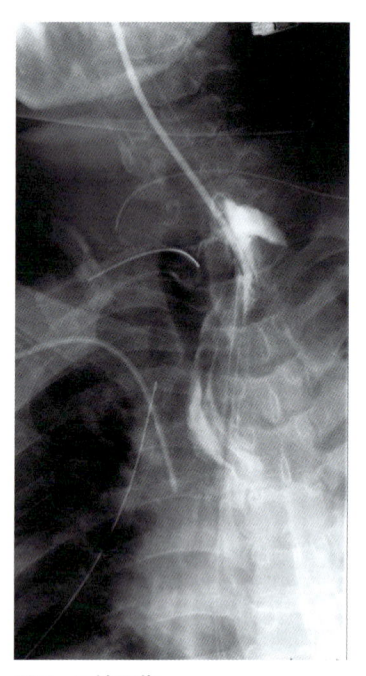

図2　X線画像

▶この患者の病態について最も正しいものを選べ。

ⓐ 誤嚥性肺炎による発熱である。
ⓑ 速やかに適切なドレナージを行う。
ⓒ 後縦隔経路で再建を行っているため重篤化しにくい。
ⓓ この術後合併症と糖尿病とは因果関係はない。
ⓔ 胸壁前経路再建に比べると容易に処置できる。

Goal!
食道癌手術における術後合併症の危険因子と，病態把握ができるかを問う
術後合併症の的確な対処法を問う
➡ 身体所見，画像検査による鑑別診断と，治療選択のための知識の使いかたを習得する。

病歴と画像からキーワードを読み取る！：与えられた情報の分析

1 身体所見・検査データ
- 術後5日目の発熱。
- 白血球，CRP上昇。
- 頸部の発赤，腫脹。

➡ 食道癌術後に頻度の高い発熱を伴う合併症
　吻合部縫合不全
　肺炎（排痰困難，誤嚥などによる）
　無気肺

2 画像所見（図3）
- CT：頸部吻合部周囲のairを伴う膿瘍腔（図3a）。
- 造影：吻合部からの造影剤の漏出（図3b）。

➡ 吻合部縫合不全と診断

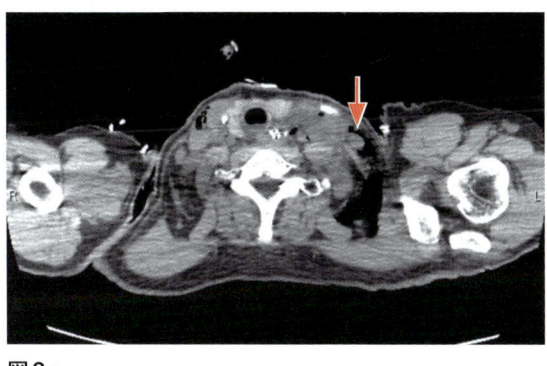

図3a

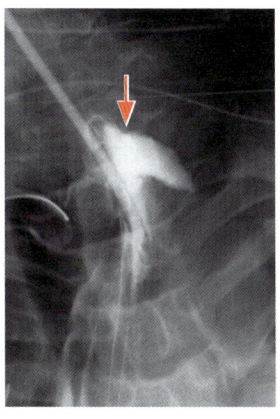

図3b

必要な基礎知識：消化器外科専門医の知識のエッセンス

食道癌術後縫合不全の診断と治療選択のための必要な知識のリスト

知識1. 縫合不全の発生原因と再建経路
知識2. 縫合不全の診断と危険因子
知識3. 縫合不全の治療方針

知識1
縫合不全の発生原因と再建経路

- 発生原因
  - **1．局所因子**
    ・吻合部の血行障害（胃管など再建臓器の血行不良）
    ・吻合部の過緊張（胃管など再建臓器長の不足，再建経路）
    ・不適切な縫合手技
  - **2．全身因子**
    ・創傷治癒因子の減少，異常（糖尿病，長期の大量ステロイド投与，栄養不良，呼吸機能障害など）
- 食道再建経路別の利点・欠点（表1）

I 食道

表1

経路	胸壁前	胸骨後	後縦隔・胸腔内
利点	・口側食道切除が高位まで可能 ・吻合操作が容易 ・二期的吻合が可能 ・縫合不全の処置が容易かつ安全 ・再建臓器に癌ができた場合，治療がしやすい	・口側食道切除がより高位まで可能である ・再建距離が胸壁前より短い ・胸腔内吻合より縫合不全の処置が容易 ・再建臓器に癌ができた場合，比較的治療がしやすい	・生理的ルートに最も近い ・手術侵襲が少なくなる ・縫合不全発生頻度が少ない
欠点	・再建距離が長い ・縫合不全の頻度が高い ・再建臓器が屈曲しやすい ・美容上の問題がある ・屈曲による通過障害を起こしやすい	・再建臓器による心臓・肺の圧迫に伴う合併症（不整脈等） ・器械吻合の場合，操作が行いにくい ・大きな縫合不全の処置が困難 ・再建臓器の圧迫壊死の可能性 ・両側開胸になることがある	・縫合不全が致命的になりやすい（胸腔内） ・口側食道切除が制限されることがある（胸腔内） ・潰瘍が穿孔，重篤化することがある ・再建臓器に癌ができた場合，治療がしにくい

（磯野可一：食道癌の臨床．中外医学社，1998．掛川暉夫ほか：食道癌の外科．医学書院，1991．より引用改変）

知識2
食道切除術後縫合不全の診断

再建術後の縫合不全や挙上腸管の血行不良は，**2週間を過ぎても**発生することがある。

● 縫合不全の診断
①消化液の漏出の証明：ドレーン排液の観察，消化管・瘻孔造影。
②膿瘍，胸膜炎の証明：超音波検査，CT検査。

● 鑑別診断
①肺炎：開胸術後の排痰困難，無気肺，反回神経麻痺・嚥下機能障害による誤嚥などが原因となる。

知識3
食道切除術後吻合部縫合不全の治療方針

①証明されたら速やかに適切なドレナージを行い（頸部，胸腔），炎症の局在化を行う。また消化管内圧低下を目的に減圧チューブを留置する。消化管内外からの十分なドレナージにより再手術を避けることができる。
②重症で大きな縫合不全では再手術，再縫合を要することもある。
③全身治療として，敗血症（感染症）対策，SIRS対策，栄養管理を行う。

診断と治療へのナビゲーション：知識の使いかた！

鉄則1 「食道手術後の発熱」は，縫合不全，誤嚥性肺炎，無気肺。

鉄則2 「食道手術後の縫合不全に影響を与える局所因子」は，吻合部の①血行不良，②過緊張（再建臓器の長さ，食道再建経路），③不適切な縫合手技。

鉄則3 「食道手術後の縫合不全」の局所治療は，消化管内外からのドレナージによる炎症の局在化。

鉄則4 「食道手術後の縫合不全」の全身治療は，①敗血症（感染症）対策，②SIRS対策，③栄養管理。

答え ⓑ

▶本症例では，

1. 頸部吻合部周囲の膿瘍，吻合部造影における造影剤の漏出 ➡ **吻合部縫合不全**
2. 糖尿病，呼吸機能障害 ➡ 縫合不全の危険因子（全身）あり。
3. 後縦隔経路再建 ➡ 縦隔炎を合併し致命的になりうる。
4. 胸壁前経路再建 ➡ 縫合不全の処置が容易かつ安全

発展問題

（問）この症例について，正しいものに〇，誤ったものに×を示せ。

( ) 1. 吻合部の縫合不全が証明されれば，速やかに再縫合術を行う。
( ) 2. 術後1週間過ぎれば，吻合部の縫合不全は発生しない。
( ) 3. 術中，胃管の血行不良が疑われたら，胸壁前経路で再建したほうがよい。
( ) 4. 後縦隔経路再建は再建距離が長い。
( ) 5. 後縦隔経路再建は最も縫合不全が少ない。

⇒「消化器外科専門医へのminimal requirements」の総論3，食道1参照

正解	1	2	3	4	5
	×	×	〇	×	〇

I | 食道

1 異時性重複食道癌術後の発熱と血性分泌物

問題

62歳の男性。5年前に上行結腸癌に対し右結腸切除術，3年前に胃体上部胃癌に対し胃全摘術・空腸間置術を施行されている。今回胸部上部食道癌（T2N0M0）と診断し，術前放射線化学療法後，食道亜全摘術・胸骨前経路遊離空腸再建術（第2空腸動静脈—内胸動静脈吻合）を施行した。術後4日目に口腔内の血性分泌物，発熱と頸部ドレーンからの暗赤色調の排液を認めた。胸部X線写真（図1）と頸部皮膚切開後の所見（図2）を示す。また移植腸管の血管吻合部のカラードプラエコーでは静脈血流の途絶と静脈内のhyperechoic noduleを認めた。

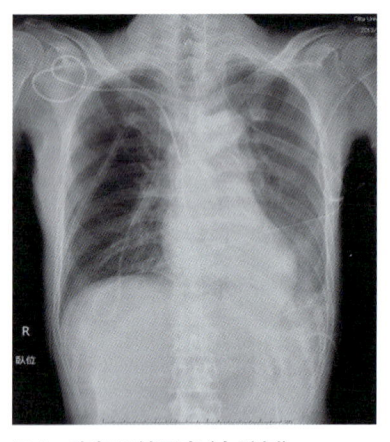

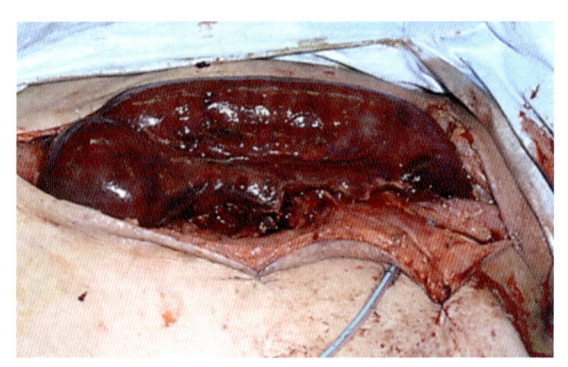

図1 胸部X線写真（自験例）

図2 頸部皮膚切開後所見

▶治療法について正しいものはどれか？

①吻合血管の屈曲の有無を確認する。
②血管再吻合術は考慮しなくてよい。
③血栓除去術を施行する。
④移植腸管摘出・食道断端皮膚瘻・空腸外瘻を行う。
⑤移植腸管摘出・遊離空腸再建術（supercharge付加）を行う。

ⓐ ①，②，③　ⓑ ①，③，④　ⓒ ③，④，⑤　ⓓ ①，②，⑤　ⓔ ①，④，⑤

もっと勉強したい君へ　専門医試験問題：（22回公表設問22）

Goal! 異時性の重複食道癌の患者に対する食道亜全摘術後の再建法とその合併症を問う。本設問においては，血行障害を生じた遊離空腸（再建臓器）の診断と対処法を問う。
➡ 血行不全の原因と病態についての知識の使いかたが問われている。

病歴と画像からキーワードを読み取る！：与えられた情報の分析

1 病歴	● 上行結腸癌，胃癌。	➡	再建臓器として胃や上行結腸が用いられない
2 症状・現症	● 血性の口腔内分泌物，発熱。	➡	虚血症状は，粘膜（内腔）から生じる
	● 暗赤色調のドレーン液，遊離空腸の色調不良（図3）。	➡	漿膜側の血行障害。一部壊死を疑う。
3 画像所見	● 胸部X線写真にて左胸水（図4）。	➡	肺炎等による胸水は否定的
	● カラードプラエコーでは，静脈血流の途絶と静脈内のhyperechoic nodule（＋）。	➡	静脈内血栓

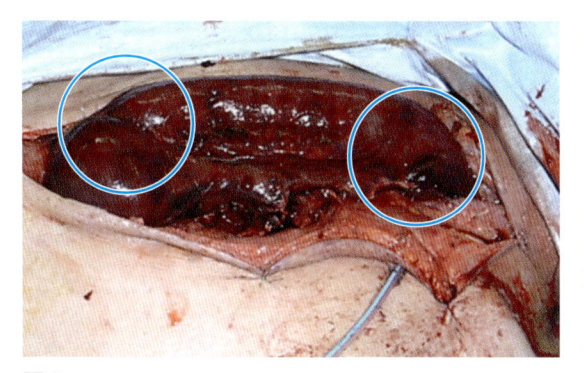

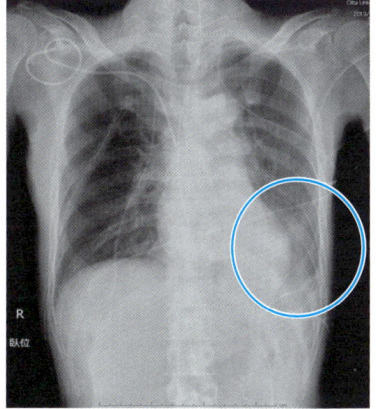

図3

図4

必要な基礎知識：消化器外科専門医の知識のエッセンス

合併症対策を考えるために必要な知識のリスト

- 知識 1. 遊離空腸の血行障害の原因
- 知識 2. 治療（対処）方針
- 知識 3. 食道切除後の再建法と血行障害の予防

知識 1
遊離空腸の血行障害の原因

- 吻合した**動静脈の血栓**（化学療法後は動脈内腔の肥厚，血管攣縮をきたしやすく，血栓を形成しやすい。**遊離空腸再建において，血栓形成による壊死発生頻度は6%**（波利井清紀：遊離腸管移植による頸部食道再建．日消外会誌 1991．より引用）。
- うっ血は，**物理的な屈曲，ねじれ，血管口径差に伴う還流障害**により生じる。移植腸管は血管吻合による血流再開後に血管長が増し，蠕動が生じることにより，これらの変化が生じやすい。

I 食道

知識 2
遊離空腸の血行障害に対する治療（対処）方針

- 動脈血栓，もしくは静脈血栓を疑う場合は，直ちに開創し，**血栓除去**を行う。血栓除去が不可能な場合や吻合血管の屈曲を伴うものであれば，**血管再吻合術**を考慮する。
- すでに壊死に陥っている場合には，救命を第一に考え，**咽頭瘻，食道瘻の造設（二期的に再建術）** を行う。術直後に発覚した場合は**壊死腸管の摘出および再建術（遊離空腸，結腸，胃管，有茎皮弁）** を考慮する。

知識 3
食道切除後の再建法と血行障害の予防

- **頸部食道癌**や**重複食道癌（胃や結腸の使用不可の場合）** の再建法の第一選択は遊離腸管移植。

1．遊離腸管（空腸，結腸を用いることが多い）

- 遊離空腸移植のメリットは，①悪性疾患の発生が少ない，②消化吸収に関する影響が少ない，③逆流がない，ことである。
- デメリットは，遊離空腸再建における壊死率が胃管再建の場合の約10倍あることである。
- 結腸再建には右側結腸，横行結腸，左側結腸が用いられる。このうち最も安全性の高いものは右側結腸である。横行結腸は血流が少なく，左側結腸は逆蠕動になるため逆流症状が出現する。
- 有茎結腸再建は有茎空腸再建と比較して挙上性は良好であるが，吻合数が多く，剥離面が大きく，手術時間，手術侵襲が大きい。さらに血流が不良であり，癌発生の危険性がある。

2．移植床血管と血流改善の工夫

- 移植床血管としては頸横動静脈，上甲状腺動静脈，内外頸静脈，内胸動静脈などから選択される。血管柄が長く，遊離空腸の中央に位置する頸横動脈，内外頸静脈が選択されることが多い。
- supercharge や superdrainage は胃管，結腸，空腸のいずれの臓器による食道再建においても，血流増加に有効である。
- 胃管の血流増加の程度は胃管と頸部血管の静脈吻合（superdrainage）で36％，動静脈吻合（supercharge + superdrainage）で108％（Murakami M, et al: J Am Coll Surg 2000. より引用）。
- 胃管のうっ血時には，頸部での静脈吻合（superdrainage）を付加することで血流を改善する可能性がある。

診断と治療へのナビゲーション：知識の使いかた！

鉄則 1 食道癌術後の遊離空腸再建における重篤な合併症は，**血行障害による遊離空腸壊死**。

鉄則 2 遊離空腸の血行障害の対処は，①**血栓か，塞栓か**，②**腸管壊死の有無**，③**一期的手術か，二期的手術か**，の判断。

答え

▶**本症例では，**

1. 術前放射線化学療法後の食道亜全摘＋遊離空腸再建術の術後である。口腔内の血性分泌物，発熱，ドレーン液の性状が黒色調を生じた。➡ 遊離空腸の虚血？
2. 移植腸管の血管吻合部のカラードプラエコーで血栓による血流障害を疑う。
   ➡ まずは血栓除去を行う。血管の屈曲に伴う血栓であれば血管再吻合も考慮する。
3. 移植腸管の色調が暗赤色で一部黒色調。
   ➡ すでに壊死をきたしており血栓除去のみによる回復は困難。再度，再建が必要。
4. 胃切除後，右結腸切除後。
   ➡ 空腸，横行結腸，左側結腸が再建臓器候補となり，血管吻合付加により，いずれの臓器の血流も確保しうるが，すでに壊死をきたした状態では一期的な再建は侵襲が大きい。まずは救命を第一に考え，壊死腸管の摘出と，咽頭瘻，食道瘻の造設を行う。

発展問題 （問）この症例について，正しいものに○，誤ったものに×を示せ。

( ) 1. 咽頭瘻，食道瘻の造設後，二期的に遊離空腸による再建を考慮してよい。
( ) 2. 二期的に再建を行う場合，移植床血管としては，内胸動静脈や上甲状腺動静脈が候補となる。
( ) 3. 結腸再建時におけるsuperdrainageやsupercharge付加は，血流不良を改善する。

⇒「消化器外科専門医へのminimal requirements」の食道3（2），（3）参照

I 食道

12 食道癌術後の大量胸水

問題

62歳の男性。胸部中部食道癌（T3, N2, M0）に対し，術前化学放射線療法を施行後，右開胸食道切除術（胃管再建）を行ったところ，術後第3病日に左胸水貯留と呼吸困難をきたした。左胸腔ドレーンを挿入したところ，2,000 mLの排液を認めた。また，第6病日に経口摂取を開始したところ，ドレーン排液の白濁を認め，総排液量は1,500 mL/日に達したため，絶食，TPN管理を開始した（胸水中の中性脂肪149 mg/dL，血清中の中性脂肪95 mg/dL）。第10病日に行ったリピオドールリンパ管造影検査（図1）とリンパ管造影後のCT検査（図2）を示す。

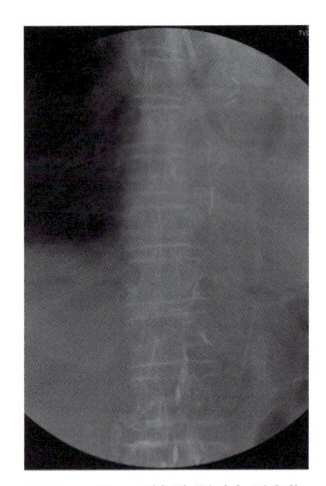

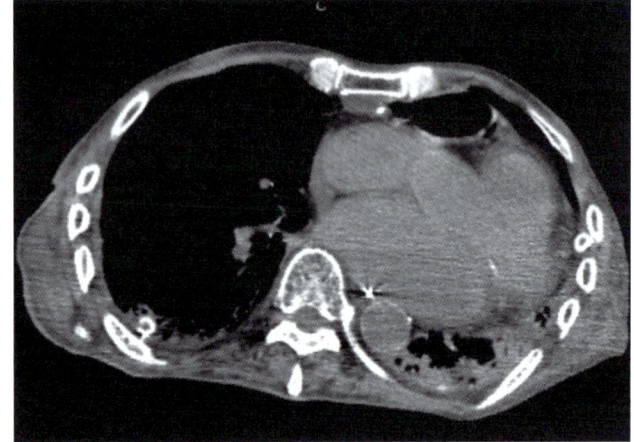

図1　リンパ管造影（自験例）　図2　リンパ管造影後のCT検査

▶この病態について正しいものを1つ選べ。

ⓐ 肺炎に伴う胸水貯留が最も考えられる。
ⓑ 胸水中の中性脂肪＞血清中の中性脂肪であるので偽性乳び胸と診断される。
ⓒ リピオドールリンパ管造影の治療的意義はない。
ⓓ 診断がつき次第，胸管結紮術を行ったほうがよい。
ⓔ 栄養障害をきたさないよう，脂肪を含む経腸栄養を行う。

もっと勉強したい君へ　専門医試験問題：（21回公表設問24）

Goal!　食道癌の術後において，臨床経過と検査所見から病態の理解ができるかを問う。正しい治療方針を選択できるかを問う。
→ まず，治療のための病態の診断（乳び胸か，偽性乳び胸か）が重要である。
　次に，治療選択と治療判断のための知識の使いかたが問われている。

病歴と画像からキーワードを読み取る！：与えられた情報の分析

1 臨床像
- 食道癌術後に多量の胸水。
- 胸水の性状は白濁。
➡ 鑑別診断は，乳び胸あるいは偽性乳び胸

2 検査値
- 胸水中の中性脂肪＞血清中の中性脂肪。

3 リンパ管造影検査後のCT（図3）
- リンパ液漏出部位の同定は困難だが，胸腔へのリピオドールの漏出あり。 ➡ 胸管損傷を疑う

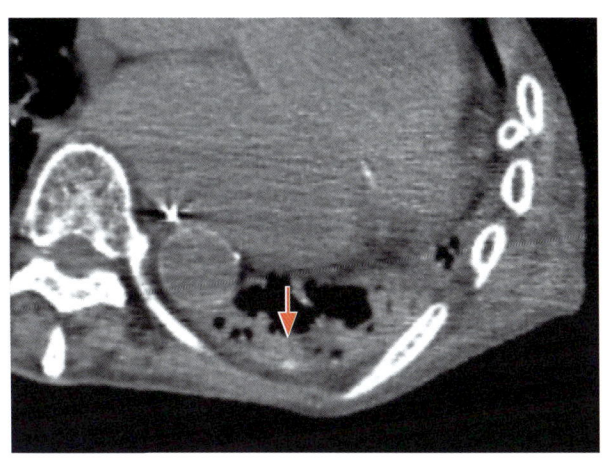

図3

必要な基礎知識：消化器外科専門医の知識のエッセンス

食道癌術後乳び胸の鑑別診断と治療方針決定のための必要な知識のリスト
- 知識1. 乳び胸の発生機序と疫学
- 知識2. 乳び胸の診断
- 知識3. 乳び胸の治療方針

知識1
術後乳び胸の発生に関する基礎知識

発生頻度：食道癌手術の1.1〜3.2%［手術2009；63（12）］。
発生機序：手術操作における胸管損傷が主因。
発生予防：
- 胸管剥離，切除時には周囲の脂肪組織とともに集束結紮を行う（胸管には平滑筋が存在しない）。
- 胸管合併切除を行う際には，穿通結紮を行う。

知識2
乳び胸と偽性乳び胸の鑑別診断
- 白濁した胸水であっても「乳び胸」でない場合もある（表1）

表1

	乳び胸	偽性乳び胸（乳び状胸水）
胸水中の中性脂肪	血清より高値	血清と同等あるいは血清より低値
胸水中のコレステロール	150mg/dL以下	300〜1,500mg/dL
原因	胸管の損傷や通過障害	繊維化した胸膜腔に長期に貯留した胸水中への溶解赤血球および好中球からのコレステロール放出
鑑別疾患	悪性腫瘍，リンパ増殖性疾患によるリンパ管閉塞，胸管損傷	結核性胸膜炎後，リウマチ性胸膜炎，胸郭形成術後

I 食道

知識3 乳び胸に対する治療方針

1. 第一選択は保存的治療
- 胸腔ドレナージ。
- 食事療法（脂肪制限や絶食），TPN管理。
- リピオドールリンパ管造影（漏出部位の同定，**リピオドールによるリンパ管損傷部位の塞栓作用**が期待される）。
- ソマトスタチンアナログ製剤投与。
- 胸膜癒着療法（OK-432，ミノマイシンの胸腔内投与）。

2. 保存的治療が無効な場合は外科的治療
- Pattersonらによると，**1,000mL/日以上の乳び漏が7日以上続くとき**を手術適応と報告している。栄養障害をきたしうるため，2週間以内が勧められる（Ann Thorac Surg 1981; 32.）。
- 損傷部位が明らかな場合は，同部位の結紮術を行う（術前の脂肪摂取が損傷部の同定に有効な場合もある）。
- 損傷部位が明らかでない場合は，横隔膜直上での胸管結紮（成功率90％以上），フィブリン糊散布などを行う。

診断と治療へのナビゲーション：知識の使いかた！

鉄則1 「食道癌術後の多量胸水」は，**乳び胸**か，**偽性乳び胸**。

鉄則2 乳び胸の治療の第一選択は，保存的治療。1週間1,000mL/日以上のときには外科的治療も考慮。

答え [d]

▶本症例では，
1. 術後の多量の白濁胸水 ➡ 乳び胸または偽性乳び胸。
2. 胸水中の中性脂肪＞血清中の中性脂肪 ➡ 乳び胸と判断する（原因は術中胸管損傷による）。
3. リンパ管造影にてリピオドールの漏出あり。
   リピオドールには損傷部位塞栓作用がある ➡ まず保存的治療に期待する。

発展問題 （問）この症例について，正しいものに○，誤ったものに×を示せ。

( ) 1. この合併症は食道癌術後の10％ほどに発生する。
( ) 2. 脂肪の経口摂取により病態は悪化する。
( ) 3. ソマトスタチン投与が有効な場合もある。
( ) 4. 胸水の量に関係なく，2週間以上は保存的治療を行う。
( ) 5. 手術時に損傷部位が明らかでない場合は，横隔膜直上での胸管結紮術が有効である。

⇒「消化器外科専門医へのminimal requirements」の食道5参照

正解 1:× 2:○ 3:○ 4:× 5:○

1 飲酒後の頻回な嘔吐後に生じた突然の胸痛

I 食道

問題

69歳の男性。飲酒後，頻回に嘔吐した後に突然強い胸痛を自覚し，苦悶様表情にて救急外来を受診した。来院時の，胸部X線写真（図1），CT画像（図2, 3）を示す。

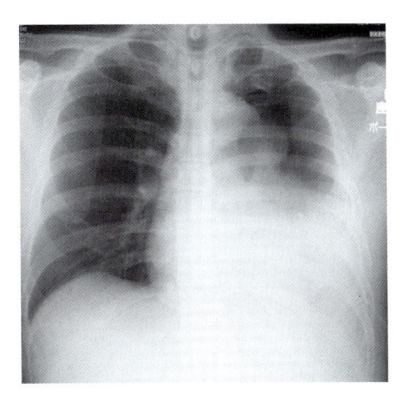

図1 胸部X線写真（自験例）

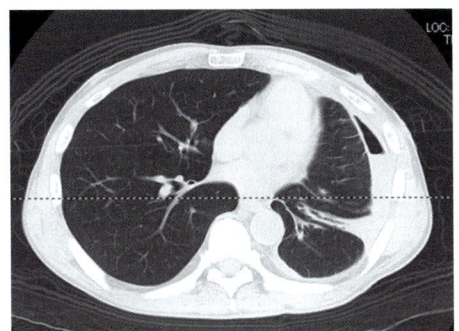

図2 CT画像
（消化器外科専門医へのminimal requirementsより引用）

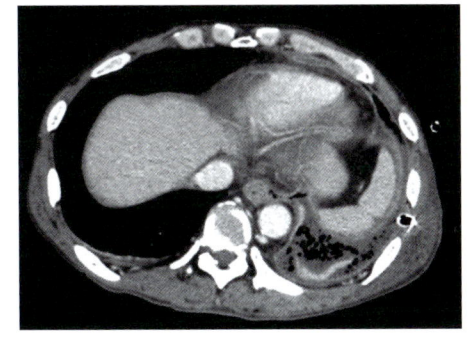

図3 CT画像
（消化器外科専門医へのminimal requirementsより引用）

▶病態，治療に関して正しい組み合わせはどれか。

① Mallory-Weiss症候群である。
② 病変は，縦隔内に限局している。
③ 食道内圧の急激な上昇が原因である。
④ 食道壁の全層裂創を認める。
⑤ 保存的治療で軽快することが多い。

ⓐ ①, ②　　ⓑ ①, ⑤　　ⓒ ②, ③　　ⓓ ③, ④　　ⓔ ④, ⑤

もっと勉強したい君へ　専門医試験問題：（18回公表設問24）

Goal! 症状，画像所見から特発性食道破裂の診断（Mallory-Weiss症候群との鑑別）ができるかを問う。
特発性食道破裂の型分類ができ，的確な治療方針を立てられるかを問う。
➡ 特発性食道破裂の診断および治療に対する知識の使いかたが問われている。

I 食道

病歴と画像からキーワードを読み取る！：与えられた情報の分析

1 病歴
- 嘔吐後の突然の胸痛。

2 胸部レントゲン画像
- 左胸水の貯留と気胸を認める（図4）。

3 胸部CT像（図4, 5）
- 左胸水・左気胸を認める。EC junction 直上の胸部下部食道左側壁から胸腔内へ連続するairがみられる。縦隔気腫はみられない。（図5）

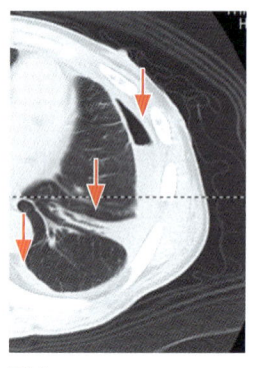

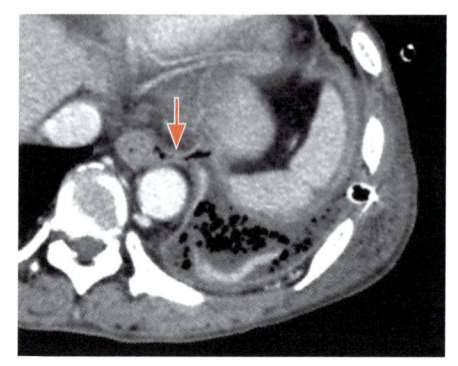

→ **胸腔内穿破型の特発性食道破裂である**

図4

図5

必要な基礎知識：消化器外科専門医の知識のエッセンス

特発性食道破裂の診断と治療に関する必要な知識のリスト

- 知識1．特発性食道破裂の病態と分類および治療法
- 知識2．Mallory-Weiss症候群との鑑別

知識1
特発性食道破裂の病態と分類および治療法（表1）

- 特発性食道破裂…食道内圧の上昇が原因。Boerhaave症候群ともいわれる。

性差	男性が90％以上
好発部位	下部食道左側
確定診断	水溶性造影剤による食道造影（内視鏡検査は必須ではない）
予後	死亡率は10％以下

表1 食道破裂の分類と鑑別点

	胸腔内穿破型	縦隔内限局型
病態	縦隔胸膜が損傷，胸腔内と交通	縦隔胸膜が維持，縦隔内に限局
鑑別点	X線・CT：気胸（＋） 食道造影：縦隔・胸腔内への造影剤漏出（＋）	X線・CT：縦隔・皮下気腫（＋）だが，気胸（－） 食道造影：造影剤の漏出（－）もしくは憩室様突出
治療	原則的に緊急手術	保存的治療も試みられる（約20％） →悪化なら手術へ

（消化器外科専門医へのminimal requirementsより引用）

知識2
Mallory-Weiss症候群との鑑別（表2）

- 特発性食道破裂の診断においては，本疾患を念頭において問診・検査することが重要である。また，その際，類似疾患であるMallory-Weiss症候群との鑑別が必須であり，これにより治療方針も大きく異なる。

表2 特発性食道破裂とMallory-Weiss症候群の鑑別

	特発性食道破裂	Mallory-Weiss症候群
原因	食道内圧の急激な上昇	腹腔内圧の上昇
病態	食道壁の全層裂創（左側）	胃（食道）の粘膜下層〜筋層までの裂創
症状	胸・背部痛，吐血	吐血（胸痛はまれ）
所見	レントゲン・CTにて気胸・皮下気腫・胸水 食道造影にて造影剤の漏出	内視鏡にて裂創・出血あり
治療	胸腔内穿破型は緊急手術が主 縦隔内限局型は保存的治療も行う	保存的治療が主（手術治療は非常にまれ）

（消化器外科専門医へのminimal requirementsより引用）

診断と治療へのナビゲーション：知識の使いかた！

鉄則1 飲酒後の頻回な嘔吐に伴う吐血は，Mallory-Weiss症候群と特発性食道破裂。

鉄則2 特発性食道破裂は，食道内圧の上昇による食道壁の全層裂創。症状は痛み（胸背部痛）が主体。

鉄則3 特発性食道破裂は，胸腔内穿破型と縦隔内限局型があり，前者は，原則的に**緊急手術**を要する。

答え

▶本症例では，

1. 突然の胸痛 ➡ 吐血がないことから，**Mallory-Weiss症候群の可能性は低い**。
2. CT画像 ➡ 胸水・気胸および，胸部下部**食道左壁から胸腔内へ連続するair**より，**胸腔内穿破型の食道破裂**である。

   よって，設問③，④：食道内圧の急激な上昇が原因であり，食道壁の全層裂創を認める。

   設問⑤：胸腔内穿破型では，治療は緊急手術が基本である。

[d]

発展問題 （問）この症例について，正しいものに○，誤ったものに×を示せ。

( ) 1. 水様性造影剤を用いた食道造影検査は禁忌である。
( ) 2. 緊急手術にて，左開胸による破裂部縫合閉鎖＋胃底部縫着＋左胸腔ドレナージを施行した。
( ) 3. 死亡率は70％を超える予後不良な疾患である。
( ) 4. Mallory-Weiss症候群との鑑別のためには，内視鏡検査が必須である。
( ) 5. 縦隔胸膜の損傷を認める。

⇒「消化器外科専門医へのminimal requirements」の食道4（3）参照

正解 1:× 2:○ 3:× 4:× 5:○

I 食道

1 食後の嘔吐と食物のつかえ感にて来院してきた患者

問題

35歳の女性。食後の頻回の嘔吐とつかえ感を主訴に来院した。膠原病や糖尿病などの基礎疾患はない。内視鏡の通過は比較的良好であった。上部消化管内視鏡像（図1）および上部消化管造影像（図2）を示す。

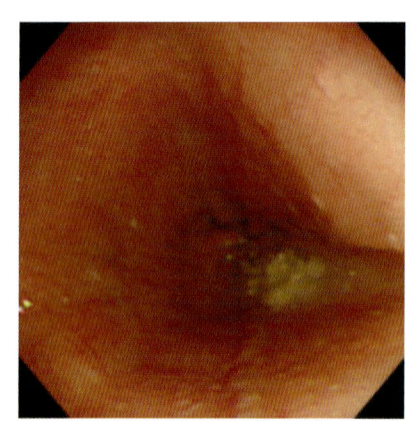

図1　内視鏡像（自験例）

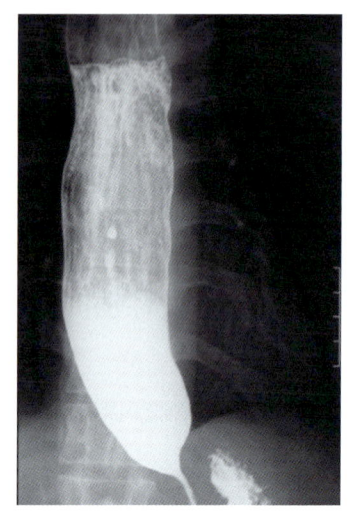

図2　X線造影

▶正しいのはどれか。

① 24時間pHモニターが診断に有用である。
② 食道内圧検査で同期性収縮波がみられる。
③ 経口内視鏡を用いて治療が可能である。
④ 紡錘型に分類される。
⑤ プロトンポンプ阻害薬の投与を行う。

ⓐ ①，②，③　　ⓑ ①，②，⑤　　ⓒ ①，④，⑤　　ⓓ ②，③，④　　ⓔ ③，④，⑤

もっと勉強したい君へ　専門医試験問題：（20回公表設問27）（19回公表設問28）

Goal！ 検査所見から，鑑別すべき食道下部狭窄の原因疾患を挙げて，的確に診断できるか？
➡ 食道アカラシアの診断・治療に関する知識の使いかたが問われている。

病歴と画像からキーワードを読み取る！：与えられた情報の分析

1 病歴	● 膠原病や糖尿病などの基礎疾患なし。	➡ 二次性の食道下部狭窄は否定
2 内視鏡画像（図1）	● 食道内腔に食物残渣，液体が貯留している。	➡ 狭窄，通過障害の存在
	● 内視鏡の通過は比較的良好。	
3 上部消化管造影像（図2）	● 胸部食道が拡張している。	➡ 紡錘型
	● 食道胃接合部に平滑な狭小像あり。	➡ bird beak sign
		➡ 悪性腫瘍は否定的
		➡ 食道アカラシアと診断される

必要な基礎知識：消化器外科専門医の知識のエッセンス

食道アカラシアの診断・治療に関して必要な知識のリスト	**知識1.** 食道アカラシアの診断
	知識2. 食道アカラシアの治療

知識1 食道アカラシアの診断

1．X線造影検査
- 食道造影の特徴は，**下部食道の鳥のくちばし状のスムーズな狭窄（bird beak sign）**，食道の拡張，蛇行，残渣の貯留，造影剤の停滞である。
- 食道アカラシア取扱い規約ではアカラシアのX線造影像を**拡張型（紡錘型，フラスコ型，S字型）**と，**拡張度（最大食道横径）**により分類している。

2．内視鏡検査
- 食道の拡張，液体・残渣の貯留が観察される。
- 通常内視鏡の通過は比較的容易であり，抵抗がある場合には悪性腫瘍などの病変を考える。

3．食道内圧検査

LES弛緩不全が病因であり，食道内圧検査では，①一次蠕動波の消失，②LES静止圧の上昇，③同期性収縮波の出現がみられる（図3）。

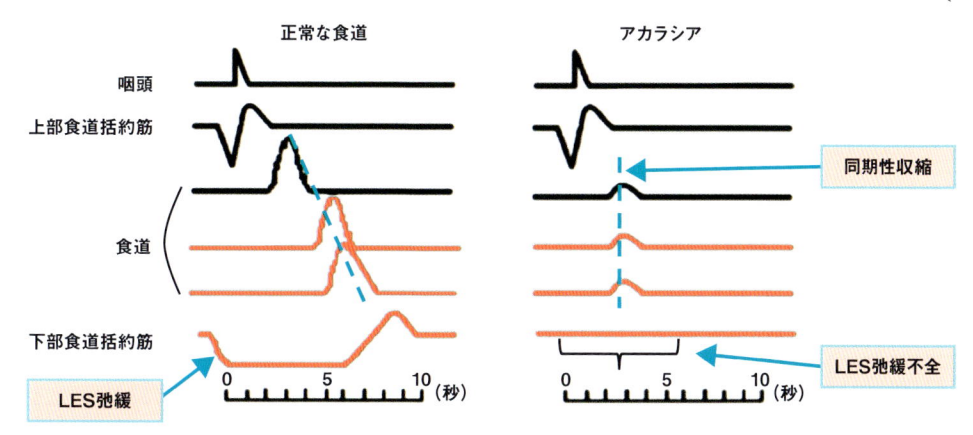

図3 食道内圧検査
（消化器外科専門医へのminimal requirementsより引用）

I 食道

知識 2
アカラシアの治療

- 薬物療法：**Ca拮抗薬，亜硝酸薬**。症状改善率は50〜90％。長期投与により耐性が生じる。
- ボツリヌス毒素注入療法：内視鏡的にボツリヌス毒素をLES内に注入する。欧米において施行されている。
- 内視鏡下バルーン拡張術
  - 手術に比べて低侵襲。複数回施行可能。**初回治療の有効率は95％。高齢者に有効。**
  - **合併症として食道穿孔（3％以下），胃食道逆流（約10％）。**
- 手術療法
  - 標準術式は**Heller筋層切開＋Dor噴門形成術**であり，近年では鏡視下に行われる。
- 内視鏡下切開術（POEM：per-oral endoscopic myotomy）
  - **経口内視鏡を用いて，食道から粘膜下トンネルを作成し，下部食道の括約筋の切開を行う。**
  - 外科手術よりも長い筋層切開が可能である。
  - 平成24年8月から高度先進医療として承認されている。

診断と治療へのナビゲーション：知識の使いかた！

鉄則1 食道下部の狭窄の鑑別は，①食道アカラシア，②悪性腫瘍，③二次性狭窄（強皮症，糖尿病，アミロイドーシス）。

鉄則2 食道アカラシアの食道内圧検査の特徴は，①**一次蠕動波の消失**，②**LES静止圧の上昇**，③**同期性収縮波の出現**。

答え ▶本症例では，

1 上部消化管造影と内視鏡所見，内視鏡の通過良好，粘膜面異常なし ➡ **悪性腫瘍は否定的**。

2 問題文 ➡ 35歳，糖尿病や膠原病の基礎疾患なし ➡ **二次性の食道運動機能障害は否定的**。

➡ 今回は食道内圧検査は示されていないが，上記より食道アカラシアと診断できる（消去法）。

d

発展問題 （問）この症例について，正しいものに○，誤ったものに×を示せ。

(　) 1. 食道内圧検査でLES圧は低下している。
(　) 2. 発症頻度は10万人に1人程度である。
(　) 3. Auerbach神経叢の神経節細胞の減少，変性を認める。
(　) 4. 適応となる手術術式はHeller筋層切開＋Dor噴門形成術である。

⇒「消化器外科専門医へのminimal requirements」の食道4（4）参照

正解 1 × 2 ○ 3 ○ 4 ○

食後のつかえ感と胸痛を訴えて来院した患者

問題

72歳の男性。食後のつかえ感と胸やけ，胸痛を主訴に来院。心疾患を否定した後，上部消化管内視鏡検査ならびに上部消化管造影検査を施行した（図1, 2）。

また，Grade C（ロサンゼルス分類）の逆流性食道炎も併存していたため，プロトンポンプ阻害薬（PPI）による加療を8週間行ったが，自覚症状の改善は認められなかった。

図1　上部消化管内視鏡像（自験例）

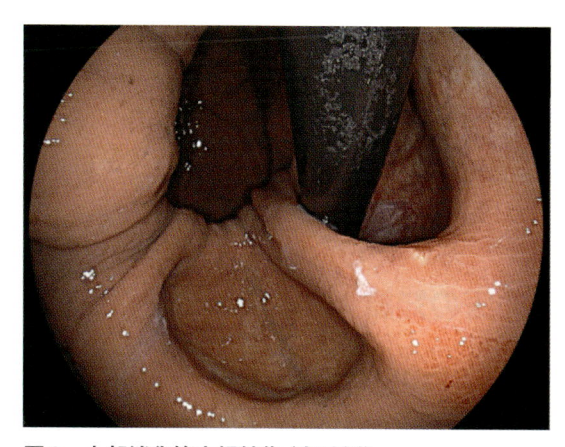

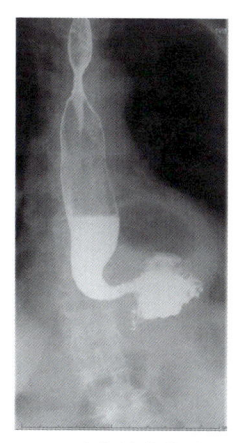

図2　上部消化管造影検査像

▶この疾患ならびに治療に関して，**誤ったもの**を以下の選択肢より1つ選べ。

①本例では食道胃接合部は横隔膜より頭側に位置する。
②傍食道型の食道裂孔ヘルニアである。
③本疾患に対するNissen法は下部食道を胃穹窿部で180°から210°ラップする手術である。
④ロサンゼルス分類は粘膜傷害の程度により分類される。
⑤ロサンゼルス分類による重症度は，手術の適応判断にはならない。

ⓐ ①, ②　　ⓑ ①, ⑤　　ⓒ ②, ③　　ⓓ ③, ④　　ⓔ ④, ⑤

もっと勉強したい君へ
専門医試験問題：
（22回公表設問26）（15回公表設問16）（14回公表設問10）（7回公表設問6）（5・6回公表設問10）

Goal!　消化器外科の立場から，食道裂孔ヘルニアと逆流性食道炎に対する知識の使いかたを問う。
①食道裂孔ヘルニアの分類
②逆流性食道炎の重症度分類
③食道裂孔ヘルニアに対する手術適応と手術手技

I 食道

病歴と画像からキーワードを読み取る！：与えられた情報の分析

1 病歴
- 食後のつかえ感，胸やけ，胸痛 ➡ **食道裂孔ヘルニアの分類**
- 逆流性食道炎の合併 ➡ **逆流性食道炎の程度**

2 検査所見
- 食道裂孔ヘルニア（混合型，図3） ➡ **手術の適応と術式**

図3
- 胃泡
- 横隔膜
- 食道胃接合部は横隔膜側より頭側

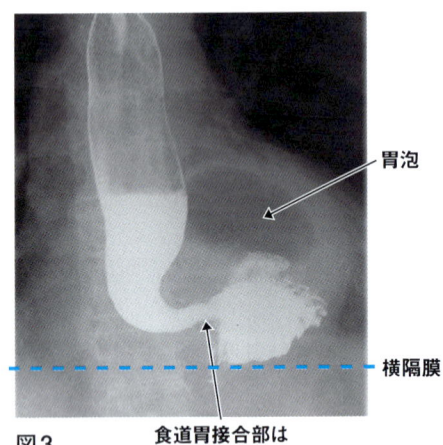

必要な基礎知識：消化器外科専門医の知識のエッセンス

食道裂孔ヘルニアと逆流性食道炎に対する必要な知識のリスト

- 知識1. 食道裂孔ヘルニアの原因・分類と症状
- 知識2. 逆流性食道炎の分類
- 知識3. 食道裂孔ヘルニアに対する手術適応・術式

知識1 食道裂孔ヘルニアの原因・分類と症状

- 食道裂孔ヘルニアの発生には**先天性**と**後天性**がある（表1）。
- 食道裂孔ヘルニアの分類（図4）とその特徴を記した（表2）。

表1 食道裂孔ヘルニアの原因

	原因
先天性	食道裂孔周囲の横隔膜括約筋の先天的な筋力低下
後天性	加齢に伴う横隔膜括約筋の筋力低下や，妊婦や肥満者など腹圧の上昇

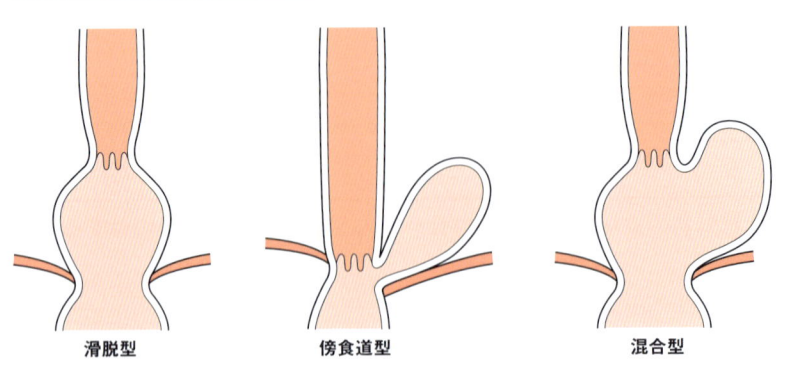

図4 食道裂孔ヘルニアの分類
- 滑脱型
- 傍食道型
- 混合型

表2 食道裂孔ヘルニアの分類

	滑脱型	傍食道型	混合型
割合	約90〜95%	約5%	約5%
食道胃接合部の位置	横隔膜より頭側	正常の位置	横隔膜より頭側
逆流性食道炎との関連	合併しやすい	生じにくい	合併しやすい
その他	胃噴門部が脱出	・穹窿部が脱出 ・嵌頓による血流障害をきたしやすい	・滑脱型と傍食道型を合併したもの ・巨大食道裂孔ヘルニアを形成することがある

- 縦隔内へ他臓器(大網,結腸,小腸,脾臓など)が入り込んでいる複合型も分類される。
  - 複合型食道裂孔ヘルニアでは,通常,食道裂孔の腹側から脱出する。
  - 食道胃接合部より頭側に胃が位置した状態を,upside-down stomach とよぶ。
- 食道裂孔ヘルニアの鑑別疾患は,横隔膜弛緩症と食道横隔膜上憩室(「消化器外科専門医へのminimal requirements」のp.204表2を参照)。
- また,食道裂孔ヘルニア,胆石,大腸憩室を合わせてSaintの三徴とよぶ。
  - 3疾患とも①加齢,②食事の西洋化による肥満によって,その発生頻度が増加する傾向がある。

知識2
逆流性食道炎の分類

- 一般的に改訂ロサンゼルス分類に沿って,逆流性食道炎の程度を6段階に分ける(図5)。

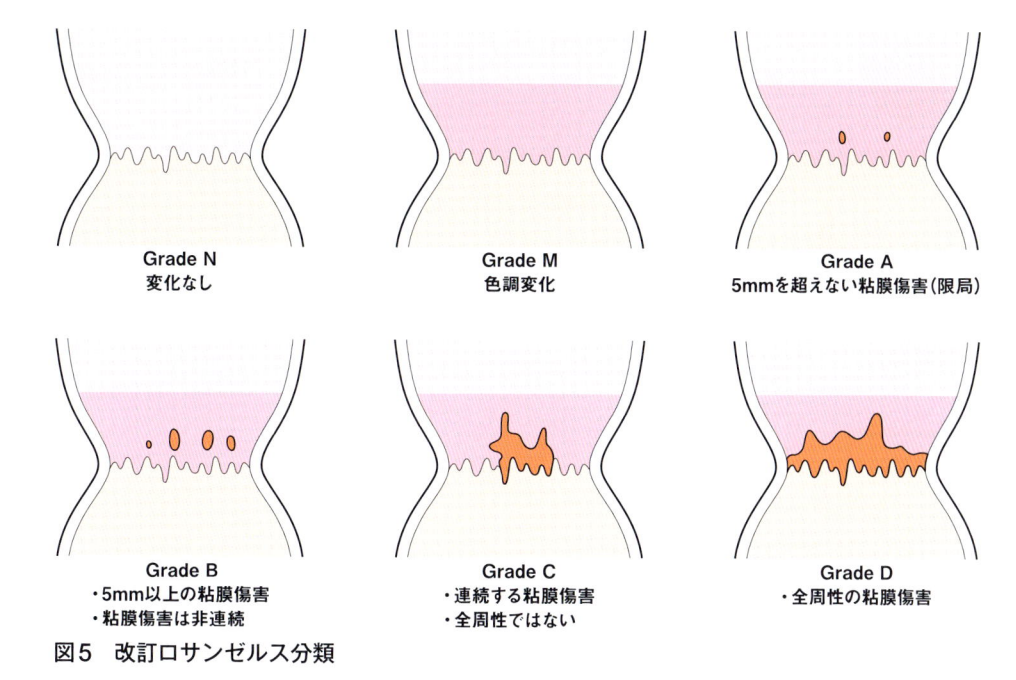

Grade N
変化なし

Grade M
色調変化

Grade A
5mmを超えない粘膜傷害(限局)

Grade B
・5mm以上の粘膜傷害
・粘膜傷害は非連続

Grade C
・連続する粘膜傷害
・全周性ではない

Grade D
・全周性の粘膜傷害

図5 改訂ロサンゼルス分類

知識3
食道裂孔ヘルニアに対する手術

- 術式として,Nissen法,Toupet法,Collis-Nissen法,Belsey Mark Ⅳ手術がある(表3)。

I 食道

表3 食道裂孔ヘルニアに対する術式

	特徴	術式選択	到達法
Nissen法	下部食道を胃穹窿部で全周性にラップ	食道運動機能障害を有さない症例	経腹
Toupet法	下部食道を胃穹窿部で180°〜210°ラップ	食道運動機能障害を有する症例	
Collis-Nissen法	胃小彎側を用いて腹部食道を形成し，胃管に全周性にラップ	高度の逆流性食道炎などにより生じた短食道症例が適応	
Belsey Mark IV手術	開胸操作にて，横隔膜脚，胃噴門部，食道を水平マットレスで240°にわたって縫縮	バルーン拡張にて加療可能な食道狭窄症例	経胸

（消化器外科専門医へのminimal requirementsより引用）

診断と治療へのナビゲーション：知識の使いかた！

鉄則1 「食道裂孔ヘルニア」の手術適応の1つに，PPI治療抵抗例が挙げられる！

鉄則2 「食道裂孔ヘルニア」の術式選択は，①食道運動機能障害，②短食道，③食道狭窄の有無で決まる。

▶本症例では，

答え

1. 食道胃接合部は横隔膜より頭側に位置しており，噴門部と，穹窿部が脱出している ➡ 混合型
2. 8週間のPPI加療により改善がみられない。⇒難治性逆流性食道炎を伴う食道裂孔ヘルニア ➡ 手術適応
3. 食道狭窄や短食道は認めず，Nissen法か，Toupet法の適応。Nissen法は，経腹アプローチであり，下部食道を胃穹窿部で全周性にラップする手術である。
4. 逆流性食道炎におけるロサンゼルス分類は粘膜傷害の程度をもとに分類され，その重症度は手術適応の参考にはなるが，適応判断にはならない。

発展問題 （問）この症例について，正しいものに○，誤ったものに×を示せ。

( ) 1. 加齢が原因の1つである。
( ) 2. 食道裂孔ヘルニアの分類において，最も多くみられるものである。
( ) 3. 胸部X線検査にても診断可能である。
( ) 4. 腹腔鏡下Heller-Dor手術が有効である。
( ) 5. 巨大食道裂孔ヘルニアを形成することがある。

⇒「消化器外科専門医へのminimal requirements」の食道4参照

正解 1:○ 2:× 3:○ 4:× 5:○

健診にて食道隆起性病変を指摘された患者

問題

45歳，男性。症状は認めない。健診で行った上部消化管内視鏡検査で胸部中部食道に隆起性病変を指摘され，精査目的で紹介となった。

既往歴，家族歴に特記すべきことは認めなかった。

生活歴としては，喫煙歴はなくビール1本/日の飲酒歴であった。また，血液生化学検査では異常所見は認めなかった。

上部消化管内視鏡検査所見（図1）および食道造影検査所見（図2）を示す。超音波内視鏡検査にて6〜8層から発生したと思われる腫瘍（径3.5cm）があり，超音波内視鏡下穿刺・生検組織検査を行い，免疫染色にてc-kit陰性，CD34陰性，S-100陰性，desmin陽性，αSMA陽性の腫瘍細胞を認めた。

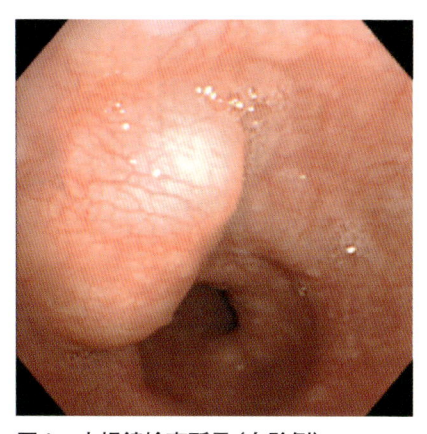

図1　内視鏡検査所見（自験例）

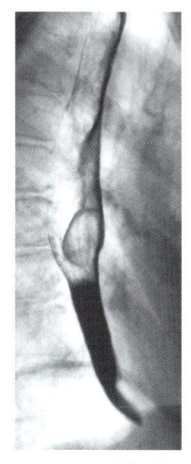

図2　食道造影検査所見

▶本症例の治療方針について最も適切なものを1つ選べ。

ⓐ 経過観察
ⓑ 内視鏡的粘膜下層剥離術（ESD）
ⓒ 腫瘍核出術
ⓓ 食道亜全摘術
ⓔ 根治的化学放射線療法

もっと勉強したい君へ　専門医試験問題：（12回公表設問7）

Goal!　食道粘膜下腫瘍の鑑別診断が行えるかを問う
➡ 問題文や画像診断から，食道平滑筋腫の治療についての知識の使いかたを問う。

I 食道

病歴と画像からキーワードを読み取る！：与えられた情報の分析

1 病歴
- 45歳，男性。症状なし。
- 既往歴，家族歴，生活歴および血液検査は異常なし。

2 内視鏡画像（図3）
- 胸部中部食道に正常粘膜に覆われた35mm程度の隆起性病変を認める。 ➡ **悪性を疑わせる所見なし**
- 潰瘍形成や陥凹は認めない。

3 食道造影検査（図4）
- 胸部中部食道に境界明瞭でなだらかな隆起性病変を認める。

4 生検（免疫染色）
- c-kit陰性，CD34陰性，S-100陰性，desmin陽性，αSMA陽性 ➡ **筋原性腫瘍（平滑筋腫）**

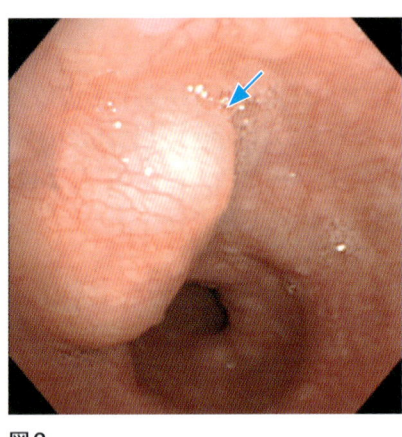

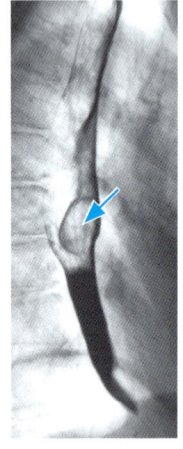

図3

図4

必要な基礎知識：消化器外科専門医の知識のエッセンス

食道平滑筋腫に関する必要な知識のリスト
- 知識1．食道平滑筋腫の疫学，診断
- 知識2．食道粘膜下腫瘍の鑑別診断
- 知識3．食道平滑筋腫・肉腫の治療アルゴリズム

知識1 食道平滑筋腫の疫学，診断

- **頻度** 食道癌の1/50とまれだが，食道良性腫瘍では最多。
- **年齢** 20～50歳代に多い。
- **男女比** 2：1
- **発生部位** 下部食道に多い。
- **多発例** 3～10%
- **診断** 食道造影検査でなだらかな陰影欠損。内視鏡検査では正常粘膜に覆われた表面平滑な腫瘍。Bridging foldを認めることもある。近年はEUS-FNBが有用とする報告が多い（丹黒章ほか：手術 2006）。

知識2 食道粘膜下腫瘍の鑑別診断（表1）

- 現在は超音波内視鏡下生検（EUS-FNB）にて術前に診断可能な症例も増加したが，良性の食道平滑筋腫でも症状を認める症例や悪性を否定できない症例（潰瘍や陥凹，急速に増大，5cm以上）では手術を考慮する。

表1

	平滑筋腫	平滑筋肉腫	GIST
良/悪性	良性	悪性	悪性
頻度	食道良性腫瘍で最多	まれ	まれ
肉眼的特徴	正常粘膜に覆われる内腔に突出する腫瘍	潰瘍や陥凹 急速に増大 5cm以上が多い	平滑筋腫と鑑別不能
病理所見（免疫染色）	desmin, α SMA陽性	悪性細胞	c-kit, CD34陽性

知識3
食道平滑筋腫・肉腫の治療アルゴリズム（図5）

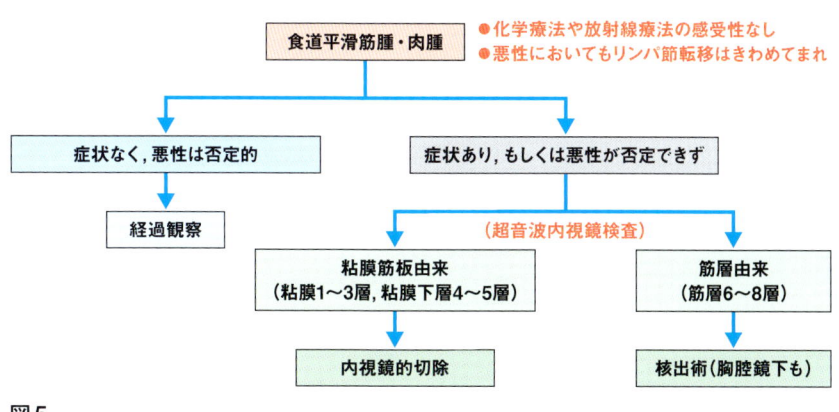

```
          食道平滑筋腫・肉腫         ●化学療法や放射線療法の感受性なし
         ／            ＼          ●悪性においてもリンパ節転移はきわめてまれ
症状なく，悪性は否定的   症状あり，もしくは悪性が否定できず
    ↓                    （超音波内視鏡検査）
  経過観察              ／            ＼
              粘膜筋板由来          筋層由来
           （粘膜1～3層，         （筋層6～8層）
            粘膜下層4～5層）
                ↓                    ↓
            内視鏡的切除          核出術（胸腔鏡下も）
```

図5

診断と治療へのナビゲーション：知識の使いかた！

鉄則1 食道平滑筋腫は，筋層（超音波内視鏡検査で6～8層）由来で，desmin陽性，α SMA陽性。

鉄則2 食道平滑筋腫の治療方針は，無症状で悪性を示唆する所見がなければ経過観察，有症状や悪性が否定できない場合には外科的（内視鏡的）核出術（放射線や化学療法の感受性なし）。

答え

▶本症例では，

1 胸部中部食道に3.5cm大の正常粘膜に覆われた隆起性病変を認め，潰瘍や陥没なし。
2 免疫染色にて，c-kit陰性，CD34陰性，desmin陽性，α SMA陽性。
  → **食道平滑筋腫**
3 症状もなく，悪性を示唆する所見もないため経過観察を行う。

[a]

I 食道

発展問題 （問）この症例について，正しいものに〇，誤ったものに×を示せ。

( ) **1.** 食道粘膜下腫瘍ではGISTが最も頻度が高い。
( ) **2.** 食道平滑筋腫は30％程度の症例で多発するので，注意深く，内視鏡観察を行う。
( ) **3.** 粘膜筋板由来の食道平滑筋腫は粘膜下腫瘍であり，内視鏡的切除術（ESD）は困難である。
( ) **4.** 食道平滑筋腫の外科的切除は核出術を行う。
( ) **5.** 急速に増大した場合には，悪性を疑い，まず放射線化学療法を行う。

⇒「消化器外科専門医へのminimal requirements」の食道2（2）参照

正解	1	2	3	4	5
	×	×	×	〇	×

各論

II. 胃

II│胃

1 健診にて胃幽門部に異常を指摘された患者

問題

67歳の男性。生来健康であった。職場の健診にて，上部内視鏡検査を受けた。胃幽門部に長径13mmの病変を指摘された。生検にて，高分化型腺癌と判定された。通常の内視鏡写真（図1）とインジゴカルミンを用いたコントラスト法の写真（図2）を示す。CT検査では，異常所見を示していない。

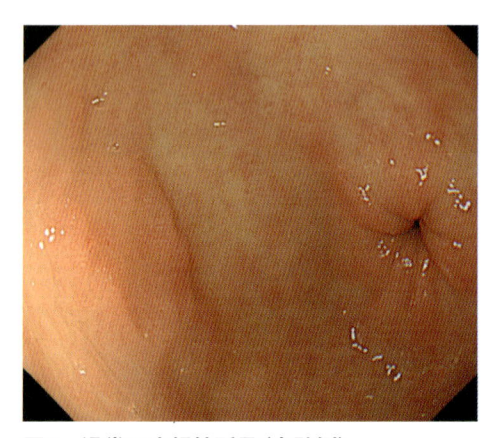

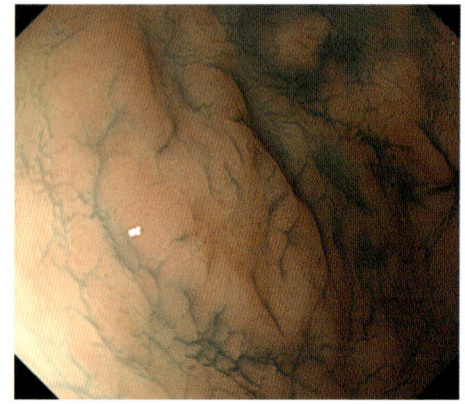

図1　通常の内視鏡所見（自験例）

図2　インジゴカルミンを用いたコントラスト法

▶次のうち，誤ったものを1つ選べ。

ⓐ 癌細胞は，正常腺組織との置換発育の形式をとる。
ⓑ 超音波内視鏡検査で3層への浸潤は認めない。
ⓒ リンパ節転移の危険は，極めて少ない。
ⓓ non-lifting sign 陽性である。
ⓔ 治療後の無再発5年生存率は90％以上である。

もっと勉強したい君へ　専門医試験問題：
（18回公表設問28）（13回公表設問17）

Goal ! 内視鏡検査所見から早期胃癌と診断し，適切な治療選択ができるかを問う。
➡ 早期胃癌に対する治療法の適応に関する知識の使いかたを学ぶ。

病歴と画像からキーワードを読み取る！：与えられた情報の分析

1 病歴
- 胃幽門部に長径13mmの病変。
- 生検にて高分化型腺癌。

➡ 大きさ，組織型からESDの絶対適応か？

2 内視鏡画像
- 胃幽門部前壁の病変（図3）
- 浅い陥凹性病変（陥凹底部の凹凸はない）
  虫食い像あり（悪性）
  壁の伸展は良好（早期）
  foldの集中（筋板周囲病変）はない ➡ 粘膜内癌でありESDの絶対適応

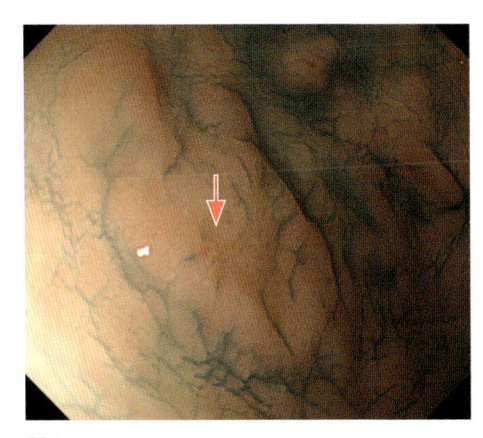

図3

必要な基礎知識：消化器外科専門医の知識のエッセンス

| 早期胃癌の治療方針を決めるために必要な知識のリスト | 知識1. 早期胃癌に関する基礎知識
知識2. 早期胃癌に対する検査
知識3. 早期胃癌のリンパ節転移率とESDの適応 |

知識1 早期胃癌に関する基礎知識

- 胃癌発生リスクとして，塩分・喫煙・飲酒・総コレステロールの低値・萎縮性胃炎（ピロリ菌）が挙げられている。
- 早期胃癌は，リンパ節転移の有無にかかわらず，T1腫瘍（SMまで）の胃癌と定義する。
- 分化型腺癌は，正常腺組織との置換発育をとり，未分化型胃癌は正常腺組織間隙に浸潤発育する。
- 早期胃癌の多発胃癌は約10％。
- 早期胃癌のリンパ節転移頻度に影響を与える因子は，大きさ，深達度，組織型，潰瘍瘢痕の有無である。
- 早期胃癌の場合，適切な治療を行えば，組織型によって予後に有意な差はない。

知識 2　早期胃癌に対する検査

- 内視鏡検査にて，病変の局在，大きさ，肉眼型，深達度診断が行われる。
- 早期胃癌に対する胃透視検査は，偽陰性率が高く（50％），感受性が低い（14％）。
- 内視鏡検査における病変の範囲診断や深達度診断の精度を上げるため，色素を用いたコントラスト法，染色法，色素反応法などが行われる。
- 超音波内視鏡検査は，深達度診断（表1），リンパ節転移診断，周囲臓器との位置関係診断，などに用いられる。

表1　超音波内視鏡検査

胃：5層構造	
第1層	粘膜層
第2層	
第3層	粘膜下層
第4層	固有筋層
第5層	漿膜下層・漿膜

知識 3　早期胃癌のリンパ節転移率と内視鏡治療の適応

- 早期胃癌のリンパ節転移率は10％（M癌は2～3％，SM癌は15～20％）。
- リンパ節転移のない早期胃癌は，潰瘍瘢痕のない2cm以下の分化型粘膜内（T1a）癌である（non-lifting sign 陰性）。
- リンパ節転移の可能性がきわめて小さい早期胃癌（表2）は，内視鏡治療の適応となる（表3）。
  - ［絶対適応］①2cm以下の潰瘍瘢痕のない分化型粘膜内（T1a）癌
  - ［相対適応］①2cmを超える潰瘍瘢痕のない分化型粘膜内（T1a）癌
  - 　　　　　　②潰瘍瘢痕のある3cm以下の分化型粘膜内（T1a）癌
  - 　　　　　　③潰瘍瘢痕のない2cm以下の未分化型粘膜内（T1a）癌

表2　外科切除例からみた早期胃癌のリンパ節転移頻度（国立がん研究センター中央病院）

深達度	潰瘍	分化型		未分化型		脈管侵襲
		≦2cm	>2cm	≦2cm	>2cm	
M	UL（−）	0%（0/437）	0%（0/493）	0%（0/310）	2.8%（6/214）	
		0〜0.7%	0〜0.6%	0〜0.96%	1.0〜6.0%	
		≦3cm	>3cm	≦2cm	>2cm	
	UL（+）	0%（0/488）	3.0%（7/230）	2.9%（8/271）	5.9%（44/743）	ly0, v0
		0〜0.6%	1.2〜6.2%	1.2〜5.7%	4.3〜7.9%	
		≦3cm	>3cm			
SM1		0%（0/145）	2.6%（2/78）	10.6%（9/85）		
		0〜2.6%	0.3〜9.0%	5.0〜19.2%		

上段：リンパ節転移率，下段：95％信頼区間

［日本胃癌学会編：胃癌治療ガイドライン．（2010年10月改訂第3版），金原出版，東京，2010．より引用］

表3　内視鏡的切除の適応病変

絶対適応条件（EMR or ESD）	適応拡大病変（臨床研究としてESDを推奨）
＊：2cm以下，UL（−），分化型，cT1a	①2cmを超える，UL（−），分化型，cT1a ②3cm以下，UL（+），分化型，cT1a ③2cm以下，UL（−），未分化型，cT1a

［日本胃癌学会編：胃癌治療ガイドライン．（2010年10月改訂第3版），金原出版，東京，2010．より引用］

診断と治療へのナビゲーション：知識の使いかた！

鉄則1 早期胃癌の治療は，病変の局在，大きさ，深達度，組織型，潰瘍瘢痕の有無で決定。

鉄則2 内視鏡治療の絶対適応となる早期胃癌は，2cm以下の分化型粘膜内癌で潰瘍瘢痕なし。

答え

▶本症例では，

1. 胃幽門部前壁に存在する13mmの分化型粘膜内癌で潰瘍瘢痕なし ➡ **リンパ節転移の危険はきわめて低く，内視鏡治療の絶対適応**。
2. 分化型腺癌 ➡ **置換発育**。
3. 潰瘍瘢痕なし，粘膜内癌（粘膜下層浸潤なし）➡ **non-lifting sign陰性**。
4. T1a，N0であり，stage ⅠA ➡ **無再発5年生存率は90％以上である**。

[d]

発展問題 （問）この症例について，正しいものに〇，誤ったものに×を示せ。

( ) 1. 一括切除するため，内視鏡的粘膜下層剥離術（ESD）を選択した。
( ) 2. 分化型腺癌であり，多発病変に注意する。
( ) 3. 内視鏡治療で絶対治癒切除となった場合には，内視鏡でのフォローに加え，1年に1回のCT検査が必要である。
( ) 4. 切除標本の評価において，粘膜下層に300μm浸潤していたので，SM2と判定した。
( ) 5. 切除標本にて追加切除の必要性が判明した場合には，幽門保存胃切除術が適応となる。

⇒「消化器外科専門医へのminimal requirements」の胃2（1），5（3），（8）参照

正解	1	2	3	4	5
	〇	〇	×	×	×

2 心窩部痛を自覚し来院してきた患者

問題

55歳の男性。生来健康であった。2週間前から，心窩部痛を自覚し来院してきた。上部内視鏡検査にて，胃角部小彎に長径35mmの病変を指摘された。内視鏡写真（図1）と生検の組織像（図2）を示す。CT検査では，No.3リンパ節の1つが11mmに腫大していたが，他のリンパ節の腫大は認めず，遠隔転移も認めていない。

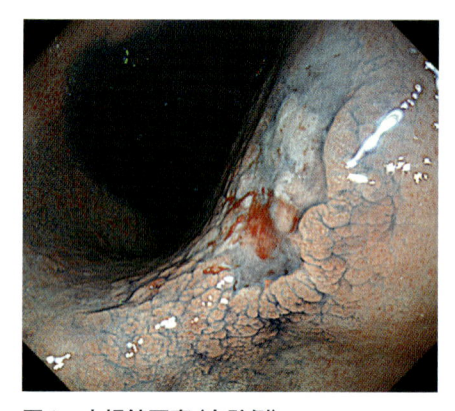

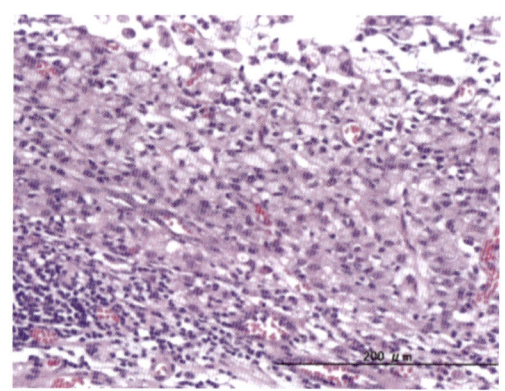

図1　内視鏡写真（自験例）　　図2　病理組織像

▶治療方針として最も適切なものを1つ選べ。

ⓐ 内視鏡的粘膜下層剥離術（ESD）
ⓑ 幽門保存胃切除術
ⓒ 幽門側胃切除術（D1＋）
ⓓ 幽門側胃切除術（D2）
ⓔ 胃全摘術

もっと勉強したい君へ　専門医試験問題：（7回公表設問9）

Goal!　胃角部に存在する表在性の陥凹性病変の診断と治療方針を問う。
➡ 早期胃癌に対する「治療方針」決定のための知識の使いかたを習得する。

病歴と画像からキーワードを読み取る！：与えられた情報の分析

1 内視鏡画像
- 胃角部の病変。
- 長径35mm。
- 陥凹性病変（陥凹底部のやや凹凸）。 ➡ **早期胃癌でsmの疑い**
  虫食い像（悪性）あり。
  壁の伸展は良好（早期）。

2 組織（生検）写真
- 印環細胞癌。

3 CT検査
- No.3リンパ節腫大（11mm）。 ➡ **リンパ節転移の疑い（1個, N1）**

必要な基礎知識：消化器外科専門医の知識のエッセンス

早期胃癌の治療方針を決めるために必要な知識のリスト

- 知識 1. ESDの絶対適応
- 知識 2. ESDの適応拡大
- 知識 3. リンパ節郭清D1＋の適応
- 知識 4. 幽門温存胃切除術の適応
- 知識 5. 早期胃癌と進行胃癌の切除断端（safety margin）と切除術式

知識 1 ESDの絶対適応
- 2cm以下の肉眼的粘膜内癌（cT1a）
- 分化型腺癌
- 肉眼型は問わない
- UL（−）

上記4項目を満たすもの。

知識 2 ESDの適応拡大
- 2cmを超えるUL（−）の分化型cT1a
- 3cm以下のUL（＋）の分化型cT1a
- 2cm以下のUL（−）の未分化型cT1a

知識 3 リンパ節郭清D1＋の適応
- 下記のいずれにも該当しないcT1N0のもの。
  - EMR・ESDの対象とならないT1a
  - 1.5cm以下の大きさの分化型T1bでcN0のもの
- 術前・術中の腫瘍深達度診断ならびにリンパ節転移診断には限界がある。ガイドラインでは，上記以外の早期癌に対するリンパ節郭清の程度を原則D2郭清としている。

知識 4 幽門温存胃切除術（PPG）の適応
- cN0T1　かつ
- 胃中部の腫瘍で，遠位側縁が幽門から4cm以上離れているもの。

知識 5 胃切除術における近位側断端距離と切除術式（部分切除と胃全摘）の適応
- 近位側断端距離は，
  - T1腫瘍の場合は，肉眼的に2cm以上。
  - T2以深の場合は，限局型腫瘍では3cm以上，浸潤型では5cm以上。
  - 食道浸潤胃癌では，5cm以上の断端確保は必ずしも必要ではない。
- 術式の適応は，
  - 幽門側胃切除術は，上記の近位側断端距離を確保できる腫瘍が適応。
  - 胃全摘術は，この距離の確保が難しい腫瘍が適応。

［日本胃癌学会編：胃癌治療ガイドライン．（2010年10月改訂第3版），金原出版，東京，2010．より引用改変］

II 胃

診断と治療へのナビゲーション：知識の使いかた！

鉄則1　「早期胃癌に対する治療方針」は，病期に応じて侵襲の少ない治療法から順番に消去していく！
ESD ⇒ 幽門温存胃切除術（噴門側胃切除術）⇒ 幽門側胃切除術 ⇒ 胃全摘術

鉄則2　「早期胃癌のリンパ節転移頻度」は，約10％。早期胃癌であってもD2リンパ節郭清が標準手術！

答え

▶本症例では，

1. 35mmの低分化腺癌（smが考えられる）とNo.3リンパ節の腫大から内視鏡治療は適応外。
2. 局在（幽門輪からの距離）およびリンパ節転移の可能性が高いことから幽門保存胃切除術は適応外。
3. 早期癌の口側マージンを2cm以上確保でき，幽門側胃切除術の適応。
4. smとN1の可能性が高く，リンパ節郭清はD2が推奨される。

d

発展問題

（問）この症例について，正しいものに○，誤ったものに×を示せ。

（　）1. pN1であれば，無再発5年生存率は70％である。
（　）2. 術後の切除標本でリンパ節転移や脈管侵襲がなくても補助化学療法を行うほうがよい。
（　）3. この組織型の早期癌は，高齢者に多い。
（　）4. EBウイルスが発癌に関与している。
（　）5. リンパ節転移の発生率は，2％である。
（　）6. しばしば，腫瘍マーカーであるAFPの高値を示す。
（　）7. この組織型の早期胃癌は，生物学的悪性度が高く，他の組織型の早期胃癌より予後不良である。

⇒「消化器外科専門医へのminimal requirements」の胃3（1），5（3）参照

正解	1	2	3	4	5	6	7
	×	×	×	×	×	×	×

3 通過障害と体重減少を主訴とする患者

問題

67歳の男性。食物のつかえ感と1カ月間に約4kgの体重減少を主訴として来院した。上部消化管内視鏡では、食道に異常所見なく、胃内にて以下の像（図1）を認めた。生検の結果，中分化型腺癌であった。上部消化管造影像を示す（図2）。CT検査では，遠隔転移ならびに多臓器への浸潤は認めなかったが，3番リンパ節に転移と思われる腫大リンパ節を1つ認めた。

図1　内視鏡像（自験例）

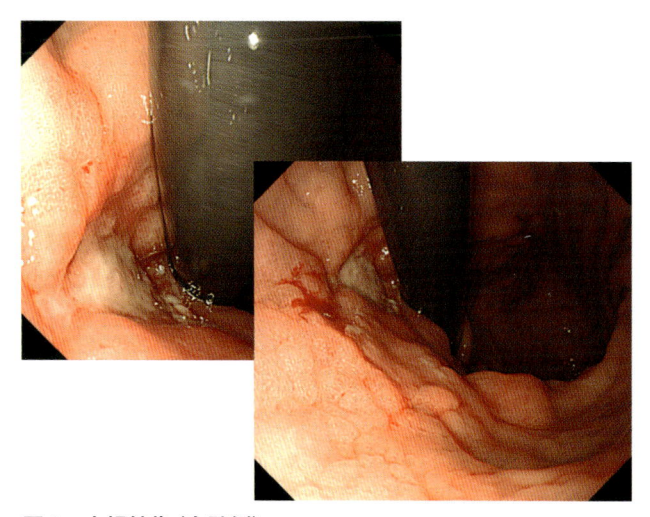

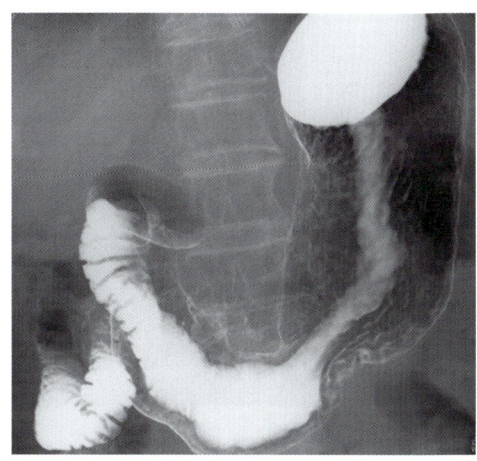

図2　上部消化管造影像（自験例）

▶以下の選択肢より正しい組み合わせを1つ選べ。

① 深達度は，T2（MP）以深である。
② 胃全摘術＋D2リンパ節郭清を行う。
③ No.19，20，110，111のリンパ節の郭清が必要である。
④ 開腹・左開胸にてアプローチする。
⑤ 放射線・化学療法の感受性は非常に高い。

ⓐ ①，②　　ⓑ ①，⑤　　ⓒ ②，③　　ⓓ ③，④　　ⓔ ④，⑤

もっと勉強したい君へ　専門医試験問題：（17回公表設問30）（11回公表設問11）

Goal! 胃上部癌の深達度診断を問う⇒深達度を診断するための「画像の見かた」を問う。
上部進行胃癌と早期癌との治療方針の違いを問う。
➡ 上部進行胃癌の治療方針を決めるための知識の使いかたを問う。

II 胃

病歴と画像からキーワードを読み取る！：与えられた情報の分析

1 病歴
- 食物のつかえ感と1カ月に4kgの体重減少。 ➡ 有症状 ➡ 進行癌

2 上部消化管内視鏡画像
- 体上部にひだの集中を伴う，境界不明瞭で不整な陥凹性病変。
- その陥凹性病変内は凹凸不整であり，さらに深掘れの潰瘍もみられる。 ➡ 進行癌
- 食道に異常所見なし（問題文）。 ➡ 食道浸潤なし

3 上部消化管造影画像
- 体上部小彎にひだの集中を伴う不整な壁の硬化像あり（図3矢印）。 ➡ 筋層（MP）以深への浸潤を示唆

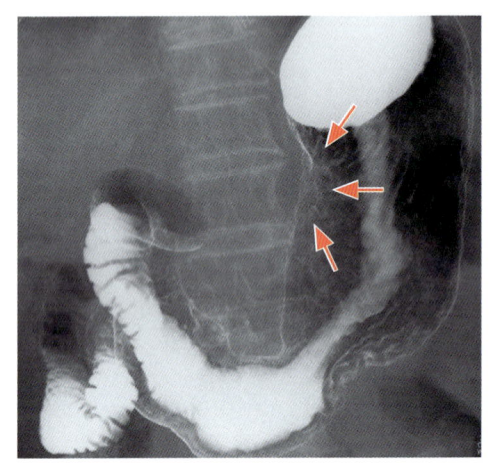

図3

必要な基礎知識：消化器外科専門医の知識のエッセンス

胃上部癌の治療方針を決めるために必要な知識のリスト	知識1. 深達度診断（進行癌の指標）
	知識2. 手術術式の選択
	知識3. リンパ節郭清の範囲

知識1 深達度診断（進行癌の指標）
- 陥凹型胃癌では，内視鏡検査において，**ひだの結節状先端の融合，堤防状隆起，周堤形成**などの所見がみられれば，**深達度はMP以深**である（ただし，胃癌における深達度診断の正診率は，m/sm癌でさえ，70～80%程度とされる）。
- 上部消化管造影検査において，側面像にて，**弧状変形や台形状変形，陰影欠損**などの**壁硬化所見**がみられれば，**深達度はMP以深**と判断する。

知識2 胃上部癌に対する手術術式の選択
- 胃上部癌でcT1N0の場合には，非定型手術（縮小手術）を考慮してもよい。 ⇒ **1/2以上の胃温存可能であれば噴門側胃切除術**。
- 胃上部癌でcN(+)胃癌またはT2以深の進行胃癌。 ⇒ **胃全摘術が定型手術**。
  * 体上部癌にて，食道浸潤3cm以内 ⇒ 開腹・経横隔膜アプローチ法。食道浸潤3cm以上 ⇒ 開胸アプローチ。
  * 食道胃接合部腺癌で病変の大半が食道に存在 ⇒ 中下部食道切除・噴門側胃切除と胃管再建。

知識3
リンパ節郭清の範囲

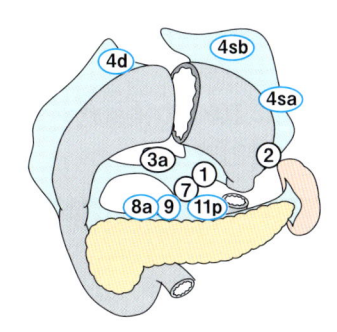

- 胃上部癌のリンパ節郭清
  - cN（＋）胃癌またはT2以深の進行胃癌は，D2郭清（胃全摘）が必要。
  - 食道浸潤を伴う進行胃癌では，D2＋No.19, 20, 110, 111リンパ節郭清が必要。
  - cT1N0腫瘍は，D1またはD1＋郭清（図4）［ただし，T2やN（＋）が疑わしい場合は，原則D2郭清］。

図4 噴門側胃切除術のリンパ節郭清
（胃癌治療ガイドライン．医師用，2010年10月改訂版より引用）
D0 ：D1に満たない郭清。
D1 ：No.1, 2, 3a, 4sa, 4sb, 7。
D1＋：D1＋No.8a, 9, 11p。
（＊噴門側胃切除術にD2郭清はない）

ただし，T1N0で食道浸潤がある場合には，D1＋にNo.110を追加。

診断と治療へのナビゲーション：知識の使いかた！

鉄則1 胃上部癌の術式選択は，①深達度，②リンパ節転移の有無，③食道浸潤の有無，による。

鉄則2 N0の胃上部早期癌であれば噴門側胃切除術，進行胃上部癌であれば胃全摘術（D2）。

鉄則3 食道浸潤（3cmまで）を伴う胃上部進行癌には，①開腹・経横隔膜アプローチ，②食道下部切除＋胃全摘術，③D2＋No.19, 20, 110, 111のリンパ節郭清。

答え

▶本症例では，

1. 内視鏡所見にて，体上部に不整な陥凹性病変（病変内は凹凸不整，深掘れの潰瘍）。さらに集中する**ひだ**は，先端にて癒合している。
2. 上部消化管透視所見にて，ひだの集中を伴う壁の弧状〜台状変形を認める。→ **進行癌**。
3. 食道浸潤はない（問題文）。
4. CTにて，N1，M0である。→ 1，2，3，4より，**食道浸潤のないN1の上部進行胃癌である**。
5. 上部進行胃癌に対する治療方針は，D2郭清のための胃全摘術である。→ **食道浸潤はなく，開腹・経横隔膜アプローチ法**。
6. 進行胃癌に対し，放射線・化学療法の感受性が高いというエビデンスはない。

[a]

発展問題 （問）この症例について，正しいものに○，誤ったものに×を示せ。

( ) 1. 深達度診断には，超音波内視鏡検査が通常の内視鏡検査より優れている。
( ) 2. 術前検査によって食道浸潤（3cm以下）を認めた場合には，開腹・左開胸アプローチとなる。
( ) 3. リンパ節郭清のための脾臓合併切除術は必須である。
( ) 4. 術後病理診断も，T2N1であったため，補助化学療法を施行した。

⇒「消化器外科専門医へのminimal requirements」の胃5（3），（4）参照

正解	1	2	3	4
	×	×	×	○

Ⅱ 胃

4 体重減少で精査を受けた患者

問題

42歳の女性。1カ月前から上腹部痛があり，半年の間に10kgの体重減少を認め来院した。上部消化管内視鏡像（図1）および腹部CT像（図2）を示す。

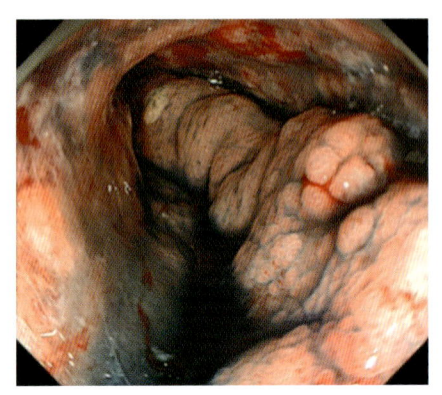

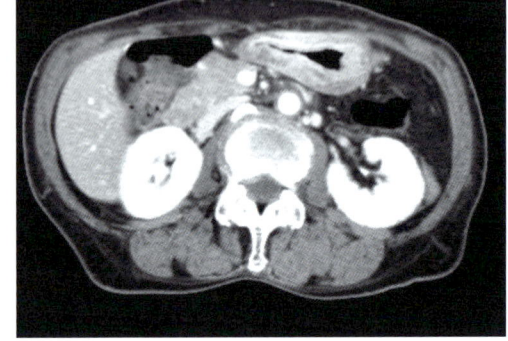

図1　内視鏡像（自験例）

図2　腹部CT像

▶正しいのはどれか。

① 胃壁の伸展性は保たれる。
② 腹膜播種性転移をきたしやすい。
③ 印環細胞癌や低分化型腺癌が認められる。
④ 間質に線維化を伴う。
⑤ 蛋白漏出を起こしやすい。

ⓐ ①，②，③　　ⓑ ①，②，⑤　　ⓒ ①，④，⑤　　ⓓ ②，③，④　　ⓔ ③，④，⑤

もっと勉強したい君へ　専門医試験問題：
（22回公表設問29）（21回公表設問19）（20回公表設問26）（19回公表設問30）（17回公表設問27）

Goal !　検査所見から，鑑別すべき胃巨大皺襞の原因疾患を挙げて的確に診断できるかを問う。
➡ スキルス胃癌の診断・治療に関する知識の使いかたが問われている。

病歴と画像からキーワードを読み取る！：与えられた情報の分析

1 病歴	● 慢性〜亜急性疾患の経過。	➡ 急性膵炎や急性胃粘膜病変は否定的
2 内視鏡画像（図1）	● 体部大彎に巨大皺襞を認める。	➡ 胃巨大皺襞を伴う疾患の鑑別が必要
	● 胃壁の伸展不良を認める。	➡ 広範囲の筋層にまで及ぶ病変の存在
3 腹部CT検査（図2）	● 胃壁全周性の肥厚（図3）。	➡ 悪性リンパ腫，Ménétrier病は否定的 ➡ スキルス胃癌と診断

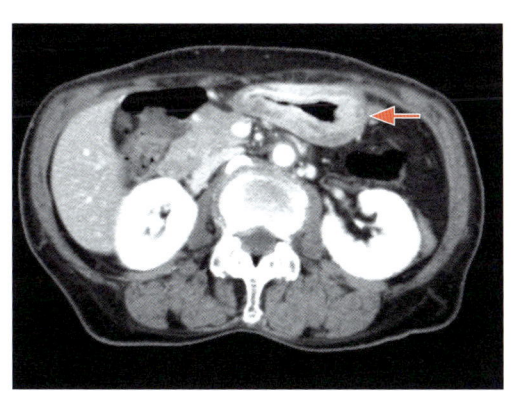

図3

必要な基礎知識：消化器外科専門医の知識のエッセンス

スキルス胃癌の診断に関して必要な知識のリスト	知識 1. 胃巨大皺襞のみられる疾患の鑑別
	知識 2. スキルス胃癌，胃悪性リンパ腫，Ménétrier病の特徴

知識 1

内視鏡にて胃巨大皺襞のみられる疾患の鑑別

	スキルス胃癌	悪性リンパ腫	Ménétrier病	急性胃粘膜病変	膵炎の波及
肉眼形態	縮縮状の巨大ひだ	表面にびらん形成のあるひだ腫大	脳回状の肥厚したひだ	粘膜病変を伴う浮腫性肥厚	多房性に腫大したひだ
部位	胃体部＞前庭部	胃体部	胃体部大彎	前庭部〜胃体部	胃体部後壁
粘膜病変	強調された胃小区模様	多発不整形潰瘍	正常	浮腫状，広範びらん	正常
伸展性	不良	比較的良好	比較的良好	やや不良	不良
随伴所見	単発の0-Ⅱc不整形潰瘍	潰瘍・隆起の合併	なし	出血性びらん	なし

（消化器外科専門医へのminimal requirementsより引用）

知識2
スキルス胃癌，胃悪性リンパ腫，Ménétrier病の特徴

1．スキルス胃癌の特徴
- 癌細胞が腸管壁の各層にびまん性に増殖するとともに線維組織の増生を伴い，胃壁は肥厚し鉛管状となることが多い。
- 肉眼的に，巨大な皺襞が目立つもの，びらんが目立つもの，両者が混在するものがある。
- 病理組織学的には，印環細胞癌や低分化腺癌が認められる。
- 発見時には高度の進行癌の状態で見つかることが多い。
- 腹膜播種性転移を高頻度に認め，5年生存率は10％程度と予後不良である。
- 自覚症状は心窩部痛（45％），腹部膨満感（30％），嘔気・嘔吐（20％）であり，約半数に貧血と体重減少を認める。

2．胃悪性リンパ腫の特徴
- 胃悪性疾患の約1％程度を占める。
- 胃悪性リンパ腫の多くはMALTリンパ腫（mucosa-associated lymphoid tissue lymphoma）とびまん性大細胞B細胞性リンパ腫（diffuse large B-cell lymphoma：DLBCL）である。
- 肉眼的には巨大皺襞のほかに，粘膜下腫瘍様，耳介様の辺縁隆起を伴う潰瘍を呈する。
- MALTリンパ腫の発生にはH.pyloriが関与しており，除菌治療が治療の第一選択である。

3．Ménétrier病の特徴
- 中年男性に多い（男：女＝3：1）。
- びまん性多発腺腫（①上皮細胞の増殖 ⇒ 肥厚性胃炎，②胃底腺の壁細胞の減少 ⇒ 無酸症・低酸症，③主細胞の消失 ⇒ 低ペプシノーゲン）。
- 胃炎＋低蛋白症（←蛋白漏出性胃腸症）を伴う。

診断と治療へのナビゲーション：知識の使いかた！

鉄則1 胃巨大皺襞の鑑別は，①スキルス胃癌，②悪性リンパ腫，③Ménétrier病，④急性胃粘膜病変，⑤急性膵炎の波及，であり消去法により診断する。

鉄則2 スキルス胃癌の診断（判断基準）は，①巨大皺襞，②亜急性の経過，③胃壁伸展不良。

答え [d]

▶本症例では，

1. 胃巨大皺襞➡ スキルス胃癌，悪性リンパ腫，Ménétrier病，急性胃粘膜病変，急性膵炎の波及。
2. 問題文 ➡ 1カ月前からの上腹部痛，半年の間に10kgの体重減少 ➡ **急性疾患（急性胃粘膜病変，急性膵炎）は除外**。
3. 上部消化管内視鏡 ➡ **巨大皺襞と胃壁伸展不良** ➡ **悪性リンパ腫とMénétrier病は除外**（「胃壁の伸展良好」なものは，悪性リンパ腫やMénétrier病）。
4. CT検査 ➡ **胃壁全周性の肥厚**（スキルス胃癌に多い所見）➡ **スキルス胃癌と診断**。

発展問題 （問）この症例について，正しいものに○，誤ったものに×を示せ。

( ) 1. 生検もしくは切除標本の免疫組織化学検査でCD20が陽性となることが多い。
( ) 2. 内視鏡で観察すると写真の部位以外の場所に0-Ⅱcを認めることがある。
( ) 3. 腹膜播種診断に審査腹腔鏡が有用である。
( ) 4. 腹膜播種診断にPET-CTが有用である。

⇒「消化器外科専門医へのminimal requirements」の胃5(5)章参照

正解 1:× 2:○ 3:○ 4:×

5 胃癌術後1年目に発症した内ヘルニア手術時の腹腔内所見

問題

65歳の女性。1年前に胃癌（低分化型腺癌）に対して幽門側胃切除術を施行。術中の腹腔内洗浄細胞診は陰性であった［T4a（se），N1，pStage ⅢA］。術後補助化学療法は希望せず，施行していない。

1カ月前から腹部膨満感があり来院した。精査にて術後腸閉塞と診断され，保存的に加療するも改善せず手術となった。内ヘルニアが腸閉塞の原因であり，これを解除した。開腹時中等量の腹水を認めた。

横行結腸間膜の術中写真（図1）を示した。

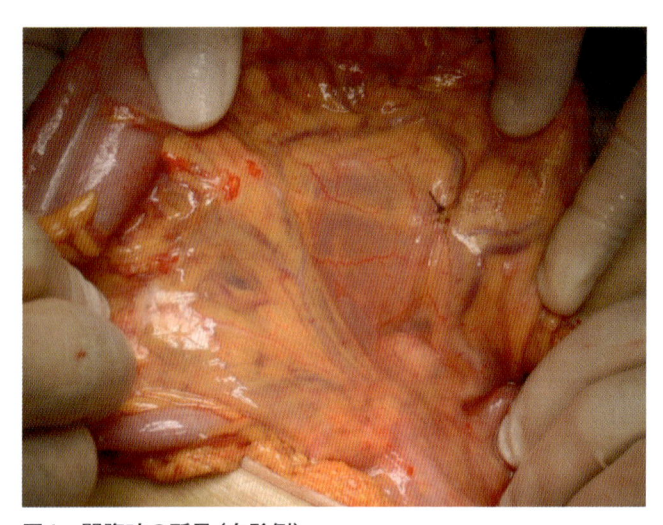

図1 開腹時の所見（自験例）

▶この疾患について正しいものを選べ。

ⓐ 腹水の性状は高蛋白，低Cl，低糖である。
ⓑ 結節の病理学的評価より，腹水細胞診を優先する。
ⓒ 胃癌の腹膜播種再発であり，P2と判断する。
ⓓ 化学放射線療法が第一選択である。
ⓔ 腹腔内持続温熱化学療法により根治が可能である。

もっと勉強したい君へ　専門医試験問題：（18回公表設問1）

Goal！ 胃癌術後1年目の腸閉塞の解除手術時に，術前検査では検出できていなかった播種結節が存在した。
➡ 診断と治療選択のための知識の使いかたを問う。

病歴と画像からキーワードを読み取る！：与えられた情報の分析

1 病歴
- 低分化型腺癌［T4a（se），N1］。
- 腹腔内洗浄細胞診陰性（病理学的病期pStage ⅢA）。
- 幽門側胃切除後1年。
- 術後補助化学療法は施行していない。

2 手術所見
- 中等量の腹水を認める。
- 横行結腸間膜に播種性結節を複数認める（図2）。 ➡ 胃癌術後の腸閉塞解除術時に見つかった腹膜播種再発の診断

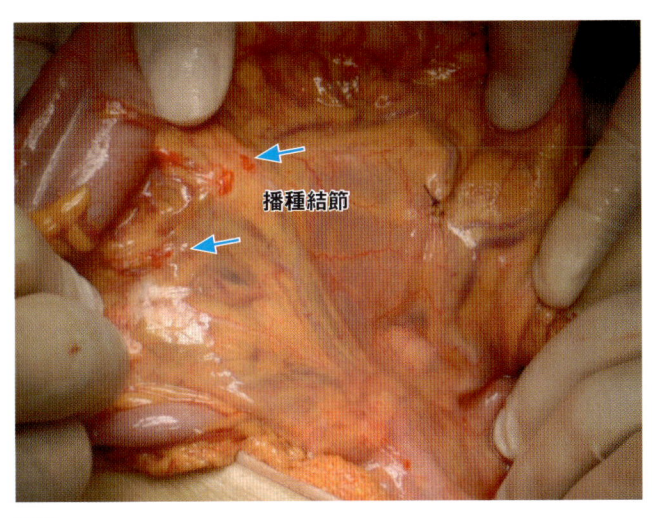

図2

必要な基礎知識：消化器外科専門医の知識のエッセンス

胃癌術後腹膜再発の治療方針決定のために必要な知識のリスト

知識 1. 癌性腹水の診断法
知識 2. 腹腔内洗浄細胞診の意義
知識 3. 腹膜播種再発に対する治療法

知識1
癌性腹水の診断法

- 一般的な腹水の原因：
  ①腹膜炎，悪性腫瘍による腹膜播種。
  ②門脈圧亢進。
  ③血漿蛋白の減少による膠質浸透圧の低下。
- 癌性腹水の一般的な特徴：血性，利尿剤抵抗性，高蛋白，低Cl，低糖。
- 腹水細胞診について：
  ①十分な細胞量がないと判定ができない。
  ②臨床的に明らかな癌性腹膜炎であっても，腹水細胞診の陽性率は50〜70％前後である。

II 胃

知識2
腹腔内洗浄細胞診の意義

- 再発早期（肉眼的播種性結節を認めない場合や少量の腹水しかない場合）にも，腹腔内に癌細胞が存在しうる。そのため，進行胃癌の手術時には腹腔内を洗浄した生理的食塩水を細胞診に提出して，癌細胞の有無を確認する。
- このように**早期の腹膜播種の診断法，予測法**として腹腔内洗浄細胞診は有用とされている。
- 肉眼的な播種性結節を認めない場合でも，腹腔内洗浄細胞診が陽性であれば腹膜転移とみなされる。
- 胃癌取扱い規約（第13版）から，**腹腔内洗浄細胞診陽性はstage IV**として扱われるようになった。
- 一方，肉眼的播種結節を認める場合でも，**腹腔内洗浄細胞診の陽性率は約70%**である。
- 偽陰性の理由は**表1**が挙げられる。

表1 腹腔内洗浄細胞診における偽陰性の原因

洗浄液中の細胞量・細胞変性
炎症下では腹膜中皮細胞の核が拡大を生じるため，癌細胞との鑑別困難
肉芽による癌細胞の被覆
腹膜下のリンパ管を介した腹膜転移

知識3
胃癌における腹膜播種再発に対する治療法の基礎知識

- 胃癌の術後再発は腹膜播種が最も多く，予後がきわめて不良。
- 癌性腹膜炎では，腹水貯留，消化管閉塞，経口摂取不良，低蛋白血症などの合併により全身状態が不良であり，注意を要する。
- 現時点では**有効な治療法は確立してない**。
- メソトレキサート＋5-FUの5-FU単独に対する優越性はない。
- タキサン系薬剤，経口可能症例におけるS-1は奏効例が報告されている。
- 局所療法として持続温熱化学療法，マイトマイシン腹腔内投与，CDDP腹腔内投与などが報告されているが，効果は不十分。
- 胃癌の腹膜播種はPX/P0/P1（**表2**）に分類される（PX/P0-P3に分類される大腸癌と異なる，**表3**）。

表2 胃癌腹膜転移の分類

PX	腹膜転移の有無が不明
P0	腹膜転移を認めない
P1	腹膜転移を認める

［胃癌取扱い規約（第14版）より引用改変］

表3 大腸癌腹膜転移の分類

PX	腹膜転移の有無が不明
P0	腹膜転移を認めない
P1	近接腹膜にのみ，播種性転移を認める
P2	遠隔腹膜に少数の播種性転移を認める
P3	遠隔腹膜に多数の播種性転移を認める

［大腸癌取扱い規約（第8版）より引用改変］

診断と治療へのナビゲーション：知識の使いかた！

鉄則1 胃癌の腹膜播種再発の確定診断は，播種結節の病理診断，腹水細胞診，腹腔内洗浄細胞診。

鉄則2 腹水細胞診や腹腔内洗浄細胞診は潜在的な癌性腹膜炎の診断に有用であるが偽陰性が多い。

鉄則3 胃癌の腹膜播種再発の予後はきわめて不良で，有効な治療法は確立していない。

答え

▶本症例では，

1. 術後腸閉塞の際に，見つかった胃癌術後の腹膜再発（P1）である。
   ➡ 胃癌の腹膜播種はP0，P1の2分類（大腸癌の腹膜播種はP0－P3の4分類）。
2. 腹膜播種再発の確定診断には，播種結節の病理診断，腹水細胞診，腹腔内洗浄細胞診。
   ➡ 腹水細胞診や腹腔内洗浄細胞診は，潜在的な癌性腹膜炎の診断に有用であるが偽陰性が多い。
3. 腹水細胞診は陽性で，播種結節の病理結果は腺癌であった。
   ➡ 胃癌術後腹膜播種再発と診断 ➡ 治療はS-1/CDDP療法を行った。

[a]

発展問題
（問）胃癌術後腹膜播種再発について，正しいものに〇，誤ったものに×を示せ。

( ) 1. 胃癌術後の再発形式は高分化型腺癌であれば，肝転移再発が最多。
( ) 2. 進行胃癌に対する初回根治手術の際，腹水細胞診もしくは腹腔内洗浄細胞診は潜在的癌性腹膜炎の診断に有用である。
( ) 3. 腹膜再発に対してCDDP腹腔内投与は第一選択の治療法である。
( ) 4. 胃癌腹膜再発はPX/P0-P3に分類される。
( ) 5. 癌性腹膜炎に対する化学療法の適応は，全身状態を考慮して決める。

⇒「消化器外科専門医へのminimal requirements」の胃5（6）参照

正解	1	2	3	4	5
	×	〇	×	×	〇

6 心窩部痛を主訴に来院した患者

問題

60歳の男性。心窩部痛を認めたため，上部消化管内視鏡検査を受けたところ，胃癌（低分化腺癌）と診断され，手術を受けた。

内視鏡写真（図1），病理組織所見（図2：HE染色）およびEB virus-encoded RNA1に対する *in situ* hybridization（ISH法，図3）を示す。

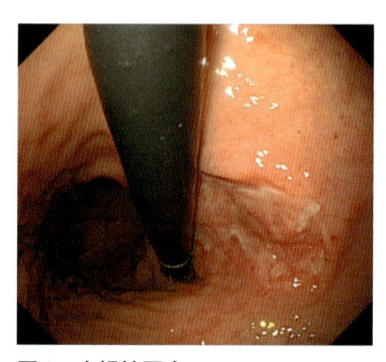

図1 内視鏡写真
（消化器外科専門医へのminimal requirementsより引用）

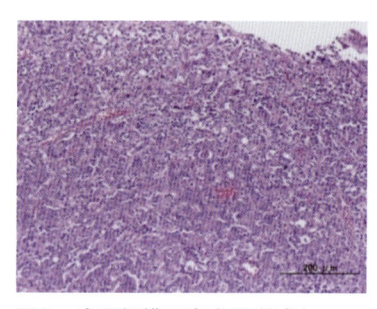

図2 病理組織写真（HE染色）

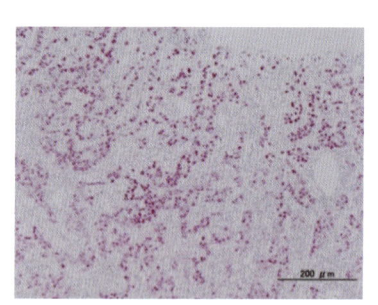

図3 病理組織写真（ISH法）

▶この疾患について誤っているものを選べ。

ⓐ 胃癌の約10％の頻度である。
ⓑ 上咽頭癌やBurkittリンパ腫と関連がある。
ⓒ 噴門部から胃体部に好発する。
ⓓ 粘膜下腫瘍様の形態を呈することがある。
ⓔ 予後不良である。

もっと勉強したい君へ 専門医試験問題：（22回公表設問12，23）

Goal！ 胃病変の内視鏡検査による鑑別診断ができるかを問う。
病理組織所見による診断が行えるかを問う。
➡ 特に，胃癌の特殊型に対する知識の使いかたが問われている。

病歴と画像からキーワードを読み取る！：与えられた情報の分析

1 内視鏡画像（図4）
- 胃体部小彎から噴門の不整な潰瘍性病変。
- 潰瘍周囲に周堤を認める（Borrman 2型）。

2 病理組織像（図2：HE染色）
- 低分化腺癌。
- リンパ球浸潤が多い。

3 病理組織像（図3：EBウイルス encoded RNA-1；ISH法）
- 胃癌細胞の核にEB virus-encoded small RNA-1のシグナルが認められる。 ➡ **EBウイルス関連胃癌**

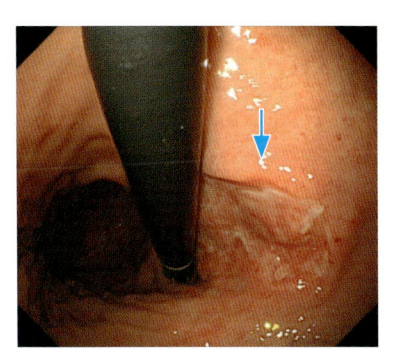

図4

必要な基礎知識：消化器外科専門医の知識のエッセンス

EBウイルス関連胃癌に関する必要な知識のリスト
- 知識1. EBウイルスとは？
- 知識2. EBウイルス関連胃癌の特徴
- 知識3. EBウイルス関連胃癌のトピックス

知識1　EBウイルスとは？
- Epstein-Barr virus（EBV）は，1964年に発見されたヘルペス科に属するウイルス。
- 伝染性単核球症の原因であるだけでなく，**Burkittリンパ腫**，**Hodgkinリンパ腫**，**上咽頭癌**などの発癌に関わっている。

知識2　EBウイルス関連胃癌の特徴
- 頻度：　　　**全胃癌の10％程度**
- 年齢：　　　比較的若年者に多い
- 性差：　　　男性に多い（男女比3：1）
- 好発部位：　噴門部〜胃体部
- 肉眼型：　　0-Ⅱc型が多い（進行すると粘膜下腫瘍様）
- 組織型：　　**低分化型が多い（リンパ球の増殖が特徴）**
- 確定診断：　*in situ* hybridization（ISH）法による胃癌組織中の**EBウイルスの証明**
- 予後：　　　**良好**

II 胃

知識3
EBウイルス関連胃癌のトピックス

- 噴門部から胃体部の胃粘膜萎縮境界近傍にEBウイルス関連胃癌は発生することが多い。
- ヘリコバクターピロリ菌検出率の高い胃粘膜からEBウイルス感染の頻度が高いとの報告がある（Hirano A, et al: Int J Gastrointest Cancer 2003）
  ⇒ EBウイルスは，**ヘリコバクターピロリと関連して，胃癌の発癌に関与している**可能性がある。

◆ EBウイルス関連胃癌は，日常診療では認識することが少ない疾患ではあるが，その頻度は全胃癌の10％と比較的高く，またヘリコバクターピロリ同様に発癌に大きく関与している可能性があり，癌発生の分野で注目されている疾患である。
  ⇒「消化器外科専門医」はその内容に関する知識が求められる！

診断と治療へのナビゲーション：知識の使いかた！

鉄則1 特殊な組織型を有する胃癌には，**EBウイルス関連胃癌とAFP産生胃癌**がある。

鉄則2 EBウイルス関連胃癌は，**全胃癌の10％**を占め，**リンパ球増殖を特徴**とする**低分化型腺癌**。

鉄則3 EBウイルス関連胃癌は，**ヘリコバクターピロリと関連**し，胃噴門部から胃体部の**胃粘膜萎縮境界近傍**に発生する。

鉄則4 EBウイルス関連胃癌の確定診断は，ISH法による**EBウイルスの証明**。

▶本症例では，

答え

1. 胃体部小彎から噴門にかかる病変で，生検で低分化腺癌と診断された。
2. HE染色所見 ➡ リンパ球の増殖を伴っている。
3. EB virus-encoded RNA1に対する *in situ* hybridization（ISH法）➡ **EBウイルス関連胃癌と診断**。

e ：EBウイルス関連胃癌は，全胃癌の中でも比較的予後は良好である。

発展問題
（問）この症例について，正しいものに○，誤ったものに×を示せ。

( ) 1. EBウイルスは，non-Hodgkinリンパ腫の発癌に関わっている。
( ) 2. EBウイルス関連胃癌は，比較的若年者に多い。
( ) 3. EBウイルス関連胃癌は，早期癌では0-Ⅱc型を呈することが少ないのが特徴である。
( ) 4. EBウイルスは，ヘリコバクターピロリ菌と関連して胃癌の発癌に関与するとの報告がある。
( ) 5. EBウイルス関連胃癌の確定診断はHE染色で行う。

⇒「消化器外科専門医へのminimal requirements」の胃5（2）参照

正解：1× 2○ 3× 4○ 5×

7 スクリーニング検査にて胃に異常を指摘された患者

問題

66歳の男性。2カ月前より心窩部の違和感を自覚していた。上部消化管内視鏡検査にて腫瘍性病変を認め（図1），病理像で図2のごとく所見を得た。胸腹部CTでは明らかな遠隔転移は認められなかった。

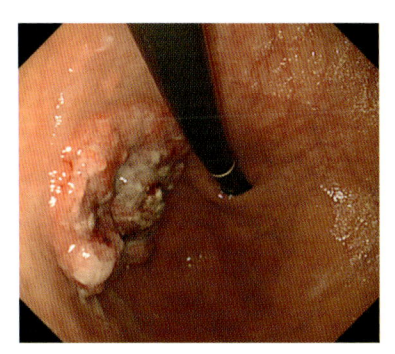

図1　上部消化管内視鏡像（自験例）

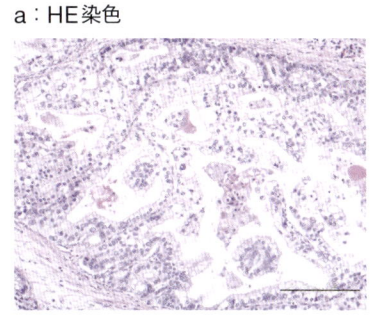

a：HE染色

b：AFP染色

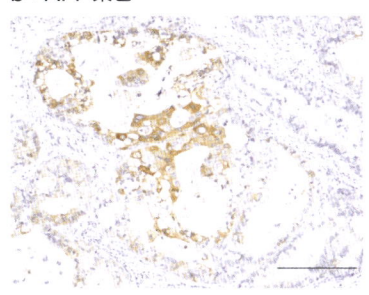

図2　病理組織像（自験例）
（「消化器外科専門医へのminimal requirements」より引用）

▶この疾患ならびに治療に関して，以下の選択肢より誤りを1つ選べ。

ⓐ 本症例では根治手術として胃全摘術を行う。
ⓑ 約30％の症例が初診時に肝転移を有している。
ⓒ 約80％の症例において血中AFPが高値を示す。
ⓓ 胃癌全体に占める割合は2〜5％である。
ⓔ 脈管浸潤傾向が強い。

Goal！　胃病変の内視鏡検査による鑑別診断ができるかを問う。
病理組織所見による診断が行えるかを問う。
➡ 胃癌の特殊型に対する知識の使いかたが問われている。

II 胃

病歴と画像からキーワードを読み取る！：与えられた情報の分析

1	内視鏡画像（図1）	● 胃上部小彎後壁に不整な潰瘍性病変。 ● 潰瘍周囲に周堤を認める（2型病変）。
2	組織像（図3a：HE染色）	● 明るい空胞状の細胞質と多形性に富む核をもつ腫瘍細胞が，不規則な管腔構造を形成している。 ● hepatoid adenocarcinoma。
3	組織像（図3b：AFP染色）	● 細胞の胞体内にAFPの産生が認められる。　　　　　　　　➡ **AFP産生胃癌**

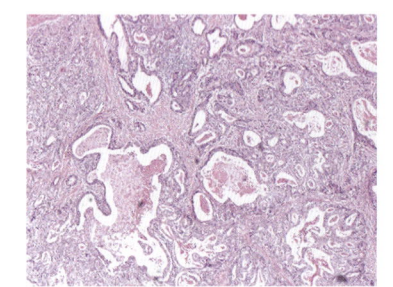

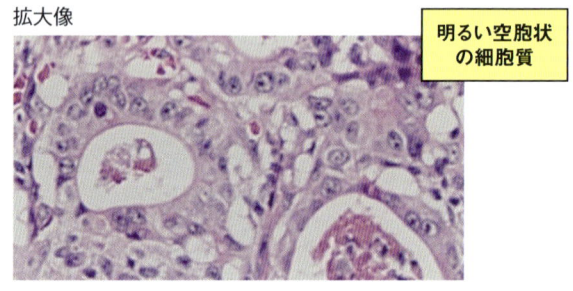

a：HE染色　　　　　　　　　　　　　　　拡大像　　　　　　　　　　　　明るい空胞状の細胞質

b：AFP染色　　　　　　　　　　　　　　　拡大像　　　　　　　　　　　　AFP染色陽性細胞

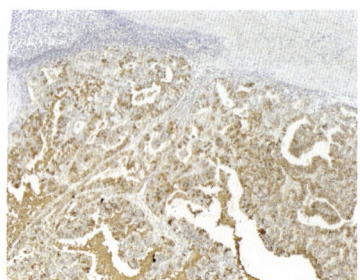

図3　病理組織写真

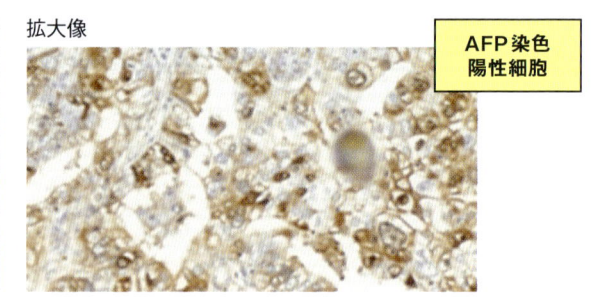

必要な基礎知識：消化器外科専門医の知識のエッセンス

AFP産生胃癌に関する 必要な知識のリスト	知識1．AFPとは何か？ 知識2．AFP産生胃癌の特徴 知識3．胃癌特殊型の鑑別疾患

知識1

AFP（α-fetoprotein）とは何か？

● AFPは胎児血清中に発見された分子量6.5〜7万の約4％の糖を含む蛋白である。
● 原発性肝癌，Yolk sack腫瘍などで高値を示す。

知識2
AFP産生胃癌の特徴

- 高分化型が多く，肉眼型は2型あるいは3型がほとんどを占める。
- 幽門前庭部に好発し，脈管浸潤傾向が強い（注：本問題では，病変の局在は胃上部）。
- 血中AFPが高値を示すのは5〜10％であり，非結合型が40〜50％を占める。
- アルブミン，トランスフェリン，プロトロンビンなどを産生する。
- 血中AFPは，コンカナバリンA（con A）結合性の高い肝細胞癌型である。
- 一般に進行胃癌で発見されることが多く，初診時に30％の症例が肝転移を有している。
- AFP産生胃癌肝転移巣の特徴として，
  ◉ 比較的血流が豊富，
  ◉ 血管造影では微細な血管が放射状に増生，
  ◉ 円形に一様に染まるいわゆる花火状濃染像がみられる。

知識3
胃癌特殊型の鑑別疾患

- 胃癌特殊型として，AFP産生胃癌とEBV関連胃癌の特徴を比較した（表1）。

表1　EBV関連胃癌とAFP産生胃癌の特徴

	EBV関連胃癌	AFP産生胃癌
概念	EBウイルスに感染した上皮細胞がモノクローナルに増殖したもの	AFP産生のメカニズムは不明
頻度（全胃癌中）	10％前後	2.0〜5.0％
性差	男性にやや多い	男性にやや多い
好発年齢	若年者に多い	60歳代
好発部位	噴門部〜体部	前庭部
肉眼型	Ⅱc型が多い	2型，3型がほとんどを占める
脈管侵襲	少ない	50％以上が高度脈管浸潤
分化度	低分化型が多い	分化型が多い
リンパ節転移率	少ない	約80％
遠隔転移	少ない	肝転移30〜70％
予後（5年生存率）	約70％	約20％
特徴的病理組織像	Lace pattern 間質に著明なリンパ球増殖	Hepatoid adenocarcinoma 胎児性癌

（消化器外科専門医へのminimal requirementsより引用）

II 胃

診断と治療へのナビゲーション：知識の使いかた！

鉄則1 胃癌の知っておきたい特殊型は，AFP産生胃癌とEBウイルス関連胃癌。

鉄則2 AFP産生胃癌の特徴は，①胃前庭部の2型，3型の分化型胃癌，②脈管浸潤傾向が強くリンパ節転移と肝転移が高頻度，③組織像はhepatoid adenocarcinoma。

鉄則3 AFP産生胃癌の診断は，HE染色とAFP免疫染色による組織診断。

▶本症例では，

答え

一般的な好発部位（胃幽門部）とは異なるものの，HE染色でhepatoid adenocarcinoma，AFPの免疫組織学的検討にてAFP産生癌細胞を確認 ➡ AFP産生胃癌と診断。

AFP産生胃癌の特徴として，
1 胃癌全体に占める割合は **2～5％程度** と頻度は少なく，進行した状態で発見されることが多い。
2 脈管浸潤傾向が強く，リンパ節転移率が高く，**初診時に30％の症例に肝転移** がある。
   ➡ そのため，予後が不良なことが特徴である。
3 AFP染色陽性細胞を有するものの，**血中AFPが高値を示すのは5～10％** である。
   ➡ 血清AFPが高値の場合，血清AFP値は胃癌の消長と相関を示し，術後マーカーとして指標となる。

本症例は，肝転移やリンパ節転移もなく，根治切除可能である。胃上部に病変は存在しており，根治術として胃全摘術（D2リンパ節郭清）を行う。

[c]

発展問題 （問）本症例について，正しいものに〇，誤ったものに×を示せ。

( ) 1. 統計学的に5年生存率は70％とされている。
( ) 2. 肝転移を認める場合，化学療法は行わずbest supportive careを行う。
( ) 3. 肝転移は予後規定因子である。
( ) 4. 大動脈周囲リンパ節に転移が認められても，積極的に切除を行う。
( ) 5. 術前の血清AFPが高値の場合，血清AFP値は胃癌の消長と相関を示す。

⇒「消化器外科専門医へのminimal requirements」の胃5参照

正解 1:× 2:× 3:〇 4:× 5:〇

8 心窩部不快感にて精査を受けた患者

問題

67歳の生来健康な男性。数日前より続く心窩部不快感のため近医受診した。上部消化管内視鏡検査を受け，胃癌を指摘された［生検結果，group V（tub2）］。治療目的にて紹介されてきた。胃透視では，胃体中部〜前庭部小彎後壁に長径10cmの2型病変を認めた。内視鏡写真（図1）とCT画像（図2）を示す。PET-CTでは遠隔転移を認めなかった。

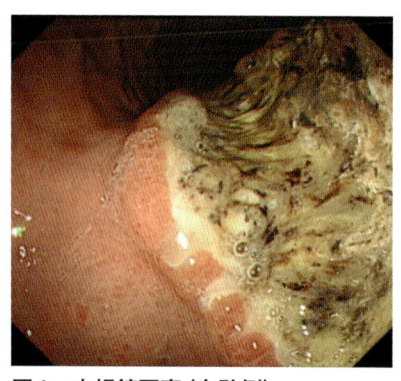

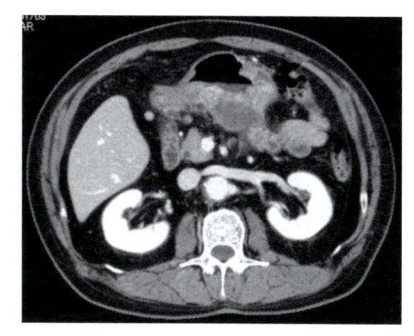

図1 内視鏡写真（自験例）

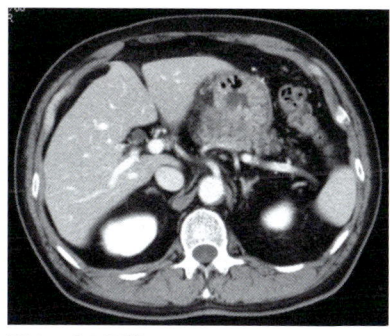

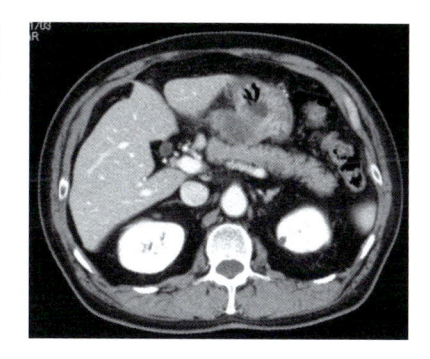

図2 CT画像

▶本症例に関して正しいものを1つ選べ。

ⓐ 本症例の5年生存率は，根治手術を行っても10％未満である。
ⓑ CT検査にて腹膜播種を疑う所見はないので，審査腹腔鏡は不要である。
ⓒ 膵臓浸潤を認めるため非切除と判断し，化学療法を行った。
ⓓ 膵体尾部合併切除を伴う胃全摘術（D2郭清）の適応である。
ⓔ 横行結腸間膜前葉までの浸潤であれば，T4b（SI）と診断する

Goal!
T4b（SI）胃癌の定義，術前診断，治療方針，予後に関する知識を問う。
➡ T4b（SI）胃癌に関する知識の使いかたを問う。

II 胃

病歴と画像からキーワードを読み取る！：与えられた情報の分析

1 内視鏡検査	● 胃体中部〜前庭部小彎後壁の長径10cmの**大型2型病変**。 ● 生検にてgroup V (tub2)。 ➡ **進行胃癌**
2 CT検査（図3）	● 肝転移・腹膜播種なし。 ● 膵臓浸潤（＋）横行結腸間膜浸潤の疑い（＋）。
3 PET-CT検査	● 遠隔転移なし。 ➡ **以上より，遠隔転移のないT4b（膵および横行結腸間膜）胃癌と診断。**

膵実質への浸潤　　　　横行結腸間膜への浸潤の疑い

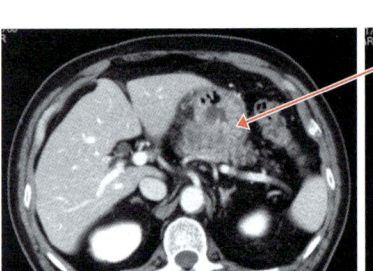

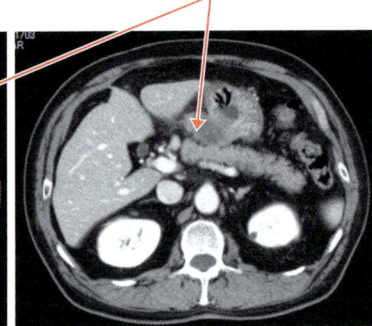

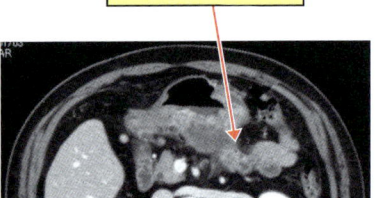

図3　CT画像

必要な基礎知識：消化器外科専門医の知識のエッセンス

T4b（SI）胃癌の診断と治療方針を決めるために必要な知識	知識1．T4b（SI）胃癌の定義 知識2．T4b（SI）胃癌の診断方法 知識3．T4b（SI）胃癌の治療戦略 知識4．T4b（SI）胃癌の予後

知識1 T4b（SI）胃癌の定義	● 癌の浸潤が直接他臓器まで及ぶもの：ただし，漿膜浸潤が大網・小網に及ぶもの＝T4a，横行結腸間膜内の血管・間膜後面に及ぶもの＝T4bである。 ［日本胃癌学会編：胃癌取扱い規約（2010年3月改訂［第14版］）より引用］ （＊TNM分類では，横行結腸間膜のみの浸潤はT4bとはみなさない。）
知識2 T4b（SI）胃癌の診断方法	● 腹部超音波検査・腹部CT・PET-CT検査・MRI検査：隣接する他臓器への直接浸潤をみる（＊dynamic CTのSI正診率は80％以上との報告あり）。 ● 超音波内視鏡検査（EUS）：深達度診断に加え，隣接臓器への浸潤をみる。 ● 腹部レントゲン・注腸造影検査：横行結腸への直接浸潤の有無をみる。

知識3	①T4b（SI）胃癌の標準治療（表1）：リンパ節転移の有無にかかわらず，**D2郭清を伴う定型手術＋浸潤臓器合併切除＋術後補助化学療法**である。
T4b（SI）胃癌の治療戦略	⇒ 浸潤臓器合併切除は，原発巣が胃の周辺臓器に直接浸潤し，これらの他臓器を合併切除することにより治癒が望める場合にのみ行う。
	②T4b（SI）胃癌に対する術前化学療法：臨床研究としての治療法。
	● 術後化学療法に比べ，より強力な化学療法が施行可能であるため奏効率が高率である。
	● ダウンステージやR0切除率の向上，腫瘍縮小による他臓器合併切除の回避などが期待できる。
	（＊術前化学放射線療法：ごく一部の施設で臨床研究として行われているのみ）

表1 T4b（SI）胃癌に対する標準治療

	N0	N1（1～2個）	N2（3～6個）	N3（7個以上）
T4b（SI）	ⅢB 定型手術＋合併切除補助化学療法（p Stage ⅢB）	ⅢB 定型手術＋合併切除補助化学療法（p Stage ⅢB）	ⅢC 定型手術＋合併切除補助化学療法（p Stage ⅢC）	ⅢC 定型手術＋合併切除補助化学療法（p Stage ⅢC）

（胃癌治療ガイドライン医師用2010年10月改訂より引用改変）

知識3	● SI胃癌の5年生存率は，26.5％
T4b（SI）胃癌の予後	● 膵合併切除した場合の5年生存率は，膵尾部で34％，膵頭十二指腸切除術で26％程度である（表2）。

表2 主な合併切除臓器別の5年生存率

合併臓器	5年生存率
腹壁	11.7％
膵頭十二指腸切除	25.7％
横行結腸間膜	31.3％
膵尾部	34.1％
肝臓	36.1％
横行結腸	40.2％
脾臓	50.2％
卵巣	53.5％
小腸	57.1％

（胃がん学会全国登録解析結果報告－2005年手術症例より引用）

診断と治療へのナビゲーション：知識の使いかた！

鉄則1 T4b（SI）胃癌に対する合併切除の適応は，①遠隔転移がないこと，②腹膜播種がないこと，③（患者QOLを低下させずに）R0の手術が可能な局所進行胃癌，に限る。

答え

▶ 本症例は,

1 胃体中部〜前庭部の大型2型病変,
2 膵実質・横行結腸間膜への直接浸潤(+),
3 遠隔転移を伴わない**T4b(SI,膵実質,横行結腸)胃癌**である。

➡ 腹膜播種がなければ,膵体尾部・横行結腸(間膜のみの可能性もあり)合併切除を伴う胃全摘術(D2郭清)+術後補助化学療法が,標準治療である。

ⓐ:根治手術にて治癒が望める症例であり,その際の5年生存率は25〜35%と考えられる。
ⓑ:腹膜播種の有無を確認するため,正診率の高い審査腹腔鏡は有用である。
ⓒ:膵臓・横行結腸間膜浸潤胃癌であるが,遠隔転移・腹膜播種はないのでR0手術可能と判断。
ⓓ:正解
ⓔ:横行結腸間膜前葉までの浸潤であれば,取扱い規約上はT4b(SI)とはならない。

[ⓓ]

発展問題
(問)この症例に関連して,正しいものに〇,誤ったものに×を示せ。

( ) 1. dynamic CTによる胃癌の術前他臓器浸潤の正診率は,60%程度である。
( ) 2. 審査腹腔鏡にて腹膜播種があれば,根治手術の適応にならない。
( ) 3. 術後の病理診断にて,他臓器への浸潤は認めなかったため,補助化学療法は省略した。
( ) 4. 術前化学放射線療法は,禁忌である。
( ) 5. 胃癌が膵頭部に浸潤している場合,膵合併切除術は禁忌ではない。

⇒「消化器外科専門医へのminimal requirements」の胃5(4),(5),(6)参照

正解 1:× 2:〇 3:× 4:× 5:〇

9 上腹部痛を主訴に来院した患者

問題

69歳の男性。上腹部痛を主訴に来院。上部消化管内視鏡検査を行ったところ，胃角部小彎に潰瘍性病変を認めた。

内視鏡写真（図1）と同時に行った腹部CT検査（図2）を示す。後日行ったPET-CTでは腸間膜およびダグラス窩に異常集積を認めた。

血液検査所見：赤血球357万/μL，Hb 11.2g/dL，血小板28万/μL，CEA 3,520 ng/mL，CA 19-9 110単位。

経口摂取は可能であった。

図1　内視鏡写真（自験例）

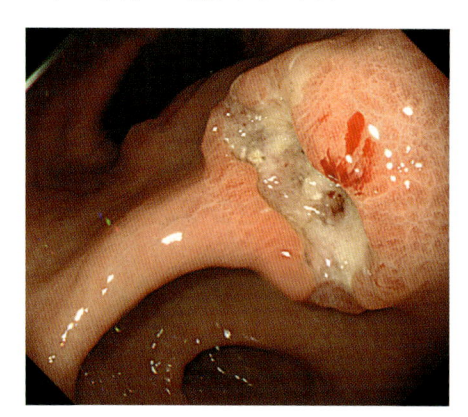

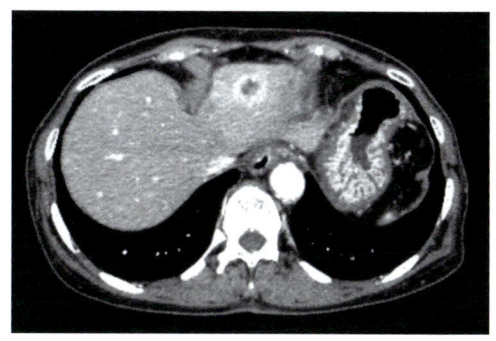

図2　CT像

▶治療方針として正しいものを1つ選べ。

ⓐ 胃切除術と肝切除術（減量手術）を施行した後，化学療法を行う。
ⓑ SPIRITS試験の結果から，S-1+Paclitaxelの化学療法を行う。
ⓒ ToGA試験により，分子標的治療薬の有用性が明らかになった。
ⓓ 二次治療ではCPT-11を用いた化学療法が推奨される。
ⓔ 化学療法により腫瘍径の長径の和が20％以上減少したためPRと判断した。

もっと勉強したい君へ　専門医試験問題：（22回公表設問27）

Goal! 遠隔転移を伴った進行胃癌に対する治療方針を，正しく判断できるかを問う。
➡ まず，胃癌化学療法における知識の使いかたが問われている。次に，化学療法の治療効果判定の知識の有無が問われている。

II 胃

病歴と画像からキーワードを読み取る！：与えられた情報の分析

1 内視鏡画像	● 胃角部小彎後壁側の周堤を伴った潰瘍性病変。	➡ **進行胃癌（2型）の可能性が高い**
2 CT画像	● 肝外側区域に腫瘍辺縁が造影効果（ring enhance）を示す腫瘍性病変（図3）。	➡ **肝転移あり**
3 病歴	● PET-CTで腸間膜，ダグラス窩に異常集積。	➡ **腹膜播種転移がある可能性高い**
	● Hb 11.2 g/dL，経口摂取は可能であった。	➡ **出血なく経口摂取可能であり，姑息的手術は必要ない**

図3

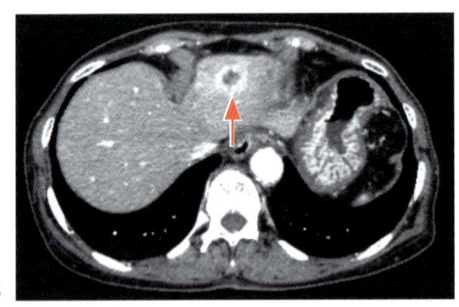

必要な基礎知識：消化器外科専門医の知識のエッセンス

切除不能・再発胃癌に対する治療方針を決めるために必要な知識のリスト

- **知識 1.** 胃癌化学療法の適応
- **知識 2.** 胃癌化学療法のエビデンス（知っておくべき臨床試験）
- **知識 3.** 化学療法の治療評価（RECIST）

知識1 胃癌化学療法の適応

- 切除不能進行・再発症例。
- 非治癒切除（R2）症例。
- 全身状態が比較的良好（PS 0-2）。
- 術後補助化学療法。
  - 胃癌肝転移は，切除可能であっても**化学療法が第一選択**。
  - 減量手術（reduction surgery）は，現在明らかなエビデンスはなく，ガイドライン上は，臨床研究の位置付けである（近年，化学療法のみと化学療法＋減量手術を比較する日韓合同臨床試験が実施されたが，有意差なしで中止）。
  - 術前補助化学療法（neoadjuvant chemotherapy；NAC）も現在は明らかなエビデンスはなく，臨床研究の位置付けである。
  - 術後補助化学療法は，わが国の**ACTS-GC試験**の結果より，stage Ⅱ，Ⅲ症例でS-1の1年間の内服治療が標準である。

知識2 切除不能・再発胃癌に対する化学療法のエビデンス（知っておくべき臨床試験，表1）

- 第一次治療では**S-1＋CDDP**が推奨される。**二次治療が生存率を延長させるとするエビデンスはない。**
- 胃癌の化学療法は，**実際の臨床試験名やその結果の知識が専門医には求められる！**

表1

臨床試験	結果	臨床応用
SPIRITS試験	S-1単剤にCDDPの上乗せ効果を証明	S-1＋CDDPを推奨
ToGA試験	分子標的治療薬（Trastuzumab）の上乗せ効果を証明	HER2陽性胃癌に対するTrastuzumabの併用

（日本胃癌学会編：胃癌治療ガイドライン2010年10月改訂［第3版］，金原出版，東京，2010より引用改変）

知識 3
化学療法の治療評価（RECIST）

RECISTとは…Response Evaluation Criteria in Solid Tumors（WHOの効果判定基準）
　⇒現在は Revised RECIST guideline（version 1.1）に準拠する。
CR（complete response）：すべての標的病変の消失かつ標的または非標的にかかわらずリンパ節短径が10mm未満
PR（partial response）：標的病変の長径の和が30％以上減少
PD（progressive disease）：標的病変の長径の和が20％以上増加または5mm以上の増加，新病変の出現
SD（stable disease）：PR，PD以外

● 胃癌にかかわらず，専門医には，**化学療法の治療効果判定にRECISTを利用する能力が求められる！**

（日本胃癌学会編：胃癌治療ガイドライン2010年10月改訂［第3版］，金原出版，東京，2010より引用改変）

診断と治療へのナビゲーション：知識の使いかた！

鉄則1　肝転移を有する胃癌の治療は，**化学療法**が第一選択。

鉄則2　切除不能胃癌に対する化学療法（第一次治療）のレジメンは，**S-1＋CDDP**。

鉄則3　化学療法の効果判定は，**RECIST**で行う。

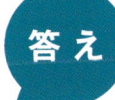

答え

▶本症例では，

肝転移を伴った進行胃癌であり，腹膜播種も存在する可能性が高い。

ⓐ：減量手術のエビデンスはなく，現在臨床試験中である。
ⓑ：SPIRITS試験は，S-1にCDDPの上乗せ効果を証明した臨床試験である。
ⓓ：二次治療が生存率を延長させるエビデンスはない。
ⓔ：長径の和が30％以上減少した場合にPRと判定する。

［ⓒ］

発展問題　（問）この症例について，正しいものに○，誤ったものに×を示せ。

（　）1. 術前化学療法（NAC）を行い，その後肝転移が消失した場合に切除を行うのが標準的である。
（　）2. SPIRITS試験は，5FU/CDDP（FP療法）に対するS-1＋CDDPの非劣性が証明された臨床試験である。
（　）3. カペシタビン＋CDDP＋Trastuzumab療法（XP＋Herceptin®）は，S-1＋CDDP療法に対する非劣性が証明された。
（　）4. RECISTは，胃癌だけでなく他の固形癌でも利用される治療評価法である。
（　）5. RECISTでは，新病変が出現しても標的病変に変化なければSDとなる。

⇒「消化器外科専門医への minimal requirements」の総論12（6），13（1），胃5（4），（6）参照

正解	1	2	3	4	5
	×	×	×	○	×

1 胃切除・B-Ⅰ再建の術後4日目の発熱

問題

69歳の男性。慢性腎不全に対し，透析中である。

進行胃癌に対し，D2郭清を伴う幽門側胃切除術を施行。術後1日目より飲水を開始し，術後3日目より流動食の摂取を開始したところ，術後4日目に38℃台の発熱と上腹部痛を認めた。術後5日目に行った術後上部消化管造影写真（図1）とその後のCT画像（図2）を示す。

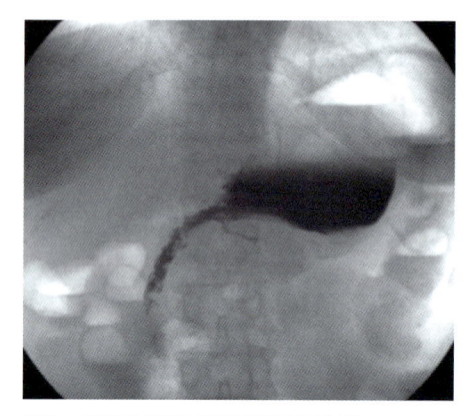

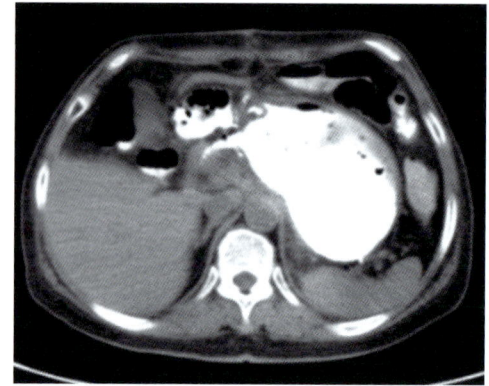

図1　術後上部消化管造影（自験例）　　図2　CT像

▶誤っているものを1つ選べ。

ⓐ 食事を絶食とする。
ⓑ 吻合部からの造影剤の漏出を認める。
ⓒ ドレナージの手段を考慮する。
ⓓ 再手術による再建のやり直しが第一選択である。
ⓔ 第XIII因子の測定を行う。

もっと勉強したい君へ　専門医試験問題：（8回公表設問12）

Goal！　胃切除術後の合併症の診断とその治療方針に関する知識の使いかたを習得する。

病歴と画像からキーワードを読み取る！：与えられた情報の分析

1 病歴
- 術後1日目に飲水開始。 ➡ 手術直後は問題なし
- 術後3日目に流動食開始，4日目に発熱・腹痛あり。 ➡ 食事摂取に関係した発熱・腹痛

2 術後上部消化管造影所見およびCT画像所見
- 吻合部から腹腔内への造影剤の漏出あり（図3，4矢印）。 ➡ 術後縫合不全の診断確定

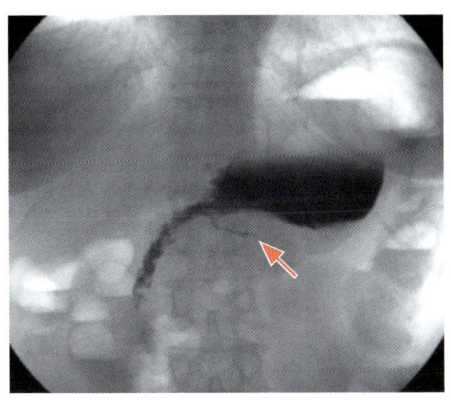

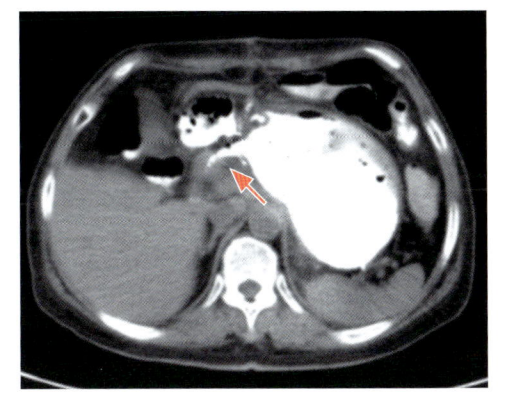

図3

図4

必要な基礎知識：消化器外科専門医の知識のエッセンス

術後縫合不全の診断と治療方針を決めるために必要な知識のリスト

- 知識1. 縫合不全の危険因子
- 知識2. 縫合不全の時期と徴候
- 知識3. 縫合不全の診断方法
- 知識4. 縫合不全の治療方法

知識1

縫合不全の危険因子（表1）

- 縫合不全の危険因子は，全身的因子，局所因子，吻合手技の3点である。

表1　縫合不全の危険因子

全身的因子	・低栄養，低酸素，貧血 ・基礎疾患（慢性疾患）：心・肺・肝・腎疾患，糖尿病，第XIII因子欠乏・低下 ・投薬加療中：ステロイド，抗癌剤，免疫抑制薬
局所因子	・血行障害：高度リンパ節郭清，十二指腸球部の過剰な剥離，密な縫合（静脈のうっ滞） 　＊縫合不全は動脈よりも静脈が問題となる ・吻合部の内圧上昇：吻合部狭窄や大きな残胃による残渣物 ・吻合部の過緊張：体上部の病変，高度癒着による牽引による残渣物 ・吻合部の感染，膵液瘻，癌の遺残
吻合手技	・技術上の問題

知識 2
縫合不全の時期と徴候（表2）

- 術後3〜5日目が，最も吻合部の血流が低下し，抗張力も低下する時期である。
  ⇒ **majorな縫合不全は，術後4〜5日目に発生することが多い**（minorな縫合不全は，7〜14日目に腹腔内膿瘍として診断されることもある）。

表2 縫合不全の徴候

全身的所見	・発熱（術後体温の再上昇，3〜4日目より持続する弛張熱），頻脈 ・血液検査所見：白血球上昇，CRP高値 ・レントゲン検査：胸水貯留，腸管麻痺（亜イレウス）
局所所見	・腹部所見：腹痛，圧痛，腹満⇒悪化すれば腹膜刺激徴候，筋性防御 ・ドレーン：排液の増加，胆汁成分の混入，食物残渣の排出

知識 3
縫合不全の診断方法

- 上部消化管造影：診断に最も有用。吻合部からの造影剤（ガストログラフィン）の漏出を認める。
- 腹部超音波検査・腹部CT：minor leakageのため，造影検査にて縫合不全が証明できないときに有用。また，腹腔内膿瘍の有無や他疾患の鑑別にも有用。

知識 4
縫合不全の治療方法（表3）

- 治療の基本は，①**腹膜炎の限局化**，②**膿瘍（瘻孔）治療**，③**全身管理**である。

表3 縫合不全の治療

局所的治療	①初期： ドレナージ ➡ ①術後ドレーンの変更（太さ，位置，種類，吸引方法） 　　　　　②新たなドレナージ：エコー下・CT下ドレナージ，外科的手術 ②後期（2〜3週後）： 膿瘍腔洗浄，瘻孔化 ➡ 閉鎖へ（フィブリン糊・クリップ閉鎖等）
全身的治療	・絶食，高カロリー輸液 ・DIC治療，多臓器不全治療 ・抗菌薬投与（ドレーン排液の細菌培養必要） ・第XIII因子製剤投与（瘻孔閉鎖目的）

診断と治療へのナビゲーション：知識の使いかた！

鉄則1 胃切除術の術後4〜5日目の発熱は，縫合不全の徴候である。

鉄則2 縫合不全の確定診断には，術後消化管造影検査と腹部CT（超音波）検査が有用である。

鉄則3 縫合不全の治療は，①腹膜炎の局在化，②膿瘍（瘻孔）治療，③全身管理，である。

答え

▶本症例では，

1. 透析中の進行胃癌手術症例 ➡ 縫合不全の危険因子を有する症例に対し，D2郭清を伴う胃切除術
2. 経口摂取開始後の術後4日目に発熱。上部消化管透視にて吻合部から腹腔内への造影剤の漏出。 ➡ **術後縫合不全の診断確定**。
3. 治療は，絶食と漏出した消化液を腹腔内に貯留させないための十分なドレナージが基本。
4. 外科的手術は，ドレナージが不十分な場合に，十分なドレナージを行う目的にて考慮する治療法。 ➡ 再建のやり直しは，ドレナージに付加することもあるが，第一選択ではない。
5. 第XIII因子の測定は，その後の瘻孔閉鎖を目的とした後期治療の際に必要である。

[**d**]

発展問題 （問）この症例について，正しいものに〇，誤ったものに×を示せ。

( ) 1. ドレーンからの排液の細菌培養検査は有用である。
( ) 2. 良好なドレナージが出来ていれば，その後の瘻孔造影は不要である。
( ) 3. 手術時のドレーンからのドレナージが良好であれば，ドレーンの追加は不要である。
( ) 4. 縫合不全に対し保存的治療開始後，3週間経過。内視鏡検査は禁忌である。

⇒「消化器外科専門医へのminimal requirements」の胃3（2）参照

正解	1	2	3	4
	〇	×	〇	×

1. 胃切除の既往，味覚鈍麻や四肢のしびれを訴えた患者

問題

57歳の男性。6年前に進行胃癌の診断にて胃全摘術（T2, N1, stage ⅡA）を受けた。再建はRoux-en Y法にて行われている。以後，再発の徴候なく経過していた。1カ月前より，ときどき四肢のしびれを感じ，2週間前より，味覚鈍麻や舌の疼痛が出現したため，外来受診となった。末梢血液検査では，赤血球数321万/μL，Hg 10.9g/dL，Ht 36.5%，MCV 118fL，MCH 39.0pg，白血球4,300/μL，血小板22万/μLであった。

生化学検査では，LDH 170 IU/L，総ビリルビン0.7mg/dL，血清鉄110μg/dL，TIBC 255μg/dL（基準値253〜365μg/dL），ビタミンB_{12}は132pg/mL，葉酸は10.8ng/mL（基準値2.4〜9.7ng/mL）であった。

▶次のうち，<u>誤ったもの</u>を1つ選べ。

ⓐ 大球性高色素性貧血である。
ⓑ 胃幽門側切除術後より，胃全摘術後に高頻度に生じる。
ⓒ 胃切除後，数か月から生じる。
ⓓ Castle因子の欠乏が関与している。
ⓔ DNAの合成障害を生じている。

もっと勉強したい君へ 専門医試験問題：（15回公表設問11）

Goal! 胃切除後の遠隔合併症の病態について問う。
➡ 胃切除後6年目に発症した「貧血」について，知識の使いかたを学ぶ。

病歴と画像からキーワードを読み取る！：与えられた情報の分析

1 病歴	● 胃全摘術（Roux-en Y）後6年目。 ● 1ヵ月前より四肢の神経障害，2週間前より味覚鈍麻 → 栄養障害（欠乏症）
2 血液検査	● 貧血（+），MCV↑（基準値83～101），MCH↑（基準値28.2～34.7） → 大球性高色素性貧血
3 生化学検査	● 血清鉄（正常域内，基準値50～200），ビタミンB_{12}↓（基準値249～938），葉酸↑ → ビタミンB_{12}欠乏症

必要な基礎知識：消化器外科専門医の知識のエッセンス

胃全摘術後の貧血に対する治療に必要な知識のリスト

- 知識1. 胃切除後に生じる貧血の鑑別
- 知識2. 胃切除後に生じる貧血の発生機序
- 知識3. 胃切除後に発生した貧血に対する治療

知識1 胃切除後に生じる貧血の鑑別（表1）

● 胃切除術後の貧血には，①鉄欠乏性貧血と②巨赤芽球性貧血がある。

表1

	鉄欠乏性貧血	巨赤芽球性貧血
発生までの期間	3年以降 （術後数カ月のこともある）	4～10年（5年以降） （ビタミンB_{12}の貯蔵量は数年分）
貧血のパターン	小球性低色素性貧血	大球性高色素性貧血
機序	鉄の吸収障害（胃酸分泌低下 ⇒Fe^{3+}還元低下のため）	内因子（Castle因子，胃体・底部）の欠落によるビタミンB_{12}欠乏
随伴症状	舌炎・口内炎・舌の萎縮・ 食道狭窄感・さじ状爪	舌の疼痛・味覚鈍麻・ 四肢のしびれ・末梢神経障害

知識2 胃切除後に生じる貧血の発生機序（表2）

● 胃切除後の貧血は，胃部分切除の35％，胃全摘術の70％に生じる。
● 胃切除後の貧血に関係する欠乏症は，鉄欠乏症（材料不足）とビタミンB_{12}欠乏症（DNA合成阻害）。

1. 鉄代謝
● 十二指腸・空腸の2価金属イオントランスポーターのDMT-1（Nramp2）により吸収（胃酸により3価⇒2価）。

2. ビタミンB_{12}代謝
● ビタミンB_{12}は，肝臓に5mg貯蔵。術後150pg/mL以下で貧血が発症。枯渇に4年かかる。
● 胃体部・胃底部の壁細胞から分泌されるCastle内因子と結合して，回腸末端で吸収（胃切除後や萎縮性胃炎で生じることがある）。
● ビタミンB_{12}欠乏症は，幹細胞のDNA合成障害を生じる（赤血球の大小不同やHowell-Jolly小体，過分葉好中球）。

表2

		鉄		ビタミンB$_{12}$
		ヘム鉄	非ヘム鉄	
吸収	胃	↓	↓ $Fe^{3+} \Rightarrow Fe^{2+}$	Castle内因子＋ビタミンB$_{12}$ ↓
	十二指腸 空腸	吸収（2価金属イオンのトランスポーターで あるDMT-1による吸収）		↓
	回腸（末端）	—	—	吸収
貯留		肝貯蔵鉄 血清鉄，ヘム鉄		肝臓（約5mg） 計算上4年で枯渇
1日必要量		約1mg/日		血中濃度150pg/mL以下で貧血症状
補充療法		経口100〜150mg/日（ビタミンCが促進）		筋注1,000μg 経口1,000〜2,000μg

知識3
胃切除後に発生した貧血に対する治療（表2）

- 鉄欠乏性貧血には，鉄剤の経口投与（ビタミンCは，腸管内2価鉄を増加させ，吸収を促進する）。
- 以前は，ビタミンB$_{12}$欠乏症には，ビタミンB$_{12}$の筋注（内因子欠乏のため）が推奨されていたが，内因子を介しない吸収機構の存在がわかり，経口投与も行われる（貧血改善後も1年ごとに1クール投与する）。
- 鉄欠乏とビタミンB$_{12}$欠乏が共存する際には，まず，ビタミンB$_{12}$の補充から行う（DNA障害なので）。

診断と治療へのナビゲーション：知識の使いかた！

鉄則1 胃切除後貧血は，①鉄欠乏性貧血と②ビタミンB$_{12}$欠乏性貧血。

鉄則2 胃切除後貧血の原因鑑別は，①発症時期，②貧血パターン，③随伴症状。

▶本症例では，

答え
1. 胃全摘術後6年目の貧血。➡ 鉄欠乏性貧血，ビタミンB$_{12}$欠乏貧血を考慮
2. 貧血は，大球性高色素性貧血。➡ 鉄欠乏性貧血は否定的
3. 随伴症状は，味覚鈍麻，四肢神経障害。➡ ビタミンB$_{12}$欠乏性貧血の症状
4. 鉄欠乏や葉酸欠乏は併存していない。➡ 鉄欠乏性貧血や葉酸欠乏性貧血は否定的（葉酸欠乏は，ビタミンB$_{12}$同様，DNA障害を引き起こすが，胃切除後には生じにくい）
5. ビタミンB$_{12}$が低値。➡ **ビタミンB$_{12}$欠乏性貧血と診断**

発展問題 （問）この症例について，正しいものに〇，誤ったものに×を示せ。

（ ）1. 1,000μgのビタミンB$_{12}$を経口で投与開始した。
（ ）2. 末梢血の検鏡にて，赤血球にHowell-Jolly小体が観察された。
（ ）3. 末梢血の検鏡にて，白血球には異常を認めない。
（ ）4. ビタミンB$_{12}$だけではなく，鉄剤も経口にて投与することが望ましい。
（ ）5. 貧血が改善した後は，症状が出現しない限り，ビタミンB$_{12}$の投与は不要である。

⇒「消化器外科専門医へのminimal requirements」の胃6参照

正解 | 1 | 2 | 3 | 4 | 5 |
| 〇 | 〇 | × | × | × |

食後の気分不良，腹痛，動悸を訴える患者

問題

62歳の男性。胃体中部から上部におよぶ広範な0-Ⅱc病変（sig）に対し，腹腔鏡補助下胃全摘術（D2リンパ節郭清），Roux-en Y法による再建術を受けた。術後5日目より流動食を開始，術後2週間目の現在，分割食を食べている。この2週間，食後30分後に，一過性の気分不良，腹痛，動悸が出現し，1時間ほどで症状が軽快するということを，しばしば経験してきた。術前に心疾患は指摘されておらず，動悸時の心電図は心拍数110回／分，調律に明らかな不整は認めていない。また下血や貧血も認めていない。

▶この疾患の治療法として正しい組み合わせを選べ。

① 低蛋白食を摂取させる。
② 糖質の多いものを間欠的に摂取させる。
③ 時間をかけて食事を行うよう指導する。
④ 抗コリン薬を投与する。
⑤ 消化管運動改善薬を投与する。

ⓐ ①，②　**ⓑ** ①，③　**ⓒ** ②，④　**ⓓ** ①，⑤　**ⓔ** ③，④

もっと勉強したい君へ　専門医試験問題：
（20回公表設問24），（12回公表設問15），（平成22年教育集会テスト胃2）

Goal！ 胃全摘術を受けた患者の食後早期の気分不良，腹痛，動悸
➡ 診断とその治療選択のための知識の使いかたを問う。

II 胃

病歴と画像からキーワードを読み取る！：与えられた情報の分析

1 病歴
- 胃体上部にかかる広範な 0-Ⅱc 病変（sig）に対する腹腔鏡補助下胃全摘術（Roux-en Y 吻合）後。 ➡ 残胃なし，Roux-en Y 吻合
- 食後早期の動悸（+），リズム不整なし。 ➡ 食後の洞性頻脈
- 食後早期の腹痛，気分不良。 ➡ 腹痛は一過性で食事を契機とした自律神経症状
- 明らかな下血や貧血を認めない。

必要な基礎知識：消化器外科専門医の知識のエッセンス

胃切除後，食後一過性の腹痛や動悸に対する診断と治療に必要な知識のリスト	知識 1. 胃切除後，食後一過性の腹痛を主訴とする原因 知識 2. 胃切除後ダンピング症状の発生機序 知識 3. 早期ダンピングと後期ダンピングの診断と治療

知識 1　胃切除後，食後一過性の腹痛を主訴とする原因
- 胃切除後，食後一過性の腹痛を主訴とする原因は，ダンピング症候群，吻合部狭窄，Roux-en Y 症候群，癒着性亜イレウス（吻合部潰瘍，胆石発作）。
- 胃切除後の食後一過性の腹痛の原因としては，ダンピング症候群の頻度が最も高い。
- 胃切除後の胆石発生率は 20〜30% であるが，有症状の胆石症の頻度は低い。

知識 2　胃切除後ダンピング症状の発生機序

1. 早期ダンピング（食後 30 分）
- 高浸透圧性の食物が小腸内に大量に流入。
  ⇒ 蠕動亢進，血管内の高張性脱水，血管運動反射。
  ⇒ 発汗，動悸，めまい，脱力感，失神，悪心・嘔吐，腹部膨満感，腹痛など自律神経症状。

2. 後期ダンピング（食後 2〜4 時間）
- 急激な糖吸収・血糖上昇。
  ⇒ GLP-1 (glucagon-like peptide-1)，GIP (gastric inhibitory peptide) の分泌が増加。
  ⇒ インスリンの大量分泌，グルカゴンの分泌抑制。
  ⇒ 低血糖症状。

知識 3
早期ダンピングと後期ダンピングの診断と治療（表1）。

表1　早期ダンピングと後期ダンピングの比較

	早期ダンピング	後期ダンピング
発生頻度	10〜20%	1〜5%
症状発生時間	食後30分以内	食後2〜4時間
症状	腹痛・嘔吐・頻脈・めまい（自律神経症状）	低血糖症状（発汗・頻脈・痙攣）
症状持続時間	1〜2時間	30〜40分間
機序	上部小腸のhyperosmolality（高張脱水），血管運動反射	インスリンとGLP-1の過剰分泌による低血糖
関連する生理物質	消化管ホルモン（セロトニン，ブラジキニン，ヒスタミン，GLP-1　など）	インスリンとGLP-1の過剰分泌
頻度	広範囲胃切除術では10〜20% 加齢とともに頻度は減少 残胃が小さいものほど頻度は高い	—
治療	食事療法（高蛋白・高脂肪・低糖質食，少量頻回摂食；食事療法で改善しないのは1%），食事中の飲水制限 副交感神経阻害薬（抗コリン薬），セロトニン・ヒスタミン・ブラジキニン拮抗薬 ＊消化管運動改善薬やα遮断薬は用いない！	食事療法（高蛋白・高脂肪・低糖質食），少量頻回摂食 αグルコシダーゼ阻害薬
手術	吻合口の縮小・B-Ⅱ法からB-Ⅰへの変更術	なし

（消化器外科専門医へのminimal requirementsより引用）

診断と治療へのナビゲーション：知識の使いかた！

鉄則1　ダンピング症候群の診断は，①食後発症の時期，②一過性，③自律神経症状や低血糖症状の有無。

鉄則2　ダンピング症候群に対する食事療法は，高蛋白，高脂肪，低糖質食。

鉄則3　早期ダンピングに対する薬物は，抗コリン薬とセロトニン・ヒスタミン・ブラジキニン拮抗薬，後期ダンピングには，αグルコシダーゼ阻害薬。

II 胃

答え

▶本症例では，

1. 広範な 0-Ⅱc 病変（sig）に対する腹腔鏡補助下胃全摘術後
   - ➡ 残胃なし，Roux-en Y 再建，
   - ➡ **ダンピング症候群をきたしやすい。**
2. 食後早期の動悸，リズム不整なし ➡ **食後早期の一過性の自律神経症。**
3. 術後2週間，ときどき食後早期の腹痛，気分不良 ➡ 嘔気・嘔吐なし
   - ➡ **Roux-en Y 症候群や癒着性亜イレウスは否定的。**
4. 明らかな下血や貧血を認めない ➡ 出血による症状ではない。
   - ＊「胃切除後の食後発症」，「一過性」，「自律神経症状」 ➡ **早期ダンピング症候群と診断。**
5. 早期ダンピング症候群の治療は，食事療法（高蛋白，高脂肪，低糖質食）。
6. 早期ダンピング症候群の薬物療法は，抗コリン薬とセロトニン・ヒスタミン・ブラジキニン拮抗薬。

[e]

発展問題　(問) ダンピング症候群について，正しいものに○，誤ったものに×を示せ。

( ) 1. 食後早期のダンピング症状に対し，αグルコシダーゼ阻害薬を用いた。
( ) 2. 食後後期のダンピング症状に対し，高脂肪食を開始した。
( ) 3. 難治性の早期ダンピング症候群に対し，手術療法を考慮した。
( ) 4. 食後早期のダンピング症候群に対し，食事中の飲水摂取を促した。
( ) 5. 早期ダンピング症候群の発生は，加齢とともに減少する。

⇒「消化器外科専門医へのminimal requirements」の総論3（4），胃3（2），6（1）参照

正解　1.× 2.○ 3.○ 4.× 5.○

胃切除後に体重減少と下痢を訴えた患者

問題

72歳の男性。2年前に胃癌に対して手術を施行した。定期受診の際に，慢性的な下痢と体重減少について相談してきた。

食欲はあるが，右上腹部に膨満感が出現するため摂取量は少なく，食後に胆汁を混じた嘔吐（噴水状）を生じることもある。

上部消化管X線造影像（図1）を示す。

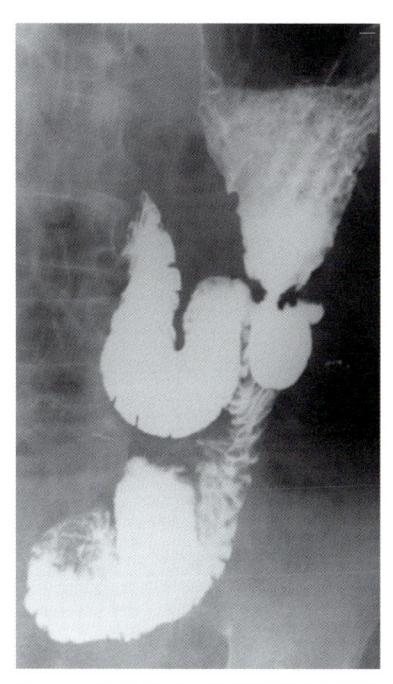

図1 上部消化管X線造影像（自験例）

▶次のうち正しいのはどれか。

① 再建術式が影響している。
② 脂肪の吸収障害を認める。
③ 再手術の適応である。
④ 食後の自律神経症状が著明に出現する。
⑤ 治療は腸管内細菌叢のコントロール。

ⓐ ①，②，③　　**ⓑ** ①，②，⑤　　**ⓒ** ①，④，⑤　　**ⓓ** ②，③，⑤　　**ⓔ** ③，④，⑤

Goal !
胃切除後の遠隔合併症の病態について問う。
➡ 胃切除後障害（輸入脚症候群）の病態について，知識の使いかたを学ぶ。

Ⅱ 胃

病歴と画像からキーワードを読み取る！：与えられた情報の分析

1 病歴
- 胃切除後2年。
- 下痢，体重減少。 ➡ 栄養障害（吸収不良）
- 右上腹部の膨満感，食後の噴水状嘔吐。 ➡ 通過障害

2 上部消化管X線造影像（図2）
- Billroth Ⅱ法による再建，Braun吻合なし。
- 造影剤の輸入脚への流入，輸入脚の拡張（図2）。 ➡ 輸入脚症候群の可能性あり

図2

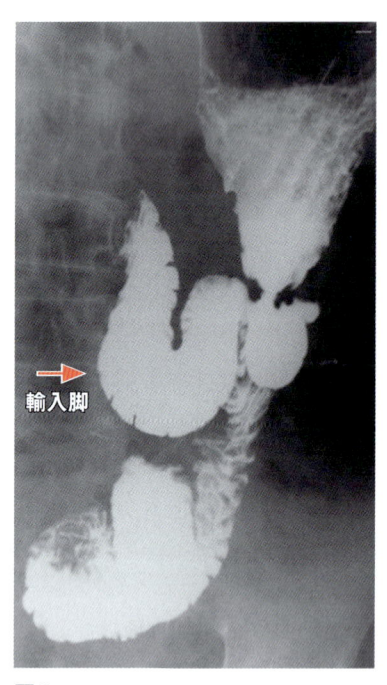

必要な基礎知識：消化器外科専門医の知識のエッセンス

胃切除後の体重減少，下痢に対する診断・治療に関して必要な知識のリスト

知識1. 胃切除後の下痢（特にBillroth Ⅱ再建後の下痢）の原因
知識2. 輸入脚症候群の種類と特徴
知識3. 輸入脚症候群の治療

知識1
胃切除後の下痢の原因

- 食物が短時間で小腸に流れ込むことにより，**ダンピング症状**や消化不良を生じ，下痢を起こす。
- 消化不良は，術後の**胃酸の減少**や，**再建に伴う通過経路の変更**による**消化管ホルモンの分泌の変化**によって生じる。
- 迷走神経切離により，胃排出の変化，小腸，胆道系が影響を受ける。**幹迷走神経切離後で20%，選択的迷走神経切離後で6%，選択的近位迷走神経切離後で4%**に下痢が発生する。
- BillrothⅡ法では**胆汁酸と膵リパーゼと摂取脂肪の混合が不良**となり，**脂肪便**となることがある。輸入脚症候群では，**腸内細菌により輸入脚内で胆汁酸が脱抱合**され，脂肪，脂溶性ビタミンの吸収障害が助長され，脂肪便が増悪する。

知識2
輸入脚症候群の種類と特徴

- 輸入脚症候群の多くは，**BillrothⅡ法**にて生じる。
- **輸入脚と残胃空腸吻合部の通過障害**によって生じる（急性と慢性がある）。（表1）。

表1

	急性輸入脚症候群	慢性輸入脚症候群
原因	圧迫などによる吻合部や輸入脚の急な閉塞	輸入脚が長く捻転・屈曲・癒着による通過傷害，吻合部の狭窄（輸入脚の一過性の閉塞や狭窄）
発症時期	術直後より2週間以内	術後数年でも生じる
症状	急性腹症・ショックで来院することがあり（輸入脚の壊死・穿孔） 上腹部激痛，上腹部腫瘤（拡張腸管） 無胆汁性嘔吐（閉塞のため） 黄疸・高アミラーゼ血症（急性膵炎）	食後1時間以内の上腹部膨満感，上腹部痛 胆汁混入物の噴水状嘔吐（輸入脚の圧上昇による） ときに黄疸・貧血 盲係蹄症候群（blind loop症候群）＊ ⇒ 吸収不良
手術適応	輸入脚の壊死・穿孔が疑われるとき	保存的治療に抵抗し，栄養障害があるとき

＊盲係蹄症候群（腸内細菌叢異常増殖症候群）

- 腸管の解剖学的あるいは機能的異常のため，腸内容の停滞，腸内細菌叢の増殖，吸収不良を示す。
- ①腸内細菌による抱合型胆汁酸の脱抱合 ⇒ ミセル形成悪化 ⇒ **脂肪や脂溶性ビタミン（A，D，E）の吸収障害**。
- ②腸内細菌による**ビタミンB_{12}の消費**
- 症状は，**体重減少，脂肪便，ビタミンA，D欠乏症**（ビタミンKは細菌により産生），**巨赤芽球性貧血**を示す。
- 検査は，呼気試験（細菌代謝の水素や炭酸ガス），**Schilling試験**（ビタミンB_{12}の吸収試験），腸管造影。

知識3
輸入脚症候群の治療

- 低脂肪食・高蛋白・高炭水化物（⇒ 脂肪便の治療）。
- 手術により，BillrothⅡ法→Roux-en Y法への変更。またはBraun吻合の付加を行う。

診断と治療へのナビゲーション：知識の使いかた！

鉄則1 胃切除術（BillrothⅡ再建）の術後患者の下痢は，①ダンピング症候群，②輸入脚症候群による脂肪便，③消化不良によるもの，を考える。

鉄則2 急性輸入脚症候群は，輸入脚の急な閉塞（無胆汁性嘔吐）による急速な輸入脚内圧上昇 ⇒ ①上腹部激痛（輸入脚虚血症状），②壊死・穿孔によるショック，③急性膵炎。

鉄則3 慢性輸入脚症候群は，輸入脚の一過性の閉塞や狭窄による輸入脚内の腸液のうっ滞・細菌繁殖 ⇒ ①上腹部膨満感（通過障害），②内圧上昇時の噴水状嘔吐，③盲係蹄症候群（脂肪便）。

▶本症例では，

答え

1. 問題文 ➡ 慢性的下痢，体重減少，右上腹部膨満感（通過障害）と摂食不良，食後の噴水状嘔吐。➡ 通過障害を伴う慢性下痢 ➡ 盲係蹄症候群（ダンピング症候群は否定的）。
2. 上部消化管X線造影像 ➡ BillrothⅡ法による再建，Braun吻合なし。造影剤の輸入脚への流入，輸入脚の拡張 ➡ 輸入脚の狭窄 ➡ BillrothⅡ法後の慢性輸入脚症候群と診断。

[a]

発展問題 （問）この症例について，正しいものに〇，誤ったものに×を示せ。

( ) 1. 輸入脚に流入した造影剤は，長期間停滞する。
( ) 2. 高脂肪食の摂取を勧めた。
( ) 3. αグルコシダーゼ阻害薬を開始した。
( ) 4. ビタミンB_{12}の投与を開始した。
( ) 5. 再手術を行い，Braun吻合を付加した。

⇒「消化器外科専門医へのminimal requirements」の胃6（1）参照

正解 1:〇 2:× 3:× 4:× 5:〇

1 人間ドックの検査にて胃の異常を指摘された患者

問題

62歳の男性。元来健康であった。年1回，定期的に上部消化管内視鏡検査を受けてきた。今回，人間ドックで受けた上部消化管内視鏡検査にて，胃体下部大彎に浅い陥凹病変を指摘された。迅速ウレアーゼ試験ではピロリ菌感染陽性であり，CT検査では，異常を認めなかった。内視鏡写真（図1）と組織（HE染色，図2）を示す。

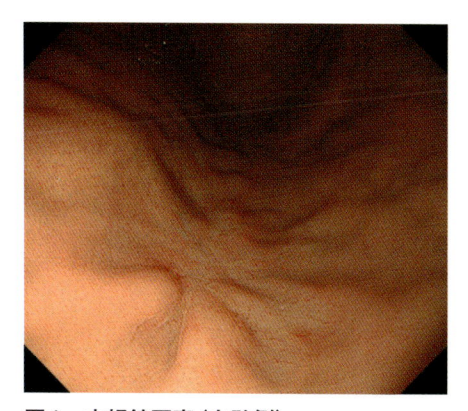

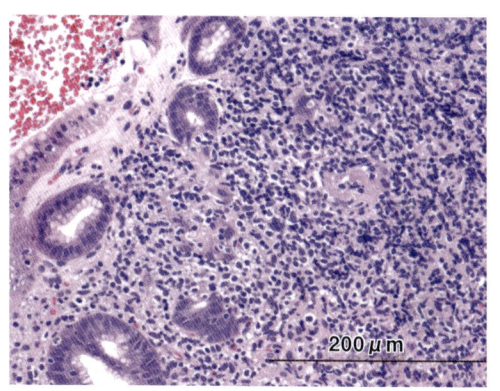

図1　内視鏡写真（自験例）

図2　病理組織像
（消化器外科専門医へのminimal requirementsより引用）

▶この疾患について誤っているものを選べ。

ⓐ 粘膜内のリンパ濾胞の辺縁帯から発生した腫瘍である。
ⓑ 周囲との境界は不明瞭な病変が多い。
ⓒ 内視鏡所見として蚕食像はみられない。
ⓓ 第一選択として内視鏡的治療を行う。
ⓔ 除菌治療が奏効することが多い。

もっと勉強したい君へ　専門医試験問題：（21回公表設問29）（14回公表設問14）

Goal !　胃の浅い陥凹性病変の鑑別診断を問い，その病態と適切な治療方針を問う。
➡ 早期胃癌（0-Ⅱc）と胃MALTリンパ腫の鑑別点と治療法の違いについて知識の使いかたを学ぶ。

II 胃

病歴と画像からキーワードを読み取る！：与えられた情報の分析

1 病歴
- ピロリ菌感染陽性。

2 内視鏡画像
- 胃体下部大彎。
- ひだの集中を伴う浅い陥凹病変（ひだは中心に向かって凹のやせを示すが，全周性に追えない）。
  - ひだの途絶や蚕食像もない。
  - 周囲との境界は不明瞭。
  - 陥凹面に不整な凹凸はない。

➡ 鑑別診断は，胃MALTリンパ腫，早期胃癌（0-Ⅱc）

3 組織図
- 小〜中型の核がくびれた細胞が粘膜上皮腺管を破壊，浸潤する（図3，矢印）。

➡ 胚中心細胞に類似した細胞が粘膜，粘膜下層で増殖

図3

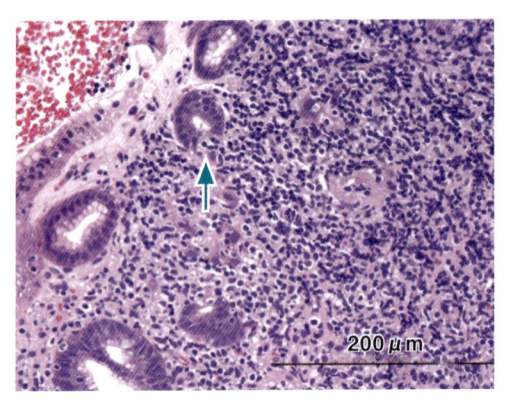

必要な基礎知識：消化器外科専門医の知識のエッセンス

胃MALTリンパ種の鑑別診断と治療方針決定のための必要な知識のリスト	知識1. 内視鏡検査による早期胃癌（0-Ⅱc）との鑑別診断
	知識2. 胃MALTリンパ腫の基礎知識（組織像，治療法など）

知識1

胃MALTリンパ腫と陥凹型早期胃癌の鑑別診断（表1）

表1

	MALTリンパ腫	早期胃癌（Ⅱc）
内視鏡像	胃悪性リンパ腫・佐野分類の表層型が多い 境界は不明瞭・不連続 均一な凹凸，びらん 蚕食像（−）	表面陥凹 境界明瞭・連続性 凹凸不整，インゼル やせ，中断，蚕食像（＋）
発生	粘膜内のリンパ濾胞の辺縁帯	粘膜の腺組織
組織像	胚中心細胞類似細胞（CCL）の増殖	異型細胞の浸潤
治療	除菌，放射線療法，化学療法	内視鏡的切除，手術

知識2
胃MALTリンパ腫の治療方針

1．限局期MALTリンパ腫で，*H.pylori*陽性患者
- 除菌治療が第一選択：プロトンポンプ阻害薬，アモキシシリン，クラリスロマイシン．

2．除菌治療抵抗症例
①肉眼型が，腫瘤形成型を中心とした粘膜下成分を含む隆起型を呈する症例
②深達度が筋層以深
③diffuse large cell lymphomaの成分を有する
④領域リンパ節以上の転移を有する（Stage進行症例）
⑤*H. pylori*陰性症例
⑥t（11：18）染色体転座および融合遺伝子API2-MALT1の発現
⑦その他の染色体転座症例などの特徴を有する症例

3．除菌治療抵抗症例に対する二次治療（現在，標準治療は存在しない）
限局期：放射線（30Gy）もしくは手術療法（現在主流ではない）
進行期：化学療法（リツキシマブ，CHOPなど）

診断と治療へのナビゲーション：知識の使いかた！

鉄則1　「胃の浅い陥凹病変」の鑑別診断は，胃MALTリンパ腫と早期胃癌（0-Ⅱc）．

鉄則2　「胃MALTリンパ腫」の特徴的な組織型は，①比較的均一な胚中心細胞類似細胞（CCL）の粘膜内・粘膜下層での増殖，②粘膜上皮腺管の破壊・浸潤像．

鉄則3　「胃MALTリンパ腫」の治療の第一選択は，*H.pylori*菌の除菌治療（除菌治療抵抗例もあり）．

答え ▶本症例では，

1 内視鏡検査でfoldの集中を伴う浅い陥凹性病変 ➡ 粘膜，粘膜下層に主座をおく病変である．
2 内視鏡所見，組織所見 ➡ **知識1より胃MALTリンパ腫と診断する**．
3 限局期MALTリンパ腫の治療 ➡ **除菌療法が第一選択の標準治療**．

[d]

発展問題　（問）この疾患について，正しいものに〇，誤ったものに×を示せ．

（　）1．第一選択の除菌治療はプロトンポンプ阻害薬，アモキシシリン，メトロニダゾールである．
（　）2．胃に限局した病変であり，除菌治療が奏効しないときは化学療法を行う．
（　）3．進行期病変の化学療法ではリツキシマブやCHOP療法が検討される．
（　）4．*H.pylori*陰性例は除菌治療抵抗性である．
（　）5．除菌治療抵抗性には染色体転座や遺伝子異常が関係する症例がある．

⇒「消化器外科専門医へのminimal requirements」の胃4（3）参照

正解	1	2	3	4	5
	×	×	〇	〇	〇

13 スクリーニングにて胃の異常を指摘された患者①

問題

78歳の女性。検診の上部消化管内視鏡検査にて，胃に長径20mmの病変（図1）を指摘された。特に症状はなく，全身状態は良好である。生検組織のc-kit染色にて図2のような所見を得た。胸腹部CTにて，明らかな異常所見を認めていない。

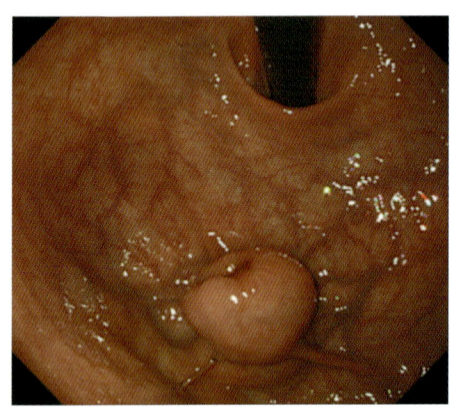

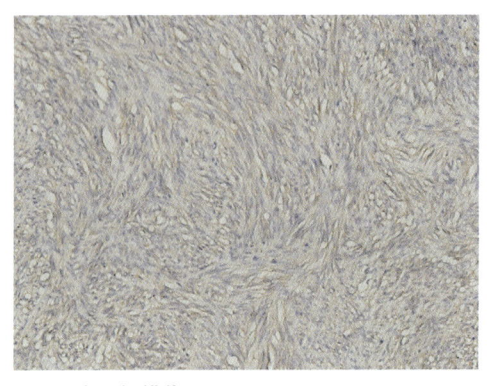

図1 内視鏡像（自験例）

図2 病理組織像

▶この疾患について正しいものを選べ。

ⓐ 粘膜下層の細胞から発生する。
ⓑ KIT陰性である。
ⓒ Cushion sign陽性である。
ⓓ 術前にイマチニブ投与を行う。
ⓔ 手術は胃局所切除術を選択する。

もっと勉強したい君へ 専門医試験問題：
（20回公表設問2）（14回公表設問15）（7回公表設問7）

Goal！ 胃粘膜下腫瘍の鑑別診断とその基礎知識，治療選択のための知識の使いかたを問う。

病歴と画像からキーワードを読み取る！：与えられた情報の分析

1 内視鏡画像（図3）
- 胃穹隆部の粘膜下腫瘍（←正常粘膜に覆われる，bridging fold）。
- 長径20mm。
- 中心に陥凹あり（矢印）。　　➡ **脂肪腫は否定的**

2 組織図（図4）
- 紡錘形の核（図4）を有する細長い細胞の錯綜配列。
- kit陽性。　　➡ **GIST**

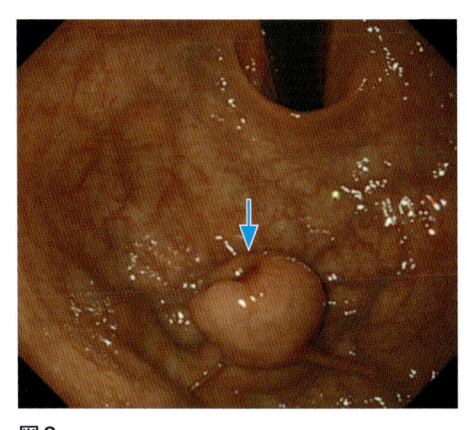

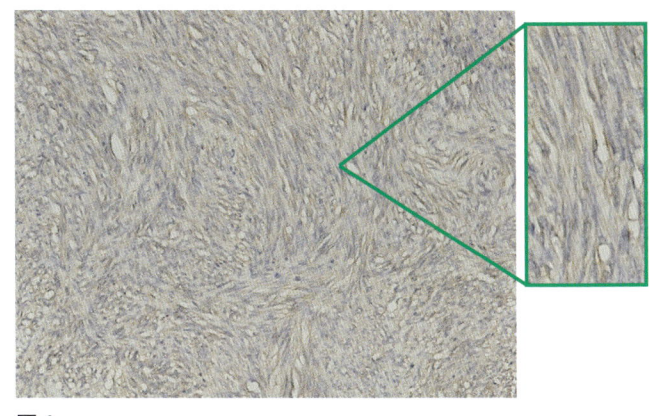

図3　　　　　　　　　　　　　　　図4

必要な基礎知識：消化器外科専門医の知識のエッセンス

胃粘膜下腫瘍の治療方針決定のための必要な知識のリスト	
	知識 1. 胃粘膜下腫瘍の鑑別診断
	知識 2. GISTの定義と確定診断
	知識 3. 胃GISTの治療方針

知識1　胃粘膜下腫瘍の鑑別診断

- 胃粘膜下腫瘍と鑑別すべき腫瘍は，
  ① 非上皮性腫瘍として間葉系腫瘍（GIST，平滑筋腫瘍，神経系腫瘍），悪性リンパ腫，脂肪腫，脂肪肉腫，血管原生腫瘍など，
  ② 上皮性腫瘍；粘膜下腫瘍の形態をとる上皮性腫瘍（癌，カルチノイド，未分化癌，低分化腺癌，転移性腫瘍など），
  ③ 非腫瘍性病変として囊腫，異所性膵，炎症性線維性ポリープなど。
- 胃粘膜下腫瘍と鑑別しなければならない比較的頻度の高い病変の内視鏡所見を表1に示す。

表1　胃粘膜下腫瘍様形態を呈する疾患の内視鏡的所見の特徴

内視鏡的所見	GIST	粘膜下腫瘍様癌	悪性リンパ腫	脂肪腫	カルチノイド腫瘍
2cm以下で中心陥凹（delle）あり	○	○	○	×	○
潰瘍形成	○	○	○	×	○
Cushon sign陽性例が多い	×	×	×	○	×
bridging foldの集中，ひだと対側のひだとの連続性	○	×	○	○	○
耳介様の辺縁隆起を伴うことが多い	×	×	○	×	×
多発性	×	×	○	×	○

（消化器外科専門医へのminimal requirementsより引用）

II 胃

知識 2
GISTの定義と確定診断

- GIST（gastrointestinal stromal tumor）の定義
  - 消化管筋層に存在するカハールの介在細胞（interstitial cell of Cajal；ICC）由来の腫瘍。KIT and/or CD34を発現する。
- 術前の確定診断法
  - 組織診断（超音波内視鏡ガイド下生検）。
- 免染による消化管間葉系腫瘍の鑑別（図5）。
- KIT陽性であればGISTと診断。
- KIT陰性，CD34陽性の多くはGISTであるが，solitary fibrous tumorもCD34陽性となるため鑑別を要す。
- GISTのKIT陽性率は95%以上，CD34陽性率が70〜80%。
- KIT陰性，CD34陰性でdesmin陽性なら平滑筋腫瘍，S-100蛋白が陽性なら神経原性腫瘍。
- KIT，CD34，desmin，S-100蛋白のいずれも陰性か，CD34のみ陽性の場合は，c-kitやPDGFRA遺伝子の突然変異検索がGIST診断に有用となる。

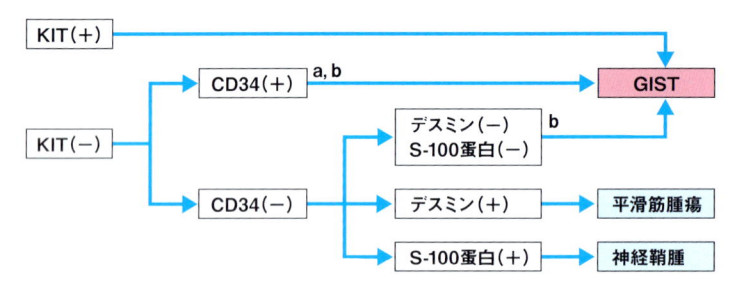

a：このようなパターンを示す腫瘍にはsolitary fibrous tumorがあり，鑑別を要する。
b：このようなケースの診断には，c-kitやPDGFRA遺伝子の突然変異検索が有用となる。

図5 消化管間葉系腫瘍鑑別のアルゴリズム

[日本癌治療学会・日本胃癌学会・GIST研究会編：GIST診療ガイドライン（第3版），2014より引用改変]

知識 3
胃GISTの治療方針

- 病理組織学的に診断がつき，切除可能であれば外科切除が第一選択。
- 原則として部分切除であり，予防的，系統的リンパ節郭清は不要。
- GISTに対する腹腔鏡下手術は5cm以下であれば安全であるが，5.1cm以上は被膜損傷の可能性が高く推奨されない。
- 肉眼的断端陽性の場合は追加切除を考慮すべき。
- 摘出標本の病理組織検査において高リスク（表2）またはclinically malignantであった場合は，4〜6カ月のCTフォローまたはイマチニブによる術後補助化学療法。
- 再発GISTに対する手術療法の適応は，局所再発や一部の切除可能な肝転移。
- 切除不能例は400mg/日のイマチニブによる治療が第一選択。
- イマチニブの術前補助療法の有用性は明らかではなく，臨床試験の結果を待つべきである。

表2 GISTのリスク分類（いわゆるFletcher分類，NIHコンセンサス分類）

	大きさ (cm)	核分裂像数 (/50HPFs)
超低リスク	<2	<5
低リスク	2〜5	<5
中リスク	<5 5〜10	6〜10 <5
高リスク	>5 >10 Any	>5 Any >10

(Fletcher, et al, 2002)
［日本癌治療学会・日本胃癌学会・GIST研究会編．GIST診療ガイドライン【第2版補訂版】，2010年より引用改変］

診断と治療へのナビゲーション：知識の使いかた！

鉄則1 胃粘膜下腫瘍の鑑別診断は，GIST，粘膜下腫瘍様癌，悪性リンパ腫，脂肪腫，カルチノイド腫瘍。

鉄則2 「胃GIST」の確定診断は，超音波内視鏡ガイド下生検材料によるKIT陽性。

鉄則3 「胃GISTに対する治療方針」は，切除可能例は外科的局所切除，切除不能例はイマチニブ。

答え

▶本症例では，

1 内視鏡所見では，胃穹窿部に中心陥凹を有する単発の胃粘膜下腫瘍の存在。
2 組織所見では，紡錘形の核を有する細長い細胞の錯綜配列を認め，kit陽性。
　➡ よって診断は**胃GIST**。
3 CTでは，他臓器浸潤や転移はなく，胃局所切除術の適応。
4 術前補助化学療法としてのイマチニブ投与はエビデンスに乏しい。

[e]

発展問題

（問）本症例について，正しいものに○，誤ったものに×を示せ。

( ) **1.** 本腫瘍は，enterochromaffin-like cell (ECL) に由来する。
( ) **2.** 胃局所切除は，laparoscopy endoscopy cooperative surgery (LECS) にて行った。
( ) **3.** 摘出標本の検索で核分裂像が10個/50視野，2cmのGISTの悪性度であり，中リスクと判断した。
( ) **4.** 術後，イマチニブを用いた補助化学療法を考慮すべきである。
( ) **5.** 術後は，1年の1回CT検査でフォローする。

⇒「消化器外科専門医へのminimal requirements」の胃5（8）参照

正解	1	2	3	4	5
	×	○	○	×	×

II 胃

13 スクリーニングにて胃の異常を指摘された患者②

問題

50歳の男性。元来健康であった。健診の胃透視検査で異常を指摘され受診。上部消化管内視鏡検査を行ったところ、胃体部粘膜は萎縮性変化が強く、胃体上部前壁に9mm大の隆起病変を認めた。内視鏡写真（図1）と生検組織（HE染色、図2）を示す。

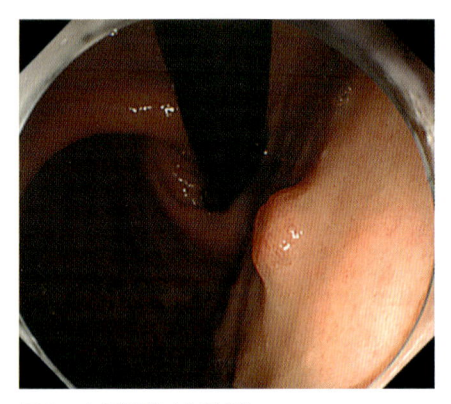

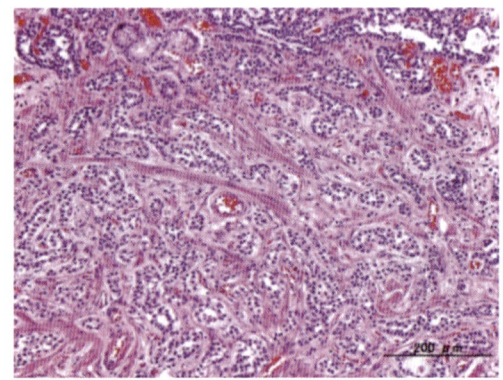

図1　内視鏡像（自験例）　　図2　病理組織像

（図1，2とも「消化器外科専門医へのminimal requirements」より引用）

▶この疾患について誤っているものを１つ選べ。

ⓐ 粘膜下層に存在する細胞由来の病変である。
ⓑ 腫瘍の発生に萎縮性胃炎に伴う高ガストリン血症が関与している。
ⓒ 超音波内視鏡検査が診断に有用である。
ⓓ リンパ節郭清を伴う胃切除術の適応である。
ⓔ 1cm以下の病変であれば、リンパ節転移頻度は10％以下である。

もっと勉強したい君へ　専門医試験問題：（16回公表設問27）

Goal! 胃粘膜下腫瘍の鑑別診断と治療選択について問う
→ 胃粘膜下腫瘍（特に胃GIST）や胃カルチノイドについての知識の使いかたを習得する。

病歴と画像からキーワードを読み取る！：与えられた情報の分析

1 内視鏡画像
- 胃体上部（胃底腺領域）。
- 長径9mm。
- 半球状の隆起病変（正常粘膜に覆われて立ち上がっている → 粘膜下腫瘍）。
- 隆起の中心に陥凹。

➡ 鑑別診断は，胃カルチノイド，GIST，早期胃癌

2 組織図
- 核異型の乏しい小型の均一な細胞。
- 策状，腺房状の配列。

➡ 神経由来の細胞を考える

必要な基礎知識：消化器外科専門医の知識のエッセンス

胃粘膜下腫瘍の鑑別診断と治療方針決定のための必要な知識のリスト

- 知識1. 胃カルチノイドの基礎知識（分類，リンパ節転移頻度など）
- 知識2. 内視鏡検査による胃粘膜下腫瘍に対する鑑別診断
- 知識3. 胃カルチノイドの治療方針

知識1
胃カルチノイドの基礎知識

1．発生
- 胃体部に広く分布するenterochromaffin-like cell（ECL）に由来する。
- 高ガストリン血症が，ECL細胞の腫瘍化に関与すると考えられている。

2．内視鏡像
- 1cm以下の小ポリープ状あるいは粘膜下腫瘍様隆起が多い。
- 中央に陥凹を有することが多い。
- ときに2cmを超えるまで発育する。

3．組織
- 核異型の乏しい小型の均一な細胞が策状，リボン状，充実結節状，ロゼット状，腺房状などの配列を示す。
- クロモグラニンA，CD56（NCAM）などの神経内分泌細胞マーカーの免疫染色にて確認する。

4．分類
① type 1：A型萎縮性胃炎に伴うもの。
- 胃酸分泌低下⇒ネガティブフィードバック⇒高ガストリン血症，予後良好。

② type 2：多発性内分泌腫瘍症MEN1型やZollinger-Ellison症候群に合併する。
- まれである（基礎疾患がもともと少ないため）。

③ type 3：高ガストリン血症を背景としない特発性。
- 予後不良。

5．リンパ節転移頻度
［深達度］m：0％，sm：24％，mp：35％，ss：55％，se：92％。
［腫瘍径］1cm以下：8.2％，1.1〜2cm：24.2％，2.1〜3cm：34.4％，3.1〜4cm：55.6％。

知識2
胃カルチノイドとGISTの鑑別診断（表1）

II 胃

表1

	カルチノイド	GIST
発生	粘膜下層	筋層
部位	胃体部	胃体上部～体中部
内視鏡像	1cm以下の半球状隆起が多い	大きさはさまざま
超音波像	第2,3層の低エコー腫瘤	第4層の不均一エコー腫瘤
背景の特徴	萎縮性胃炎が比較的多い	特になし
リンパ節転移	比較的多い	少ない

(消化器外科専門医へのminimal requirementsより引用)

知識3　胃カルチノイドの治療方針（Glliganらが提唱する治療指針）

1. 高ガストリン血症を背景としたtype Ⅰ，Ⅱの場合
   - 腫瘍径1cm未満で総個数が3～5個以下 ⇒ 内視鏡切除。
   - 腫瘍径1cm以上あるいは総個数が3～5個以上 ⇒ 手術による切除（幽門側胃切除や局所切除）。
2. 特発性のtype Ⅲの場合
   - リンパ節郭清を伴う胃切除。

診断と治療へのナビゲーション：知識の使いかた！

鉄則1　「胃粘膜下腫瘍」の鑑別診断は，①早期胃癌（上皮性），②胃GIST，③胃カルチノイド。

鉄則2　「胃カルチノイドの治療方針」は，①萎縮性胃炎（高ガストリン血症）の有無，②病変の大きさ，③病変の個数，で決まる。

答え

▶本症例では，

1. 正常粘膜に覆われる ➡ 粘膜下に主座をおく病変（早期胃癌は否定的）である。
2. 内視鏡所見：組織所見 ➡ 知識1より胃カルチノイドと診断する。
3. 病変は**単発性**で**大きさ1cm未満** ➡ **type 1**であり，予後は良好。**A型萎縮性胃炎**（胃体部胃炎）を伴う。**内視鏡的切除**を検討する。

[d]

発展問題

（問）この症例について，正しいものに○，誤ったものに×を示せ。

( ) 1. 超音波内視鏡では第4層の低エコー腫瘤として描出される。
( ) 2. 同程度の大きさの早期胃癌と比較しリンパ節転移頻度が高い。
( ) 3. 免疫染色ではCD34が陽性である。
( ) 4. 胃体部にも同病変を2個（10mmおよび15mm）認め，いずれも内視鏡的切除を行った。

⇒「消化器外科専門医へのminimal requirements」の胃4(1)，5(7)参照

正解　1:×　2:○　3:×　4:×

各論

III. 小腸

Ⅲ 小腸

1 腹痛，嘔吐を訴えて来院した患者の診断

問題

49歳，女性。突然の腹痛と嘔吐を主訴に来院した。腹部手術の既往なく，3カ月前に受けた上部・下部内視鏡検査では異常所見を認めなかった。

来院時，血圧102/65mmHg，脈拍60回/分。腹部は膨隆し，下腹部全体に間欠的な疼痛を認めた。排ガス，排便は認めず，鼠径部に明らかな異常は認めなかった。

血液生化学検査所見：白血球9,200/μL，赤血球358万/μL，Hb 10.8g/dL，アミラーゼ252 IU/L，AST 25 IU/L，ALT 18 IU/L，CRP 1.24mg/dL。腹部単純X線写真（図1）および腹部CT検査（図2）を示す。

図1　腹部単純X線写真（自験例）

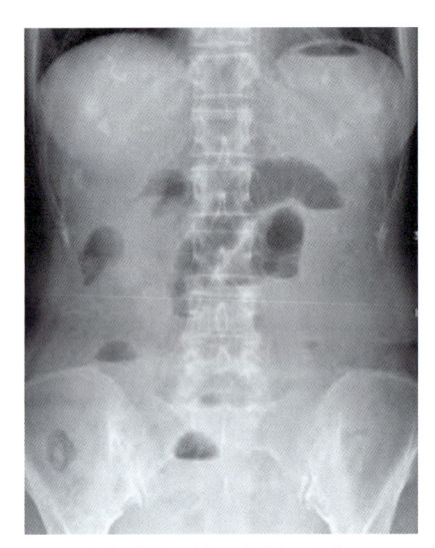

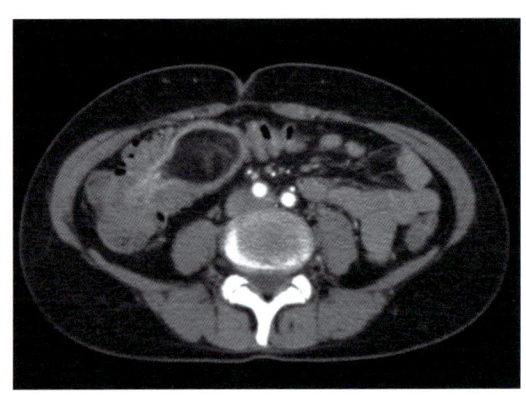

図2　腹部CT検査

▶この疾患について正しいものを選べ。

ⓐ 聴診では腸蠕動が減弱する。
ⓑ 食事の問診が重要となる。
ⓒ 好発部位は回腸である。
ⓓ 根治のためにリンパ節郭清が必要である。
ⓔ 腸管が絞扼されており，緊急手術が必要である。

もっと勉強したい君へ　専門医試験問題：（22回公表問6，18）（21回公表問27）

Goal ! 腹部手術既往のない患者のイレウス（機械的，絞扼なし，小腸イレウス）
➡ イレウスの診断と治療方針に関する知識の使いかたを習得する。

病歴と画像からキーワードを読み取る！：与えられた情報の分析

1 病歴
- 突然の腹痛と嘔吐，排ガス，排便なし。 ➡ **イレウス症状**
- 腹部手術既往はなし。
- 鼠径部に異常所見なし。
- 上部・下部内視鏡検査は異常なし。

2 腹部単純X線写真（図1）
- Kerckring皺襞を伴う腸管とniveauを認める。 ➡ **小腸イレウス**

3 腹部CT検査（図3）
- 小腸に造影効果を伴わない低濃度領域（low density area）を認める。 ➡ **小腸腫瘍**
- 造影効果を認めないこと，周囲脂肪組織と同濃度のlow density area。 ➡ **良性脂肪腫**
- また，**vital signは異常なく，疼痛は間欠的**で血液検査では軽度の炎症反応の上昇のみ。 ➡ **絞扼性イレウスは否定的**

図3

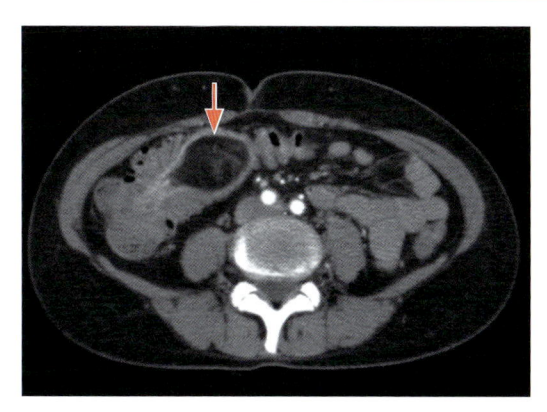

必要な基礎知識：消化器外科専門医の知識のエッセンス

小腸腫瘍による
イレウスに関する
必要な知識のリスト

- **知識1.** 腹部手術既往のないイレウスの鑑別診断
- **知識2.** 単純性イレウス（非絞扼性イレウス）の診断とその治療
- **知識3.** 頻度の高い小腸腫瘍の頻度とその特徴

知識1
腹部手術既往のない
イレウスの鑑別診断

- イレウスの原因は，過去の**腹部手術による癒着性イレウスが最多**である。
- 腹部手術既往のないイレウス症例では，**大腸癌，ヘルニア（内・外ヘルニア）**，小腸腫瘍，索状脂肪組織（バンド），異物（食事，胆石，アニサキスなど）の存在を疑う必要がある。
  - 特に高齢者では，**大腸癌**と**鼠径ヘルニア（閉鎖孔ヘルニアを含む）**の有無が重要である。
  - 癒着性イレウスは保存的に治癒する症例が多いが，**ヘルニアや索状脂肪組織（バンド）によるイレウスは腸管の血行障害（絞扼性イレウス）**を伴うことが多く，緊急手術が必要となる。

III 小腸

知識 2
単純性イレウス
（非絞扼性イレウス）の
診断とその治療

1 理学所見
- 腹部は膨満し，聴診では**腸蠕動が亢進（metallic sound）**。
- **Wahl徴候（拡張した腸管を圧痛のある腫瘤として触知）なし**。
- 絞扼痛（鎮痛薬や鎮痙薬が無効の持続性の腹痛）なし。

2 腹部単純X線写真
- 粗大化した壁コイル状に認める**Kerckring皺襞像**。
- および**鏡面像（niveau）**が特徴的である（図4）。

3 腹部CT
- **whirl signなし**。
- **beak signなし**。
- **腸管壁造影効果良好**。

4 治療
- 絶食，補液し，経鼻胃管もしくはイレウス管にて腸管の減圧。
- 保存的治療で軽快しない場合には手術を考慮する。
- 過去に，経鼻胃管とイレウス管の治療効果に差はないという報告がある（Am J Surg 1995）が，症例に応じて使い分けることが多い。

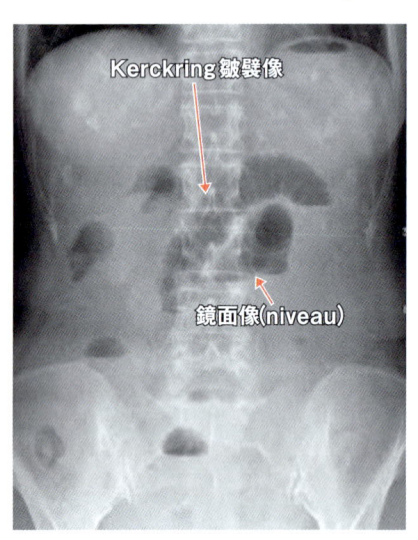

図4 腹部単純X線写真

知識 3

頻度の高い小腸腫瘍の頻度と特徴（表1）

表1

		頻度	発生部位	特徴
良性	GIST	48%	空腸に多い	非上皮性
	脂肪腫	17%	回腸に多い	非上皮性
悪性	小腸癌	30%	空腸に多い	上皮性
	悪性リンパ腫	30%	回腸に多い	上皮性・非上皮性
	カルチノイド	1.7%	回腸に多い	非上皮性

- **小腸腫瘍の診断**には小腸二重造影やダブルバルーン内視鏡，カプセル内視鏡，CT，MRIなどが行われるが，**術前に確定診断を行うのは難しい**。
- 小腸カルチノイド腫瘍の頻度はわが国では低いものの，**欧米では全小腸腫瘍の29%と高い**。

診断と治療へのナビゲーション：知識の使いかた！

鉄則1 イレウス患者では，①麻痺性か機械性か，②単純性か絞扼性か，③小腸イレウスか大腸イレウスか，の判断。

鉄則2 イレウスの原因疾患診断は，頻度順に否定していく（否定のための知識の活用）。

鉄則3 原因不明の単純性小腸イレウスでは，小腸腫瘍や異物が鑑別診断。

答え

▶本症例では，

1. 腹部単純X線写真のKerckring皺襞像，鏡面像（niveau）➡ **機械性の小腸イレウス**と診断。
2. vital signは正常，間欠的な疼痛，血液検査では軽度の炎症反応の上昇のみ ➡ **絞扼性イレウスは否定的**。
3. 腹部手術の既往はなく（癒着性イレウスは否定的），鼠径ヘルニアや大腸癌も否定的 ➡ **小腸腫瘍，異物，索状物などのまれな原因**を考慮する。
4. 腹部CT所見で造影効果を認めないlow density mass ➡ **良性脂肪腫**と診断する。上記より，良性小腸脂肪腫によるイレウスと診断できるが，絞扼性イレウスの所見はない。
5. 表1より小腸脂肪腫は回腸に好発する。

発展問題

(問) イレウスについて，正しいものに○，誤ったものに×を示せ。

( ) 1. 高齢者の腹部手術既往のないイレウス症例では，大腸癌や鼠径ヘルニアの存在を疑う。
( ) 2. 小腸イレウスの原因で最も頻度が高いのは，小腸腫瘍である。
( ) 3. 単純性イレウス（非絞扼性イレウス）では，腸蠕動が減弱もしくは消失する。
( ) 4. 小腸悪性リンパ腫は空腸に好発する。
( ) 5. わが国では小腸カルチノイド腫瘍の頻度が欧米に比べ高い。

⇒「消化器外科専門医へのminimal requirements」の小腸1，2参照

正解	1	2	3	4	5
	○	×	×	×	×

Ⅲ 小腸

2 子宮全摘術の術後2年目，腹痛と嘔吐にて発症した患者

問題

76歳の女性。夜間に突然激しい腹痛を自覚し，持続するため，救急外来を受診。2年前に子宮癌に対し，子宮全摘術を施行している。腹部は膨隆し，反跳痛を認める。来院時所見：血圧108/72mmHg，脈拍96/分，呼吸数26/分，体温36.2℃，赤血球387万/μL，Hb 11.2g/dL，白血球28,350/μL，血小板44.5万/μL，動脈血PaO_2 95.2mmHg，$PaCO_2$ 30.1mmHg，pH 7.346，BE －6.8mEq/L，SaO_2 96.2%。来院時の腹部CT像（図1，2）を示す。心血管系の既往歴はない。

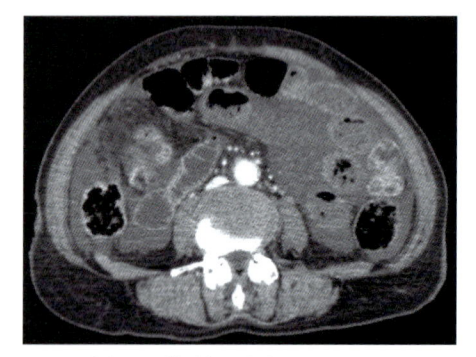

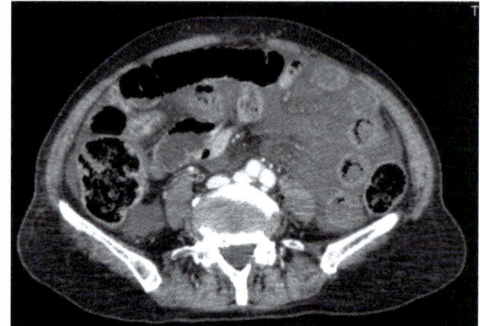

図1 腹部CT像（自験例）　　図2 腹部CT像

▶以下の選択肢より正しい組み合せを1つ選べ。

①イレウス管挿入が必須である。
②腸雑音は金属音を呈する場合が多い。
③SIRSの基準を満たしている。
④脱水改善のために十分な輸液による補正を行って手術を施行する。
⑤周術期には，グラム陽性球菌に対する抗菌薬を投与する。

ⓐ ①，②　　ⓑ ①，⑤　　ⓒ ②，③　　ⓓ ③，④　　ⓔ ④，⑤

もっと勉強したい君へ　専門医試験問題：（20回公表設問25）

Goal!　イレウスの診断とその治療方針を問う
➡ 特に絞扼性イレウスの診断と治療のための知識の使いかたを問う。

病歴と画像からキーワードを読み取る！：与えられた情報の分析

1 病歴
- 突然激しい腹痛を自覚 　➡ 急激な発症
- 子宮全摘術の既往 　➡ 癒着やバンドの可能性
- 反跳痛 　➡ 腹膜刺激症状あり ➡ 腹膜炎
- 来院時所見（頻脈，頻呼吸） ➡ SIRS（診断基準はp.12「総論4」参照）

2 CT画像
- 腹水あり，小腸の造影効果を伴わない浮腫状壁肥厚（図3）。
- 小腸間膜の著明な浮腫と根部に索状の脂肪組織（図4）。 ➡ 索状脂肪組織（バンド）による小腸間膜の絞扼

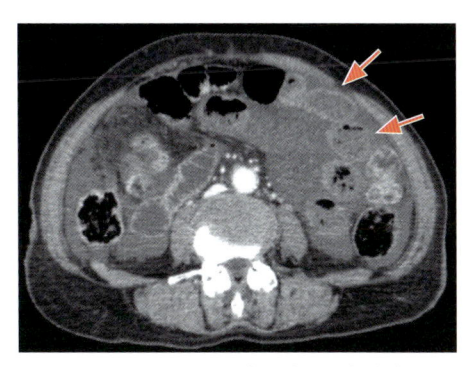

図3　壁の造影効果が不良な浮腫状小腸（→）

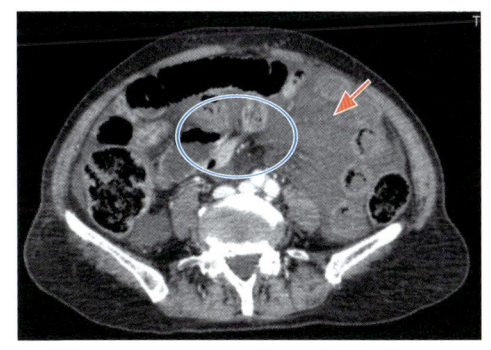

図4　小腸間膜の浮腫（→）とその根部の索状脂肪組織（○）

必要な基礎知識：消化器外科専門医の知識のエッセンス

イレウスの治療方針を決めるために必要な知識のリスト	知識1. イレウスの分類と診断
	知識2. 絞扼性イレウスの治療方針
	知識3. 絞扼性イレウスの周術期管理

知識1　イレウスの分類（図5）と診断

- イレウスの9割は腸管の閉塞を伴う機械的イレウスである。
- 機械的イレウスにおいては，単純性と複雑性（絞扼性）の鑑別が問題となる（表1）。

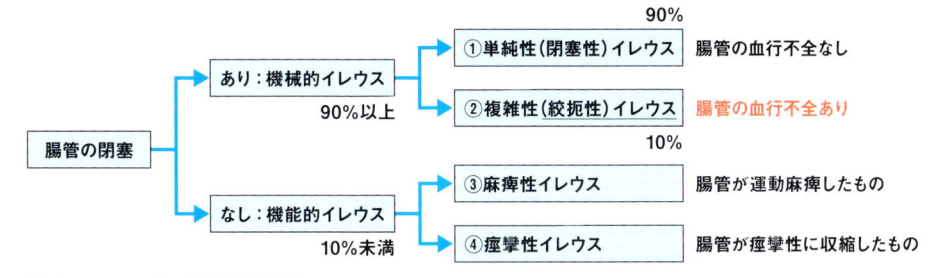

腸管の閉塞
- あり：機械的イレウス（90%以上）
  - ①単純性（閉塞性）イレウス（90%）　腸管の血行不全なし
  - ②複雑性（絞扼性）イレウス（10%）　腸管の血行不全あり
- なし：機能的イレウス（10%未満）
  - ③麻痺性イレウス　腸管が運動麻痺したもの
  - ④痙攣性イレウス　腸管が痙攣性に収縮したもの

図5　イレウスの原因別分類
（消化器外科専門医へのminimal requirementsより引用）

III 小腸

複雑性（絞扼性）イレウスのポイント
- 絞扼痛：通常の鎮痛薬や鎮痙薬が無効の持続性の腹痛，筋性防御を伴う。
- SIRSを呈する：発熱，頻脈，頻呼吸，低血圧，冷汗など ➡ ショックになることもある。
- 腸音は減弱（⇔単純性イレウスは金属音）。
- $PaCO_2$の低下，代謝性アシドーシス（高度のBEの低下＝高度の腸管虚血）。
- CT：whirl sign（捻転した血管を取り巻く腸管や腸間膜が渦巻き状を呈する）。beak sign（閉塞部の腸管が口径差により鳥の嘴状を呈する）。不鮮明な腸管壁の造影も特異度の高い所見である。

表1　単純性イレウスと絞扼性イレウスの相違点

	単純性イレウス	絞扼性イレウス
発症	緩慢	急激
症状	間欠的	持続的
腹部所見	腹部膨満 金属音	Wahl徴候 腸雑音減弱 筋性防御
治療	保存的治療が主	緊急手術が主

（消化器外科専門医へのminimal requirementsより引用）

知識2　絞扼性イレウスの治療
- 絞扼性イレウス＝腸間膜の血行停止による腸管壊死を伴う ➡ **緊急手術**（壊死腸管切除術）を要する。

知識3　絞扼性イレウスの周術期管理
- 高度の脱水を**十分な補液にて補正する**。
- グラム陰性桿菌や嫌気性菌に対する抗菌薬投与を行う。

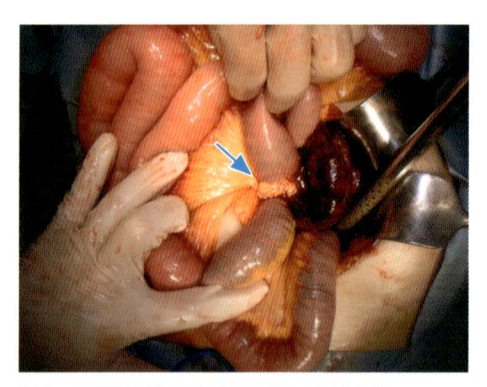

図6　問題症例の開腹時所見（自験例）
索状脂肪組織（バンド，矢印）による絞扼を認めた。

診断と治療へのナビゲーション：知識の使いかた！

鉄則1 絞扼性イレウスの診断は，①臨床所見，②SIRS所見，③CT画像にて可能である。

鉄則2 絞扼性イレウスの治療は，**緊急手術（壊死腸管切除術と腹膜炎手術）と全身管理と感染対策**。

答え

▶本症例では，

1. 子宮全摘術の既往 ➡ 癒着の可能性。
2. 急激に発症した持続性の激しい腹痛，反跳痛 ➡ 腹膜炎 ➡ 消化管穿孔や血行障害の可能性。
3. CTでは，索状脂肪組織を起点とする小腸間膜の浮腫と造影効果不良小腸。
4. CTにて，腹水を認めるも，free airは認めず ➡ **索状脂肪組織（バンド）による絞扼性イレウスと診断**。
5. 頻脈，頻呼吸，代謝性アシドーシス ➡ 高度の腸管虚血によりSIRSを呈している。
6. 絞扼性イレウスの周術期管理は，十分な補液とグラム陰性桿菌や嫌気性菌への抗菌薬投与が重要である。

[d]

発展問題
（問）この症例について，正しいものに○，誤ったものに×を示せ。

( ) 1. CTにて，Wahl徴候がみられる。
( ) 2. 鎮痛薬や鎮痙薬は無効であることが多い。
( ) 3. CPKやLDHの高値を，高頻度に認める。
( ) 4. 手術の際に，癒着防止吸収性バリア剤を使用した。

⇒「消化器外科専門医へのminimal requirements」の小腸1参照

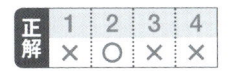

正解 1:× 2:○ 3:× 4:×

III 小腸

3 貧血精査，カプセル内視鏡で異常を指摘された患者

問題

65歳の男性。健康診断で貧血と便潜血陽性を指摘された。上部および下部消化管内視鏡検査では貧血の原因となる異常は認められなかった。

腹部CT検査（図1），小腸カプセル内視鏡検査（図2），およびPET-CT検査（図3）を示す。

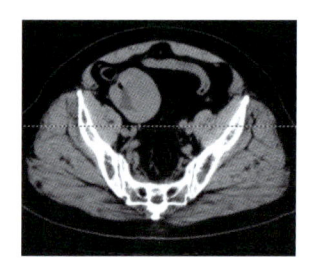

図1 腹部CT像（自験例）

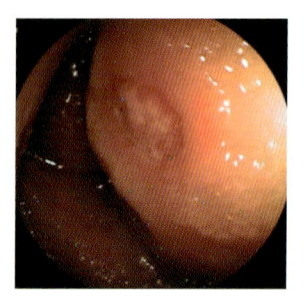

図2 カプセル内視鏡像　　図3 PET-CT

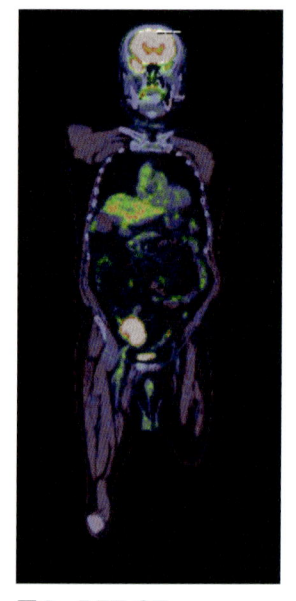

▶以下の選択肢より正しい組み合せを1つ選べ。

①病変は，回腸末端に存在する隆起性病変である。
②診断として，内視鏡的生検が有用である。
③PET-CTは有用な検査であり，保険適用になっている。
④化学療法としてイマチニブが用いられる。
⑤手術療法としては，リンパ節郭清を伴う小腸切除術である。

ⓐ ①，②，③　　**ⓑ** ①，②，⑤　　**ⓒ** ①，④，⑤　　**ⓓ** ②，③，④　　**ⓔ** ③，④，⑤

もっと勉強したい君へ　専門医試験問題：（21回公表設問27）（8回公表設問13）

Goal! 貧血の原因となる小腸疾患について問う
➡ 小腸腫瘍の鑑別，治療方針について，知識の使いかたを学ぶ。

病歴と画像からキーワードを読み取る！：与えられた情報の分析

1 病歴
- 健康診断で貧血を指摘。 ➡ **自覚症状は乏しい**
- 上部，下部消化管内視鏡検査で異常なし ➡ **小腸の異常？**

2 腹部CT検査像（図1），小腸カプセル内視鏡検査（図2），PET-CT検査（図3）
- 2013年においては，小腸腫瘍に対して，PET-CT検査の**保険適用はない**。
- 回腸壁の肥厚，軟部組織と同程度の均一なCT値。 ➡ **脂肪腫，過誤腫は否定的**
- 潰瘍を伴う小腸粘膜下腫瘍様病変。 ➡ **小腸癌，悪性リンパ腫，GIST，カルチノイド，など**
- 右下腹部にFDGの異常集積あり。 ➡ **回腸腫瘍** ➡ **悪性リンパ腫，カルチノイド，など**

必要な基礎知識：消化器外科専門医の知識のエッセンス

貧血をきたす小腸腫瘍の診断・治療に関して必要な知識のリスト
- 知識1．小腸腫瘍の種類・頻度
- 知識2．小腸腫瘍の診断
- 知識3．小腸腫瘍の治療方針

知識1 小腸腫瘍の種類・頻度
- 小腸腫瘍は全消化管腫瘍の3～6％を占め，小腸悪性腫瘍は全消化管悪性腫瘍の1～3％程度である。
- 良性腫瘍では，gastrointestinal stromal tumor（GIST, 48％），脂肪腫（17％），過誤腫（10％）の順。
- 悪性腫瘍は，**原発性腺癌**，**GIST**，**悪性リンパ腫**がそれぞれ約3割の頻度である。
- その他の小腸腫瘍としては平滑筋肉腫やカルチノイドなどがある。

知識2 小腸腫瘍の診断
- 臨床症状は**腹痛（50％）**，**イレウス（24％）**，**貧血（13％）**である。
- 無症状で早期に発見されることは少なく，イレウス，穿孔，下血，腹腔内出血，腸重積などによる緊急手術症例も多く，CTなどの**画像所見のみで術前に診断確定に至る例は少ない**。
- 近年，**ダブルバルーン内視鏡**の開発により，小腸腫瘍に対して生検が可能になった。また，病変部が**回腸末端から近い場合**や，**結腸内に重積している場合**には，下部消化管内視鏡による生検が可能である。

知識3 小腸腫瘍の治療
- 治療は手術が第一選択となる。良性腫瘍でも腹痛，出血，腸閉塞，腸重積など症状のコントロールが必要な場合には手術の適応となる。
- 良性腫瘍に対する手術術式は，腫瘍を含む分節的腸管切除あるいは楔状切除が基本である。
- 原発性小腸癌や小腸カルチノイドでは，腸管切除＋所属リンパ節郭清が必要である。
- GISTでは原則リンパ節郭清は不要。平滑筋肉腫ではリンパ節郭清をすべきだという報告もある。

III 小腸

表1 小腸腫瘍の比較

	原発性小腸癌	GIST	平滑筋肉腫	悪性リンパ腫	カルチノイド
好発部位	空腸	空腸	空腸	回腸	回腸
リンパ節郭清	要	不要	要(?)	要	要
薬物療法	胃・大腸に準じる	イマチニブ スニチニブ	なし	CHOP療法 VEPA療法	(対症療法として オクトレオチド)

(消化器外科専門医へのminimal requirementsより引用)

診断と治療へのナビゲーション：知識の使いかた！

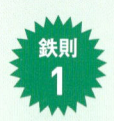

鉄則1 小腸腫瘍の診断は，①腫瘍の局在，②腫瘍の形状とCT値，③内視鏡的生検により行われる。

鉄則2 有症状の小腸腫瘍は良悪性にかかわらず，手術が第一選択である。

答え

▶本症例では，

1. 問題文 ➡ 健康診断で貧血，便潜血陽性を指摘 ➡ 無症状，緊急性なし ➡ 生検による診断確定。
2. 腹部CT検査，内視鏡 ➡ **回腸末端に存在する「潰瘍を伴う粘膜下腫瘍様の腫瘍」**。
   - ➡ **CT値**から脂肪腫は否定的，**局在**から，GISTや平滑筋肉腫は否定的，形状から小腸癌は否定的。
   - ➡ 悪性リンパ腫，カルチノイドの可能性が高い（生検で確定）。
3. PET-CT検査 ➡ 病変部は右下腹部のみ陽性
   - ➡ 病変は**1カ所に限局**しており，**遠隔転移やリンパ節転移を認めない**。
   - ➡ **切除**によりコントロール可能である。

発展問題

（問）切除標本の病理組織検査の結果，悪性リンパ腫であった。正しいものに○，誤ったものに×を示せ。

( ) 1. 術後に化学療法を行う。
( ) 2. 放置していれば，穿孔のリスクがあった。
( ) 3. イマチニブの投与が行われる。
( ) 4. 直腸が好発部位である。
( ) 5. 可溶性Ⅱ-2レセプターが病勢を反映する。

⇒「消化器外科専門医へのminimal requirements」の小腸2参照

正解 1.○ 2.○ 3.× 4.× 5.○

4 腹部外傷にて救急搬送されてきた患者

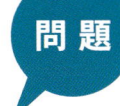

問題

52歳の男性。30分前の交通事故で腹部受傷，急性腹症・腹膜炎疑いにて救急搬送された。意識清明，血圧86/54mmHg，脈拍110回/分，呼吸整20/分。四肢に異常なかった。静脈路確保およびFAST（focused assessment with sonography for trauma）を施行した。腹腔内においてFAST陽性。バイタルは血圧112/60mmHg，脈拍100回/分となり，全身造影CT検査を施行した。頭頸部胸部には異常を認めなかった。腹部CTを呈示する（図1）。CT検査後のバイタルは血圧120/60mmHg，脈拍80回/分であった，FASTにて腹腔内貯留液体の増加を認めた。

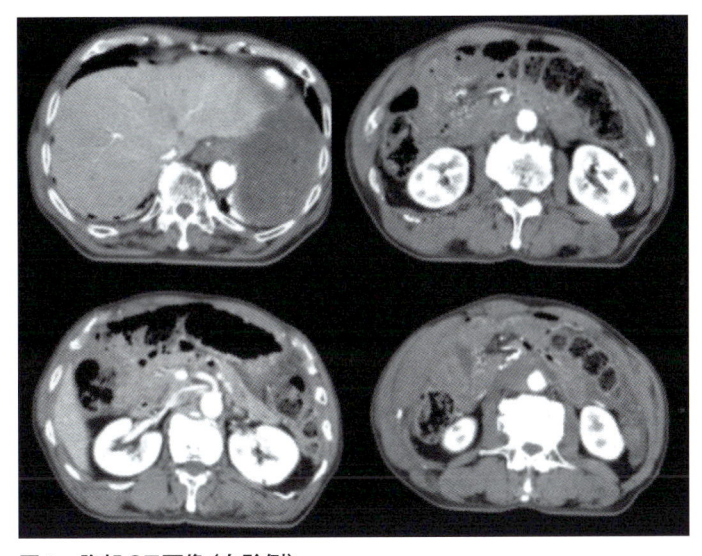

図1 腹部CT画像（自験例）

▶この疾患について正しいものを1つ選べ。

ⓐ non-responderである。
ⓑ 消化管穿孔を認めるが，腸間膜損傷は認めない。
ⓒ 膵損傷の可能性が大きい。
ⓓ damage control surgery（DCS）が必要である。
ⓔ 受傷より2～4時間以内に手術を行うことが望ましい。

Goal! 交通外傷による腹部外傷に対する治療選択のための知識の使いかたを問う。

III 小腸

病歴と画像からキーワードを読み取る！：与えられた情報の分析

1 病歴
- 初期輸液療法にて血圧112/60へ上昇。 ➡ responder
- FASTにて胸腔内，心嚢内に液体貯留なし。
- FASTにて腹腔内に液体貯留あり。 ➡ 腹腔内出血の可能性

2 腹部CT所見（図2）
- 腹腔内にはfree airがみられ，消化管損傷が疑われる。 ➡ 消化管穿孔の可能性
- 小腸間膜周囲に液体濃度と動脈相でのextravasationの所見あり。
- 同領域には点状のfree airも散見される。 ➡ 腸間膜損傷の可能性
- 肝，胆，膵，脾，腎に明らかな損傷の所見なし。

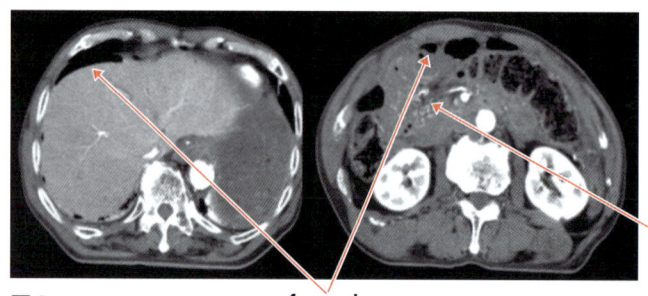

図2　free air／小腸間膜周囲の液体と動脈相でのextravasation

必要な基礎知識：消化器外科専門医の知識のエッセンス

腸間膜損傷・消化管損傷による出血・腹膜炎に対する治療方針決定のための必要な知識のリスト

- 知識1. 腹部外傷による緊急度
- 知識2. 初期輸液療法に対する生体反応について（respoderとnon-responder）
- 知識3. 消化管損傷の分類，腸間膜損傷とその治療方針

知識1　腹部外傷による緊急度

- 腹部外傷に対する処置施行までの目安時間を示す（図3）。
- 出血性ショック状態や持続する出血への緊急度は高い。
- ショックから離脱できない腹腔内出血は緊急開腹術による救命処置が必要。
- 循環動態の安定した腹腔内出血に対しては，出血持続の有無を評価し，早期に開腹術や血管造影下止血術による止血の要否を判断する。
- 管腔臓器損傷によって引き起こされる腹膜炎に対しても手術療法が必要である。合併症回避のためには早期診断と適切な手術が望ましい。

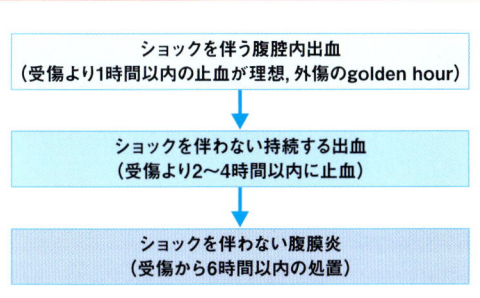

```
┌─────────────────────────────────────┐
│    ショックを伴う腹腔内出血            │
│ (受傷より1時間以内の止血が理想,       │
│     外傷のgolden hour)              │
└─────────────────────────────────────┘
                 ↓
┌─────────────────────────────────────┐
│   ショックを伴わない持続する出血        │
│   (受傷より2〜4時間以内に止血)         │
└─────────────────────────────────────┘
                 ↓
┌─────────────────────────────────────┐
│     ショックを伴わない腹膜炎           │
│    (受傷から6時間以内の処置)          │
└─────────────────────────────────────┘
```

図3　腹部外傷に対する処置施行までの目安時間

(外傷初期診療ガイドライン. 第4版より引用改変)

知識2　初期輸液療法 (respoderとnon-responder) について

- 初期輸液療法による生体反応の有無により治療方向性を決定する。
- 生体反応は以下の3つに分類される (表1)。
  ① 安定しない (non-responder)
  ② 一過性の安定が得られる (transient responder)
  ③ 安定が得られ, かつ持続する (responder)
    - 目安とする血圧は90〜100mmHgとするのが一般的である。

表1　初期輸液療法に対する生体反応分類

non-responder	初期輸液療法で循環が安定しない場合。初期輸液で血圧が上昇しない場合や, 少しでも頻脈の持続するもの, 輸液を持続速度に落とした段階で循環が不安定になるもの
transient responder	初期輸液に反応し循環が安定した後に, 再び循環が悪化する状態。初期診療中に不安定になるものから, 数日の経過で貧血が進行するものまである
responder	初期輸液に反応し, その後, 循環の不安定や貧血進行を認めないもの

(外傷初期診療ガイドライン. 第4版より引用)

知識3　腸間膜損傷および消化管損傷の分類, その治療方針

- FASTとは腹・胸腔内出血, 心嚢液貯留の検出に焦点を絞った経皮超音波検査である。
- (原則) FASTで腹腔内出血 (腸間膜損傷に限らず, 実質臓器損傷も含む) と診断され, かつnon-responderであれば, それ以上の診断に至らずとも救命のため開腹止血術を行う。
- FASTによる腹腔内液体貯留の検出感度は90%。
- FAST評価に基づく診療指針を表2に呈示する。
- CT検査にて腸間膜損傷・消化管損傷を疑う所見を表3に呈示する。
- 腸間膜損傷・消化管損傷の分類 (図4, 5) と治療方針を以下に示す。

表2　FAST評価と診療方針について

FAST評価と診療指針
1. FAST陽性で, non-responder ➡ 緊急開腹術
2. FAST陽性で循環が安定 ➡ CT検査
3. FAST所見が曖昧か陰性で, ショック ➡ FAST再検
4. FAST所見が曖昧か陰性であるが, 循環が安定 ➡ CT検査

(外傷初期診療ガイドライン. 第4版より引用)

表3　腸間膜/消化管損傷を疑うCT所見

CT検査で腸間膜損傷・消化管損傷を疑う所見
1. 腹腔内遊離ガス像
2. 実質臓器損傷がない腹腔内液体貯留
3. 腸管壁の肥厚
4. 腸管周囲限局性低濃度液体貯留 (壁肥厚腸管の周囲にみられることが多い)
5. 腸間膜浸潤濃度像：腸間膜脂肪層の鋸歯状変化や縞模様
6. 腸管内造影剤の腸管外漏出

(外傷初期診療ガイドライン. 第4版より引用)

1．腸間膜損傷

- SMA領域の損傷頻度が最も高い。
- SMA領域とSMV領域の合併損傷が多く，SMA損傷例の35％にSMV損傷が合併している。

●腸間膜損傷の分類（図4）

① Ⅰ型：全層性損傷のみ
  血管損傷がなく，非全層性損傷であれば分類の対象外。
② Ⅱ型：血管損傷
  全層・非全層は問わない。
  腸間膜内血腫（Ⅱa）と遊離腹腔内出血（Ⅱb）に分類される。

●治療
- 全身状態が落ち着いていたら保存的治療。
- 出血が持続すれば止血術を行う。

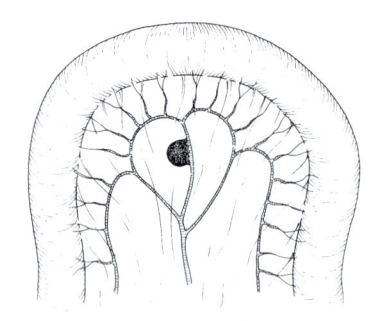

Ⅱa：間膜内血腫　　　　Ⅱb：遊離腹腔内出血

図4　間膜・小網・大網損傷の分類
（日本外傷学会臓器損傷分類．2008より引用改変）

2．消化管損傷

- 消化管損傷での鈍的外傷の頻度は小腸・十二指腸は5％，結腸・直腸は4％と報告されている。
- 胃は直接的な圧挫を免れやすく，鈍的外傷はまれである。

●消化管損傷の分類（図5）

① Ⅰ型：非全層性損傷のみ
  損傷部の消化管の連続性が保たれ，消化管内溶液が管外へ漏出していない。
  漿膜・漿膜筋層裂傷（Ⅰa）と壁内血腫（Ⅰb）に分けられる。
② Ⅱ型：全層性損傷
  穿孔（Ⅱa）と離断（Ⅱb）に分類される。

●治療
- 全身状態が落ち着いていたら保存的治療
- 穿孔や離断を認めれば手術を行う

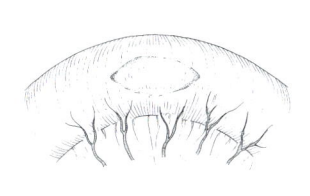

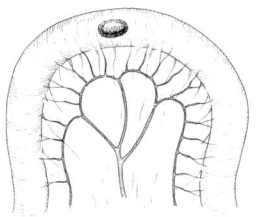

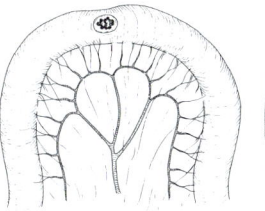

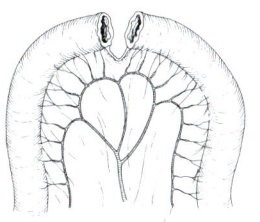

Ia：漿膜・漿膜筋層裂傷　　Ib：壁内血腫　　IIa：穿孔　　IIb：離断

図5　消化管損傷の分類

(日本外傷学会臓器損傷分類．2008．より引用改変)

診断と治療へのナビゲーション：知識の使いかた！

鉄則1 FASTで腹腔内出血と診断し，かつnon-responderであれば，緊急開腹止血術を行う。

鉄則2 腸間膜損傷・消化管損傷を疑う代表的なCT所見は，①腹腔内遊離ガス像，②腹腔内液体貯留，③腸管壁肥厚，④腸間膜浸潤濃染像（腸間膜脂肪層の鋸歯状変化や縞模様）である。

答え

▶本症例では，

1. 交通外傷による腹部損傷，初期輸液療法に反応 ➡ **responder**。
2. FASTにて腹腔内液体貯留あり ➡ **腹腔内出血**。
3. 腹部CTにてfree air，小腸間膜周囲に液体濃度とextravasationの所見 ➡ **消化管穿孔・腸間膜損傷**。
4. responder，ショックを伴わないが出血の持続（経時的FASTにて腹腔内液体増加）
   ➡ **受傷から2〜4時間以内の手術が必要**。
5. DCS（damege control surgery）は，外傷死の三徴（代謝性アシドーシス，血液凝固障害，低体温）がみられるときに適応となる（ガーゼ圧迫留置や単純結紮など）。

[e]

発展問題　(問)本症例について，正しいものに○，誤ったものに×を示せ。

(　) 1. FASTを繰り返しても所見が曖昧のことがある。
(　) 2. 頭頸胸部CTに異常はなかったので，同部位のフォローアップCTは施行する必要はない。
(　) 3. 通常，消化管穿孔もしくは離断が疑われる場合は手術を行う。
(　) 4. 消化管損傷の分類におけるIbは被膜下出血を指す。
(　) 5. 腸間膜損傷においてIMAの損傷頻度が高い。

⇒「消化器外科専門医へのminimal requirements」の総論5(2)参照

正解	1	2	3	4	5
	○	×	○	×	×

Ⅲ 小腸

5 突然の左下腹部痛の患者

問題

70歳の男性。1週間前より，時折，左下腹部痛を自覚していた。今朝から，下腹部痛の増悪と嘔吐を認めたため来院した。生来健康であり，これまでに開腹手術歴はない。腹部造影CT像の水平断（図1）と冠状断（図2）示す。

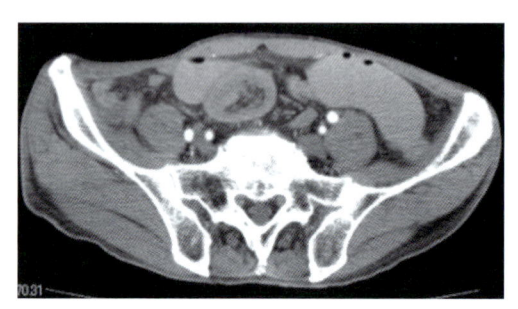

図1 腹部造影CT像・水平断（自験例）

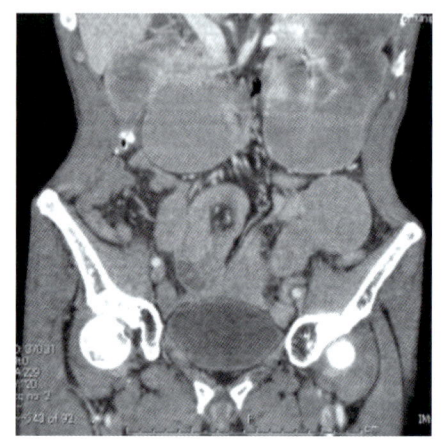

図2 腹部造影CT像・冠状断

▶この疾患ならびに治療に関して，誤りを1つ選べ。

ⓐ 成人発症では好発部位は決まっていない。
ⓑ 腸閉塞を発症したものを腸重積症といい，絞扼性イレウスに分類する。
ⓒ 成人における発症原因は特発性が最も多い。
ⓓ 腹部超音波検査における短軸断面像はmultiple concentric signが観察される。
ⓔ 腹部超音波検査における長軸断面像はpseudokidney signが観察される。

Goal! 急性腹症の腹部CT画像所見による診断ができるかを問う
➡ 成人に発症した腸重積に対する知識の使いかたが問われている。

病歴と画像からキーワードを読み取る！：与えられた情報の分析

1 病歴
- 突然の左下腹部痛。 ➡ 血管性病変か，位置異常
- 開腹手術歴なし。 ➡ 癒着は否定的

2 腹部造影CT画像（図3）
- 腸管の拡張
- 腸管の重複と浮腫による肥厚
- 内腔に嵌入した腸間膜脂肪組織による低吸収域・脈管構造 ➡ 腸閉塞を伴った腸重積 ➡ 腸重積症

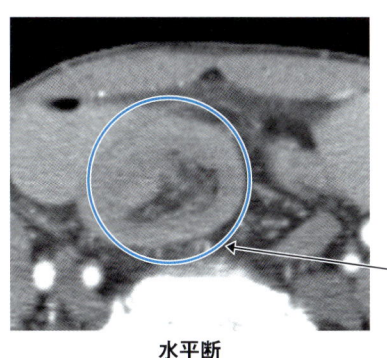

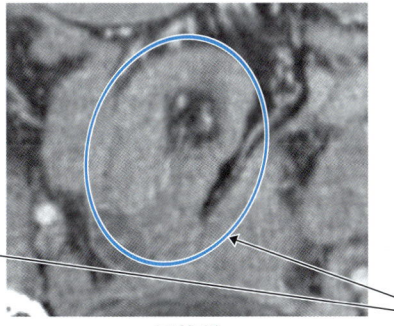

図3　水平断／冠状断
・腸管壁の浮腫による肥厚
・内腔に嵌入した腸間膜内の脈管構造を認める

必要な基礎知識：消化器外科専門医の知識のエッセンス

腸重積に関する必要な知識のリスト
- 知識1. 小児腸重積と成人腸重積の特徴
- 知識2. 腸重積の特徴的画像所見

知識1
小児腸重積と成人腸重積の特徴（表1）

表1　小児腸重積と成人腸重積の特徴

	小児	成人
頻度	約95％（3カ月〜1歳未満が大部分）	約5％
性差（男性：女性）	2：1	1.5：1
疫学	特発性：約90％ 器質性：約10％（主にMeckel憩室）	特発性：約20％ 器質性：約80％（小腸では良性腫瘍，大腸では悪性腫瘍が多い）
好発部位	右下腹部	特に決まっていない（器質性が多いため）
症状	急激な発症 腹痛・嘔吐・血便・腫瘤触知	比較的緩徐
腹部所見	Dance徴候：回盲部に本来の腸管がなくなり空虚になる（出現頻度10％）	
検査	腹部エコー：横断像でtarget sign＝multiple concentric sign，縦断像でpseudokidney sign CT：腸内腔の拡張，腸管の重複と浮腫による肥厚，腸管壁の経静脈性造影剤注腸造影：かに爪状陰影，coiled spring appearance	
治療	非観血的整復：高圧浣腸（発症後24時間以内） 観血的整復：Hutchinson手技，腸切除	

III 小腸

- 腸重積は**小児（特に3カ月から1歳未満）に多く**みられる疾患であり，**成人ではまれ**とされている。
- 小児・成人とも**男性に多く**みられ，**小児では特発性**が，**成人では器質性**による発症が多い。
- 小児の特発性はウイルス感染の先行の関与が考えられており，器質性の原因疾患としては **Meckel憩室**が最も多い。**右下腹部を好発部位**とし，腹部所見として **Dance徴候**を認める。
- 成人の器質性における原因疾患としては，**小腸では良性腫瘍（脂肪腫など）**，**大腸では悪性腫瘍**が多く，好発部位は一定していない。
- 腸重積による腸閉塞を発症した場合を**腸重積症**と称し，**絞扼性イレウス**に分類される。
- 治療は**発症早期であれば高圧浣腸**を，時間が経っていれば手術を行う。
- 手術では **Hutchinson手技**や腸切除を行うが，成人では器質性による原因が多いため腸切除を行うことが多い。
- 腸管壊死の判定には腹部超音波検査による**ドプラ検査**が有用である。
- ドプラ検査で**腸管壁の血流がなく，24時間以上経過**している症例では腸管壊死の可能性が高い。

知識2
腸重積の特徴的画像所見（図4）

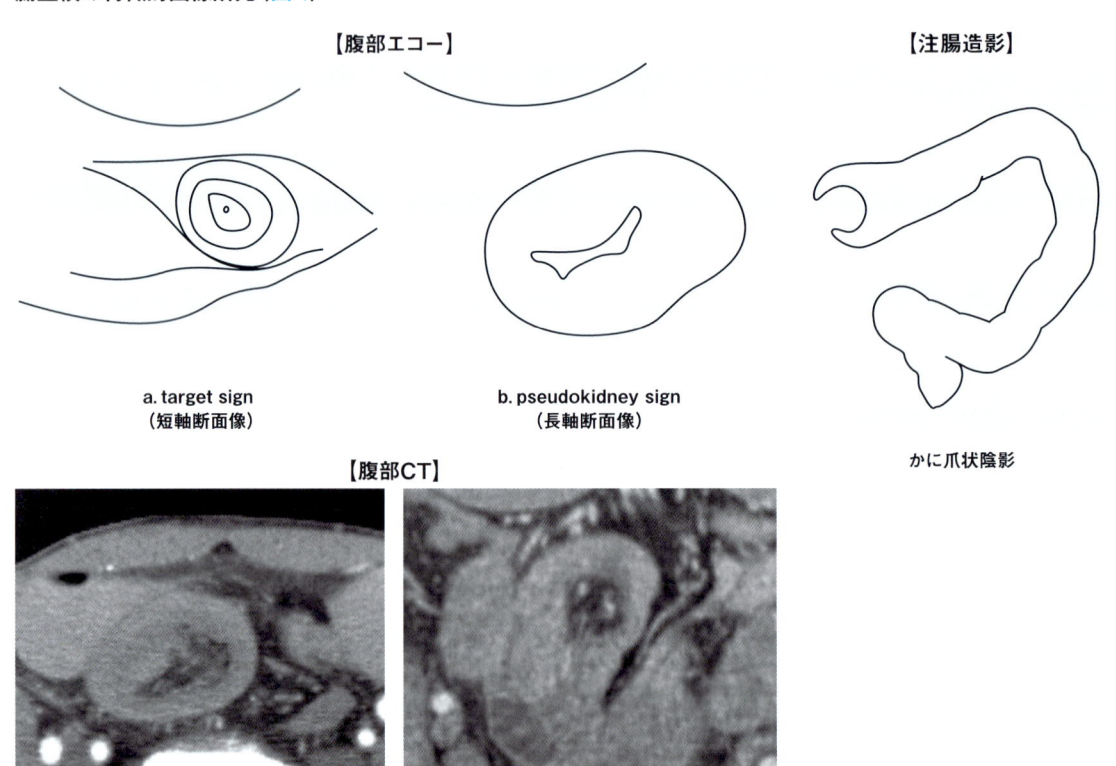

【腹部エコー】

a. target sign
（短軸断面像）

b. pseudokidney sign
（長軸断面像）

【注腸造影】

かに爪状陰影

【腹部CT】

a. 水平断：腸管壁の浮腫による肥厚
（target sign）

b. 冠状断：内腔に嵌入した
腸間膜内の脈管構造の存在

図4

診断と治療へのナビゲーション：知識の使いかた！

鉄則1 腸重積の小児と成人との違いは，①頻度，②原因，③好発部位（小児では右下腹部，成人では一定せず）。

鉄則2 腸重積の特徴的画像所見は，①target sign，②pseudokidney sign，③かに爪状陰影。

鉄則3 腸重積の非観血的治療は高圧浣腸，観血的治療はHutchinson手技または腸切除。

答え

▶ 本症例では，

1. 開腹歴のない成人男性に発症した**腸重積**である。
   ➡ 口側腸管の拡張が認められ，**腸閉塞を伴っている**ことから**腸重積症**と診断できる。
2. 腸重積症は**絞扼性イレウス**に分類され，時間の経過とともに**血行不全**をきたす。
   ➡ 時間の経過とともに重症化するため，早期診断と加療が必要である。
3. 成人における発症原因は**器質性が最も多い**。
   ➡ そのため，腸管壊死を認めずとも腸切除となる症例が多い。
4. 症例はCT画像のみの提示であるが，典型的な画像から**腸重積症**と診断できる。
   ➡ そのため，腹部エコーを施行した際の特徴的画像所見である**multiple concentric sign＝target sign**や**pseudokidney sign**が描出できることも容易に想像できる。

[C]

発展問題 （問）本症例について，正しいものに○，誤ったものに×を示せ。

(　) 1. 発症から48時間経過していても，高圧浣腸をまず行う。
(　) 2. 入院後，イレウス管を留置して保存的加療を行う。
(　) 3. 腹部超音波ドプラ検査にて，腸管壁の血流を認めない場合は緊急手術を行う。
(　) 4. 注腸所見ではapple core signが認められる。
(　) 5. 高圧浣腸による整復後，後日原因となりうる腫瘍性病変の検索を行う。

⇒「消化器外科専門医へのminimal requirements」の大腸7参照

正解	1	2	3	4	5
	×	×	○	×	○

各論

IV. 大腸

IV 大腸

1 大腸スクリーニングにて異常を指摘された患者

問題

55歳の女性。健診で便潜血陽性を指摘され受診。下部消化管内視鏡検査を行ったところ、S状結腸に写真に示す病変（12mm大）を認めた。内視鏡写真（図1, 2）と注腸X線写真（図3）を示す。同病変に対し、内視鏡的粘膜切除術（EMR）を施行したところ、病理組織検査では、adenocarcinoma, tub2, pSM（2,000μm）, ly0, v0, 断端陰性の診断であった。

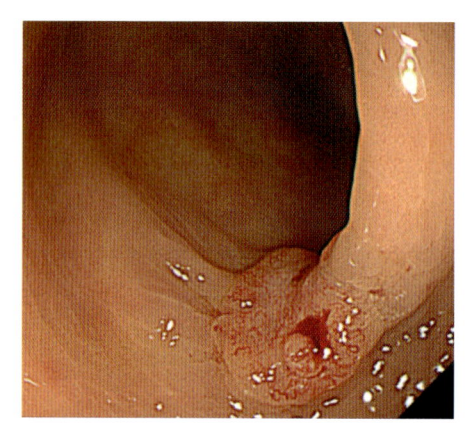

図1 内視鏡所見（自験例）

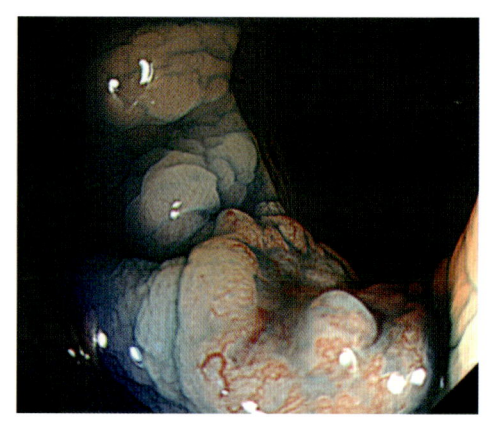

図2 内視鏡所見

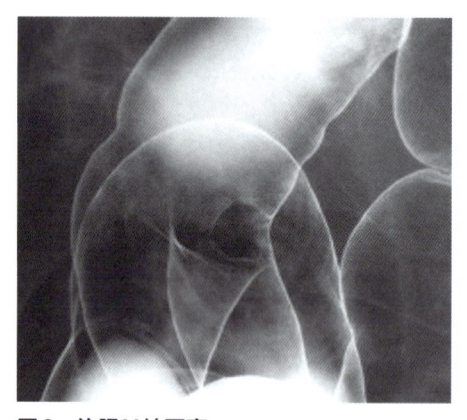

図3 注腸X線写真

▶この疾患について誤っているものを1つ選べ。

ⓐ 早期S状結腸癌Ⅱa＋Ⅱc病変である。
ⓑ 注腸の側面像では台形状変形がみられる。
ⓒ 内視鏡像ではSM高度浸潤癌である所見を認める。
ⓓ 内視鏡治療後の追加切除適応病変である。
ⓔ リンパ節転移頻度は約10〜15％である。

もっと勉強	専門医試験問題：
したい君へ	(8回公表設問14)(7回公表設問13)

Goal！ 早期S状結腸癌の深達度診断と治療方針について問う。
➡ 内視鏡治療の適応と追加治療の適応についての知識の使いかたを習得する。

病歴と画像からキーワードを読み取る！：与えられた情報の分析

1 内視鏡画像	● 星芒状の陥凹面を有する12mm大の隆起病変（0-Ⅱa＋Ⅱc）。	➡ まず、SM高度浸潤の有無を診断し、内視鏡摘除の適応を判断
	● 陥凹面の凹凸や病変周囲にひだの集中を認める（図4矢印）。	➡ 粘膜筋板に病変が及んでいる
2 X線造影像	● 側面像での角状変形を認める（図5）。	
3 切除標本	● tub2, pSM（2,000μm）, ly0, v0, 断端陰性。	➡ 切除標本より追加切除の適応を判断

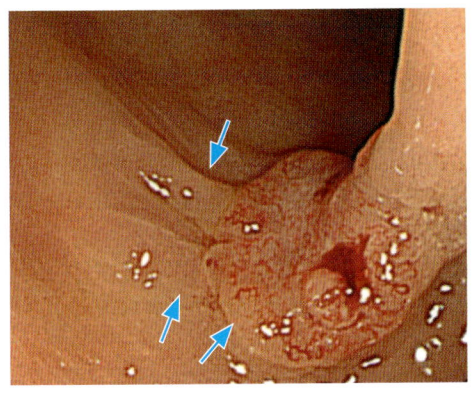

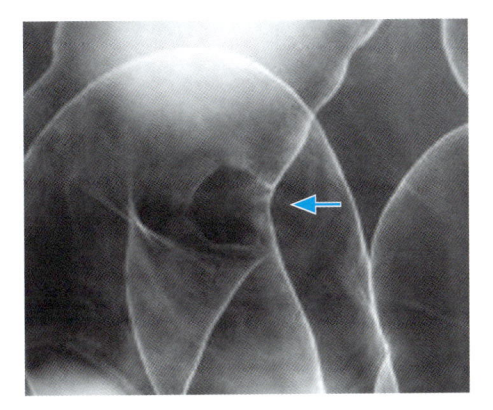

図4　　　　　　　　　　図5

必要な基礎知識：消化器外科専門医の知識のエッセンス

早期大腸癌の	知識 1. 早期大腸癌の深達度診断（特にSM高度浸潤癌の診断）
治療方針決定のための	知識 2. 内視鏡治療の適応病変
必要な知識のリスト	知識 3. 内視鏡治療の適応外病変（内視鏡治療後の追加治療適応病変）

知識 1

早期大腸癌（リンパ節転移の有無にかかわらず、粘膜下層までの癌）の深達度診断

● SM高度浸潤癌の所見
1. 内視鏡像
   ● 緊満感, びらん, 潰瘍, ひだ集中（⇒ 粘膜筋板近傍のサイン）, 変形, 硬化像（⇒ 筋層浸潤のサイン）。
   ● 拡大内視鏡における V_N 型ピットパターン（non-structure, 図6）。
2. X線造影検査
   ● 変形所見はSM深部以上の浸潤を示す（図7）。
   無変形 ⇒ SM1, 角状変形 ⇒ SM2, 弧状変形 ⇒ MP, 台形状変形 ⇒ MP以深

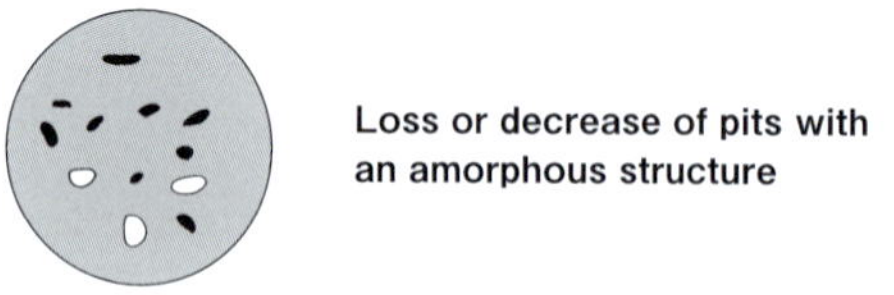

図6 拡大内視鏡におけるV_Nピットパターン
（コンセンサス癌治療2008より引用）

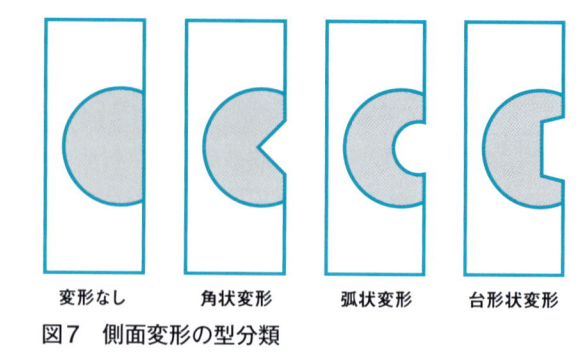

Loss or decrease of pits with an amorphous structure

変形なし　角状変形　弧状変形　台形状変形
図7 側面変形の型分類
（画像診断2002より引用）

知識2　早期大腸癌における内視鏡治療適応病変

1. 粘膜内癌、粘膜下層への軽度浸潤癌（1,000μmより浅い）。
2. 最大径2cm未満。
   - リンパ節転移の可能性がないことが大原則である。
   - 術前診断で粘膜内癌と診断できれば分割切除を行ってもよい。しかし、分割切除では不完全切除率が高く、局所再発率が高いことに留意する。
   - 内視鏡的粘膜下層剥離術（ESD）は手技の難度が高く、穿孔の危険性が高いため、まだ一般的な治療法ではない。
   - 側方発育型腫瘍（LST）などは2cm以上でも治療可能であるが、難度が高く、高度な技術が必要である。

知識3　早期大腸癌に対し、リンパ節郭清を伴う腸切除の適応病変（大腸癌治療ガイドライン2010年版）

① SM浸潤度1,000μm以上　② 脈管侵襲陽性
③ 低分化腺癌、印環細胞癌、粘液癌　④ 浸潤先進部のbuddingがgrade 2/3

- buddingとは：癌発育先進部間質に浸潤性に存在する1〜4個の構成細胞からなる癌細胞巣。最も高度な領域を20×10倍視野で観察しカウントする。grade 1：0〜4個、grade 2：5〜9個、grade 3：10個以上。
- SM浸潤癌1,000μm以上のリンパ節転移率は12.5％である。
- 内視鏡治療後の治療方針のアルゴリズムを図8に示す。

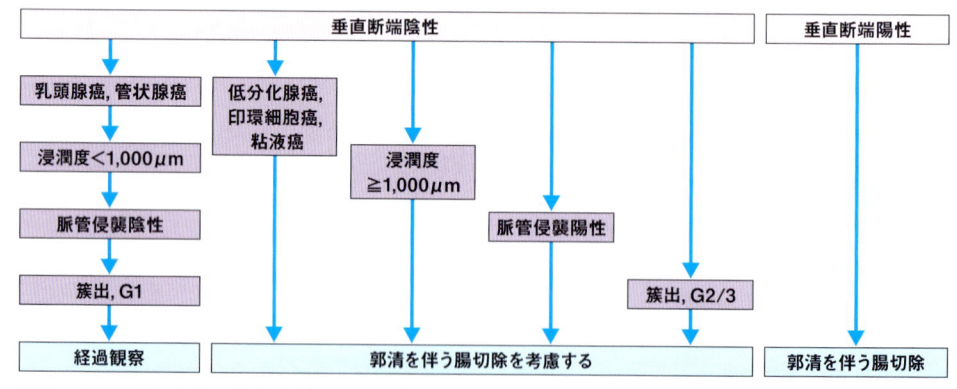

図8 内視鏡治療後の治療方針のアルゴリズム
（大腸癌治療ガイドライン2014年版より引用）

診断と治療へのナビゲーション：知識の使いかた！

鉄則1 早期大腸癌の内視鏡的摘除の適応は，**最大径2cm未満でSM高度浸潤所見のない**場合．

鉄則2 SM高度浸潤大腸癌の所見は，内視鏡検査で**緊満感・潰瘍（びらん）・ひだの集中**，透視で**角状変形**．

鉄則3 「内視鏡治療後の追加切除」は，**組織型・深達度・脈管侵襲・簇出（budding）**で判定．

答え

▶本症例では，

1. ひだ集中や角状変形 ➡ 内視鏡像，造影像におけるSM高度浸潤の所見．
2. 注腸造影による台形状変形はMP癌の所見である（本症は角状変形 ➡ SM 2）．
3. SM浸潤2,000μm ➡ 追加切除の適応．
4. SM浸潤1,000μm以上のリンパ節転移頻度は12.5％である．

ⓑ

発展問題

（問）この症例について，正しいものに○，誤ったものに×を示せ．

( ) 1. X線造影検査における変形はSM高度浸潤を示している．
( ) 2. 拡大内視鏡検査を行えば，陥凹面にV_N型ピットパターンを認めたと思われる．
( ) 3. ESDによる内視鏡的摘除を行っていれば，追加切除の必要はなかった．
( ) 4. 内視鏡治療後の追加切除では腸管の全層切除を行い，リンパ節郭清の必要はない．

⇒「消化器外科専門医へのminimal requirements」の大腸2(1)，5(1)，5(2)参照

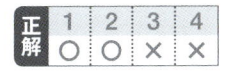

正解 1:○ 2:○ 3:× 4:×

IV 大腸

2 便潜血陽性にて精査の患者

問題

62歳の生来健康な男性。便潜血陽性のため来院した。大腸内視鏡検査を施行したところ、肛門縁から2cmの下部直腸に30mm大の病変を認めた。生検にて腺癌、超音波内視鏡検査にて第3層にわずかにおよぶ腫瘍像を認めた。胸腹部CTにて周囲リンパ節腫大および遠隔転移は認めなかった。下部消化管内視鏡検査を呈示する（図1）。

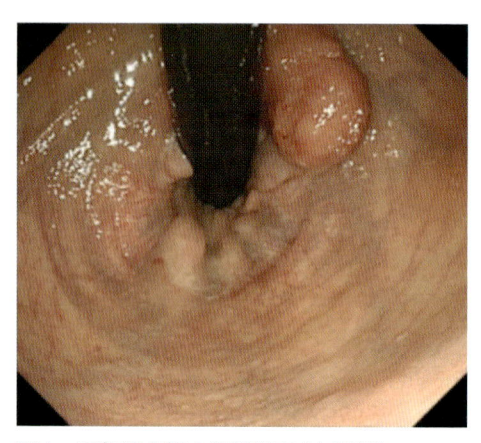

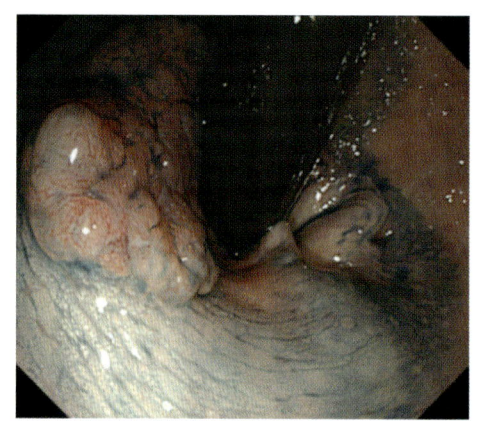

図1 下部消化管内視鏡検査（自験例）

▶ **本症例について正しいものを1つ選べ。**

ⓐ 内視鏡的切除を施行した。
ⓑ 経肛門的腫瘍切除術を施行した。
ⓒ TEM（transanal endoscopic microsurgery）を施行した。
ⓓ MITAS（minimally invasive transanal surgery）を施行した。
ⓔ 直腸切断術を施行した。

Goal！ 下部直腸早期癌の治療方針（術式選択）を問う。
➡ 経肛門的局所切除の適応、また各種治療法の特徴について知識の使いかたを学ぶ。

病歴と画像からキーワードを読み取る！：与えられた情報の分析

1 病歴
- 便潜血陽性，遠隔転移なし。

2 CT画像
- 隣接臓器への浸潤なし。
- 周囲リンパ節の腫大なし。

➡ 遠隔転移，隣接臓器浸潤のない治癒切除可能な下部直腸早期癌

3 内視鏡検査所見（図2）
- 下部直腸にⅡa＋Ⅱc病変（腺癌）
- 超音波内視鏡検査にて，第3層にわずかに及ぶ腫瘍像 ➡ 深達度軽度SM浸潤
- 肛門縁〜腫瘍下縁まで20mm，深達度軽度SM浸潤の30mm大 ➡ 大きさより内視鏡的切除困難，肛門縁からの距離が20mmより経肛門的腫瘍切除の適応

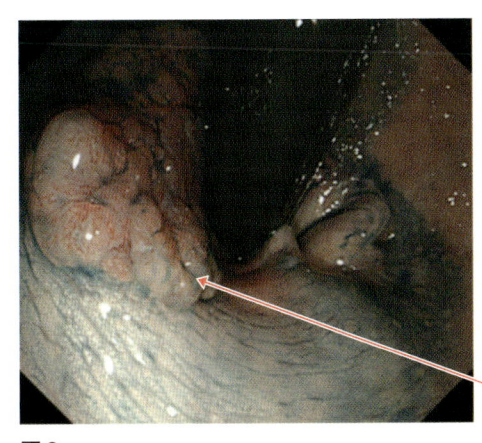

Ⅳ 大腸

図2

肛門縁から20mmに腫瘍下縁。
大きさ30mmのⅡa＋Ⅱc病変。
超音波内視鏡検査にて第3層にわずかに浸潤あり（軽度SM浸潤）。

必要な基礎知識：消化器外科専門医の知識のエッセンス

局所切除可能な早期直腸癌に対する治療方針決定のための必要な知識のリスト

- 知識1．直腸癌局所切除の適応（内視鏡的切除にならない理由）
- 知識2．直腸癌局所切除の術式選択（経肛門的切除術など）
- 知識3．手技の実際

知識1
直腸癌局所切除の適応

- cM癌，cSM癌の治療ストラテジーはリンパ節転移の可能性の有無に基づく（図3）。cM癌やcSM軽度浸潤癌はリンパ節郭清を伴わない局所切除を行う。
- 局所切除術の適応 ➡ ①粘膜内癌（m，Stage 0），粘膜下層癌（軽度SM，Stage I）。
  　　　　　　　　　　②最大径2cm以上の病変。
- 一方，内視鏡治療の適応は上記①に加え最大径が2cm未満の病変。
- 内視鏡治療不可能となる腫瘍サイズは一括切除の可否により2cmが規準とされる。これは，次のような理由による。
  ①ポリペクトミーやEMRで無理なく一括切除できる限界は2cmである。
  ②大腸の内視鏡的粘膜下層剥離術（ESD：endoscopic submucosal dissection）は手技の難度が高く，合併症（穿孔）の危険性が高いので，現時点ではまだ一般的な治療法ではなく，2cm以上の一括切除は困難。

③一般的に分割切除では不完全切除率が高く，局所再発率が高い（J Gastrointerol 2008）。
- 超高齢者や重篤な合併症を有する症例で開腹術に耐容できない場合には，リンパ節転移の危険因子が認められても，低侵襲治療として局所切除の適応となることがある。

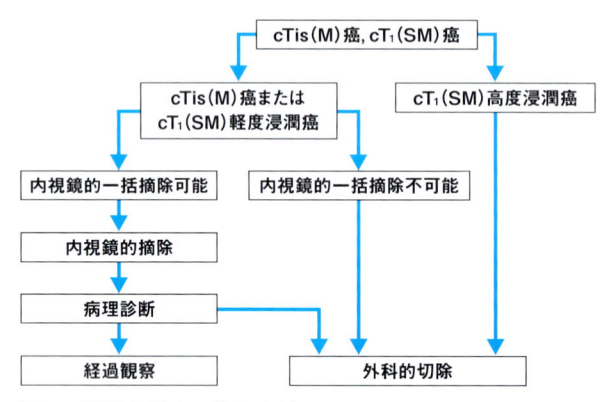

図3　早期大腸癌の治療方針

（「大腸癌治療ガイドライン2014年版」より引用）

知識2
直腸癌局所切除の術式選択（経肛門的切除術）

- 直腸局所切除術はアプローチ法により分類される（表1）。
- 経肛門的切除には，直視化に病変を切除する従来法と経肛門的内視鏡下切除術（TEM：transanal endoscopic microsurgery）がある。
- TEMは従来法に比べ，より口側の病変の切除が可能である（肛門縁より5〜20cm）。
- 一般に，腫瘍が肛門縁より5cm以内であれば経肛門的切除術を選択し，5〜20cmであればTEMを選択する。早期癌の多くは，この術式にて対応可能である。
- 腫瘍径が腸管長軸方向に広く進展している症例，腫瘍が内腔に突出し占居している症例，肛門狭窄・直腸管腔が狭い症例で，肛門縁から腫瘍までの距離が10cm未満であれば，後方アプローチを選択する。

表1　直腸癌局所切除の術式

		術式名	適応病変	特徴	主な合併症
直腸局所切除術	後方アプローチ	経仙骨的腫瘍切除術	肛門縁より5〜15cm	直視下に切除	感染・縫合不全
		経括約筋的腫瘍切除術	肛門縁より0〜10cm	内外括約筋を切離　直腸壁を切開後，腫瘍を直視下に全層切除	
	経肛門的アプローチ	経肛門的腫瘍切除術（従来法）	肛門縁より0〜5cm	直視下に切除	感染
		経肛門的内視鏡下切除術（TEM）	肛門縁より5〜20cm	粘膜から粘膜下組織を一括に切除	腸管穿孔　感染・縫合不全
		低侵襲経肛門的局所切除術（MITAS）	肛門縁より5〜20cm	肛門側から直腸をたぐりよせ，自動吻合器を用いて腫瘍を切除	狭窄

知識3

**手技の実際
（経肛門的腫瘍切除 vs. TEM）**

1．経肛門的腫瘍切除（従来法）

- 直腸腫瘍が肛門縁から0〜5cmの肛門近傍に位置する症例に対し，直視下に切除する方法。
- 腫瘍の局在により砕石位（後壁病変），もしくはジャックナイフ位（前壁病変）のいずれかの体位を選択する。
- 腰椎麻酔下に開肛器を用いて直視下に腫瘍切除と縫合閉鎖を行う。
- 下部直腸癌の治療においては根治性の代償として肛門括約筋機能を犠牲にすることも多い。過大侵襲を回避するため，全腫瘍摘出による病理学的評価を目的とした先行手術としても推奨される。

2．TEM

- 硬膜外麻酔，腰椎麻酔あるいは全身麻酔下にBuess式肛門鏡を用い内視鏡観察下に手術操作を行う（図4）。
- 本術式は，肛門縁より20cmの上部直腸までの腫瘍に適応となる。しかし，肛門縁に近い下部直腸腫瘍に対しては経肛門的切除のほうが，視野確保と操作の点で優れているため適応とされない。
- 内視鏡を用いることにより良好な視野が得られ，十分なmarginを確保しつつ，粘膜および全層での一括切除が可能となる。
- 切除後の欠損部は縫合閉鎖するため，術後の出血や潰瘍形成を防止できる。

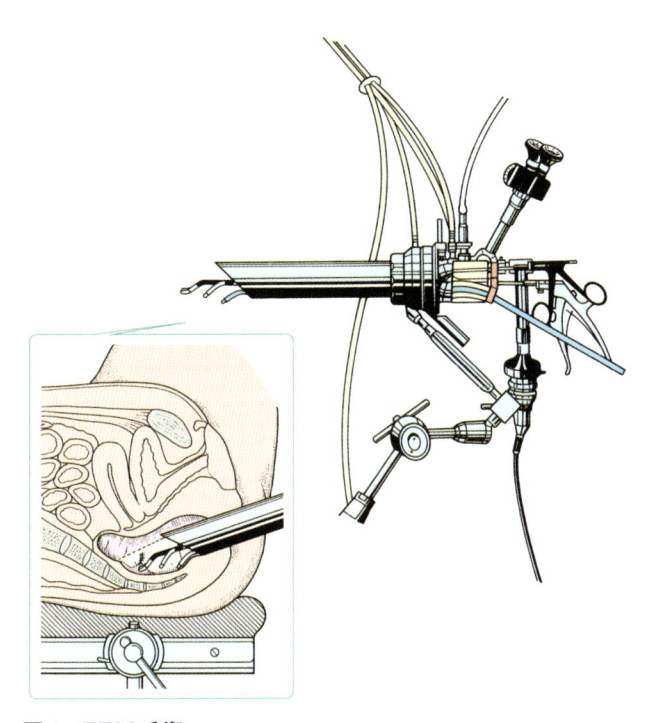

図4　TEM手術

（オペレーティング直腸鏡：TEM，利康商事株式会社，製品パンフレットより引用改変）

Ⅳ 大腸

診断と治療へのナビゲーション：知識の使いかた！

鉄則1 リンパ節郭清が不要な下部直腸早期癌の治療は，病変の大きさが2cm以下の時は内視鏡治療，2cmより大きい時は局所切除。

鉄則2 下部直腸早期癌に対する経肛門的局所切除の適応は，肛門縁からの距離が0〜5cmの病変。

答え ▶本症例は，

術前診断として深達度軽度SM浸潤，肛門縁から40mmに位置，大きさが20mmを超える腺癌である。

1. 内視鏡的切除の適応は粘膜内癌および軽度SM浸潤，大きさが20mm以下である。
2. 本症例は大きさ20mmを超えることより，外科的局所切除の適応である。
3. 腫瘍の肛門縁からの距離が40mmであり，経肛門的腫瘍切除術の適応である。
4. TEM，MITASは経肛門的腫瘍切除と比べ，より口側の病変の切除が可能であり（肛門縁より5〜20cm），その際，よい適応となる。

ⓑ

発展問題
（問）この疾患について，正しいものに○，誤ったものに×を示せ。

( ) 1. 術前病期診断は第8版の大腸癌取扱い規約において cStage Ⅰである。
( ) 2. 病変の局在は前壁であったためジャックナイフ位で手術を施行した。
( ) 3. 後方アプローチが第一選択である。
( ) 4. 経肛門的腫瘍切除では腫瘍切除後に粘膜閉鎖可能だが，TEMでは閉鎖不可能である。
( ) 5. 超高齢者や重篤な合併症を有する場合，リンパ節転移の危険因子が認められても低侵襲手術として局所切除の適応となることがある。

⇒「消化器外科専門医へのminimal requirements」の大腸5参照

正解 | 1 | 2 | 3 | 4 | 5 |
| ○ | ○ | × | × | ○ |

3 腹満感を主訴に受診した患者

問題

79歳,男性。腹部膨満感と嘔気を主訴に受診した。来院時,腹部は著明に膨隆していた。聴診では腸蠕動は亢進しており,下腹部全体に軽度の圧痛を認めるものの,腹膜刺激症状は認めなかった。既往歴は,心臓弁膜症に対し弁置換術を受けており,ワーファリン内服中。腹部単純X線写真(図1),大腸内視鏡検査(図2),ガストログラフィンを使用した注腸X線検査(図3)を示す。またCT検査では腹腔内遊離ガスや遠隔転移,他臓器浸潤は認めなかった。

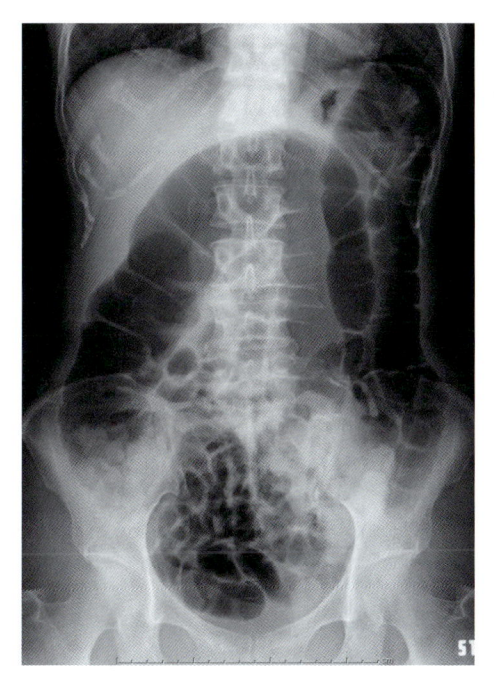

図1 腹部単純X線写真(自験例)

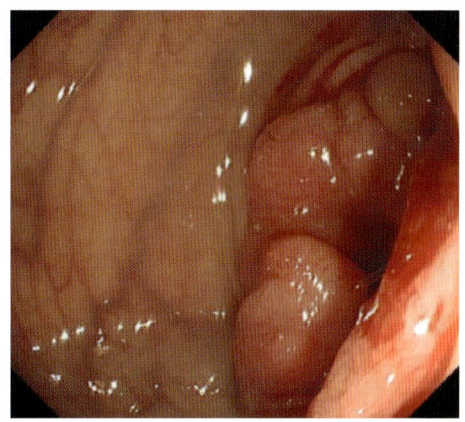

図2 大腸内視鏡検査

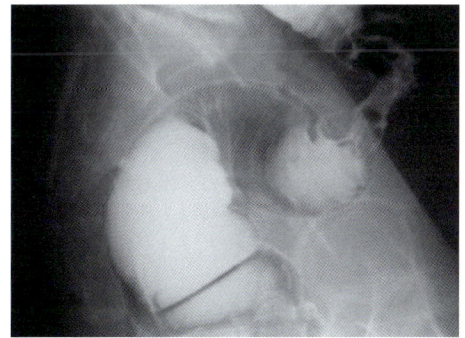

図3 注腸X線検査

▶この患者の治療方針として最も**不適切**なものを選べ。

ⓐ 中心静脈栄養(TPN)を行う。
ⓑ 経肛門的イレウスチューブを留置する。
ⓒ 内視鏡的ステントを留置する。
ⓓ 病変の口側に人工肛門を造設する。
ⓔ 緊急手術としてS状結腸切除術を行い,根治を図る。

IV 大腸

もっと勉強したい君へ 専門医試験問題：（18回公表設問29）

Goal! 腸閉塞を伴った進行大腸癌に対する治療方針についての知識の使いかたを問う。
X線検査や内視鏡検査から，判断のためのキーワードを読み取ることができるかを問う。

病歴と画像からキーワードを読み取る！：与えられた情報の分析

1 病歴
- 79歳，男性。心臓弁膜症に対し弁置換術を受けている（ワーファリン内服中）。 ➡ 高齢，ハイリスクで出血傾向もある
- 腹膜刺激症状なし。CTにて腹腔内遊離ガスなし。 ➡ 穿孔性腹膜炎などの緊急手術の適応はない

2 腹部単純X線写真
- 拡張したハウストラを伴う著明なガス像（大腸ガス像：特に横行結腸から下行結腸）を認める（図4）。 ➡ 下部大腸に閉塞がある

3 大腸内視鏡検査および注腸検査
- 内視鏡検査にて，全周性で易出血性の周堤を伴う潰瘍性病変（Borrmann 2型）を認める（図5）。
- 注腸検査にてS状結腸にapple core signを認める（図6）。 ➡ 腸閉塞を伴ったS状結腸癌

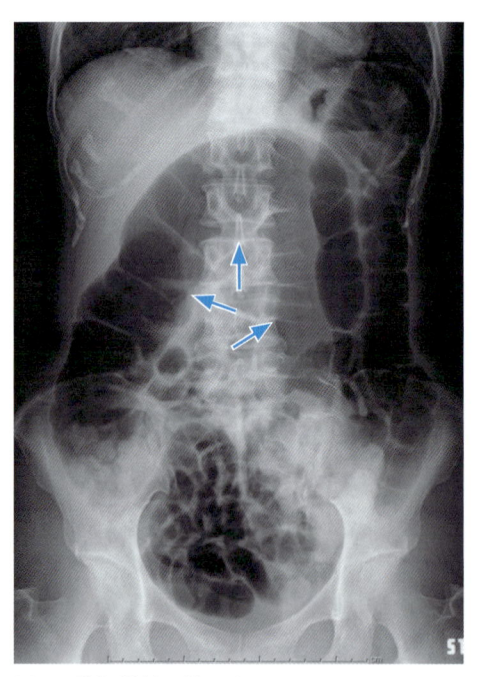

図4　腹部単純X線写真

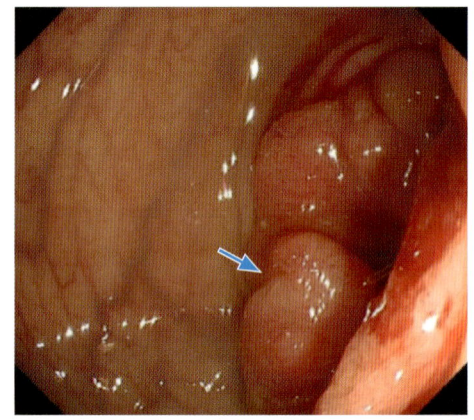

図5　大腸内視鏡検査

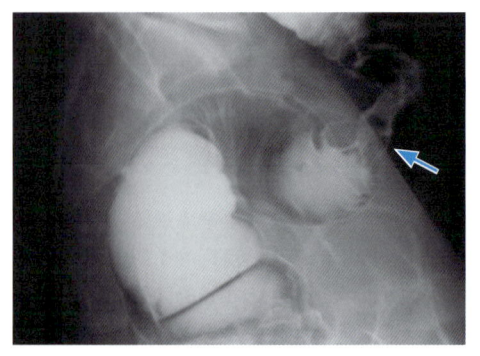

図6　注腸X線検査

必要な基礎知識：消化器外科専門医の知識のエッセンス

大腸癌イレウスに関する必要な知識のリスト
- 知識1. 大腸癌イレウスの特徴
- 知識2. 左側大腸癌イレウスに対する術前マネージメント
- 知識3. 経肛門的イレウスチューブとステント留置術の比較
- 知識4. 左側大腸癌イレウスに対する術式選択

知識1 大腸癌イレウスの特徴

- 高齢者に多い。
- 全大腸癌の約10%を占める。
- 高度進行例や遠隔転移を認める症例が多い。
- 右側大腸癌はイレウスを発症することが少なく，発症しても減圧の後，一期的切除・吻合が可能な場合が多い。⇒ 術前管理や術式の決定など，**臨床例で重要なのは左側大腸癌イレウス**である。

知識2 左側大腸癌イレウスに対する術前マネージメント（図7）

- 左側大腸癌イレウスに対する緊急手術は術後合併症の頻度が高く，可能であれば保存的治療（腸管の十分な減圧）の後，待機手術を行うことが望ましい。しかしながら，穿孔例や十分な腸管の減圧が得られない場合には，速やかに手術を行う必要がある。

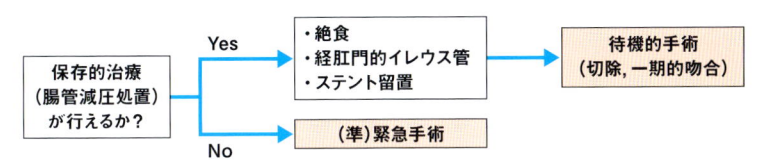

保存的治療（腸管減圧処置）が行えるか？
- Yes → ・絶食 ・経肛門的イレウス管 ・ステント留置 → 待機的手術（切除，一期的吻合）
- No → （準）緊急手術

図7 左側大腸癌イレウスに対する術前マネージメント

知識3 経肛門的イレウスチューブとステント留置術の比較（表1）

- 現在欧米を中心にステント留置術の有用性に関する報告が多数存在するが，経肛門的イレウスチューブとステント留置術の優劣を明らかにした比較試験はない。

表1 経肛門的イレウスチューブとステント留置術の比較

	経肛門的イレウスチューブ	ステント留置術
共通点	一期的吻合を可能にする，術後合併症を低下させる，人工肛門を回避できる，在院日数の短縮	
利点	安価，下部直腸癌にも留置可能	右側結腸にも留置可能，減圧効果が高い，通院可
欠点	洗浄が必要となる，減圧効果が低い，入院要	高価，下部直腸癌は不可能

知識4 左側大腸癌イレウスに対する術式選択

- 人工肛門造設術 （手術侵襲 小さい）
- Hartmann手術
- 一期的切除・吻合術 （手術侵襲 大きい）

- 手術術式には「正解」はなく，個々の患者の全身状態，画像所見（遠隔転移の有無），術前の腸管減圧効果および術中所見から，**最も適切な術式を選択する必要**がある。

IV 大腸

診断と治療へのナビゲーション：知識の使いかた！

鉄則1 イレウスを伴う左側大腸癌のマネージメントは，①緊急性，②減圧の必要性，③根治性，の評価．

鉄則2 イレウスを伴う左側大腸癌の減圧は，①経肛門的イレウス管，②ステント，③人工肛門，の選択．

答え

▶本症例（イレウスを伴う左側大腸癌）では，

1. 腹膜炎や敗血症を生じていない ➡ 緊急手術の必要性なし（緊急手術では，低侵襲手術）．
2. 遠隔転移，腹膜播種を認めない ➡ 根治手術可能な病変．
3. 高齢で心臓弁膜症の手術既往（ワーファリン®内服中）➡ 術前に全身状態の評価とワーファリン®の休薬．
4. イレウスによる腸管の血行障害や異常腸内細菌 ➡ **減圧処置（ステント・経肛門的イレウス管）**．

[e]

発展問題

（問）この症例について，正しいものに○，誤ったものに×を示せ．

( ) 1. 右側大腸癌によるイレウスの頻度は，左側大腸癌の頻度と比べて低い．
( ) 2. 右側大腸癌によるイレウス症例に対しては，回腸人工肛門造設術を行い，二期的切除を行うのが原則である．
( ) 3. 左側大腸癌によるイレウス症例の腸管減圧には，経鼻的イレウスチューブが効果的である．
( ) 4. 左側大腸癌イレウスでも，術前に十分な減圧ができれば一期的原発巣切除再建術も可能である．
( ) 5. 本邦では，メタリックステントによる術前減圧が標準的である．

⇒「消化器外科専門医へのminimal requirements」の大腸5参照

正解 1:○ 2:× 3:× 4:○ 5:×

4 排便時出血にて来院してきた患者

問題

68歳の生来健康な男性。排便時出血が続くため来院した。精査にて下部直腸に2型病変（腫瘍下縁から歯状線まで40mm，生検にて腺癌）を認めた。大腸超音波内視鏡検査では，病変は第4層までにとどまっていた。CT上リンパ節腫大，遠隔転移を認めなかった。術前の大腸内視鏡検査（図1）ならびに腹部CT検査（図2）を呈示する。

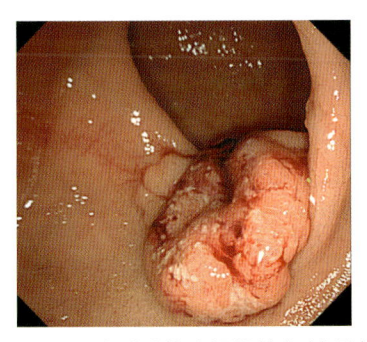

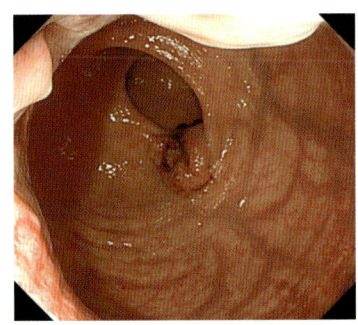

図1　下部消化管内視鏡検査（自験例）

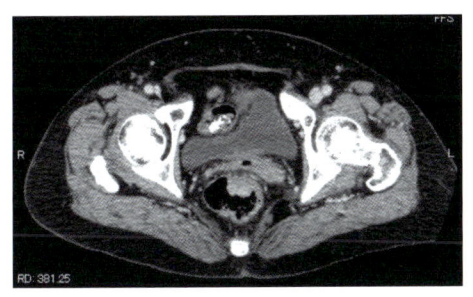

図2　腹部CT検査

▶本症例について正しいものを1つ選べ。

ⓐ 精囊への浸潤が疑われる。
ⓑ 根治手術には，最低3cmの肛門側マージンが必要である。
ⓒ 超低位前方切除術を施行した。
ⓓ 直腸切断術を施行した。
ⓔ 内肛門括約筋亜全摘術（ISR）を施行した。

もっと勉強したい君へ　専門医試験問題：（19回公表設問27）（10回公表設問12）

Goal! ⇒ 切除可能な下部直腸癌の外科的治療法について知識の使いかたを学ぶ。

Ⅳ 大腸

病歴と画像からキーワードを読み取る！：与えられた情報の分析

1 病歴
- 排便時出血。
- 遠隔転移なし。 ➡ 治癒切除可能

2 内視鏡検査所見（図3）
- 下部直腸に2型病変（腺癌），1/4周性。
- 超音波内視鏡検査にて病変は第4層までにとどまる。 ➡ MP癌
- 歯状線：腫瘍下縁まで40mm。 ➡ 超低位前方切除術可能

3 CT画像（図4）
- 下部直腸の前壁病変。
- 隣接臓器への浸潤なし。 ➡ 合併切除不要
- 周囲リンパ節の腫大なし。

図3

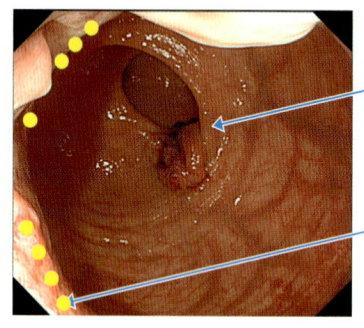

- 直腸Rbの2型病変
- 歯状線：腫瘍下縁まで40mm

図4

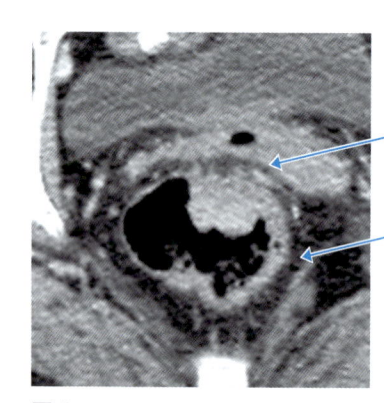

- 直腸前壁病変 隣臓器へ浸潤なし
- 直腸間膜内含めリンパ節腫大なし

必要な基礎知識：消化器外科専門医の知識のエッセンス

治癒切除可能な下部直腸進行癌に対する治療方針決定のための必要な知識のリスト

- 知識1. 下部直腸進行癌の治療方針（治癒切除の可否）
- 知識2. 術式選択（合併切除不要な時）
- 知識3. 手術のタイミング

知識1

遠隔転移と他臓器浸潤からみた下部直腸進行癌の治療方針（図5）

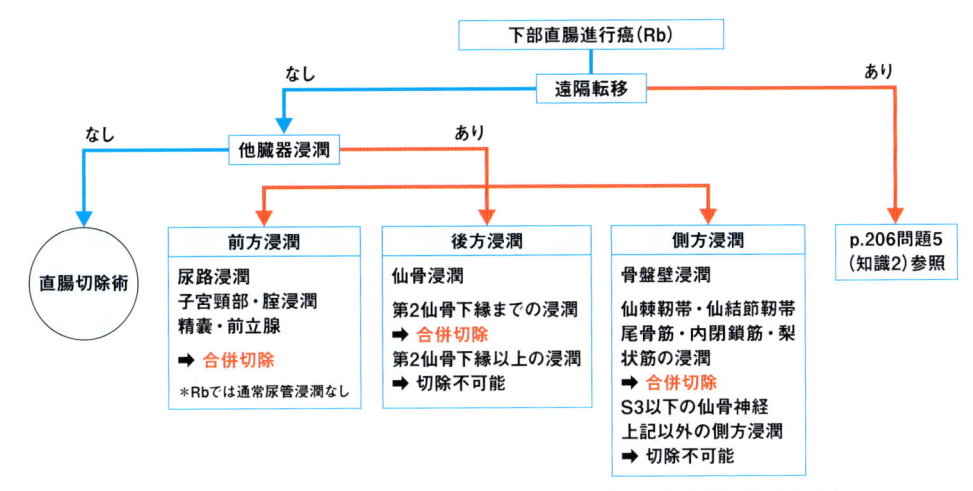

```
                        下部直腸進行癌(Rb)
                              │
                          遠隔転移
                    なし ┌──┴──┐ あり
                        │      │
                    他臓器浸潤   p.206問題5
              なし ┌──┴──┐ あり  （知識2）参照
                  │      │
              直腸切除術  ┌───┬───┐
                      前方浸潤 後方浸潤 側方浸潤
```

前方浸潤	後方浸潤	側方浸潤
尿路浸潤 子宮頸部・腟浸潤 精嚢・前立腺 ➡ 合併切除 ＊Rbでは通常尿管浸潤なし	仙骨浸潤 第2仙骨下縁までの浸潤 ➡ 合併切除 第2仙骨下縁以上の浸潤 ➡ 切除不可能	骨盤壁浸潤 仙棘靭帯・仙結節靭帯 尾骨筋・内閉鎖筋・梨 状筋の浸潤 ➡ 合併切除 S3以下の仙骨神経 上記以外の側方浸潤 ➡ 切除不可能

図5　遠隔転移と他臓器浸潤からみた下部直腸進行癌の切除の可否評価（著者自作）

知識2
術式選択

- 下部直腸進行癌の手術術式は，病変の局在，つまり肛門側切離予定線の位置から判断される（表1，図6）。
- 肛門側の直腸間膜の切離長はRb癌では2cmを目安とし，切離線を決定する。
- 超低位前方切除術の適応は外科的肛門管内で内肛門括約筋を切除しない高さ（すなわち切離線の目安は歯状線から2cm前後，partial ISRとの違いは内括約筋を切除しない点，経肛門吻合再建を要さない点）。
- ISRの適応は，一般に腫瘍下縁が肛門縁から5cm，歯状線から2cmで，深達度はMPにとどまるもの。
- さらに肛門括約筋切除の程度により，partial, subtotal, total ISRに分類される。

表1　直腸癌の術式選択

肛門側の 切離線	外科的肛門 管より口側	外科的肛門管で内肛門括 約筋を切除しない高さ	外科的肛門管で内括約 筋を一部切除する高さ （歯状線より口側）	外科的肛門管で，内括約筋 を部分的に温存する高さ （歯状線より肛門側）	外科的肛門管で内括 約筋をすべて切除す る高さ
術式	低位前方 切除術	超低位前方切除術	partial ISR (inter- sphincteric resection)	subtotal ISR	total ISR
直腸切離 ライン （図6）	①	②	③	④	⑤

IV｜大腸

図6　肛門側の切離線

知識3 リンパ節郭清	●リンパ節郭清の程度は，リンパ節転移の有無と深達度から決定する（図7）。
知識4 側方郭清の適応	●本邦の側方郭清の適応は，「腫瘍下縁が腹膜反転部より肛門側で，深達度はMPを超える症例」。 ●側方リンパ節転移の有無は関係なし。
知識5 手術のタイミング	●本邦における下部直腸進行癌に対する標準治療は手術療法（必要に応じて術後補助化学療法を追加する）。 ●一方，海外における局所進行直腸癌に対する標準治療は，術前化学放射線療法＋手術である（術前化学放射線療法は局所再発率を低下させるが，遠隔成績には寄与しない）。

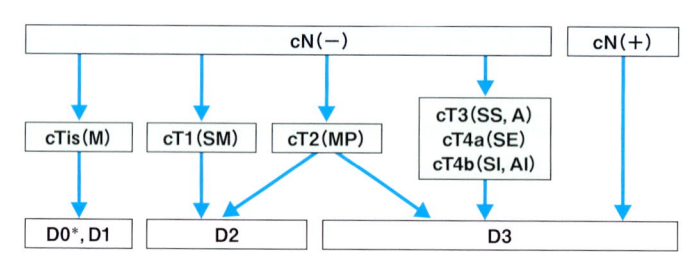

＊：直腸癌では直腸局所切除を含む

図7　大腸癌のリンパ節郭清方針

（「大腸癌治療ガイドライン2014年版」より引用）

診断と治療へのナビゲーション：知識の使いかた！

鉄則1 切除可能な下部直腸進行癌の標準治療は手術療法と術後補助化学療法（術前治療なし）。

鉄則2 下部直腸進行癌の術式選択の因子は，切離予定線の位置（外科的肛門管や歯状線との位置関係）と深達度。

鉄則3 下部直腸進行癌のリンパ節郭清範囲決定の因子は，①リンパ節転移の有無，②深達度，③腫瘍下縁の位置。

答え

▶本症例は，

画像より精嚢を含めた他臓器浸潤なく，治癒切除可能な下部直腸進行癌と診断する。

1. 遠隔転移なく局所進行下部直腸癌Rb。
2. 歯状線から腫瘍下縁まで40mmであり，2cm以上の肛門側マージン確保可能。
   ➡ **超低位前方切除術の適応。**
3. 腹膜反転部より肛門側の病変で深達度は MPの病変。➡ **側方郭清は不必要**［本症例は歯状線から40mmであり，ISRの適応となる腫瘍下縁が肛門縁から5cm（歯状線から2cm）からは外れる］。

[C]

発展問題

（問）この症例について，正しいものに〇，誤ったものに×を示せ。

( ) 1. 片側の側方郭清の適応である。
( ) 2. 術前および術中所見にて深達度MPと判断したため，D3郭清を行った。
( ) 3. 自律神経温存が可能である。
( ) 4. 肛門機能の温存が可能である。
( ) 5. 下部直腸癌の肛門側直腸間膜の切離長は2cm必要である。

⇒「消化器外科専門医へのminimal requirements」の大腸5参照

正解	1	2	3	4	5
	×	〇	〇	〇	〇

5 右下腹部の腫瘤触知にて来院してきた患者

問題

62歳の生来健康な男性。右下腹部の腫瘤を触知するため来院した。胸腹部CT検査ならびに大腸内視鏡検査を施行したところ，ファイバー通過不能な上行結腸癌と肝転移を認めた（図1）。また，両側肺下葉に計2個の転移も認められた。

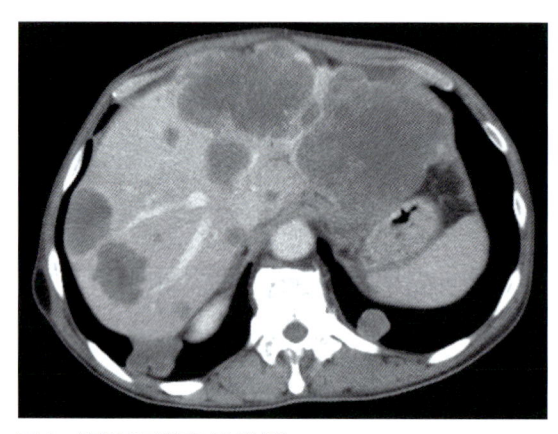

図1　腹部CT検査（自験例）

▶本症例について誤っているものを1つ選べ。

ⓐ 本症例の大腸癌取扱い規約（第8版）における遠隔転移の表記は「M1b（PUL1，H3）」である。
ⓑ 全身化学療法を行った結果，根治切除可能となった場合は，肝切除と肺切除を考慮すべきである。
ⓒ 肝転移根治切除後の補助化学療法の有効性は確立されている。
ⓓ stage Ⅳであっても腸閉塞の症状がある場合は，原発巣切除を行う。
ⓔ 化学療法にて根治切除可能となった場合，肺転移に関しては2期的に切除を行う。

Goal !
stage Ⅳ大腸癌に対する病態と適切な治療方針を問う。
➡ 切除可能な遠隔転移と切除不能な遠隔転移の治療法の違いについて知識の使いかたを学ぶ。

病歴と画像からキーワードを読み取る！：与えられた情報の分析

1 病歴
- 右下腹部の腫瘤触知
- ファイバー通過不能な上行結腸癌 ➡ **亜イレウスの可能性**

2 CT画像
- 多発肝転移（H3）
- 多発肺転移（PUL1）

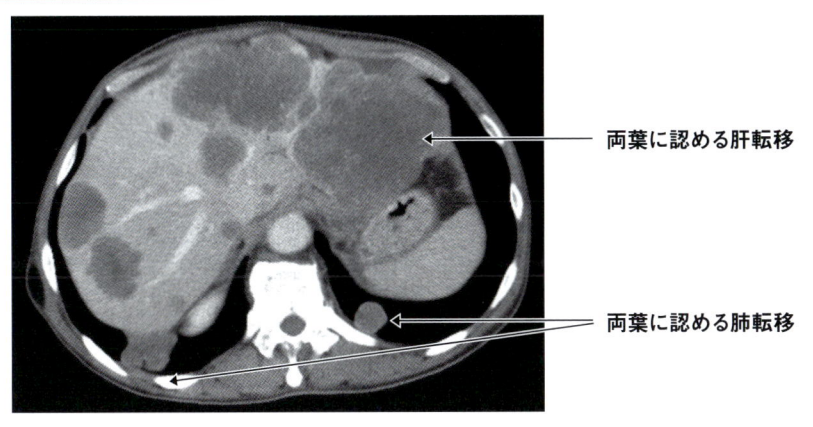

両葉に認める肝転移
両葉に認める肺転移

図2

必要な基礎知識：消化器外科専門医の知識のエッセンス

stage IV大腸癌に対する病態と治療方針決定のための必要な知識のリスト

- 知識1. 大腸癌遠隔転移における表記
- 知識2. stage IV大腸癌の治療方針
- 知識3. 切除不能な進行・再発大腸癌に推奨される化学療法（一次治療）

知識1 大腸癌遠隔転移における表記

- 第8版の大腸癌取扱い規約より，独立したカテゴリーであった腹膜転移（P），肝転移（H），肝以外の遠隔転移（M）を「遠隔転移（M）」として包括して表記。
- 領域リンパ節転移以外のすべての転移はMに含まれ，転移臓器数が1個であればM1a，2個以上であればM1bとして，転移部位（肝，腹膜，肺では転移程度も）を記載。
  例：M1a（H1），P1とH2があればM1b（P1，H2）。
- 主な臓器の転移分類を表1〜4に示した。

表1 遠隔転移の分類

M0	遠隔転移を認めない
M1	遠隔転移を認める
M1a	1臓器に遠隔転移を認める
M1b	2臓器以上に遠隔転移を認める

［大腸癌取扱い規約（第8版）より引用改変］

表2 大腸癌肝転移の分類

HX	肝転移の有無が不明
H0	肝転移を認めない
H1	肝転移巣4個以下かつ最大径が5cm以下
H2	H1，H3以外
H3	肝転移巣5個以上かつ最大径が5cmを超える

［大腸癌取扱い規約（第8版）より引用改変］

表3 大腸癌肺転移の分類

PULX	肺転移の有無が不明
PUL0	肺転移を認めない
PUL1	肺転移が2個以下，または片側に3個以上
PUL2	肺転移が両側に3個以上，または癌性リンパ管炎，癌性胸膜炎，肺門部，縦隔リンパ節転移を認める

［大腸癌取扱い規約（第8版）より引用改変］

表4 大腸癌腹膜転移の分類

PX	腹膜転移の有無が不明
P0	腹膜転移を認めない
P1	近接腹膜にのみ播種性転移を認める
P2	遠隔腹膜に少数の播種性転移を認める
P3	遠隔腹膜に多数の播種性転移を認める

［大腸癌取扱い規約（第8版）より引用改変］

Ⅳ 大腸

知識 2
stage Ⅳ大腸癌の治療方針
（図3）

- 遠隔転移巣ならびに原発巣がともに切除可能な場合は、原発巣と遠隔転移巣の切除を考慮する。
- 遠隔転移巣は切除可能であるが、原発巣切除が不可能な場合は、原則として原発巣および遠隔転移巣の切除は行わず、他の治療法を選択する。
- 遠隔転移巣の切除は不可能であるが原発巣切除が可能な場合は、臨床症状や原発巣が有する予後への影響を考慮して、原発巣切除の適応を決める。

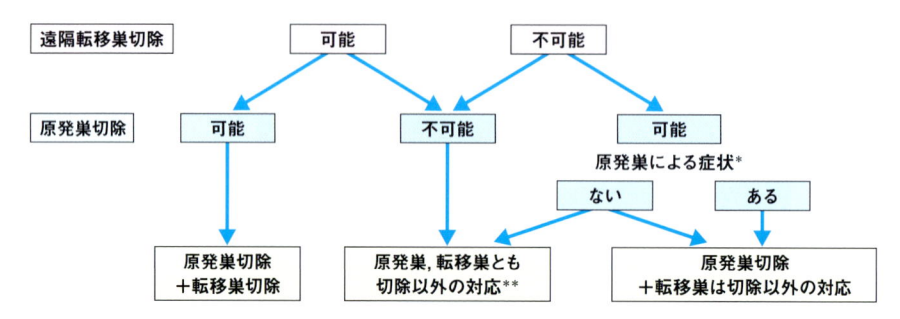

*：原発巣による症状：大出血、高度貧血、穿通・穿孔、狭窄等による症状。
**：切除以外の対応：原発巣緩和手術、化学療法、放射線療法ならびに血行性転移に対する治療方針等を参照。

図3　stage Ⅳ大腸癌の治療方針

［大腸癌治療ガイドライン（2014）より引用］

知識 3
切除不能な進行・再発大腸癌に推奨される化学療法（一次治療、表5）

表5　切除不能進行再発大腸癌に推奨される一次治療

強力な治療が適応となる患者
・FOLFOX/CapeOX*＋Bmab**
・FOLFIRI＋Bmab**
・FOLFOX＋Cmab/Pmab***
・FOLFIRI＋Cmab/Pmab***
・FOLFOXIRI
・infusional 5-FU＋LV/Cape＋Bmab** or UFT＋LV
強力な治療が適応とならない患者
・infusional 5-FU＋LV/Cape＋Bmab** or UFT＋LV

＊：カペシタビン＋オキサリプラチン
＊＊：ベバシズマブ
＊＊＊：セツキシマブ/パニツムマブ、KRAS野生型のみに適応

［大腸癌治療ガイドライン（2014）より引用］

診断と治療へのナビゲーション：知識の使いかた！

鉄則1 stage Ⅳ大腸癌の治療方針は，まず**遠隔転移巣切除の可否を決定**。

鉄則2 **遠隔転移巣と原発巣の切除が可能かつ，耐術可能であればともに切除**。

鉄則3 切除不能な進行・再発大腸癌に対しては，**K-ras type に合わせた化学療法**が有用。

答え

▶本症例では，

ファイバー通過不能な上行結腸癌と多発肺・肝転移（stage Ⅳ大腸癌）を認める。

1 両葉に肝転移を認め，**転移数5個以上かつ最大径5cm**を超えており**H3**と診断でき，両側肺下葉に限局した肺転移を2個認めており，PUL1と診断できる。
2 切除不能進行大腸癌であり，**K-ras type**に合わせた化学療法が望まれるが，腸閉塞などの**原発巣による症状を認める場合は原発巣切除を行う**。
3 化学療法により転移巣の消失・縮小を認め切除できれば，予後向上が期待できる。その場合，**肺転移に関しては二期的**に切除を行うことが多い。
4 **大腸癌遠隔転移巣切除後の補助化学療法の有効性と安全性は確立されておらず**，生存期間の延長を検証したランダム化比較試験はない。今後，適正に計画された臨床試験の実施が望まれる。

発展問題　（問）この疾患について，正しいものに○，誤ったものに×を示せ。

( ) 1. K-ras typeが変異型の場合，FOLFOXあるいはFOLFIRI療法にcetuximabの併用を推奨している。
( ) 2. 切除不能進行大腸癌に経口UFT＋LV療法は推奨されない。
( ) 3. 原発巣により腸閉塞が生じている場合，化学療法を優先して施行する。
( ) 4. 最大径6cmの肝転移巣を3個認める場合，第8版の大腸癌取扱い規約においてH2と診断する。
( ) 5. 肺転移において癌性リンパ管炎を認める場合，第8版の大腸癌取扱い規約においてPUL3と診断する。

⇒「消化器外科専門医へのminimal requirements」の大腸5参照

正解	1	2	3	4	5
×	×	×	○	×

6 咳を主訴としてきた患者

問題

68歳の男性。1カ月前より咳嗽が持続するとの訴えで受診。胸部X線写真にて図1のような所見を認めた。また，下部消化管内視鏡検査では，図2のように直腸Rbに病変を認め，生検にてadenocarcinoma（KRAS変異型）と診断された。腹部CTにて他臓器浸潤，側方リンパ節転移は認めなかった。併存疾患はなく，PSは0，呼吸機能はFEV$_{1.0}$ 1.0L，%VC 70%であった。

図1　胸部X線写真（自験例）

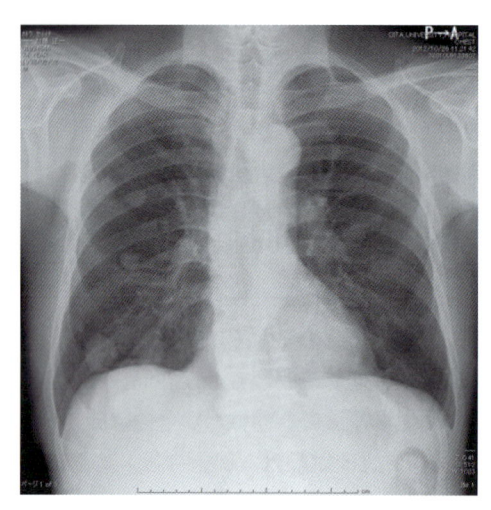

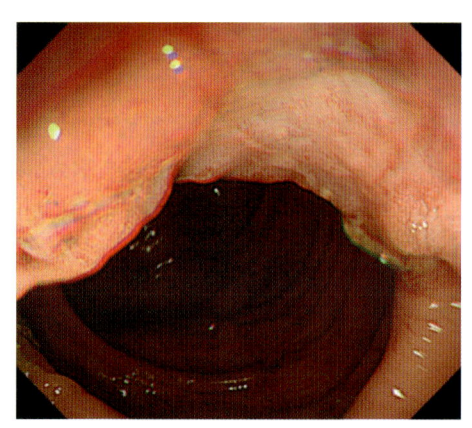

図2　内視鏡検査所見

▶この疾患の治療について正しいものを1つ選べ。

ⓐ 低位前方切除術＋リンパ節郭清を伴う右肺切除術を行う。
ⓑ 定位放射線治療を行う。
ⓒ FOLFIRI＋パニツムマブによる化学療法を行う。
ⓓ 低位前方切除術ののち，FOLFIRI療法による化学療法を行う。
ⓔ FOLFOX＋ベバシズマブによる化学療法を行う。

Goal! 直腸癌多発肺転移の治療選択のための知識の使いかたを問う。

病歴と画像からキーワードを読み取る！：与えられた情報の分析

1 内視鏡画像（図3）	● 直腸Rbに半周性の深い陥凹性病変。	➡	進行下部直腸癌
	● 生検にてadenocarcinoma。		
2 胸部X線写真（図4）	● 両肺に多発するcoin lesion。	➡	多発肺転移
3 腹部CT所見	● 他臓器浸潤なし，側方リンパ節転移なし。	➡	原発巣は切除可能
4 全身状態	● PS 0, $FEV_{1.0}$ 1.0L, %VC 70%。	➡	高度閉塞性換気障害

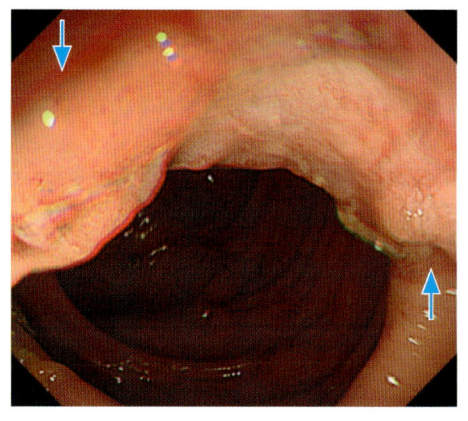

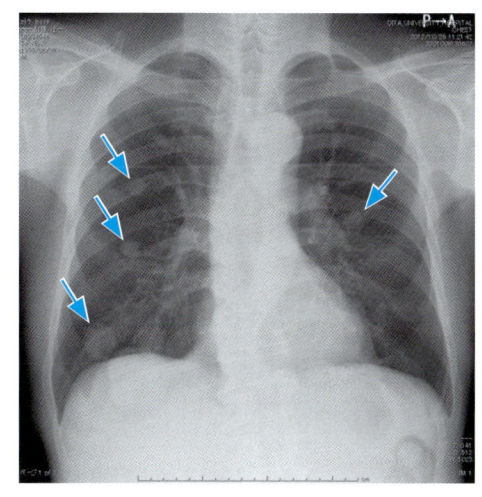

図3

図4

必要な基礎知識：消化器外科専門医の知識のエッセンス

肺転移を伴う直腸癌の治療方針決定のための必要な知識のリスト	知識 **1**. 同時性肺転移を有する進行大腸癌の治療方針 知識 **2**. 肺切除の適応基準 知識 **3**. 切除不能進行再発大腸癌に対する化学療法

知識 1
同時性肺転移を有する進行大腸癌に対する基本的な治療方針

- 肺転移巣の切除は不可能であるが原発巣切除が可能な場合は，臨床症状や原発巣が有する予後への影響を考慮して，原発巣切除の適応を決める。
- 肺転移の治療は，肺切除と化学療法がある。
- 転移巣が切除可能であれば，原発巣切除のうえ，肺転移巣の異時切除を考慮する。
- 肺切除には系統的切除と部分（非系統的）切除がある。
- 肺門・縦隔リンパ節郭清の意義は定まっていない。
- 切除不能肺転移で全身状態が一定以上に保たれている場合（PS 0-2）は，全身化学療法を考慮する。
- 耐術不能な場合，原発巣と肺外転移が制御されているか，制御可能で，5cm以内の肺転移個数が3個以内であれば体幹部定位放射線治療も考慮する。
- 全身状態が不良な場合は，適切なBSC（best supportive care）を行う。

（大腸癌治療ガイドライン2014年版より引用改変）

Ⅳ 大腸

知識2
肺切除の適応基準

①耐術可能。
②原発巣が制御されているか，制御可能。
③肺転移巣を遺残なく切除可能。
④肺外転移がないか，制御可能。
⑤十分な残肺機能（表1）。

（大腸癌治療ガイドライン2014年版，呼吸器外科学．南山堂，2007年より引用改変）

表1　肺切除に必要な呼吸機能の限界値

	耐術呼吸機能の限界値	残肺予測呼吸機能の限界値
%VC	50%以上	40%以上
$FEV_{1.0}$	1.2 L 以上	0.8 L 以上

知識3
切除不能進行再発大腸癌に対する化学療法の一次治療

- 以下に示す5つのレジメンがあり，いずれも生存期間や奏効率に有意な差はない（表2，3）。
  ⇒ 一次治療レジメンの選択は，患者背景，有害事象，投与法，各施設での使いやすさなどを考慮して行う。
- 代表的な有害事象を以下に示す。
  - カペシタビンは下痢や手足症候群。
  - ベバシズマブでは高血圧，出血，消化管穿孔。
  - セツキシマブ/パニツムマブでは皮膚毒性や間質性肺炎（呼吸困難）。
  - FOLFOXでは好中球減少，末梢神経障害。
  - FOLFIRIでは脱毛，好中球減少，下痢。

表2　切除不能進行再発大腸癌に対する化学療法の一次治療

強力な治療が適応となる患者
・FOLFOX/CapeOX*＋Bmab**
・FOLFIRI＋Bmab**
・FOLFOX＋Cmab/Pmab***
・FOLFIRI＋Cmab/Pmab***
・FOLFOXIRI
・infusional 5-FU＋LV/Cape＋Bmab** or UFT＋LV
強力な治療が適応とならない患者
・infusional 5-FU＋LV/Cape＋Bmab** or UFT＋LV

＊：カペシタビン＋オキサリプラチン　　＊＊：ベバシズマブ
＊＊＊：セツキシマブ/パニツムマブ，KRAS野生型のみに適応

（大腸癌治療ガイドライン2014年版より改変引用）

表3　切除不能進行再発大腸癌に対する化学療法のPFS，奏効率，生存期間，有害事象

	CapeOX (±bevacizumab)	FOLFOX (±bevacizumab)	FOLFIRI (+bevacizumab)	5FU/LV (bevacizumab)	bevacizumab	cetuximab	panitumumab
PFS（無増悪生存期間，月）	5.7(8.0)	8.2(8.5)	11.2(10.8)	5.6(8.8)	—	3.7	12.3
奏効率（%）	47	50	49	31(34.1)		12.8	17
生存期間中央値（月）	19.8	19.2	21.5			9.5	8.1
有害事象	下痢：20% 手足症候群：6% 好中球減少：6% 末梢神経障害：5% 嘔吐：5%	好中球減少：32.6% 末梢神経障害：14.4% 下痢：9.7%	脱毛：60% 好中球減少：24% 下痢：14% 悪心：13% 嘔吐：10% 粘膜炎：10%	肝機能障害：8.7% 下痢：8.5% 好中球減少：1.5%	高血圧：13% 出血：14.4% 消化管穿孔：0.9% 血栓塞栓症：1.6%	疲労：33% 皮膚毒性：12% 呼吸困難：16.3% 腹痛：13.2% 感染：12.8%	ざ瘡様皮疹：7% 腹痛：7% 全身状態悪化：7% 呼吸困難：7% 紅斑：5%

（インターネット「がん情報サイトsawai oncology」より引用）

診断と治療へのナビゲーション：知識の使いかた！

鉄則1 大腸癌の肺転移巣の切除適応は，①制御可能な原発巣と肺外転移，②良好な全身状態と残肺機能。

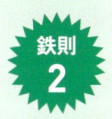

鉄則2 大腸癌切除不能肺転移症例に対する全身化学療法の適応は，PSが0，1で，原発巣が制御されている場合。

鉄則3 肺転移症例の化学療法の一次治療選択は，①全身状態，②奏効率，③有害事象（呼吸機能障害の有無）。

▶本症例では，

答え

1. 内視鏡所見は，直腸Rbに半周性の深い陥凹性病変，生検にてadenocarcinoma。
   ➡ **診断は進行直腸癌**。
2. CTにて，他臓器浸潤はないが，胸部X線写真にて両肺に多発するcoin lesionを認める。 ➡ **1.2L未満の1秒量であることから耐術呼吸機能は不良で，切除不能両側肺転移と考える**。
3. 直腸の通過障害や出血は明らかでなくPSは良好である。➡ **全身化学療法の適応である**。
4. KRAS変異型である。➡ **セツキシマブ/パニツムマブは併用できない**。
5. 1秒量1Lと呼吸機能不良 ➡ **間質性肺炎をきたしうるセツキシマブ/パニツムマブは推奨できない**。

[e]

発展問題 （問）本症例について，正しいものに○，誤ったものに×を示せ。

( ) 1. 化学療法施行後，下血が持続し，頻回に輸血を必要としたため低位前方切除術を施行した。
( ) 2. FOLFOX＋ベバシズマブ治療で最も頻度の高い有害事象は末梢神経障害である。
( ) 3. PSが不良となったため，BSCとした。
( ) 4. 全身化学療法にて左肺転移が完全消失し，右肺も1つを残して消失したため，原発巣とともに転移巣を切除した。
( ) 5. FOLFOX療法にてPDであったため，ベバシズマブを上乗せした。

⇒「消化器外科専門医のminimal requirements」の大腸5（7）参照

正解 1:○ 2:× 3:○ 4:○ 5:×

IV 大腸

7 腹部膨満感と腹痛にて来院してきた患者

問題　88歳の男性。脳梗塞の既往と認知症があり，終日就床が必要な状態である。最近になり，腹部膨満と腹痛を認めるようになったため来院した。精査にて横行結腸に全周性の腫瘍性病変を認め，生検にて低分化型腺癌の診断を受けた。下部消化管造影検査（図1）と腹部単純CT（図2）を示す。

図1　下部消化管造影検査（自験例）

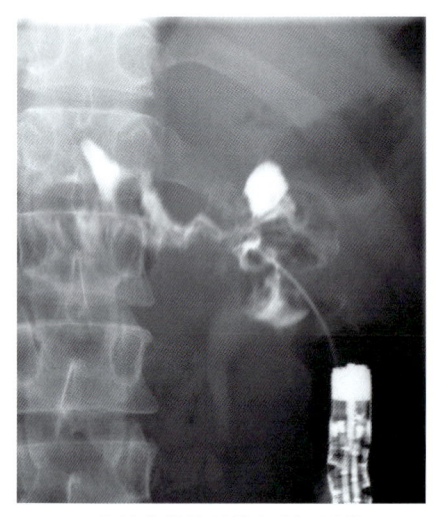

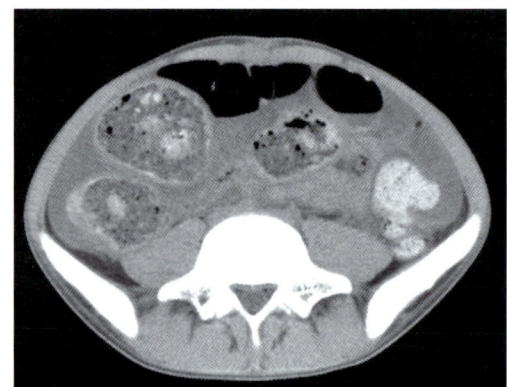

図2　腹部単純CT（自験例）

▶この疾患ならびに治療に関して，以下の選択肢より誤りを1つ選べ。

ⓐ 腹水細胞診が陽性であれば，大腸癌取扱い規約（第8版）に準じてCy1と記載する。
ⓑ 本症例患者のperformance statusは4である。
ⓒ 化学療法としてFOLFIRI療法を行う。
ⓓ self-expandable metallic stent (SEMS)留置術の適応である。
ⓔ 緩和手術として，原発巣切除あるいは人工肛門造設術を行う。

Goal !　狭窄をきたし，腸閉塞と腹膜播種を伴う大腸癌の診断ができるかを問う。
切除不能大腸癌に対する治療方針（緩和手術，ステント，化学療法）を問う。
➡ stage IV大腸癌に対する知識の使いかたが問われている。

病歴と画像からキーワードを読み取る！：与えられた情報の分析

1 病歴
- 88歳と高齢。
- 脳梗塞の既往と認知症により，終日 ➡ **PS4**
  就床が必要。

2 下部消化管造影検査（図3）
- 横行結腸脾彎曲側に狭窄像。

3 腹部単純CT（図4）
- 口側腸管の拡張，便塊の貯留。 ➡ **腸閉塞，腹膜播種を伴う切除不能進行大腸癌**
- 腹水の貯留。

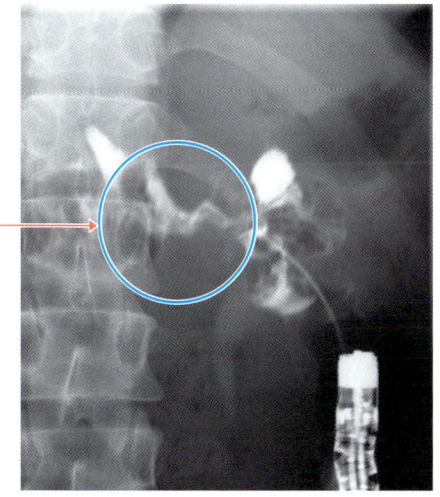

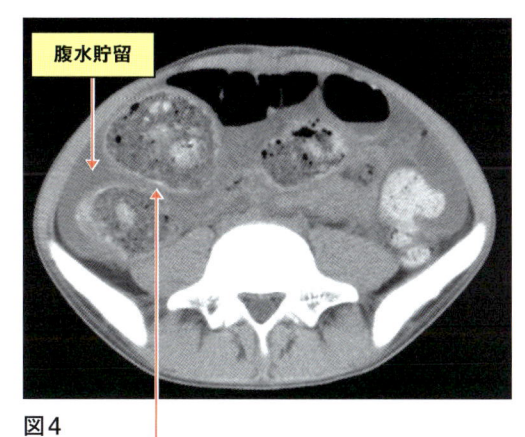

狭窄部位

図3

腹水貯留

図4

口側腸管の拡張と便貯留

必要な基礎知識：消化器外科専門医の知識のエッセンス

狭窄を伴う stage Ⅳ大腸癌に関する 必要な知識のリスト	知識 1. 腹膜播種（癌性腹膜炎）の切除 知識 2. 切除不能大腸癌に対する化学療法の適応 知識 3. self-expandable metallic stent留置術の適応と偶発症

知識1
腹膜播種（癌性腹膜炎）の切除

- 限局性播種（P1，P2）*で，ほかに切除不能な遠隔転移がなく，過大侵襲とならなければ，原発巣切除と同時に腹膜播種巣を切除することが望ましい（*：P1は近接腹膜のみに播種性転移，P2は遠隔腹膜に少数の播種性転移）。

（大腸癌治療ガイドライン2014年版より引用改変）

IV 大腸

知識 2
切除不能大腸癌に対する化学療法の適応

● 適応の原則として，以下の6項目が挙げられる。
① 臨床診断または病理組織診断が確認されている。
② 転移・再発巣が画像にて確認可能である。
③ **performance status（PS）が0〜2である。**
④ 主要臓器機能が保たれている。
　骨髄：白血球＞3,500/μL，血小板＞100,000/μL。
　肝機能：総ビリルビン＜2.0mg/dL，AST/ALT＜100 IU/L。
　腎機能：血清クレアチニン；施設基準値上限以下。
⑤ 適切なインフォームド・コンセントに基づき患者から文書による同意が得られている。
⑥ **重篤な合併症（特に腸閉塞，下痢，発熱）を有さない。**

（大腸癌治療ガイドライン2014年版より引用改変）

知識 3
self-expandable metallic stent（SEMS）留置術の適応と偶発症（表1）

表1

	説明
適応	・緩和治療や手術目的の大腸悪性狭窄に伴う腸閉塞の解除［大腸癌術後の吻合部再発やSchnitzler転移による直腸狭窄，悪性疾患による狭窄，イレウス症状を併発する大腸癌で緊急手術回避目的（術前一時的適応：Bridge to Surgery）］
禁忌および適応外	・長く，複雑な狭窄・出血や炎症を伴っているもの ・肛門縁に近い下部直腸の狭窄（回盲部は留置が困難であり注意が必要。歯状線にかかると苦痛・疼痛を伴う可能性が高い）
成功率	・約9割で留置可能 ・留置後は，ほぼ全例で良好な減圧が可能
留置期間	・姑息的留置期間は10〜406日，平均114日間 ・術前留置では，SEMS留置群での緊急手術群に比較して術後合併症が減少すると報告されている
偶発症	留置時 ・穿孔率5%，migration率3%　　留置後 ・穿孔率4%，migration率10% ・再閉塞率10%，死亡率0.5%
留意点	・腸閉塞発症例はできるだけ早期に導入を検討する ・透視室および大腸内視鏡の準備の下で行う ・内視鏡はできるだけCO_2送気下での施行 ・留置前バルーンやブジーでの拡張は行わない（穿孔の危険性が高い）

（大腸ステント安全手技研究会ミニガイドラインより引用改変）

診断と治療へのナビゲーション：知識の使いかた！

鉄則1 腹膜播種を伴う大腸癌であっても，限局性播種（P1, P2）であれば原発巣と腹膜播種巣切除。

鉄則2 切除不能大腸癌に対する化学療法の適応は，performance status（PS）が0〜2などの6項目。

鉄則3 緩和治療や緊急手術回避目的の大腸悪性狭窄に伴う腸閉塞の解除として，self-expandable metallic stent（SEMS）留置術が有用。

答え

▶本症例では，

1. 横行結腸癌による狭窄により腸閉塞をきたしている。
    ➡ 腹水を伴っており，腹膜播種を伴う進行大腸癌が疑われる。
2. **腹膜播種はP1〜P3にgradingされるが，腹水細胞診がgradingに反映されていない**こと，洗浄細胞診の臨床的意義が確立していないことが，今後，解決する課題として挙げられている。
    ➡ したがって，現時点では腹水細胞診にて陽性の場合，P1〜P3の記載ではなく**Cy1と記載**する。
3. 切除不能進行再発大腸癌の化学療法は，FOLFOXやFOLFIRIに分子標的治療薬を組み合わせたものが用いられている。化学療法の適応として，①**performance status 0〜2の症例であること**，②**腸閉塞などの症状を有しないこと**，などがある。また，切除不能進行大腸癌であっても，**腸閉塞などの原発巣による症状を認める場合は原発巣切除を行う**。
4. self-expandable metallic stent（SEMS）留置術は，**2012年に保険収載**され全国的に使用可能となった手技であり，今後症例数が増加してくるものと考えられる。
5. SEMSの適応は大腸悪性狭窄に伴う腸閉塞の解除。
    ➡ 腸閉塞発症症例においては早期に導入を検討する。

C

発展問題

（問）本症例について，正しいものに〇，誤ったものに×を示せ。

（ ）**1.** D3郭清を伴う腹腔鏡下横行結腸切除術の適応である。
（ ）**2.** 腹膜播種は予後規定因子である。
（ ）**3.** 大腸癌における洗浄細胞診の臨床的意義は確立していない。
（ ）**4.** 本症例に対するSEMS留置術の前に，バルーン拡張を行う。

⇒「消化器外科専門医へのminimal requirements」の大腸5参照

正解	1	2	3	4
	×	〇	〇	×

IV 大腸

8 便の血液付着を主訴に来院した患者

問題

62歳の生来健康な男性。最近，便に血が混じることに気づき来院した。大腸内視鏡検査，腹部CT検査にて図1，2のような所見を認めた。腫瘍下縁から歯状線との距離は20mmであり，生検にてtub2と診断された。また超音波内視鏡検査では第4層に及ぶ腫瘤像を認めた。胸腹部CTにおいて，遠隔転移の所見は認めなかった。患者さんは，肛門機能の温存を強く希望している。

図1 下部消化管内視鏡検査（自験例）

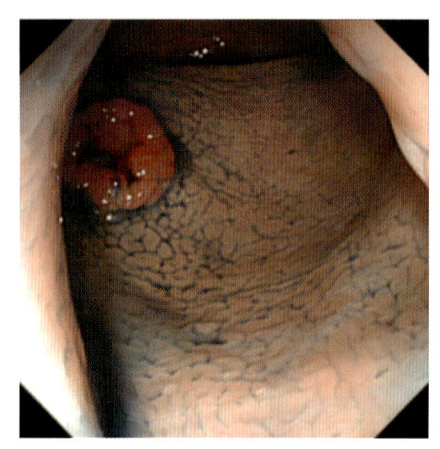

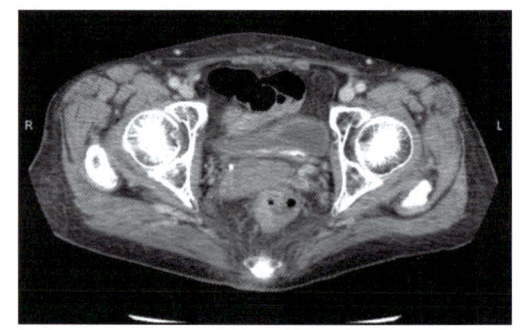

図2 腹部CT検査

▶本症例の治療について正しいものを1つ選べ。

ⓐ 経肛門的腫瘍切除術
ⓑ 自律神経合併切除を伴う低位前方切除術
ⓒ 側方郭清を伴う低位前方切除術
ⓓ 内肛門括約筋切除術（intersphincteric resection；ISR）
ⓔ 直腸切断術

Goal！ MP以浅下部直腸癌に対する病態と適切な治療方針を問う。
➡ 下部直腸癌の肛門機能温存を考慮した治療適応および治療法について知識の使いかたを学ぶ。

病歴と画像からキーワードを読み取る！：与えられた情報の分析

1 病歴	● 遠隔転移なし。	➡ 遠隔転移，隣接臓器浸潤のない治癒切除可能な直腸癌
2 CT画像	● 隣接臓器への浸潤なし。 ● 周囲リンパ節の腫大なし。	
3 内視鏡検査所見	● 歯状線〜腫瘍下縁まで20mm。	➡ 下部直腸癌
	● 1/5周性，超音波内視鏡検査にて第4層までの腫瘍像。	➡ 深達度MP

図3　歯状線

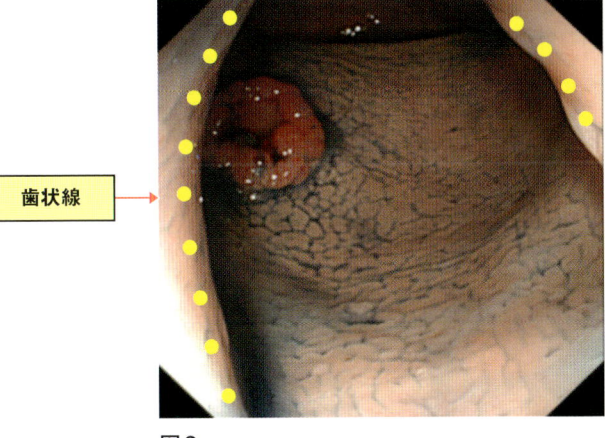

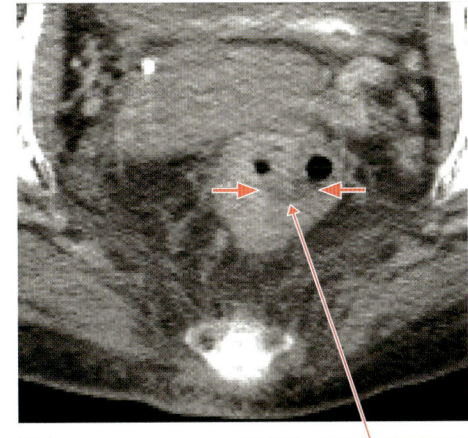

図4　下部直腸の病変は隣接臓器への浸潤なし

必要な基礎知識：消化器外科専門医の知識のエッセンス

下部直腸癌手術での肛門機能温存を考慮した治療方針決定のための必要な知識のリスト

- 知識 1. 肛門温存術式の適応
- 知識 2. 下部直腸癌の手術のポイント
- 知識 3. ISRの評価

知識 1
肛門機能温存術式の適応

- T1（SM），T2（MP）の下部直腸癌の術式選択は，病変の局在（肛門側切離予定線の位置）によって判断する（図5, 6）。
- 肛門側の直腸間膜の切離長はRb癌では2cmを目安とし，切離線を決定する。
- ISRの適応は，一般に腫瘍下縁が肛門縁から5cm以内，歯状線から2cm以内で，深達度はMPにとどまるもの。
- さらに肛門括約筋切除の程度により，partial, subtotal, total ISRに分類される。

Ⅳ 大腸

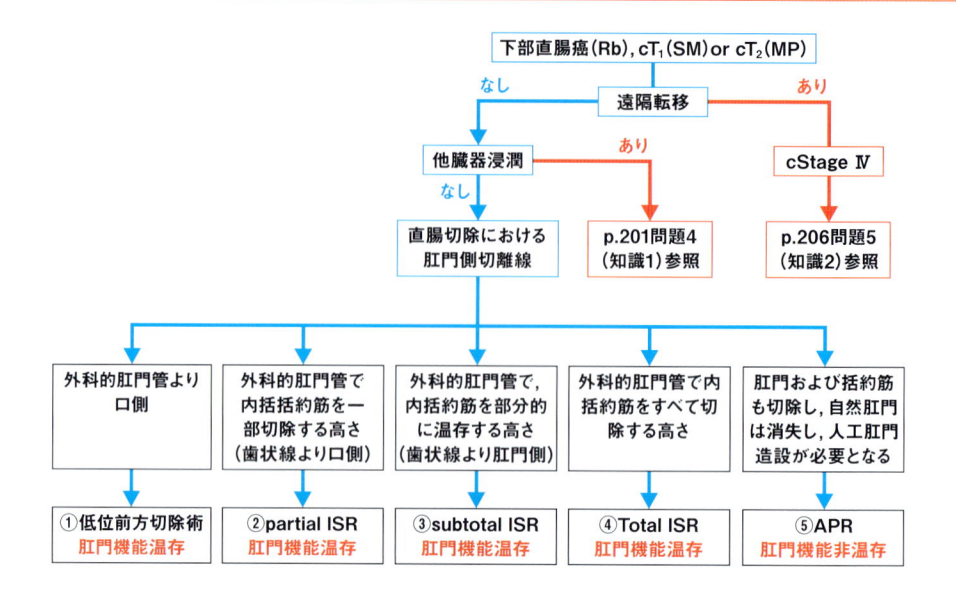

図5 肛門側切離線からみた下部直腸癌の治療方針（著者自作）

```
下部直腸癌（Rb），cT₁（SM）or cT₂（MP）
        │
     遠隔転移
   なし │ あり
     │   └─→ cStage Ⅳ → p.206問題5（知識2）参照
   他臓器浸潤
  なし │ あり → p.201問題4（知識1）参照
     │
直腸切除における肛門側切離線
     ├─────┬─────┬─────┬─────┐
外科的肛門管  外科的肛門管で  外科的肛門管で，  外科的肛門管で内  肛門および括約筋
より口側      内括約筋を一    内括約筋を部分的  括約筋をすべて切  も切除し，自然肛門
              部切除する高さ  に温存する高さ    除する高さ        は消失し，人工肛門
              (歯状線より口側)(歯状線より肛門側)                  造設が必要となる
①低位前方切除術  ②partial ISR    ③subtotal ISR    ④Total ISR      ⑤APR
肛門機能温存    肛門機能温存    肛門機能温存    肛門機能温存    肛門機能非温存
```

知識2 下部直腸癌に対する手術のポイント

1．リンパ節郭清
- リンパ節郭清の程度は，リンパ節転移度の有無と深達度から決定する（図7）。
- 側方郭清の適応
  - 本邦の側方郭清の適応は，「腫瘍下縁が腹膜反転部より肛門側であり，かつ固有筋層を越えて浸潤する症例」。
  - 側方リンパ節転移の有無は関係なし。

2．自律神経温存
- 神経温存術式の適応は，温存範囲・温存手技が施設間で異なり，統一した見解がない。
- 大腸癌治療ガイドラインには，「排尿機能，性機能温存のため自律神経温存に努める」と記載されているのみ。
- 通常，直腸間膜への浸潤を認めない場合は，自律神経を完全温存する（直腸枝のみ切除。直腸間膜から剥離切除するTMEに相当する）。
- 通常，直腸間膜浸潤がある場合は，リンパ節転移の有無を考慮しながら，骨盤内臓神経，骨盤神経叢の完全または部分温存を行う。

3．自律神経温存の実際（図8）
- 神経損傷の予防のために以下の神経の機能，走行と層の認識が重要である。
  - 射精機能に関与する神経：腰内臓神経（Th12〜L2）⇒ 上下腹神経⇒ 下腹神経 ⇒ 骨盤神経叢。
  - 排尿および勃起機能に関与する神経：骨盤内臓神経（S2〜S4の仙骨孔）⇒骨盤神経叢。

4．吻合部の縫合不全予防のためには
- ISR術後の経肛門的手縫い吻合部の縫合不全予防としての減圧処置は，
  - 一時的回腸人工肛門造設
  - 経肛門的減圧チューブを置くことが多い。

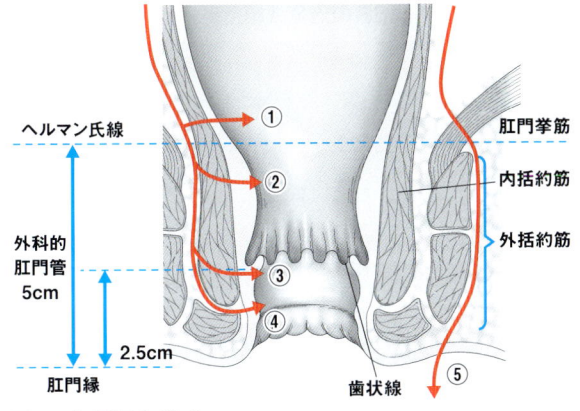

図6 肛門温存術式

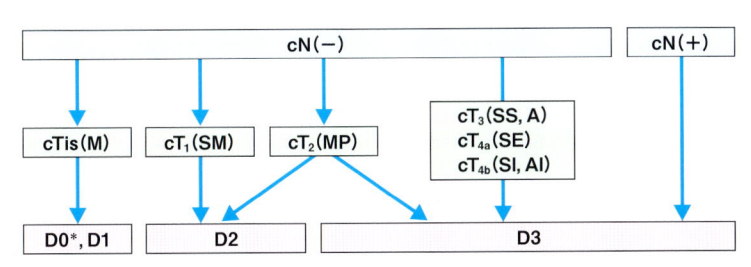

図7 大腸癌のリンパ節郭清方針

(「大腸癌治療ガイドライン2014年版」より引用)

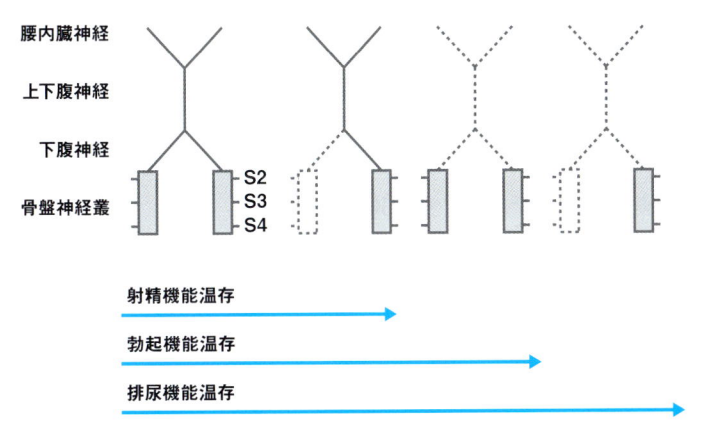

図8 自律神経の温存と機能

(消化器外科専門医へのminimal requirementsより引用)

知識3
ISRの評価

- 1977年にParksにより「ISRの手術成績はAPRと遜色なく、術後肛門機能も良好であること」が初めて報告された。
- 本邦含め代表的なISRの治療成績を示す(**表1**)。
- 現在本邦では、大腸癌研究会のもと長期成績、肛門機能評価のための第2相試験を計画中。
- ISRの今後の課題は術後肛門機能評価・改善である(現行のガイドラインにおいては、ISRの記載はない)。

IV 大腸

表1 肛門近傍の下部直腸癌に対するISRの治療成績

雑誌	症例数	5年生存率	局所再発率
Ann Surg 2005	58	81%	2%
Dis Colon Rectum 2006	225	91.9%	5.3%
Br J Surg 2007	173	86.1%	10.6%
Ann Surg 2007	90	82%	8.8%
World J Surg 2009	132	80%	10.6%

診断と治療へのナビゲーション：知識の使いかた！

鉄則1 下部直腸癌の術式選択は，①遠隔転移の有無，②病変の局在，③深達度による。

鉄則2 下部直腸癌のリンパ節郭清範囲（自律神経温存/非温存）は，①深達度，②術前のリンパ節転移［cN（±）］，③直腸間膜浸潤の有無，により決定。

鉄則3 ISRの適応は，①肛門縁から50mm以内，②歯状線から20mm以内，③深達度はMPまでにとどまる，下部直腸癌。

▶本症例は，

答え [d]

遠隔転移・隣接臓器浸潤のない下部直腸癌（MP）である。

1. ISRの適応は，腫瘍下縁が肛門縁から50mm以内，歯状線から20mm以内で，深達度はMP（内括約筋までの浸潤）までにとどまるもの。本症例は，下部直腸癌 Rb（歯状線から腫瘍下縁まで20mm，深達度MP），肛門側切離線が外科的肛門管内で内括約筋を切除する高さである。➡ ISR施行可能
2. 下部直腸癌，cT_2（MP）➡ 自律神経温存TMEを行う。

発展問題

（問）この疾患について，正しいものに〇，誤ったものに×を示せ。

( ) 1. 予防的側方郭清の対象である。
( ) 2. 勃起機能に関与する温存すべき神経は骨盤内臓神経である。
( ) 3. 直腸切断術よりISRのほうが根治性，機能性において優れている。
( ) 4. 一時的人工肛門造設術と経肛門的減圧チューブを経肛門的手縫い吻合術の縫合不全予防のため施行した。
( ) 5. ISRの術後肛門機能は良好なことは確立しているため，その旨を患者に説明した。

⇒「消化器外科専門医へのminimal requirements」の大腸5参照

正解 1:× 2:〇 3:× 4:〇 5:×

直腸癌術後1年6カ月，肛門部痛で来院した患者

問題

72歳の男性。1年6カ月前に直腸癌に対して低位前方切除術を施行し，経過観察中であった。肛門部痛を主訴に受診。下部消化管内視鏡検査で，吻合部に発赤調の不整な粘膜を認め（図1），同部からの生検でGroup 5と診断された。胸腹部CT検査（図2）を示す。CT検査ではその他の遠隔転移は認めなかった。腫瘍マーカーはCEA 36ng/mL，CA19-9は22U/mLと，CEAの上昇を認めた。

図1　下部消化管内視鏡検査（自験例）

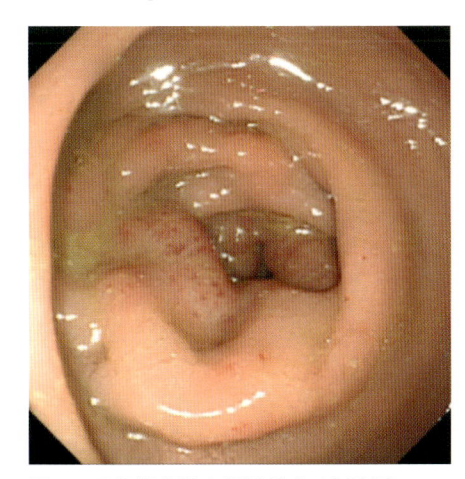

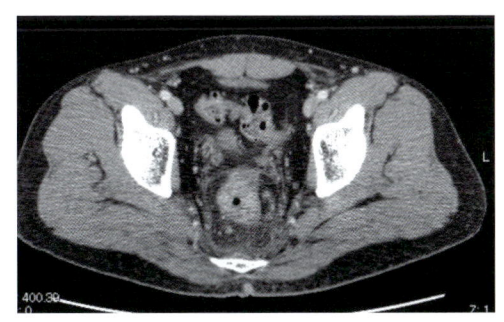

図2　腹部CT検査

▶本症例について誤っているものを1つ選べ。

ⓐ 吻合部および骨盤腔内に再発を認めるが，他臓器転移がないので，切除を考慮すべきである。
ⓑ 第2仙椎下縁よりも高位で仙骨合併切離を行うと，歩行障害が出現する。
ⓒ 水腎症を認める場合には手術適応とならない。
ⓓ 手術に先行して化学療法を行う。
ⓔ 放射線療法により，完全切除率が向上する可能性がある。

Goal! 大腸癌術後の局所再発に対する適切な治療方針を問う。
→ 切除可能な大腸癌局所再発の治療法について知識の使いかたを学ぶ。

Ⅳ 大腸

病歴と画像からキーワードを読み取る！：与えられた情報の分析

1 病歴
- 直腸癌術後1年6カ月。
- 肛門部痛。 ➡ 直腸，肛門に異常あり
- CEA 36ng/mLと上昇。

2 下部消化管内視鏡検査画像
- 吻合部に発赤調の不整な粘膜。 ➡ 生検でGroup 5 ➡ 局所再発

3 腹部CT検査画像（図3）
- 吻合部近傍に全周性の壁肥厚。 ➡ 吻合部再発
- 直腸後方の脂肪織濃度の上昇とリンパ節と思われる結節影。 ➡ 骨盤内（後方）再発
- 他臓器への遠隔転移なし。 ➡ 完全切除の可能性あり

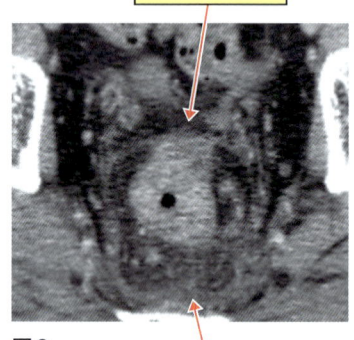

図3
- 直腸壁の肥厚
- 直腸周囲脂肪織濃度の上昇と結節影

必要な基礎知識：消化器外科専門医の知識のエッセンス

大腸癌局所再発の病態と治療方針決定のために必要な知識のリスト
- 知識1．大腸癌局所再発の特徴
- 知識2．大腸癌局所再発の治療方針

知識1 大腸癌局所再発の特徴

- 局所再発，特に**吻合部再発のうち95％以上は術後3年以内に出現**する。
- 直腸癌術後に多い。直腸癌だけに限定すると再発形式の中で最も多いのは，**局所再発，肺転移再発，肝転移再発，吻合部再発**の順である。
- 周囲臓器への浸潤に伴い，さまざまな症状が出現し，QOLが低下する。
  - 坐骨神経への圧迫・浸潤 ➡ **下肢のしびれ，疼痛**。
  - 尿路系への浸潤 ➡ **水腎症**。
  - 周辺臓器への浸潤 ➡ **膣瘻，膀胱瘻，腸瘻**。
- 局所再発は，死亡の直接的な原因にはなりにくい。

知識2
大腸癌局所再発の治療方針

- 外科治療例の**5年生存率は20〜40%**であり，R0切除が可能と判断される直腸癌局所再発に対しては，切除を考慮すべきである。
- R0が達成されなければ予後は不良であり，**骨盤内臓器・仙骨合併切除は合併症も多く，QOLに多大な影響を及ぼす**。
- **第2仙骨下縁より高位の切断が必要な再発，再発による水腎症**は手術の適応外である。
- **仙骨神経叢浸潤による疼痛や下肢の浮腫，術前CEA値の高値**は予後不良因子である。
- 放射線治療歴がない場合，**放射線治療により，切除率，括約筋温存率が向上**する。
- 切除不能であれば，放射線療法と化学療法の単独または併用を考慮する。

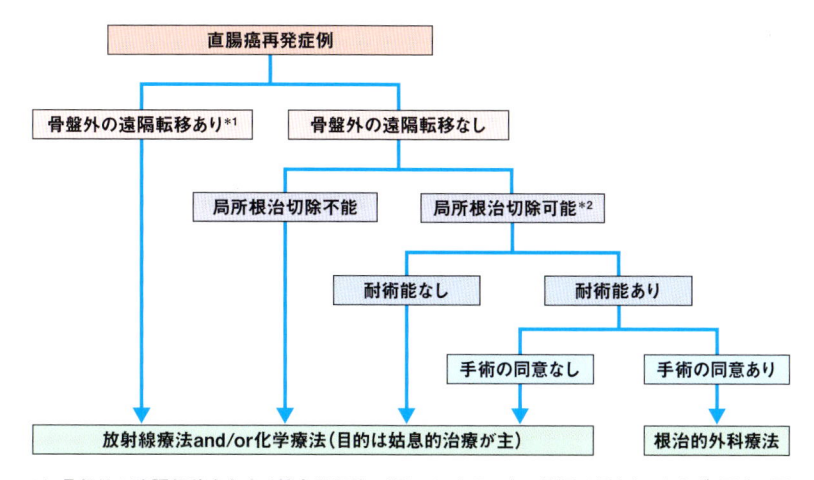

```
                    直腸癌再発症例
                    ／       ＼
        骨盤外の遠隔転移あり*1    骨盤外の遠隔転移なし
                              ／          ＼
                      局所根治切除不能    局所根治切除可能*2
                                        ／       ＼
                                    耐術能なし    耐術能あり
                                                ／     ＼
                                          手術の同意なし  手術の同意あり
                                                            ↓
    放射線療法and/or化学療法（目的は姑息的治療が主）       根治的外科療法
```

*1：骨盤外の遠隔転移を有する姑息的切除に関してはまだ一定の見解が得られておらず，原病の予後，局所再発による症状，手術侵襲を総合的に判断して行う必要がある。
*2：腫瘍頭側は第2仙骨下縁よりも尾側，側方は内閉鎖筋を越えての浸潤を認めない。総腸骨動脈への浸潤がない。

図4 直腸癌局所再発治療フローチャート

（コンセンサス癌治療2011より引用）

診断と治療へのナビゲーション：知識の使いかた！

鉄則1 大腸癌局所再発の治療方針は，まず**完全切除の可否を判定**。

鉄則2 完全切除できないと判断する直腸癌再発は，①**第二仙骨下縁より高位の進展**，②**内閉鎖筋を越えての浸潤**，③**水腎症**，を呈するものである。

鉄則3 直腸癌局所再発の術前療法として，**放射線治療の有効性**が認められている。

IV 大腸

答え [d]

▶本症例では，

1 直腸癌術後の吻合部，骨盤内再発。➡ **治療方針として完全切除の可否の判定**を行う。
2 直腸後方の脂肪織濃度が上昇しており，後方再発が疑われる。➡ **第2仙骨下縁よりも高位での合併切除**は，術後に歩行障害が起こるため，手術の適応外となる。
3 骨盤内再発に伴う水腎症 ➡ **手術の適応外**。
4 完全切除が可能と判断 ➡ 化学療法よりも**手術が優先**される。
5 **放射線治療**により切除率，括約筋温存率の上昇が報告されている。

発展問題 （問）この疾患について，正しいものに〇，誤ったものに×を示せ。

(　) 1. 直腸癌再発において術前CEA値の高値は予後不良因子である。
(　) 2. 遠隔転移を認める症例では，腸閉塞をきたしても手術適応はない。
(　) 3. 化学療法による局所制御率は手術療法に劣る。
(　) 4. 切除不能であれば，放射線療法と化学療法の単独または併用を考慮する。
(　) 5. 吻合部再発の95％以上は術後3年以上経過してから発症する。

⇒「消化器外科専門医へのminimal requirements」の大腸7参照

正解	1	2	3	4	5
	〇	×	〇	〇	×

直腸癌術後にCEAが上昇した患者

問題

62歳の男性。直腸癌にて低位前方切除術を施行した（深達度A, N1, H0, M0, P0 stage ⅢA）。術後1年経過したところ，腫瘍マーカーがCEA 18ng/mL, CA19-9 15.1U/mL, AFP 4.3ng/mLと, CEAの上昇を認めた。造影CT検査（図1）ならびにPET/CT検査（図2）を示す。その他，遠隔転移や局所再発は認めていない。performance status 0, 肝予備能はICG-R15 7.3%, Child-Pugh分類Aであった。

図1　造影CT像（自験例）　　　図2　PET/CT像

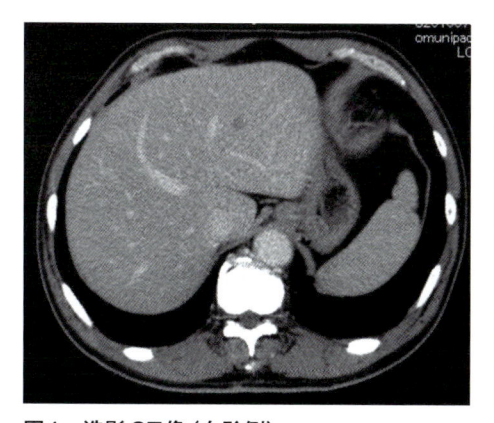

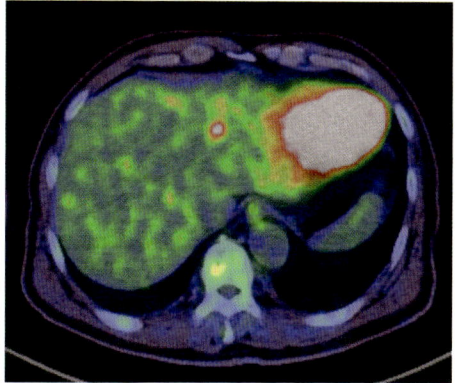

▶治療について正しいものを1つ選べ。

ⓐ 肝S4に1cmの肝転移巣を認める。
ⓑ 肝切除後の5年生存率は10%未満であり，肝切除を行わない。
ⓒ まず全身化学療法を行い効果がなければ手術を行う。
ⓓ 肝切除は，系統的な肝左葉切除を行う。
ⓔ 切除に際して，断端は腫瘍露出がないことが重要である。

Goal！ 直腸癌術後に出現した肝腫瘍に対する診断と治療方針を問う。
➡ 肝転移再発についての知識の使いかたを問う。

Ⅳ 大腸

病歴と画像からキーワードを読み取る！：与えられた情報の分析

1 病歴 　直腸癌術後にCEAが上昇。　　➡ 直腸癌の遠隔転移再発を疑う。再発を疑う病変でのPET/CT検査は有用

2 PET/CT所見
- 造影CT（図3）で認めた肝病変に一致した部位のFDG集積あり。

3 肝機能，全身状態
- 耐術可能。　　➡ 肝切除の適応を検討

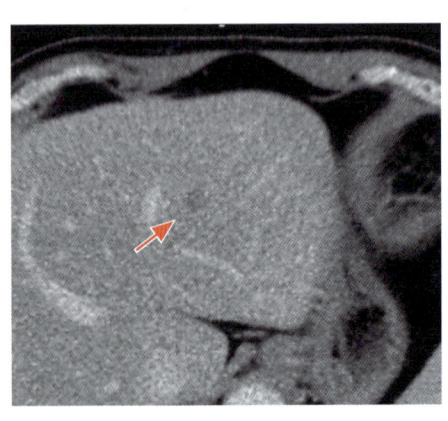

図3

必要な基礎知識：消化器外科専門医の知識のエッセンス

大腸癌肝転移再発の診断と治療方針を決めるために必要な知識のリスト

- 知識1. 大腸癌再発部位
- 知識2. 肝切除の適応基準，術式，予後，周術期化学療法

知識1　大腸癌再発部位

- 大腸癌の再発部位は**肝，肺，局所，吻合部**の順に多い。直腸癌に限ると，**局所，肺，肝，吻合部**の順となる。

知識2　大腸癌肝転移の治療方針

- **根治切除可能な肝転移には肝切除が推奨される。**

1．肝切除の適応基準（大腸癌治療ガイドライン2014年版より）

①耐術可能　　②原発巣が制御されているか，制御可能
③肝転移巣を遺残なく切除可能　　④肝外転移がないか，制御可能
⑤十分な残肝機能

2．術式
- 欧米では葉切除あるいは区域切除が標準であるが，系統的切除と部分切除で予後に差はなく，わが国では，**部分切除**あるいは**小範囲系統切除**が多く行われている。
- 切除断端に**癌が露出しない切除が重要である。**

3．肝切除後の生存率
- 5年生存率は**35〜58%**である。わが国で行われた多施設集計では5年生存率39.2%。

4．予後不良因子

①腫瘍数4個以上　②肝切除断端陽性　③肝所属リンパ節転移あり
④肝外病巣あり　⑤衛星病巣あり

- 肝門部リンパ節転移例で郭清した場合の5年生存率は**12.5%**であった。
- 同時期に肝・肺転移を有する症例でも，切除により長期生存あるいは治癒が得られることがあり，**切除可能な肝・肺転移は切除を考慮すべき**である。
- 残肝再発に対する再肝切除でも，初回肝切除と同等の5年生存率が報告されており，**残肝再発例に対しても切除を考慮**する。合併症も初回手術と同程度である。

5．周術期化学療法

- 肝切除後の全身化学療法・肝動注療法の有効性はいまだ確立されていない。
- 切除可能な肝転移に対する術前化学療法の有用性はいまだ確立されていない。
  - 長所は，①R0切除率が上がる，②術前のほうが術後より化学療法の忍容性が高い。
  - 短所は，①術後合併症の増加，②画像上CRになった病変に対する切除が困難（局在判断が難しい）。
- 切除不能な肝転移に対し，腫瘍縮小を得て手術を行う**conversion therapy**が注目されている。最適な化学療法レジメンの確定が今後の課題である。

診断と治療へのナビゲーション：知識の使いかた！

鉄則1　根治切除（R0）可能な大腸癌肝転移の治療は，肝部分切除か，小範囲系統切除。

鉄則2　大腸癌肝転移切除後の予後不良因子は，①腫瘍数4個以上，②肝切除断端陽性，③肝所属リンパ節転移，④肝外病巣の存在，⑤衛星病巣の存在。

答え

▶本症例では，

1. 肝外側区域（S3）の1cm大の乏血性腫瘍で，PET/CTで集積あり。➡ **大腸癌肝転移再発**。
2. 大腸癌肝転移に対する肝切除後の5年生存率は35〜58%。
3. 切除可能な大腸癌肝転移に対する術前化学療法の有用性は，まだ確立されていない。
4. 単発の肝転移で全身状態，肝機能とも良好。➡ まず根治切除が勧められる。
5. 外側区域の単発性転移である。➡ わが国では部分切除または亜区域切除でよいと考えられる。断端の腫瘍露出がないことが重要である。

[e]

発展問題　（問）この症例について，正しいものに○，誤ったものに×を示せ。

（　）**1.** 肝切除術後の肝動注療法の有効性は大規模な臨床試験で検証されている。
（　）**2.** 同時に切除可能な肺転移があった場合は肺転移の切除も行う。
（　）**3.** 肝門部リンパ節転移があった場合，同時にリンパ節郭清を行うことにより，良好な予後が期待できる。
（　）**4.** 肝切除後6ヵ月経過し，残肝S8に単発性再発を認めたため，再肝切除（部分切除）を行った。

⇒「消化器外科専門医へのminimal requirements」の大腸5（7）参照

正解　1. ×　2. ○　3. ×　4. ○

IV 大腸

1 嘔気・腹部不快感にて来院した患者

問題

34歳の男性。昨日より嘔気・腹部不快感が持続するとの訴えにて受診。CTにて図1のような所見を認めた。イレウス管留置による減圧処置，抗菌薬投与にて1週間加療した。その結果，炎症反応はほぼ正常化したが，排液量が減少しないため，イレウス管より透視検査を施行した（図2）。

また下部消化管内視鏡検査にて，結腸全体のアフタの多発と痔瘻を認め，生検にて非乾酪性類上皮細胞肉芽腫と診断された。既往歴はない。

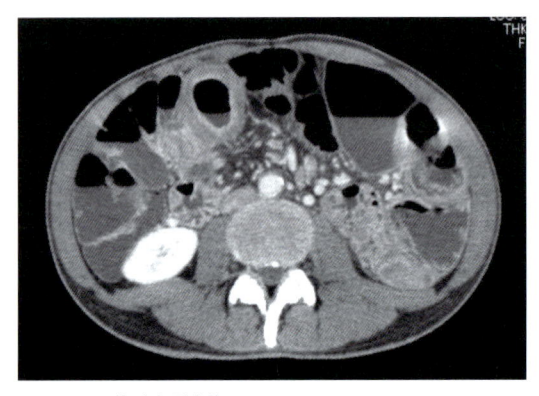

図1　CT像（自験例）

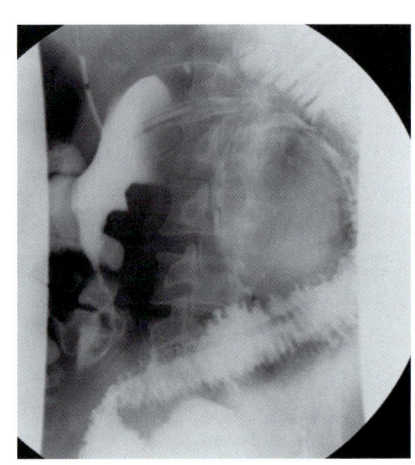

図2　透視画像

▶この疾患の治療について正しいものを1つ選べ。

ⓐ メトロニダゾール
ⓑ インフリキシマブ
ⓒ 小腸結腸バイパス術
ⓓ 狭窄形成術
ⓔ 結腸全摘術

もっと勉強したい君へ　専門医試験問題：（21回公表設問28）（16回公表設問25）（5，6回公表設問20）

Goal!　イレウスをきたしたクローン病患者の治療選択のための知識の使いかたを問う。

病歴と画像からキーワードを読み取る！：与えられた情報の分析

1 CT画像（図3）	● 全体的な小腸の拡張と管腔内液体貯留。	➡ **イレウス**
2 透視（イレウス管からの造影，図4）	● 回腸末端に狭窄，治療抵抗性。	➡ **器質的狭窄**
3 CF	● 結腸に全体的なアフタの多発。 ● 生検にて非乾酪性類上皮細胞肉芽腫。	
4 病歴	● 若年男性，痔瘻。	➡ **クローン病**

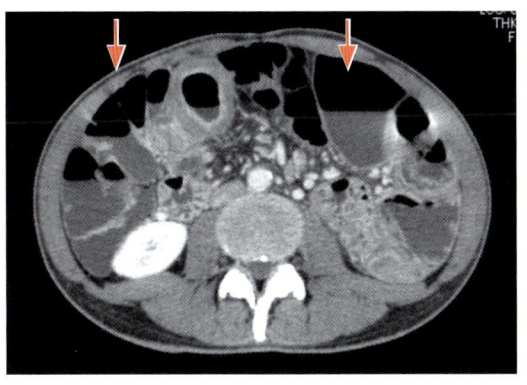

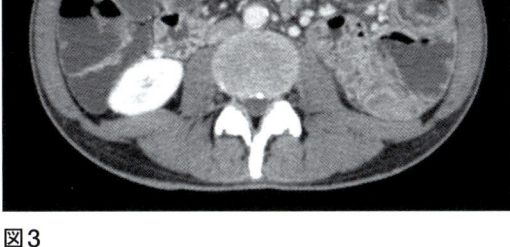

図3

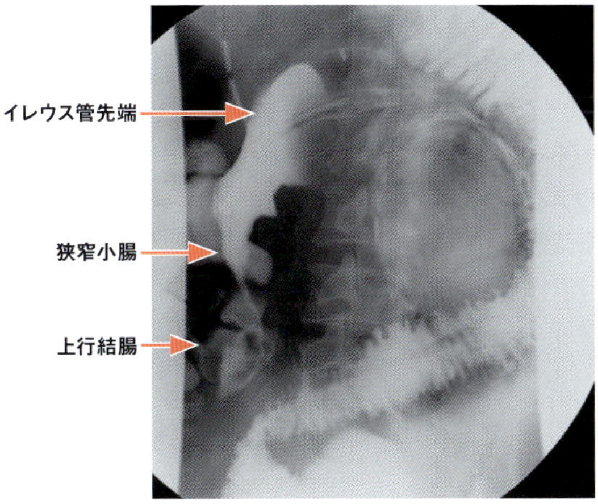

図4
（イレウス管先端／狭窄小腸／上行結腸）

必要な基礎知識：消化器外科専門医の知識のエッセンス

イレウスをきたしたクローン病の治療方針決定のための必要な知識のリスト

- 知識1. クローン病の診断基準
- 知識2. 内視鏡所見と鑑別診断
- 知識3. イレウスをきたしたクローン病の治療方針

知識1　クローン病の診断基準

- クローン病の診断基準を表1に示す
- クローン病確定診断の条件は
  ① 主要所見AまたはBを有する。
  ② 主要所見Cと副所見のaまたはbを有する。
  ③ 副所見のa, b, cすべてを有する。

（潰瘍性大腸炎・クローン病診断基準・治療指針「平成23年度研究報告書別冊」より引用）

表1　クローン病の診断基準

主要所見	A．縦走潰瘍（注1） B．敷石像（注2） C．非乾酪性類上皮細胞肉芽腫
副所見	a．消化管の広範囲に認める不整形〜類円形潰瘍またはアフタ b．特徴的な肛門病変 c．特徴的な胃・十二指腸病変（注3）

(注1) 小腸の場合は腸間膜付着側
(注2) 典型的には縦列するがしない場合もある。3カ月以上恒存することが必要。
(注3) 竹の節様外観，ノッチ様陥凹など

Ⅳ 大腸

IV 大腸

知識 2
下部内視鏡検査所見にて潰瘍やアフタを呈する腸炎の鑑別診断

- 表2にアフタ，潰瘍を呈する疾患の診断方法を示す。

表2　下部内視鏡検査所見にて潰瘍やアフタを呈する腸炎の鑑別診断

鑑別すべき疾患	確定診断法
腸結核	生検の病理組織，便培養や生検組織培養にて結核菌検出
腸管ベーチェット病	特異的な診断法なし。皮膚症状，眼症状など症状の組み合わせによる診断
単純性潰瘍	除外診断
NSAIDs潰瘍	NSAIDsの使用歴，他疾患の除外，NSAIDs使用中止による治癒軽快にて診断
感染性腸炎	起因菌の同定ができなければ除外診断

知識 3
イレウスをきたしたクローン病に対する治療

- イレウスをきたしたクローン病の治療方針を図5に示す。
- クローン病における狭窄は，外科的手術が第一選択。クローン病の手術適応では最多（54%）。
- 内視鏡が到達可能な箇所に通過障害症状の原因となる狭窄を認める場合には，内科的治療で炎症を鎮静化し，潰瘍が消失・縮小した時点で，内視鏡的バルーン拡張術を試みてもよい。
- インフリキシマブ（抗TNF-α抗体）は狭窄には有効ではない（瘻孔閉鎖には有効である）。
- 小腸・結腸のバイパス術は空置した病変部癌化の危険性，高い再手術率から，あまり行われない。

（クローン病治療指針．渡辺班：平成25年1月より引用改変）

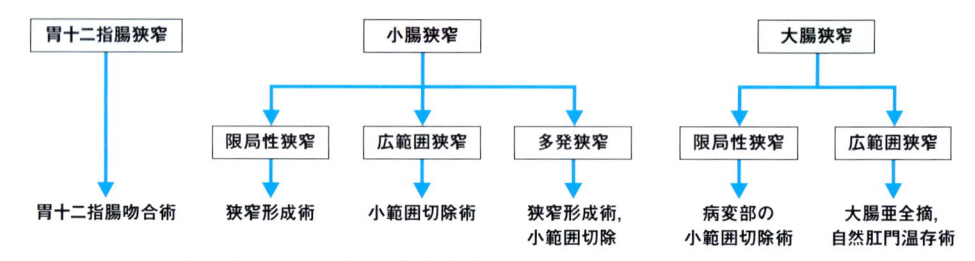

図5　クローン病のイレウスに対する治療方針

- 胃十二指腸狭窄 → 胃十二指腸吻合術
- 小腸狭窄
  - 限局性狭窄 → 狭窄形成術
  - 広範囲狭窄 → 小範囲切除術
  - 多発狭窄 → 狭窄形成術，小範囲切除
- 大腸狭窄
  - 限局性狭窄 → 病変部の小範囲切除術
  - 広範囲狭窄 → 大腸亜全摘，自然肛門温存術

知識 4
クローン病の肛門病変に対する治療方針

- 図6にクローン病肛門病変の治療方針を示す。
- 痔瘻に対する痔瘻根治術は再発率が高く，肛門機能障害をきたすため適応は慎重に行う。

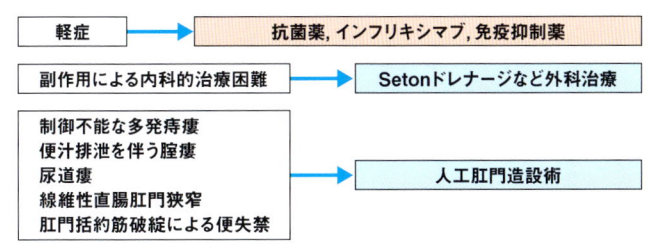

```
           ┌──────┐         ┌──────────────────────────────┐
           │ 軽症 │────────▶│ 抗菌薬，インフリキシマブ，免疫抑制薬 │
           └──────┘         └──────────────────────────────┘
    ┌──────────────────────┐    ┌──────────────────────┐
    │ 副作用による内科的治療困難 │───▶│ Setonドレナージなど外科治療 │
    └──────────────────────┘    └──────────────────────┘
    ┌──────────────────────┐
    │ 制御不能な多発痔瘻       │
    │ 便汁排泄を伴う腟瘻       │
    │ 尿道瘻                │───────▶│   人工肛門造設術   │
    │ 線維性直腸肛門狭窄       │
    │ 肛門括約筋破綻による便失禁 │
    └──────────────────────┘
```

図6　クローン病の肛門病変に対する治療方針

診断と治療へのナビゲーション：知識の使いかた！

鉄則1 クローン病の狭窄に伴うイレウスの治療方針は，**外科的手術が第一選択**。

鉄則2 クローン病の内科的治療困難な肛門病変には，Setonドレナージや人工肛門造設術。

答え

▶本症例では，

1. 結腸の全体的なアフタの多発，生検にて非乾酪性類上皮細胞肉芽腫，痔瘻。➡ **診断はクローン病**。
2. イレウス管造影にて，上行結腸の造影と回腸末端の狭窄所見。➡ **強い狭窄部は1カ所で比較的短い**。
3. 抗菌薬治療，減圧処置にて排液持続。➡ **器質的狭窄であり狭窄形成術の適応**。
4. 内科的治療後，潰瘍の消失，狭窄部の縮小した時点での下部消化管内視鏡を用いたバルーン拡張術はオプション。
5. 痔瘻あり。➡ **痔瘻に対する第一選択は内科的治療だが，まずはイレウスの治療が優先される**。

[d]

発展問題　(問) 本症例について，正しいものに〇，誤ったものに×を示せ。

( ) 1. 手術時に多発する小腸狭窄病変を認めたため，病変をすべて含む範囲で切除した。
( ) 2. 手術時に回腸末端および上行結腸にも狭窄部を認めたため回腸横行結腸バイパス術を施行した。
( ) 3. 狭窄部に対する手術後に小腸小腸瘻をきたしたため，インフリキシマブ投与を開始した。
( ) 4. 内科的治療にて痔瘻が軽快しないため，人工肛門造設を行った。
( ) 5. 尿に便が混じるようになったため，人工肛門造設を行った。

⇒「消化器外科専門医へのminimal requirements」の大腸6(3)参照

正解　1.×　2.×　3.〇　4.×　5.〇

Ⅳ 大腸

12 突然の左下腹部痛の患者

問題

65歳の男性。糖尿病にて通院中であった。朝より突然の左下腹部痛と下血を認めたため来院した。海外渡航歴や糖尿病薬以外の内服はなく、周囲に同症状を有する者は認めないとのことであった。下部消化管内視鏡検査（図1）と腹部単純CT画像（図2）を示す。

図1　下部消化管内視鏡像（自験例）

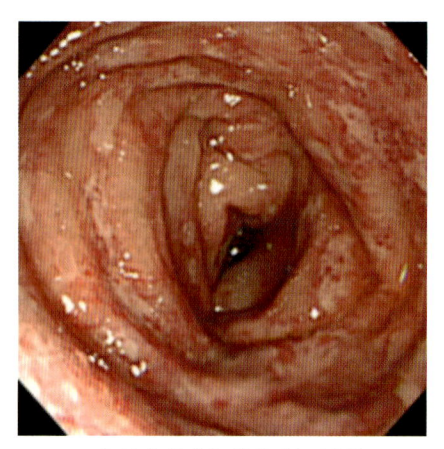

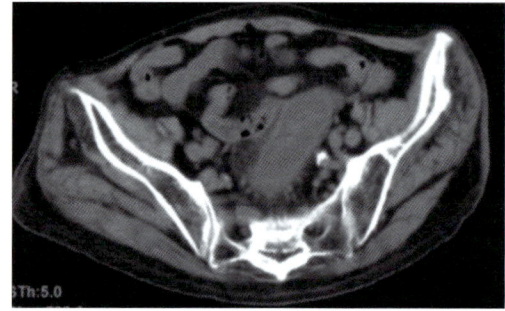

図2　腹部単純CT像

▶この疾患ならびに治療に関して，以下の選択肢より誤りを1つ選べ。

ⓐ 基礎疾患を有する患者に発症しやすい。
ⓑ 好発部位は脾彎曲部や下行結腸，S状結腸である。
ⓒ 輪状潰瘍が内視鏡検査における特徴的所見である。
ⓓ 可逆的な限局性病変である。
ⓔ 内視鏡検査で暗黒色の粘膜を認めれば，緊急手術を行う。

もっと勉強したい君へ　専門医試験問題：
（20回公表設問17）（17回公表設問24）（12回公表設問22）（8回公表設問16）（7回公表設問14）（5, 6回公表設問7）

Goal !　病歴および下部消化管内視鏡検査による炎症性腸疾患の鑑別診断ができるかを問う。
➡ 急性腸管虚血に対する知識の使いかたが問われている。

病歴と画像からキーワードを読み取る！：与えられた情報の分析

1 病歴
- 糖尿病加療中の65歳の男性。　　　　➡ 基礎疾患あり
- 突然の左下腹部痛と下血。
- 海外渡航歴や糖尿病薬以外の内服なし。　➡ 感染性や薬剤性腸炎は否定的
- 周囲に同症状なし。

2 下部消化管内視鏡画像（図3）
- 大腸壁全周性に発赤，浮腫，出血を認める。

3 腹部単純CT画像（図4）
- S状結腸を主体に壁の浮腫を認める。　➡ 虚血性腸炎

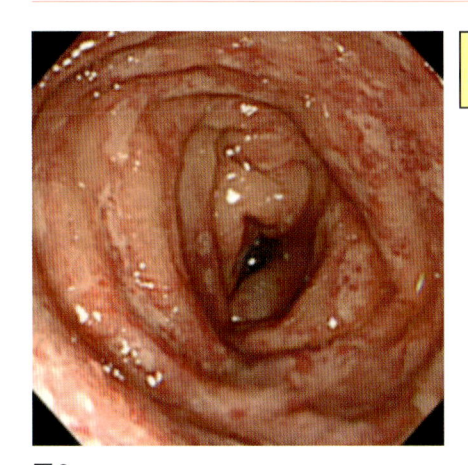

・全周性の発赤・浮腫・出血
・本内視鏡像からは縦走潰瘍は判然としない

・S状結腸の壁肥厚
・周囲脂肪組織の濃度上昇

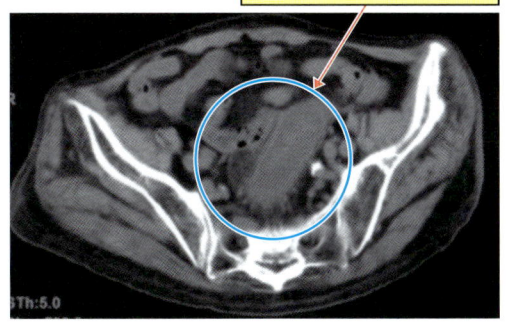

図3　　　　　　　　　　　　　　図4

必要な基礎知識：消化器外科専門医の知識のエッセンス

虚血性腸炎に関する必要な知識のリスト	知識1. 虚血性腸炎の分類と特徴
	知識2. 急性腸管虚血の原因による鑑別疾患とその特徴

知識1
虚血性腸炎の分類と特徴（表1）

- 一過性型虚血性腸炎と狭窄型虚血性腸炎は**主幹動脈の明らかな閉塞を伴わず**，腸間膜動脈の**血流減少**や，腸管壁内の**微小循環障害**によって生じる**可逆的な限局性病変**である。
- 不可逆性で重篤な経過をとる壊死型虚血性腸炎は，心拍出量の低下や循環血漿量の低下に伴い，腸間膜の血管が攣縮することで発症する**非閉塞性腸管虚血症（non occlusive mesenteric ischemia；NOMI）の一部**として扱われることが多い。
- 高齢者に多く，糖尿病や膠原病，血管炎などの**基礎疾患を有する患者に多い**。

IV | 大腸

表1 虚血性腸炎の分類と特徴

	虚血性腸炎		
	一過性型	狭窄型	壊死型
症状	腹痛，下痢，下血（粘血便）		増悪性の腹痛（激痛），下血，腹膜刺激症状
性差・好発年齢	性差なし（男性にやや多い）・高齢者に多い		
好発部位	高齢者では左側結腸 若年者では右側結腸		左側結腸 透析患者では右側結腸と小腸に多い
頻度	66%	24%	10%
内視鏡像	発赤，浮腫，出血，縦走潰瘍		粘膜の壊死
X線，CT像	拇指圧痕像，縦走潰瘍		造影効果のある腸管壁の肥厚 腹腔内遊離ガス像 門脈内・腸管壁内ガス像，腹水
生検組織像（急性期）	粘膜上皮の変性・脱落・壊死，出血，浮腫		腺管上皮細胞の変性，脱落，壊死
生検組織像（慢性期）	担鉄細胞		
治療	保存的	保存的（狭窄部切除の可能性）	緊急手術
再発率	10%		不詳

（臨床透析2008より引用改変）

知識2

急性腸管虚血の原因による鑑別疾患とその特徴（表2）

● 迅速な診断・治療が必要となる急性腸管虚血の鑑別疾患とその特徴を記した。

表2 急性腸管虚血の鑑別疾患と特徴

	上腸間膜動脈閉塞症		非閉塞性腸管虚血症（NOMI）	上腸間膜静脈血栓症
	塞栓症	血栓症		
頻度	約50%	約25%	約20%	約5%
原因	心房細動などの心疾患	動脈硬化症	・循環血液量低下 ・血管作用薬などによる血管攣縮	・腹部外傷，手術，膵炎 ・先天性凝固亢進（AT-Ⅲ低下，プロテインC・S低下） ・抗リン脂質抗体症候群 ・経口避妊薬
好発年齢・性差	高齢者，男性にやや多い			40～50歳代，男性に多い
症状	突発発症する腹痛			徐々に悪化する腹痛・腹満
造影CT画像	・SMA内造影欠損像 ・smaller SMV sign（SMAより細いSMV） SMAの起始部から3～8 cm末梢で閉塞することが多い	SMAの起始部で閉塞することが多い	・特徴的所見に乏しい ・血管造影検査が必要	・SMVの拡張および陰影欠損 ・内腔透亮像（central lucent sign）
治療	・発症から12時間以内であれば，カテーテルによる血栓塞栓溶解療法 ・12時間以上経過あるいは腸管壊死がある場合は手術		・経カテーテル的にパパベリンの投与 ・腸管壊死あるいはパパベリン投与で腹痛改善ない場合は手術	・抗凝固療法（ヘパリン，ウロキナーゼ） ・AT-Ⅲ補充 ・手術

（消化器外科専門医へのminimal requirementsより引用）

診断と治療へのナビゲーション：知識の使いかた！

鉄則1 腸炎の鑑別は，①年齢，②既往症と薬歴，③周囲の人の感染症の有無と発症パターン（急性，亜急性，慢性），④症状（腹痛の局在，腹痛の程度と経時的増強の有無，粘血便の有無），⑤画像検査所見。

鉄則2 虚血性腸炎の症状は，腹痛・下痢・下血（粘血便）で，好発部位は脾彎曲部～S状結腸の左側結腸。

鉄則3 虚血性腸炎の**特徴的画像所見**は，①全周性の腸管壁の浮腫，②縦走潰瘍，③拇指圧痕像。

鉄則4 **虚血性腸炎**の治療は保存治療，**壊死型虚血性腸炎**は緊急手術（不可逆なため）。

答え

▶本症例では，

1. 基礎疾患（糖尿病）を有する**高齢患者**に発症した腸炎である。
2. 海外渡航歴なく，糖尿病薬以外の内服もない。また，周囲に同症状を有する者は認めない。➡ **感染性や薬剤性腸炎は否定的**。
3. 特徴的な**拇指圧痕像**や**縦走潰瘍**は提示されていないものの，問診と内視鏡像の発赤・浮腫・出血により診断は可能である。➡ **輪状潰瘍を特徴とするのは，腸結核やクローン病**である。
4. 一般に**可逆性の虚血性腸炎は左側結腸を好発部位**とするが，緊急手術を要する不可逆性の壊死型虚血性腸炎は**透析患者においては右側結腸や小腸**に発生しやすいため注意が必要である。

[C]

発展問題 （問）本症例について，正しいものに○，誤ったものに×を示せ。

( ) **1.** 発症における性差は認めない（やや男性に多い）。
( ) **2.** 入院後，絶食とし輸液による保存的加療を行う。
( ) **3.** 再発率は約10％である。
( ) **4.** 注腸所見ではskip lesionが認められる。
( ) **5.** 感染性腸炎との鑑別は必須である。

⇒「消化器外科専門医へのminimal requirements」の大腸6参照

正解	1	2	3	4	5
	○	○	○	×	○

IV｜大腸

13 下血と腹痛にて来院してきた患者

問題

52歳の男性。1カ月前から，「便に血が混じる」との訴えにて受診。CTの所見を図1に，注腸所見を図2に示す。また，下部消化管内視鏡検査にて左側結腸の易出血性と粘血膿性の分泌物の付着を認めた。またS状結腸粘膜の生検にてdysplasia（UC-Ⅲ）と診断された。便培養にて常在菌以外の検出はなく薬歴，併存疾患，海外渡航歴はない。

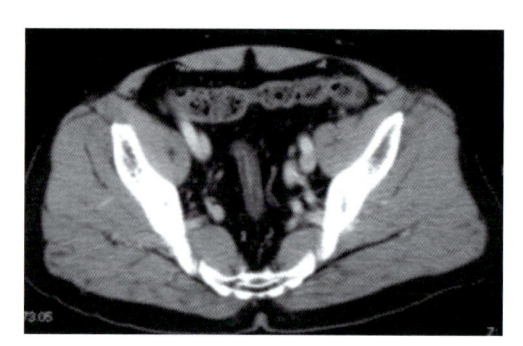

図1　CT所見（自験例）

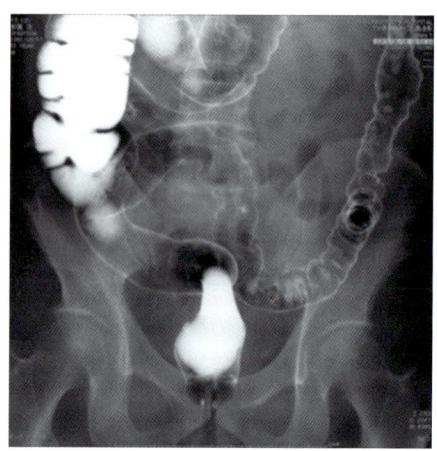

図2　注腸造影所見

▶この疾患の今後の方針について正しいものを1つ選べ。

ⓐ 経過観察
ⓑ 薬物療法
ⓒ S状結腸切除術
ⓓ 大腸亜全摘・回腸直腸吻合術
ⓔ 大腸全摘・回腸嚢肛門吻合術

もっと勉強したい君へ　専門医試験問題：（16回公表設問29）

Goal !　dysplasiaを有する潰瘍性大腸炎の治療選択のための知識の使いかたを問う。

病歴と画像からキーワードを読み取る！：与えられた情報の分析

1 病歴		● 1カ月前から便に血が混じる。	➡ 持続する血便
2 腹部CT・注腸所見		● S状結腸の腸管浮腫（図3）。	➡ 左側結腸の炎症
		● S状結腸の結腸ひだ消失（図4）。	➡ 炎症は慢性的に存在
3 下部消化管内視鏡所見		● 易出血性と粘血膿性の分泌物の付着。	➡ 粘血便と活動性炎症存在
		● 生検にて腫瘍性dysplasia。	➡ malignant potentialを有する

Ⅳ 大腸

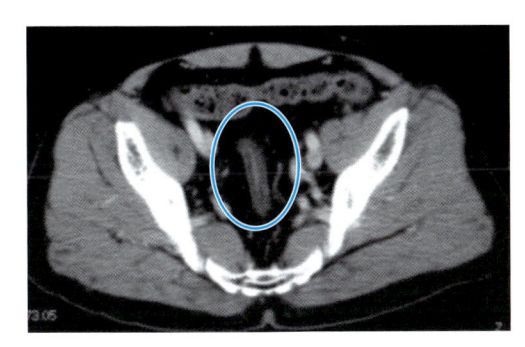

図3　S状結腸浮腫

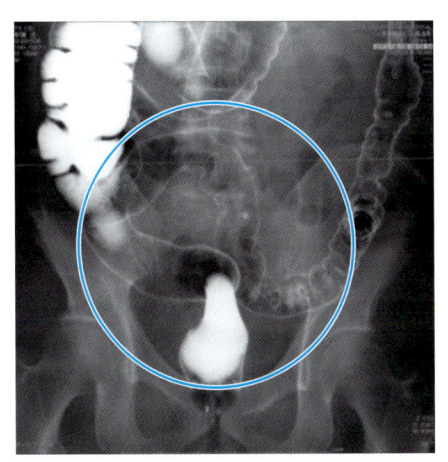

図4　ハウストラの消失

必要な基礎知識：消化器外科専門医の知識のエッセンス

潰瘍性大腸炎の 治療方針決定のための 必要な知識のリスト	知識 1. 潰瘍性大腸炎の診断 知識 2. 潰瘍性大腸炎の癌化について 知識 3. 潰瘍性大腸炎の外科治療方針

知識 1
潰瘍性大腸炎の診断

- 潰瘍性大腸炎の診断手順は診断基準（表1）に基づき以下のような手順で行う。
   ① 粘血便をきたす腸炎の除外
   ② 潰瘍性大腸炎に特徴的な腸の病変の確認。（表1，直腸あるいはS状結腸内視鏡検査・注腸・生検）
- 表1のa)とb)のうちの1項目，およびc)を満たし，表下のような鑑別診断を除外すれば，確定診断。

（潰瘍性大腸炎・クローン病診断基準・治療指針．厚生労働科学研究費補助金．難治性疾患克服研究事業「難治性炎症性腸管障害に関する調査研究」班（渡辺班）平成24年度分担研究報告書別冊（平成25年7月），2013より引用改変）

IV｜大腸

表1　潰瘍性大腸炎の診断基準

a) 臨床症状		持続性または反復性の粘血便・血便，あるいはその既往
b)	①内視鏡検査	ⅰ) 血管透見像の消失，粘膜のびまん性の粗ぞうまたは細顆粒状所見　易出血性（接触出血）粘血膿性の分泌物の付着 ⅱ) 多発性のびらん，潰瘍あるいは偽ポリポーシス
	②注腸X線検査	ⅰ) 粗ぞうまたは細顆粒状の粘膜表面のびまん性変化 ⅱ) 多発性のびらん・潰瘍 ⅲ) 偽ポリポーシス。ハウストラの消失（鉛管像）や腸管の狭小・短縮
c) 生検組織学的検査		活動期では粘膜全層にびまん性炎症性細胞浸潤，陰窩膿瘍，高度な杯細胞減少　寛解期では腺の配列異常（蛇行・分岐），萎縮の残存。上記変化の通常直腸から口側への連続性

除外すべき疾患は，細菌性赤痢，アメーバ性大腸炎，サルモネラ腸炎，キャンピロバクタ腸炎，大腸結核，クラジミア腸炎などの感染性腸炎，その他にクローン病，放射線照射性大腸炎，薬剤性大腸炎，リンパ濾胞増殖症，虚血性大腸炎，腸型ベーチェットなどがある。

知識2　潰瘍性大腸炎の癌化について

- 潰瘍性大腸炎では，反復/持続する炎症を背景として癌へ移行する可能性のあるdysplasiaが多中心性に出現する。
- dysplasiaが存在する症例においては，どこかに癌があると考える。
- 本邦の異型上皮分類ではUC-Ⅲ，Ⅳが手術適応（表2，3）。
- 癌合併率はhigh-grade dysplasiaで42%，low-grade dysplasiaで19%（表2 Riddelleらの分類）
- 潰瘍性大腸炎の癌化の危険因子は，①病悩期間8〜10年以上，②全大腸型，慢性持続型，③原発性硬化性胆管炎合併症例，④大腸癌の家族歴，⑤若年発症。
- S状結腸癌・直腸癌が70%，肉眼型3，4型が多く，組織型は低分化腺癌や粘液産生癌が40%，多発癌は30%。
- 10年間で1.8%，20年で8.3%，30年で18.4%の累積発癌率。

表2　厚生省労働班による潰瘍性大腸炎における異型上皮の病理組織分類（中）とRidelleらの分類（左）

negative	UC-Ⅰ	炎症性変化
indefinite ・probably negative ・unknown ・probably positive	UC-Ⅱ	炎症性か腫瘍性か判定に迷う UC-Ⅱa：炎症性変化をより疑う UC-Ⅱb：腫瘍性変化をより疑う
low grade dysplasia	UC-Ⅲ	腫瘍性変化だが癌と判定不可
high grade dysplasia	UC-Ⅳ	癌

知識3　潰瘍性大腸炎患者の外科治療方針

- 表3に手術適応，表4に術式選択を示す。
- 潰瘍性大腸炎に対する手術は，大腸全摘・回腸嚢肛門吻合術（ileoanal anastomosis；IAA）が標準術式である。
- 回腸嚢肛門管吻合術（ileoanal canal anastomosis；IACA）は早期社会復帰，手術手技が容易，縫合不全，漏便が少ないなどの利点がある。
- 一方で直腸が一部残存することにより，炎症再燃と発癌の可能性が残るため，回腸嚢肛門管吻合術の適応は残存直腸の炎症が内科的局所治療により制御可能と考えられる症例に限られる。

表3 潰瘍性大腸炎の手術適応

絶対的 手術適応	①大腸穿孔，大量出血，中毒性巨大結腸症 ②重症型，劇症型で強力な内科治療無効例 　・経静脈ステロイド1〜1.5mg/日×7〜10日間で改善なし 　・経静脈ステロイドにて改善なく，シクロスポリン静注や経口タクロリムス，インフリキシマブ投与を行っても改善のない場合 ③大腸癌およびhigh grade dysplasia（UC-Ⅳ） このうち①，②は（準）緊急手術の適応
相対的 手術適応	①難治例：内科的治療にて効果不十分，QOL低下，重症の副作用発現，または発現する可能性のある例 ②腸管外の合併症：内科的治療に抵抗する壊疽性膿皮症，小児の成長障害など ③大腸の合併症：狭窄，瘻孔，low-grade dysplasia（UC-Ⅲ）のうち癌合併の可能性が高いと考えられる例

表4 潰瘍性大腸炎の術式選択

大腸部分切除術，または大腸亜全摘術		大腸全摘術	
回腸人工肛門造設術	回腸直腸吻合 （IRA；ileorectal anastomosis）	回腸嚢肛門吻合 （IAA；ileoanal anastomosis）	回腸嚢肛門管吻合 （IACA；ileoanal canal anastomosis）
緊急手術 全身状態不良 免疫抑制薬使用など	直腸病変の軽度な高齢者	標準術式 癌，dysplasia	早期の社会復帰が望まれる学齢期 肛門機能障害有する高齢者

診断と治療へのナビゲーション：知識の使いかた！

鉄則1 活動性潰瘍性大腸炎の診断は，粘血便をきたす感染性腸炎の除外と診断基準（特徴的所見）で診断する。

鉄則2 UC-Ⅲ，Ⅳの異型上皮を伴う潰瘍性大腸炎は，大腸全摘術＋回腸嚢肛門吻合術の手術適応である。

答え

▶本症例では，

1. 薬歴がなく便培養で特殊な細菌の検出なし。➡ **薬剤性腸炎や感染性腸炎は否定的**。
2. 腹部CTにてS状結腸の浮腫，注腸にて同部の鉛管状腸管。➡ **慢性的な腸炎**。
3. 下部消化管内視鏡検査にて左側結腸の易出血性と粘血膿性の分泌物。➡ **診断基準よりUCの診断**。
4. 生検にて腫瘍性のdysplasiaあり。➡ **手術適応。潰瘍性大腸炎標準術式は大腸全摘術。dysplasiaを認めており標準術式である回腸嚢肛門吻合（IAA）が推奨される**。

[e]

発展問題

（問）本症例について，正しいものに○，誤ったものに×を示せ。

（　）1. 感染性腸炎が否定できなかったため，経過観察とした。
（　）2. 生検にてUC-Ⅲのdysplasiaであったが経過観察とした。
（　）3. 待機的手術を予定していたが，大腸より大量出血し，ショック状態となったため緊急手術を行った。
（　）4. QOL低下を懸念して大腸全摘・回腸嚢肛門管吻合術を行った。
（　）5. 大量出血でショックとなり，緊急に大腸全摘術・回腸嚢肛門吻合・回腸人工肛門造設術を行った。

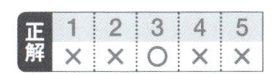

⇒「消化器外科専門医へのminimal requirements」の大腸6（1），（2）参照

正解	1	2	3	4	5
	×	×	○	×	×

腎盂腎炎治療中に下痢が出現した患者

問題

80歳の男性。発熱と混濁した尿を認め，腎盂腎炎の診断にて入院。第三世代セフェム系抗菌薬の点滴治療を行い，症状は軽快していたところ，入院後8日目にしぶり腹，1日6回の下痢，発熱を認めた。体温37.8℃，白血球10,200/μL，CRP 8.2mg/dL，下部消化管内視鏡検査による直腸の写真（図1）を示す。腹部CT検査ではS状結腸から直腸に浮腫状の壁肥厚を認めた（図2）。

図1 内視鏡所見（自験例）

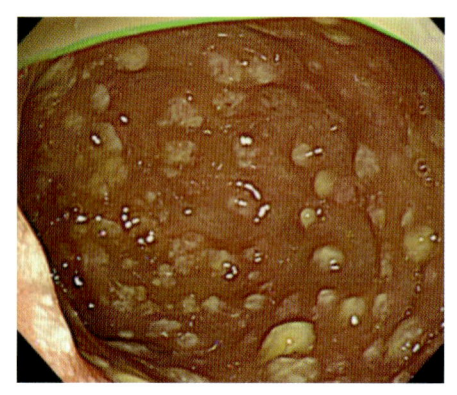

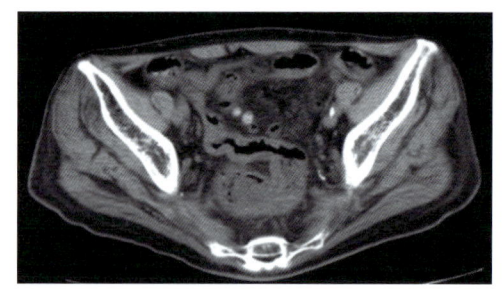

図2 腹部CT所見

▶誤っているものを1つ選べ。

ⓐ 高齢者に多い。
ⓑ ディフィシル菌トキシン検出検査を行う。
ⓒ 安静・絶食とする。
ⓓ 病態の悪化を招くため止痢剤は投与しない。
ⓔ セフェム系抗菌薬とバンコマイシンを併用する。

もっと勉強したい君へ　専門医試験問題：（12回公表設問21）（11回公表設問14）

Goal！ 薬剤投与中，投与後の腸炎に対する診断と治療方針を問う。
➡ 薬剤性腸炎の鑑別診断と治療方針についての知識の使いかたを学ぶ。

病歴と画像からキーワードを読み取る！：与えられた情報の分析

- 高齢者，第三世代セフェム系抗菌薬投与後の下痢。 ➡ **薬剤性腸炎の鑑別診断**
  - **偽膜性腸炎**
  - **MRSA腸炎**
  - **出血性腸炎**

1 CT所見
- S状結腸から直腸の浮腫状壁肥厚。

2 内視鏡所見
- 白色の小円形の膜様物が多数みられる。 ➡ **偽膜形成**

必要な基礎知識：消化器外科専門医の知識のエッセンス

薬剤性大腸炎の診断と治療方針を決めるために必要な知識のリスト

- 知識 1. 薬剤性大腸炎の鑑別診断（原因菌，起因薬物，好発年齢，内視鏡所見，病変部位，治療など）
- 知識 2. 偽膜性腸炎の基礎知識

知識 1
薬剤性大腸炎の鑑別診断

表1

	偽膜性腸炎	MRSA腸炎	出血性腸炎
原因菌	*C.difficile*が主	MRSA	*Klebsiella*が主
起因薬物	ほとんどすべての抗菌薬（セフェム系：40%）	第三世代セフェム系抗菌薬	合成ペニシリンが80%
好発年齢	高齢者・年少者に多い	高齢者，術後	若年者に多い
発症	緩徐な下痢・しぶり腹	急な発熱と米のとぎ汁様下痢	急激な血性下痢
内視鏡所見	黄～白色の膜様物（偽膜）	発赤・浮腫，偽膜（−），血便（−）	粘膜の出血・びらん・発赤
病変部位	直腸・S状結腸が主	右側結腸・小腸が主	横行結腸より口側が主
治療	原因薬剤中止＋バンコマイシン（VCM）投与 止痢剤投与は禁忌*	VCM投与（敗血症・肺炎例には点滴静注も）	原因薬剤中止のみで軽快
予後	放置すれば死も	敗血症や肺炎の併発あり	良好

（*中毒性巨大結腸症を惹起するため） （消化器外科専門医へのminimal requirementsより引用）

知識 2
偽膜性腸炎の基礎知識

1．病因と病態

- *Clostridium difficile*感染による疾患である。*C. difficile*は嫌気性菌で芽胞を有し，院内感染はこの芽胞を介しての経口感染による。
- 抗菌薬投与により正常細菌叢が破壊され，菌交代現象が生じる。その結果，多くの抗菌薬に耐性を有する*C.difficile*が増殖し，本菌の産生するトキシン（Toxin A，Toxin B）が腸管粘膜を傷害する。
- 抗菌薬投与1～2週後に下痢（ときに血性），発熱，腹痛がみられる。重篤な例では，中毒性巨大結腸症を呈し，致死的な病態（死亡率は全体でみると2～5%，中毒性巨大結腸症では30～80%）にもなりうる（Herrmann M：Verdauungskrankheiten 2001；19，渡邉ら：日本臨床 2003；61．）。
- ほとんどすべての抗菌薬が原因薬剤となりうる（表2）。

IV 大腸

表2 原因薬剤

高リスク	広域ペニシリン，第二・第三世代セファロスポリン
中リスク	テトラサイクリン系，マクロライド系，ニューキノロン系
低リスク	アミノグリコシド系，メトロニダゾール，バンコマイシン

2 診断
- 検査法として，①分離培養，②細胞毒性試験，③ディフィシル菌抗原検出法，④ディフィシル菌トキシン検出法がある。なかでもトキシン検出法は検査キットが市販され，高感度であり，簡便かつ迅速な検査法であるため頻用されている。
- 内視鏡検査では初期像はアフタ様大腸炎であり，典型像は白色の盛り上がった小円形の膜（偽膜）を呈する。

3. 治療（毒素の排出を遅延させうる止痢薬は禁忌）
- **軽症**：原因薬剤の中止，偽膜性大腸炎を起こしにくい抗菌薬への変更（アミノグリコシド系，ニューキノロン系，マクロライド系）。
- **中等症**：バンコマイシン125mgを1日4回10～14日内服する。またはメトロニダゾールの投与も有効。
- **重症**：バンコマイシン250～500mgを1日4回10～14日間内服する。イレウスや巨大結腸症に陥った場合はバンコマイシンの注腸投与も有用。

診断と治療へのナビゲーション：知識の使いかた！

鉄則1 薬剤性腸炎の鑑別すべき疾患は，①偽膜性腸炎，②MRSA腸炎，③出血性腸炎。

鉄則2 偽膜性腸炎の治療原則は，①原因薬剤中止，②バンコマイシンの投与，③止痢薬は禁忌。

▶本症例では，

答え

1 高齢者の薬剤性（第三世代セフェム系抗菌薬）腸炎。
　➡ 偽膜性腸炎は高齢者ですべての抗生剤により起こりうる。
　➡ MRSA腸炎は第三世代セフェム系抗菌薬で起こりやすい。
2 病変はS状結腸，直腸であり，内視鏡検査で偽膜を認める。➡ **偽膜性腸炎**。
3 偽膜性腸炎に対するディフィシル菌トキシン検出検査は感度，特異度とも高い有用な検査である。
4 偽膜性腸炎の治療は**原因薬剤中止，バンコマイシン投与**であり，**止痢薬は禁忌**。

[e]

発展問題
（問）この症例について，正しいものに○，誤ったものに×を示せ。

( ) 1. 中毒性巨大結腸症を呈し致死的になることがある。
( ) 2. 病原因子は細菌が産生するトキシックシンドロームトキシン-1（TSST-1）である。
( ) 3. ほとんどすべての抗菌薬が原因となりうる。
( ) 4. バンコマイシンの経口投与不能例には注腸投与が有用である。

⇒「消化器外科専門医へのminimal requirements」の大腸6（5）参照

正解 1.○ 2.× 3.○ 4.○

尿の混濁と便臭で来院した患者

問題

83歳の女性。2週間前から下腹部痛を自覚し、その後、尿の混濁と便臭に気づき来院した。血液生化学検査にて白血球12,000/μL、Hb 10.0g/dL、肝機能正常、BUN 19mg/dL、Cr 1.1mg/dL、CRP 7.8mg/dL、CEA 2.5ng/mLであった。また尿所見：蛋白±、糖−、沈渣：赤血球5〜9/1視野、白血球100/1視野、細菌3＋/1視野、であった。腹部CT検査（図1）および注腸造影検査（図2）を示す。

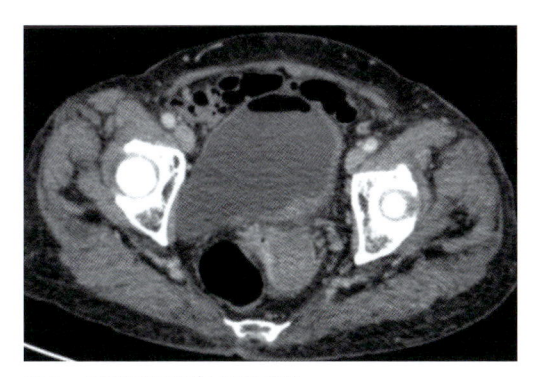

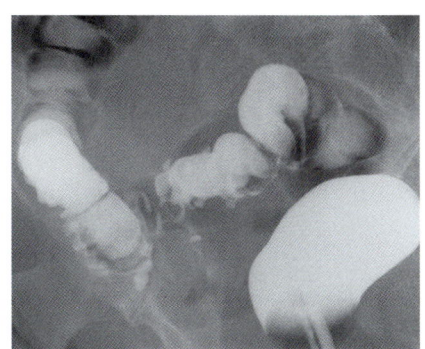

図1　腹部CT検査（自験例）　　図2　注腸造影検査

▶本症例について正しいものを1つ選べ。

ⓐ 抗菌薬投与による保存的治療で治癒する。
ⓑ 抗TNF-α抗体が有効である。
ⓒ 若年者にも多くみられる。
ⓓ S状結腸および膀胱の部分切除術が行われる。
ⓔ 排尿機能の異常が原因である。

もっと勉強したい君へ　専門医試験問題：（22回公表設問15、25）

Goal！
S状結腸憩室による腸管膀胱瘻の診断。
➡ S状結腸膀胱瘻の治療法について知識の使いかたを学ぶ。

IV | 大腸

病歴と画像からキーワードを読み取る！：与えられた情報の分析

1 病歴
- 尿の混濁と便臭。　　　　　　　　　　→ 尿路感染，感染の原因は？
- 白血球12,000/μL，CRP 7.8mg/dL。　→ 炎症所見あり
- CEA 2.5ng/mLと正常範囲内。

2 腹部CT検査画像（図3）
- 膀胱内にガス像。　　　　　　　　　　→ 消化管との交通の可能性あり

3 注腸造影検査画像（図4）
- 憩室の存在，腸管外と思われる造影剤　→ 憩室の穿通
  の流出。
- 明らかなapple core signは認めない。

膀胱内のガス像

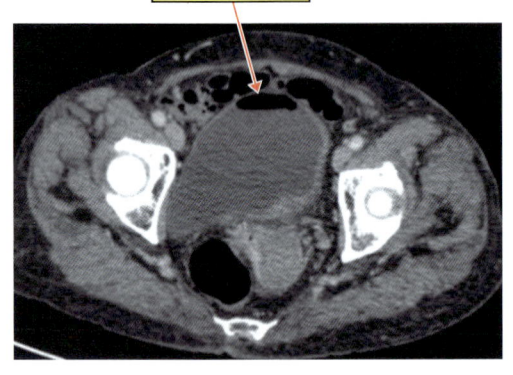

腸管外への流出

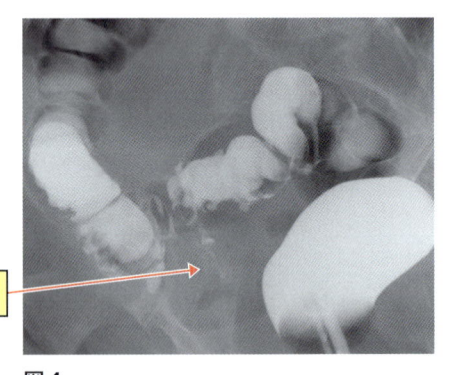

図3　　　　　　　　　　　　　　　　　　図4

必要な基礎知識：消化器外科専門医の知識のエッセンス

| S状結腸膀胱瘻の診断と
治療方針決定のために
必要な知識のリスト | 知識1．S状結腸膀胱瘻の診断
知識2．S状結腸膀胱瘻の治療方針 |

知識1
S状結腸膀胱瘻の診断

- 症状は**気尿（67%），腹痛（48%），糞尿（45%），発熱（35%）**など。
- 腸管膀胱瘻の原因のうち，**70%は憩室炎から，20%が大腸癌，10%がクローン病**である。

1．結腸膀胱瘻の存在診断
- 糞尿，気尿の存在（症状として）。
- **膀胱鏡**：糞尿の存在，下腹部の圧迫による瘻孔部からの空気の漏出。しかし瘻孔の確認は一般に困難（30～50%）。粘膜の発赤，隆起などの所見は高率に確認できる。
- **膀胱造影**：瘻孔の陽性率約30%。
- **CT検査**：膀胱内のガス像の証明により可能。

2．結腸膀胱瘻の部位診断
- **大腸内視鏡検査**：炎症性腸疾患，腫瘍の診断に優れるが，**瘻孔の証明は困難**。疼痛，狭窄により挿入が困難なこともある。
- **注腸造影**：**瘻孔の描出率約75%**。切除対象部位の特定が可能となり，内視鏡観察が困難な症例においても大腸病変の検索が可能。

3. 鑑別すべき原因疾患
- **結腸癌**：CT検査，内視鏡検査で鑑別可能。
- **クローン病**：膿瘍，瘻孔形成をきたす。内視鏡検査で鑑別を行う。結腸に病変がなければ，小腸病変の可能性あり。

知識 2
S状結腸膀胱瘻の治療方針

- 自然閉鎖は期待できないため，手術適応となる。炎症を鎮静化させつつ，術前検査，診断を十分行うことが必要である。

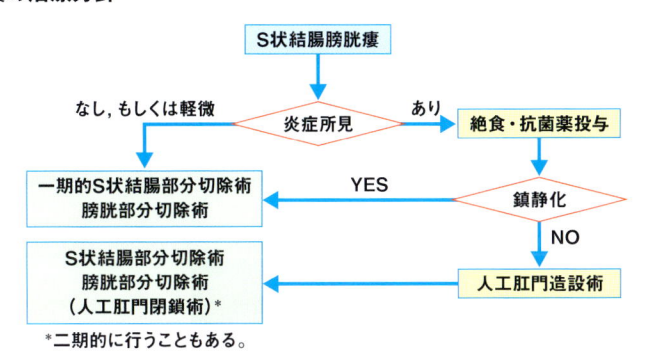

図5　S状結腸膀胱瘻治療フローチャート（著者自作）

診断と治療へのナビゲーション：知識の使いかた！

鉄則1　腸管膀胱瘻の治療は，①存在診断，②瘻孔の部位診断，③炎症所見による。

鉄則2　腸管膀胱瘻に対する手術は，一期的切除が望ましいが，全身状態，炎症の程度により二期的に行う。

▶本症例では，

1. 2週間前から下腹部痛。➡ **腸炎，婦人科疾患，尿路感染症**の可能性あり。
2. 尿の混濁，便臭。➡ **腸管膀胱瘻の存在**が疑われる。
3. CT検査で膀胱内にガス像。➡ **腸管膀胱瘻の存在確定**。
4. 注腸検査でS状結腸に憩室，腸管外への瘻孔描出。➡ **S状結腸の憩室からの瘻孔？**
5. 注腸検査で進行癌，クローン病は否定的。➡ **他疾患の除外**。

以上より，最終的には内視鏡での確認が望まれるが，S状結腸憩室によるS状結腸膀胱瘻であると考えられる。

[d]

発展問題　（問）この疾患について，正しいものに○，誤ったものに×を示せ。

( ) 1. 緩下剤が有効である。
( ) 2. 癌化することがある。
( ) 3. 内視鏡検査での瘻孔の確認は困難である。
( ) 4. 炎症所見が軽微であれば，一期的手術が可能である。
( ) 5. 手術後も高率に再発をきたす。

⇒「消化器外科専門医へのminimal requirements」の大腸7（1）参照

正解	1	2	3	4	5
	×	×	○	○	×

Ⅳ 大腸

血性下痢と腹痛，発熱を主訴として来院した患者

問題

72歳の男性。血性下痢と腹痛，発熱を主訴に来院。下部消化管内視鏡検査を施行したところ，直腸Rsに全周性狭窄を伴う2型病変を認め，生検にてGroup V (tub2)の診断を受けた。狭窄が強く，Fiberの通過は不能であった。待機的に全麻下に直腸・S状結腸切除術を行った。摘出標本（図1）では，写真のごとく腫瘍口側に潰瘍性病変を認めた。

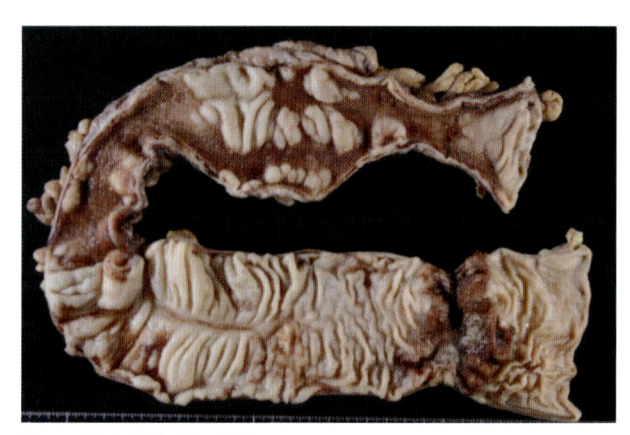

図1　摘出標本（自験例）

▶この病変について，誤っているものを1つ選べ。

ⓐ 不完全閉塞でも生じる。
ⓑ 腸管温存目的の一時的人工肛門造設術の意義はない。
ⓒ 本症例でみられる潰瘍は，腫瘍から口側に正常粘膜を介して存在し，Ul-Ⅰ～Ⅱと浅いものが多い。
ⓓ 縫合不全の原因となることがある。
ⓔ 虚血性腸炎と類似した病態を呈している。

もっと勉強したい君へ　専門医試験問題：（5, 6回公表設問21）

Goal！　狭窄を伴う大腸癌に併発する疾患の病態，治療方針を問う。
⇒ 閉塞性大腸炎の病態とその治療方針についての知識の使いかたを習得する。

病歴と画像からキーワードを読み取る！：与えられた情報の分析

- 血性下痢と腹痛，発熱。 ➡ **腸炎症状**

1 内視鏡所見
- Fiber通過不能の全周性狭窄を伴う ➡ **大腸癌による亜腸閉塞症状態**
  直腸Rs癌。

2 摘出標本所見（図2）
- 直腸Rsに全周性の2型病変を認め，
  その口側に正常粘膜を介して，縦走 ➡ **閉塞性腸炎**
  潰瘍や浅い潰瘍が広範囲に存在。

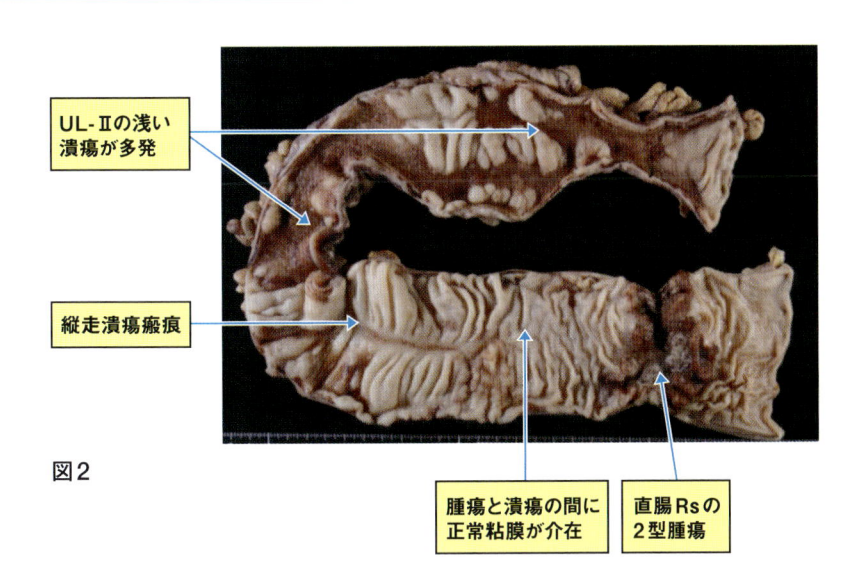

図2

- UL-Ⅱの浅い潰瘍が多発
- 縦走潰瘍瘢痕
- 腫瘍と潰瘍の間に正常粘膜が介在
- 直腸Rsの2型腫瘍

必要な基礎知識：消化器外科専門医の知識のエッセンス

閉塞性大腸炎の診断と治療方針を決めるために必要な知識のリスト	知識1．閉塞性大腸炎の病態と特徴 知識2．治療方針

知識1 閉塞性大腸炎の病態と特徴

- 大腸の閉塞性病変（**完全閉塞ではない**）の口側腸管に併発する**非特異的炎症性病変**である。
- **原因**：大腸癌（90％以上，左側〜直腸が多い），宿便，人工肛門狭窄など**大腸の通過障害をきたす疾患**。
  ⇒ 腸内細菌増殖，内圧上昇による粘膜血流障害，腸管平滑筋の攣縮など複合的要因。
- **特徴**：
  ①炎症所見および潰瘍性病変は**閉塞部の口側に存在**。
  ②閉塞部の肛門側は肉眼的にも組織学的にも正常。
  ③**閉塞部と潰瘍性病変の間には正常粘膜が介在**し，組織学的にも閉塞部と潰瘍性病変との境界が明瞭。
- **症状**：腹痛，血便，下痢，下血，腹部膨満などに加え，高熱や頻脈も出現する。
  ⇒ 壊死を伴う重症例では，ショックを伴うこともある。
  ⇒ 閉塞性腸炎の**3割前後**には穿孔例もみられる。

- ●診断：**術前診断率は20％程度**である。
  - ①下部消化管内視鏡：腫瘍口側の粘膜の発赤・潰瘍性病変。
  - ②CT：口側腸管の壁肥厚や周囲組織への炎症の波及。
  - ③注腸造影：閉塞部より口側の壁硬化，辺縁不整，狭小化，thumb-printing。
- ●肉眼所見：びらんや出血・壊死を伴う不整形，縦走性の潰瘍を認める。
- ●病理組織学的所見：潰瘍は，UI-Ⅰ～Ⅱと浅く，粘膜下から漿膜下にかけて浮腫，出血，線維化，炎症細胞浸潤を認め，**虚血性大腸炎の所見と酷似**する。

知識2　閉塞性大腸炎の治療方法

1．大腸炎のある腸管を全切除。
  - ①利点：一期的手術が可能。
  - ②欠点：腸管の大量切除が必要となることもある。
    - 虚血部の吻合では縫合不全の危険あり ➡ 腸炎の範囲を漿膜側から判断することは困難。
      - ●術中内視鏡にて確認する。
      - ●吻合は避け，ハルトマン手術を行う。

2．腸管温存：基本的には，左側大腸癌イレウスの治療と同様（図3）。
  - ①二期的手術
    - ➡ 一時的人工肛門造設術を施行し，閉塞性腸炎が軽快してから根治術を行う。
  - ②経肛門的イレウス管留置
  - ③金属ステント留置
  - ④絶食，抗菌薬投与

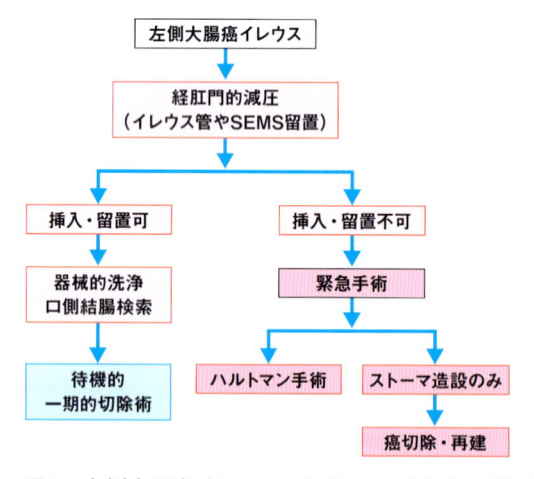

図3　左側大腸癌イレウスの治療アルゴリズム（著者自作）

診断と治療へのナビゲーション：知識の使いかた！

鉄則1 閉塞・狭窄（完全閉塞に限らず）を伴う大腸癌では，**閉塞性大腸炎発症の可能性**を念頭に置く。

鉄則2 閉塞性大腸炎は，**閉塞部と潰瘍性病変（UI Ⅰ～Ⅱ）の間に正常粘膜が介在**する。

鉄則3 閉塞性大腸炎部分の切除か温存かは，症例によって考慮する（**明確な指針はない**）。

答え

▶本症例では，

1. 全周性狭窄を伴うS状結腸癌＋血性下痢・発熱・腹痛などの腸炎症状。➡ **閉塞性大腸炎の併発**。
2. 閉塞性腸炎は，**不完全閉塞にても起こりうる**非特異性炎症性病変で，**虚血性腸炎に類似した**所見を呈する。
3. 閉塞・狭窄部位より口側に**浅い潰瘍（UI-Ⅰ～Ⅱ）**を認め，閉塞部と潰瘍性病変の間には**正常粘膜が介在**することが特徴的所見である。
4. 閉塞性大腸炎の治療方針は明確なものはない。
   - ➡ 一期的切除の場合，腸炎部分にて吻合を行えば，**縫合不全の可能性があり**，術中内視鏡による確認や吻合を回避したハルトマン手術の選択が必要である。
   - ➡ 二期的手術の場合，**腸管温存目的に一時的人工肛門造設術を施行**し，その後根治術を施行する。

[b]

発展問題

(問)この症例について，正しいものに○，誤ったものに×を示せ。

( ) 1. 注腸造影検査は禁忌である。
( ) 2. 穿孔を起こす可能性がある。
( ) 3. 術前診断は容易である。
( ) 4. 腸炎症状改善目的に術前金属ステント留置を行う。

⇒「消化器外科専門医へのminimal requirements」の大腸6(5)参照

正解 1:× 2:○ 3:× 4:○

1 病歴および大腸内視鏡所見から診断された患者

問題

23歳，女性。健診で便潜血陽性であり，精査目的で来院した。家族歴は，母，姉が大腸疾患にて加療中である。血液生化学検査所見では，明らかな異常所見を認めなかった。大腸内視鏡写真を示す（図1）。生検では腺腫と診断した。

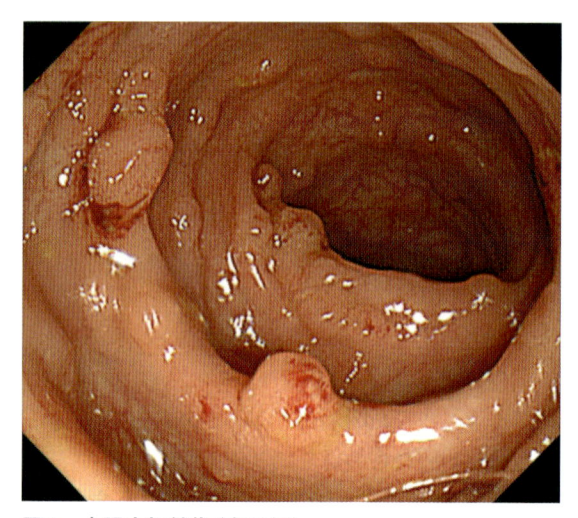

図1　大腸内視鏡像（自験例）

▶誤っているものを選べ。

ⓐ ミスマッチ修復遺伝子の異常が原因である。
ⓑ 常染色体優性遺伝の疾患である。
ⓒ 放置すると100％癌化する。
ⓓ デスモイド腫瘍を合併することがある。
ⓔ 大腸全摘術の適応である。

もっと勉強したい君へ　専門医試験問題：（22回公表設問28）（21回公表設問8）

Goal !
内視鏡検査によって発見された大腸の多発隆起性病変の鑑別診断ができるかを問う。
→ 正しい治療方針を選択できるかを問う。
・大腸ポリポーシスに対する鑑別診断のための知識の使いかたが問われている。
・治療方針決定のための知識の使いかたが問われている。

病歴と画像からキーワードを読み取る！：与えられた情報の分析

1 病歴
- 23歳女性（若年者）。
- 母，姉が大腸疾患にて加療中（大腸疾患の家族歴あり）。
- 生検で腺腫と診断。

大腸疾 ➡ 若年者で家族歴のあるポリポーシス（腺腫）であり，家族性大腸腺腫症（FAP）を疑う必要がある。

2 内視鏡所見（図1）
- 大腸に多発性の隆起性病変（ポリポーシス）。

必要な基礎知識：消化器外科専門医の知識のエッセンス

家族性大腸腺腫症（FAP）の診断と治療に必要な知識のリスト
- 知識1. FAPの概念，診断およびその治療法
- 知識2. FAPと鑑別が必要な大腸ポリポーシス
- 知識3. FAPと遺伝性非ポリポーシス大腸癌（HNPCC）の比較

知識1 FAPの概念，診断およびその治療法
- 大腸の多発性腺腫を主徴とする常染色体優性の遺伝性疾患。
- APC遺伝子の変異が原因。
- 放置すると100％癌化。
- 治療は予防的大腸全摘術。
  - 学童期から大腸全域に腺腫が多発する。
  - 40歳代では過半数が進行大腸癌を合併する。
  - 骨腫（顎骨），デスモイド腫瘍，網膜色素斑，中枢神経腫瘍（Turcot症候群），十二指腸癌などの大腸外随伴病変に関する知識は，専門医に必須。

知識2 FAPと鑑別が必要なポリポーシス（表1）
- ポリープが100個以上ある場合や広範囲に存在する場合に大腸ポリポーシスと呼ばれる。

表1

	FAP	Peutz-Jeghers症候群	Cronkhite-Canada症候群	Cowden病
発症年齢	20～30歳代	10～20歳代	中年男性	20～30歳代
遺伝形式	常・優	常・優	非遺伝	常・優
ポリープの組織型	腺腫	過誤腫	過形成	過誤腫
ポリープの局在	主に大腸に密生	主に小腸	胃・大腸	食道ポリープが特徴
大腸外病変	顎骨腫瘍 デスモイド 網膜色素斑 中枢神経腫瘍	色素沈着	蛋白漏出性胃腸症 色素沈着 脱毛 爪甲萎縮	四肢角化症 口腔内乳頭腫 顔面丘疹 乳癌・甲状腺癌

IV｜大腸

知識 3

FAPと遺伝性非ポリポーシス大腸癌（HNPCC）の比較（表2）

表2

	FAP	HNPCC
遺伝形式	常・優	常・優
原因遺伝子	APC遺伝子	ミスマッチ修復遺伝子
特徴	全大腸にポリープ（癌）が発生	50歳未満の右側結腸癌（低分化型）
大腸外病変	（知識1，2）参照	子宮内膜癌，胃癌，尿路癌
予後	不良	良好

診断と治療へのナビゲーション：知識の使いかた！

鉄則1 大腸ポリポーシスは臨床病理学的特徴（年齢，遺伝，組織型，病変の局在）に基づいた鑑別。

鉄則2 大腸ポリポーシスや遺伝性大腸癌は大腸外病変（随伴病変）が重要。

答え [a]

▶本症例では，

1 若年者の大腸に多発したポリープを認め，生検で腺腫と診断された。
2 母と姉が大腸疾患にて加療中。➡ 遺伝性疾患 ➡ FAPを疑う。
3 FAPは，APC遺伝子の異常である。

発展問題

（問）大腸ポリポーシスや遺伝性大腸癌について，正しいものに〇，誤ったものに×を示せ。

（ ）1. Peutz-Jeghers症候群は，腺腫性ポリポーシスである。
（ ）2. Cronkhite-Canada症候群は，脱毛や爪甲萎縮を呈することがある。
（ ）3. Cowden病は，食道に白色扁平ポリープが生じるのが特徴である。
（ ）4. HNPCCは若年者で低分化腺癌が多く，予後不良である。
（ ）5. HNPCC症例では，子宮内膜癌や尿路癌を合併することが多い。

⇒「専門医へのminimal requirements」の大腸4（1），5（9）参照

正解 | 1 | 2 | 3 | 4 | 5 |
| × | 〇 | 〇 | × | 〇 |

排便時違和感を主訴として来院した患者

問題

　元来健康な49歳，女性。排便時違和感を主訴に来院した。腹部手術の既往はなく，3年前に受けた上部・下部内視鏡検査では異常所見を認めなかった。直腸内視鏡検査にて30mm大の隆起性病変を認めた（図1）。生検の免疫染色にてc-kit陰性，desmin陰性，S-100蛋白陰性，CD34陽性であった。胸腹部CTにて転移，隣接臓器への浸潤はなかった。

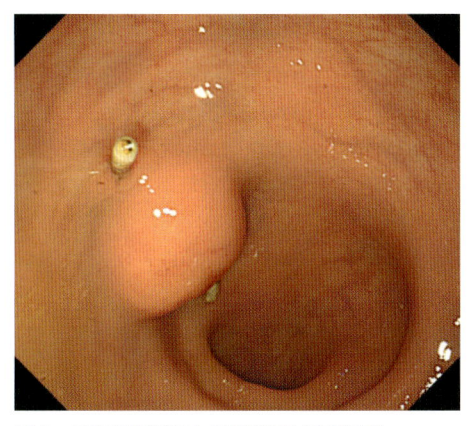

図1　下部消化管内視鏡検査（自験例）

▶この疾患について正しいものを選べ。

ⓐ 超音波内視鏡検査にて第3層の腫瘤像の所見を呈した。
ⓑ 平滑筋腫の診断にて経過観察を行った。
ⓒ 術前にグリベック®投与の後，局所切除を行った。
ⓓ 術前にグリベック®投与を行わず，局所切除術を行った。
ⓔ D3リンパ節郭清を伴う前方切除を行った。

もっと勉強したい君へ　専門医試験問題：（19回公表設問25）

Goal!　直腸の粘膜下腫瘍。
➡ 直腸GISTの診断と治療方針決定のための知識の使いかたを習得する。

IV 大腸

病歴と画像からキーワードを読み取る！：与えられた情報の分析

1 病歴
- 排便時違和感。 ➡ 30mm程度の腫瘍性病変の存在を積極的に示唆する情報ではない
- 生検の免疫染色にてc-kit陰性，CD34陽性。 ➡ 直腸GISTと診断可能
  desmin陰性。 ➡ 平滑筋腫瘍否定
  S-100蛋白陰性。 ➡ 神経鞘腫否定

2 下部内視鏡検査写真（図1）
- 正常粘膜に被覆される粘膜下腫瘍を認める。 ➡ カルチノイドとの鑑別必要

必要な基礎知識：消化器外科専門医の知識のエッセンス

直腸GISTに関する必要な知識のリスト
- 知識1．GISTの疾患概念と画像診断
- 知識2．GISTの外科治療方針

知識1　GISTの疾患概念と画像診断

- GIST（gastrointestinal stromal tumor）は，消化管の間葉系腫瘍のうちKIT and/or CD34を発現し，固有筋層に存在するカハール介在細胞から発生する。
- 頻度（消化管癌の1％，大腸GISTは0.07〜0.21人/10万人），男性がわずかに女性より多い。
- 発生部位はGISTの臓器別発生頻度では，胃が51％と最も多く，次いで小腸36％，結腸7％，直腸5％であり，食道にはほとんど認めない。
- 内視鏡所見では，粘膜下腫瘍と判断され，USで第4層を主座とする（表1）。
- 確定診断は，病理組織診断であり，GISTの95％以上が，KIT免疫染色が陽性となる（図2）。
- KIT陰性GISTはCD34（＋）である（図2）。

表1　GISTの鑑別診断（vs.カルチノイド）

内視鏡所見	GIST	カルチノイド
共通所見	粘膜下腫瘍様（buridging fold, delleを伴うことがある）	粘膜下腫瘍様（bridging fold, delleを伴うことがある）
発生組織	筋層	粘膜下層
超音波像	第4層の不均一エコー腫瘤	第2，3層の低エコー腫瘤
色調	正常大腸粘膜と同様	黄白色調（正色調のこともある）
形態	正常粘膜に被覆された辺縁平滑な広基性の腫瘤像	正常粘膜に被覆されたカフスボタン様
その他	潰瘍形成，辺縁不整，急速増大は悪性を示す所見	小さくても硬い（他の粘膜下腫瘍との違い）

（多田正大ほか：内視鏡所見の読み方と鑑別―診断―下部消化管．医学書院，2004．より引用改変）

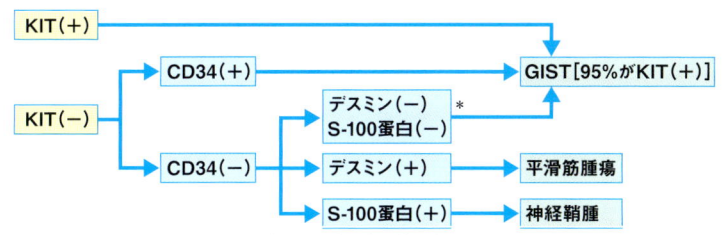

*この場合の診断にはPDGFRA遺伝子の突然変異検索を行う。

図2 病理組織診断：免疫染色による主な消化管間葉系腫瘍の鑑別
(GIST診療ガイドライン．2014より引用改変)

知識2
GISTの外科治療アルゴリズム

1．外科治療の原則
- GIST外科切除の原則は完全切除である(表2)。

2．外科治療アルゴリズム
- GIST診療ガイドラインに掲載されているアルゴリズムを図3に示す。
- 切除不能GISTとは，

① 局所ではmargin陽性となる可能性が高いとき(他臓器浸潤のある場合)。

　すなわち，直腸GISTでは仙骨浸潤(後方)，骨盤壁浸潤(側方)があるとき[*前方浸潤(膀胱前立腺，子宮腔)では合併切除可能である]。

② 全身病の状態であり，切除により著しく患者QOLを低下させるとき。
　すなわち，
　a．肝臓(血行性)転移では転移巣が多数あるときや，残肝機能が不十分なとき(血行性転移は，全身病と認識し，可能なときは外科手術と薬物療法の併用)。
　b．肺転移では，肺切除を行った場合に術後予測残存1秒率が40％未満のとき，または悪性胸水・胸膜播種を認めるとき。
　c．腹膜播種があるとき。

- GISTのリスク分類とは，
腫瘍径と細胞増殖能などの指標を組み合わせたリスク分類が行われる(表3)。

3．Marginally Resectable GIST(図4)
- Marginally Resectableとは，かろうじて切除は可能であるが，それにより臓器の機能が低下したり，切除自体にリスクがある場合。
- 手術前にイマチニブを投与し，腫瘍が縮小した後で切除する補助療法を考慮する。
- 臨床試験段階の治療であり効果，安全性は確認できていない。

表2　GIST外科治療の原則

1．切除可能GISTの治療の第一選択は外科的完全切除
2．偽被膜を損傷することなく外科的に安全なマージンを確保，肉眼的断端陰性とする
3．原則として臓器機能温存を考慮した部分切除が推奨される
4．予防的あるいは系統的リンパ節郭清は不要である
5．イマチニブ術前使用に当たっては，病理組織学的にGISTであること，1カ月前後での早期のイマチニブ有効性の確認が必要である。

(GIST診療ガイドライン，2014より引用改変)

図3 GISTの治療アルゴリズム（外科）

（GIST診療ガイドライン，2014より引用改変）

表3 GISTのリスク分類

	腫瘍（cm）	核分裂数 （強拡大50視野当たり）
超低リスク	<2	<5
低リスク	2〜5	<5
中間リスク	<5 5〜10	6〜10 <5
高リスク	>5 >10 Any	>5 Any >10

（GIST診療ガイドラインより，Fletcher CD et al: Hum Pathol 2002; 33: 459-65.より引用）

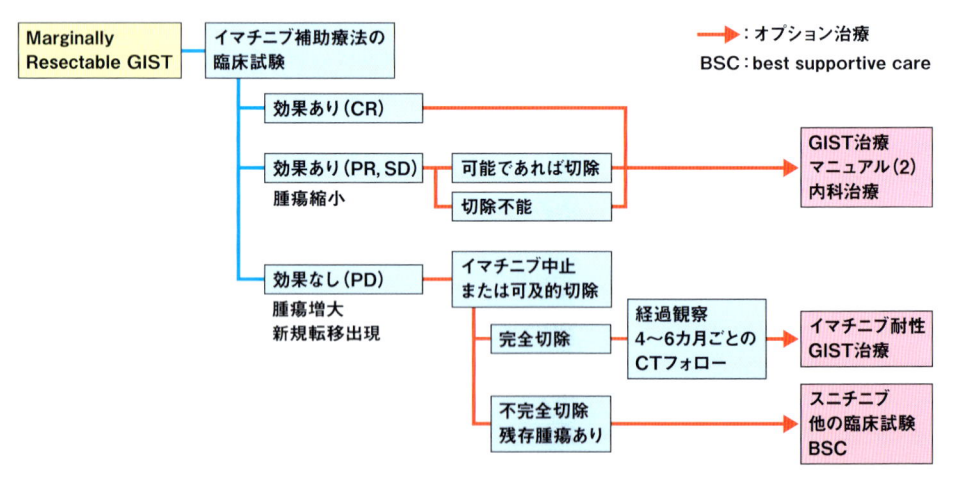

図4 Marginally Resectable GIST

（GIST診療ガイドライン，2014より引用改変）

診断と治療へのナビゲーション：知識の使いかた！

鉄則1 直腸GISTおける確定診断は，免疫染色でKIT陽性，またはKIT陰性でもCD34陽性。

鉄則2 直腸GISTの治療方針は，切除可能病変・Maginally resectable GIST・切除不能かの評価で決まる。

鉄則3 直腸GISTの切除後の追加治療の必要性とサーベイランスは，GISTリスク分類による評価で決まる。

答え

▶本症例では，

1 内視鏡検査にて正常粘膜に被覆された粘膜下腫瘍，生検免染にてc-kit陰性，CD34陽性。➡ **直腸GIST**。

2 30mm大，CTにて他臓器浸潤，転移なし。➡ **切除可能病変，術前治療は必要ない**。

3 「術前合併症をもつ切除可能例または多臓器合併切除を要する症例」は臨床試験段階であるが，術前イマチニブ投与を行う。➡ **本症例は元来健康，隣接臓器への浸潤なく術前治療不要**。

[d]

発展問題 （問）本症例について，正しいものに○，誤ったものに×を示せ。

( ) 1. 本症のような GISTのうちKIT陰性GISTは約20％である。
( ) 2. 本腫瘍の発生部位の多くは粘膜下層である。
( ) 3. 本腫瘍の好発部位は消化管のうち直腸，胃，小腸の順に多い。
( ) 4. GISTの内視鏡所見としてカフスボタン様形態が特徴的である。
( ) 5. 完全切除の後，リスク評価を行い低リスクであったため経過観察を行った。

⇒「消化器外科専門医へのminimal requirements」の大腸5（11）参照

正解	1	2	3	4	5
	×	×	×	×	○

IV 大腸

人間ドックで直腸に異常を指摘された患者

問題

60歳の男性。元来健康であった。退職に際し、人間ドックで受けた下部内視鏡検査にて異常を指摘された。直腸歯状線から12cmのRaに大きさ22mmの隆起性病変を認めた。内視鏡写真（図1）、組織（HE染色、図2）を示す。CT検査でリンパ節転移や遠隔転移は認めない。

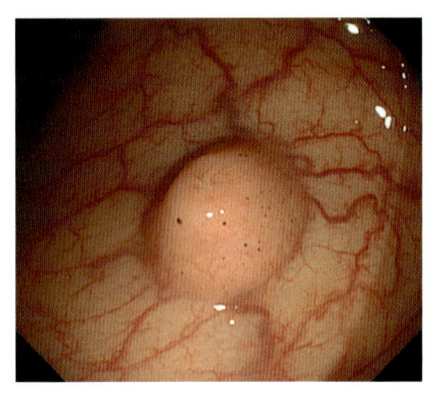

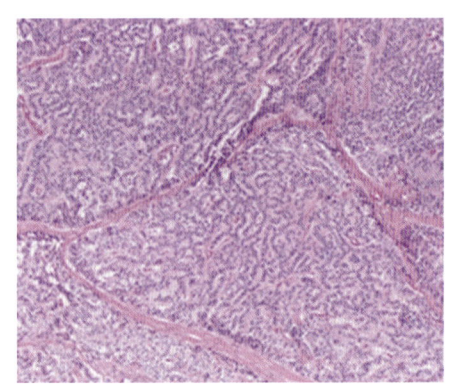

図1 内視鏡写真（自験例）

図2 組織所見

▶この疾患について誤っているものを選べ。

ⓐ 粘膜下層に存在する神経内分泌細胞から発生した腫瘍である。
ⓑ 発生頻度の最も高い臓器は、小腸（空腸）である。
ⓒ この病変であれば、リンパ節転移頻度は20％以下である。
ⓓ リンパ節郭清を行う直腸低位前方切除術の適応である。
ⓔ 治療を受けた場合の本疾患全体の5年生存率は約75％である。

もっと勉強したい君へ　専門医試験問題：（14回公表設問21）

Goal! 直腸の隆起性病変
➡ 直腸粘膜下腫瘍の診断と治療方針決定のための知識の使い方を習得する。

病歴と画像からキーワードを読み取る！：与えられた情報の分析

1 内視鏡画像（図1）
- 直腸歯状線から12cmに長径22mmの病変。
- 台形状の隆起病変。
  表面は正常粘膜（粘膜下腫瘍）。
  色調は黄白色調（細胞が豊富）。
  隆起の頂点に中心陥凹。
  隆起の壁に血管新生像（hypervascularity）。
- 壁の伸展もよくT2と判断するが、大きさからT3も否定できず

➡ 鑑別診断は
早期直腸癌、直腸粘膜腫瘍（直腸カルチノイド，直腸GIST）

2 組織図（図2）
- 類円形の核を有するリボン状配列・蜂巣状構造

➡ 神経由来の細胞か？

必要な基礎知識：消化器外科専門医の知識のエッセンス

直腸粘膜下腫瘍の鑑別診断と治療方針決定のための必要な知識のリスト

- 知識 1. 内視鏡検査による直腸粘膜下腫瘍に対する鑑別診断（早期直腸癌 vs 直腸カルチノイド vs 直腸GIST）
- 知識 2. 直腸カルチノイドの基礎知識（疫学，発生，予後因子など）
- 知識 3. 直腸カルチノイドのリンパ節転移頻度と治療方針

知識 1 内視鏡検査による直腸粘膜腫瘍に対する鑑別診断（表1）

表1

	（参考）早期直腸癌	直腸カルチノイド	直腸GIST
形態	さまざま	粘膜下腫瘍	粘膜下腫瘍
色調	さまざま	黄色調（正色調のこともある）	正色調
硬さ	さまざま	弾性硬	弾性軟
表面	不整	平滑（腫瘍径増大に伴い陥凹）	平滑（腫瘍径増大に伴い陥凹，潰瘍形成）

知識 2 直腸カルチノイドの基礎知識

- **発生**：粘膜下層に存在する神経内分泌細胞由来の腫瘍。
- **部位**：小腸（45%，主に回腸）＞直腸（20％）＞虫垂（16%）＞結腸（11%）＞胃（7%）。
- **頻度**：4.7人/10万人（大腸癌の1/15～20），男性が女性よりわずかに多い。

知識 3 直腸カルチノイドのリンパ節転移頻度と治療方針

1．腫瘍径別のリンパ節転移頻度（表2）

表2

1cm未満	1～2cm	2cm以上
10%	57%	72%

（Ann Surg 1999；815-23より引用）

2．腫瘍径別治療方針（図3）

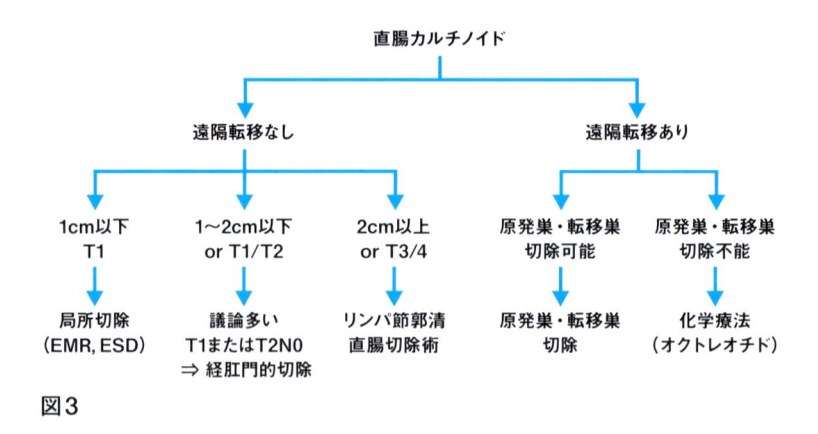

```
                        直腸カルチノイド
                    ┌──────────┴──────────┐
              遠隔転移なし              遠隔転移あり
         ┌────────┼────────┐         ┌──────┴──────┐
      1cm以下  1〜2cm以下  2cm以上   原発巣・転移巣  原発巣・転移巣
       T1    or T1/T2   or T3/4   切除可能      切除不能
        ↓        ↓         ↓          ↓            ↓
     局所切除  議論多い  リンパ節郭清  原発巣・転移巣  化学療法
    （EMR, ESD）T1またはT2N0 直腸切除術    切除      （オクトレオチド）
            ⇒経肛門的切除
```

図3

診断と治療へのナビゲーション：知識の使いかた！

鉄則1　「直腸粘膜下腫瘍」の鑑別診断は，直腸カルチノイドと直腸GISTと早期（直腸癌）。

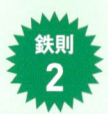

鉄則2　「直腸カルチノイドの治療方針」は，腫瘍径（リンパ節転移頻度を反映）と深達度。

答え ▶本症例では，

1. 腫瘍の表面構造をみると正常粘膜 ➡ 粘膜下腫瘍（早期直腸癌は否定的）。
2. 内視鏡所見，組織所見 ➡ 知識1 より直腸カルチノイドと診断。
3. 長径22mmであり，リンパ節転移頻度は50%以上である。
   ➡ リンパ節郭清が必要。治療を受けた直腸カルチノイドの全体での5年生存率は，75%程度である。

c

発展問題
（問）この症例について，正しいものに○，誤ったものに×を示せ。

（　）1. 直腸カルチノイドの発生頻度は，大腸癌の1/15〜20である。
（　）2. 直腸カルチノイドは，長径2cmを超えると急激にリンパ節転移頻度が増加する。
（　）3. 切除不能な転移を伴う直腸カルチノイドは，オクトレオチドの適応である。
（　）4. 直腸カルチノイドは，他の臓器のカルチノイドに比べ，予後不良である。
（　）5. 直腸カルチノイドの肝転移は，肝切除の適応にはならない。

⇒「消化器外科専門医へのminimal requirements」の大腸5参照

正解　1. ○　2. ○　3. ○　4. ×　5. ×

痔瘻で加療中に肛門部の腫瘤を自覚し来院した患者

問題

53歳, 男性。29歳時に痔瘻に対し痔瘻根治術を受けた既往がある。その後も再発・再燃を繰り返し, 治療を行ってきた。最近になり肛門部の腫瘤が大きくなり, 今まで経験のない粘液の付着や痛みを伴うようになったため, 来院となった。

血液生化学検査所見：白血球 5,300/μL, 総蛋白7.2g/dL, アルブミン4.0g/dL, 総ビリルビン0.8mg/dL, AST 25単位, ALT 20単位, CRP 0.12mg/dL。肛門部の写真（図1）および病理組織像（図2）を示す。

図1 肛門部所見（自験例）

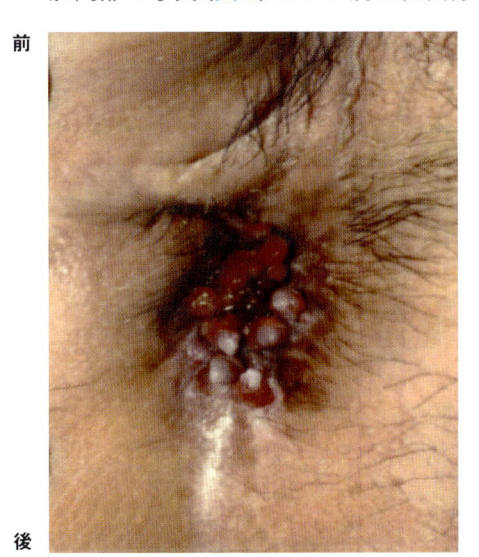

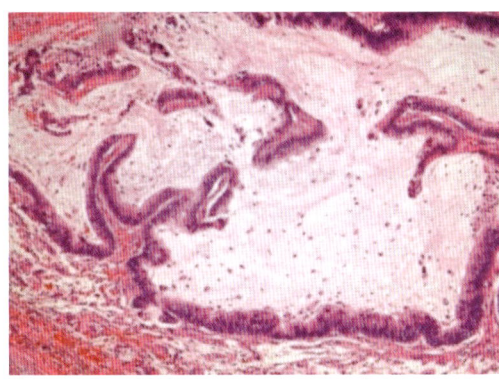

図2 病理組織像（HE染色, ×200）

▶この疾患に対する治療方針として適切なものを1つ選べ。

ⓐ ステロイド外用薬投与
ⓑ 抗ヘルペス薬投与
ⓒ Seton法による手術
ⓓ 局所麻酔下切開排膿術
ⓔ 腹会陰式直腸切断術

もっと勉強したい君へ　専門医試験問題：（16回公表設問26）

Goal! 長期痔瘻罹患症例に合併する痔瘻癌についての知識の使いかたを問う。

Ⅳ 大腸

病歴と画像からキーワードを読み取る！：与えられた情報の分析

1 病歴
- 29歳時に痔瘻根治術の既往あり，その後も再発・再燃を繰り返す。 → **24年間の痔瘻罹患歴**
- 肛門部の腫瘤と今まで経験のない粘液の付着，新たな痛みの出現。
- 白血球5,200/μL，CRP 0.12mg/dL。 → **炎症所見なし**

2 肛門部写真（図3）
- 肛門部6時方向に小結節隆起が多発。

3 病理組織像（図4）
- 腫瘍細胞が不整な腺管を形成し，著明な粘液湖を伴っている（図3） → **粘液癌**

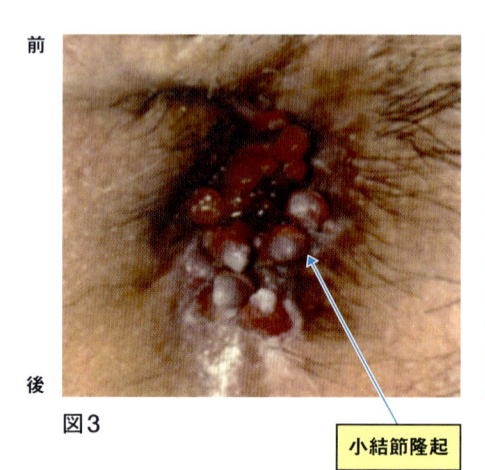

図3　（前／後）　小結節隆起

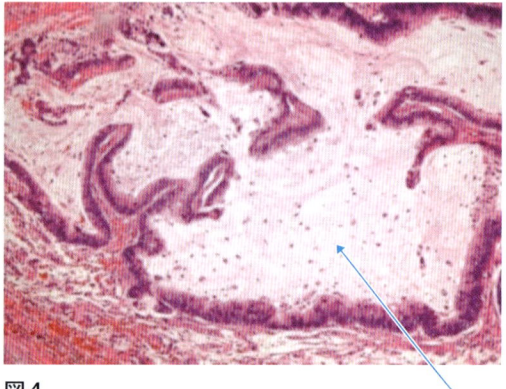

図4　粘液湖

必要な基礎知識：消化器外科専門医の知識のエッセンス

痔瘻癌に関する必要な知識のリスト
- 知識1．痔瘻の経過とその症状の変化
- 知識2．痔瘻癌の診断基準
- 知識3．痔瘻癌の治療と予後

知識1 痔瘻の経過とその症状の変化

- 痔瘻の長期経過中に「今まで経験のない症状」が出現した場合には**痔瘻癌**を疑い，病理検査を行う必要がある。

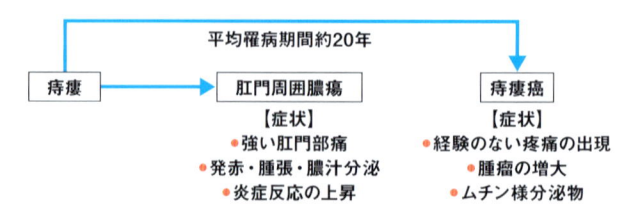

痔瘻 → 肛門周囲膿瘍 → （平均罹病期間約20年）→ 痔瘻癌

肛門周囲膿瘍【症状】
- 強い肛門部痛
- 発赤・腫脹・膿汁分泌
- 炎症反応の上昇

痔瘻癌【症状】
- 経験のない疼痛の出現
- 腫瘤の増大
- ムチン様分泌物

図5　痔瘻の経過とその症状の変化

知識2
痔瘻癌の診断基準

- 痔瘻が長期（10年以上）にわたって炎症を繰り返している。
- 痔瘻部に疼痛・硬結がある。
- 粘液状分泌物がある。
- 直腸肛門のほかの部位に原発性の癌がない。
- 痔瘻開口部は肛門管の陰窩と交通がある。

（日本大腸肛門病学会誌 2010より引用）

- その他，痔瘻癌の臨床的特徴は，①男性に多い（男女比5.1：1），②平均年齢58.3歳，平均痔瘻罹患期間18.8年，③深達度Aの進行癌が多い（69.9％）との報告がある。

（第59会大腸癌研究会アンケート調査報告）

知識3
痔瘻癌の予後と治療

表1　大腸癌と痔瘻癌の予後

大腸癌		痔瘻癌	
	5年生存率		5年生存率
Stage Ⅰ	90.6%	Stage 0, Ⅰ	90.1%
Stage Ⅱ	81.2%	Stage Ⅱ	66.7%
Stage Ⅲa	71.4%	Stage Ⅲ	29.0%
Stage Ⅲb	56.0%		
Stage Ⅳ	13.2%	Stage Ⅳ	検討不能

- 痔瘻癌は通常大腸癌と比べ**予後不良**。
- 治療は**腹会陰式直腸切断術**もしくは**骨盤内蔵全摘出術**が行われる。
- 切除断端陽性例が1/3存在する（第59会大腸癌研究会アンケート調査報告）。
- 痔瘻癌は症例数が少なく**手術以外の治療法の有用性が確立されていない**が，近年では，化学放射線療法の有用性に関する報告（Hongo K, et al：Hepatogastroenterol 2013など）もみられ，今後症例の蓄積により新たな治療法が確立される可能性はある。

診断と治療へのナビゲーション：知識の使いかた！

鉄則1　長期痔瘻罹患患者の**症状の変化（腫瘤の出現，経験ない痛み，粘液分泌）**は**痔瘻癌**を疑う。

鉄則2　痔瘻癌の病理診断は**粘液癌**が最多。

IV 大腸

答え

▶本症例では，

1. 24年間痔瘻の再発・再燃を繰り返している患者。
2. 肛門部の腫瘤の増大，今まで経験のない粘液の付着や痛みを伴うようになった。
3. 病理組織像は粘液癌。
   ➡ 1〜3から痔瘻癌の診断は容易である。

痔瘻癌の診断で重要なのは**症状の変化を見逃さず，癌の存在を疑い病理検査を行う**ことである。

[e]

ⓒ：痔瘻に対する外科的治療である。
ⓓ：肛門周囲膿瘍に対する治療である。

発展問題 （問）この症例について，正しいものに○，誤ったものに×を示せ。

( ) 1. 肛門からの膿汁分泌は痔瘻癌の特徴的な症状である。
( ) 2. 痔瘻癌の特徴的な組織型は扁平上皮癌である。
( ) 3. Seton法は，瘻管にゴムを通し結紮する痔瘻の術式である。
( ) 4. 痔瘻癌に対し腹会陰式直腸切断術もしくは骨盤内蔵全摘術を行えばほとんどの症例で完全切除が可能である。
( ) 5. Stage Ⅲ痔瘻癌の5年生存率は約60％と通常大腸癌と同等である。

⇒「消化器外科専門医へのminimal requirements」の大腸5(10)参照

正解 1:× 2:× 3:○ 4:× 5:×

大腸ポリープに対し内視鏡治療後に腹痛を呈した患者

問題

80歳の男性。糖尿病にて加療している患者。定期検査にて便潜血陽性のため，大腸内視鏡検査を施行。その結果，S状結腸に多発する憩室と横行結腸に亜有茎性ポリープを認めたため，内視鏡的粘膜切除（EMR）を行った。施行2時間後に下腹部痛と腹部膨満感を訴えた。次第に腹膜刺激症状を呈し，腹痛の増悪を認めたため，腹部CT検査を施行した（図1，2）。

現症：38.2℃，血圧145/82mmHg，脈拍108回/分，呼吸数18回/分，SpO_2 97%，中下腹部に反跳痛を認める。

血液検査所見：白血球12,300/μL，CRP 0.05mg/dL。

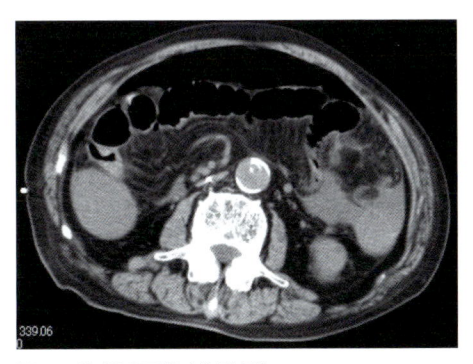

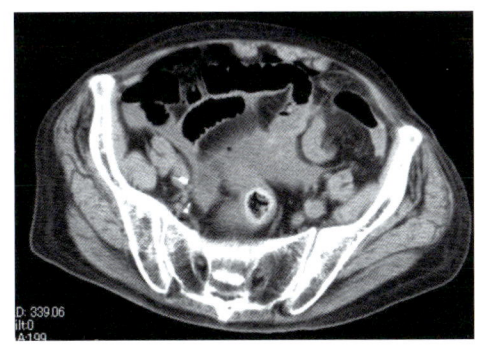

図1　腹部CT像（自験例）

図2　腹部CT像

▶この疾患について正しいものを1つ選べ。

ⓐ 大腸内視鏡検査後の腹痛では，まず出血を疑って検査を行った。
ⓑ CT所見からEMR施行部の穿孔を疑う。
ⓒ colon coagulation syndromeの診断で保存的に経過観察をする。
ⓓ 内視鏡検査を行い穿孔部位の確認と内視鏡的縫縮術を試みる。
ⓔ 緊急手術を行う。

Goal !　医原性大腸穿孔について問う。
➡ 内視鏡治療に伴う大腸穿孔について診断と治療方針についての知識の使いかたを学ぶ。

Ⅳ 大腸

病歴と画像からキーワードを読み取る！：与えられた情報の分析

1 病歴
- 大腸内視鏡治療（endoscopic mucosal resection；EMR）後の腹膜刺激症状を伴う腹痛。
➡ **大腸穿孔を疑いCT検査 穿孔部位は？**
　①上行結腸EMR施行部
　②S状結腸の憩室
　③挿入操作に伴うその他の部位の穿孔

2 CT画像
- 腹腔内に多量のfree air。
- 直腸周囲の吸収値の高い領域（腹水貯留）（図3矢印）。

3 現症, 血液検査
- 発熱, 脈拍, 腹膜刺激症状。
- 白血球12,300/μLと上昇。　➡ **SIRSと診断**

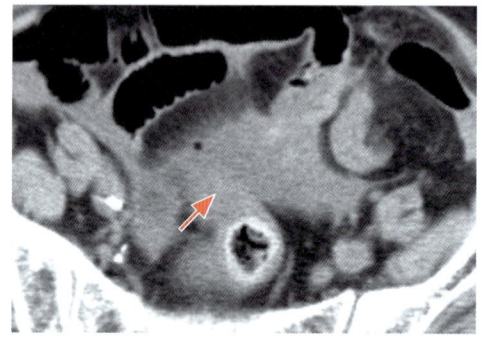

図3

必要な基礎知識：消化器外科専門医の知識のエッセンス

医原性大腸穿孔の治療方針決定のための必要な知識のリスト	知識1. 医原性大腸穿孔の基礎知識 知識2. 大腸穿孔時の治療方針 知識3. 大腸穿孔に対する手術術式

知識1　医原性大腸穿孔の基礎知識

- 大腸内視鏡の偶発症は0.078％（うち穿孔**58〜59％**, 出血26〜30％）, 死亡率は0.00082％。
- 穿孔部位：①**S状結腸, S状・下行結腸移行部**（85.3％）, ②下行結腸（5.9％）。
- 穿孔の原因。
　直接的原因：腸管内圧の上昇, 機械的圧迫, 熱変性による腸壁の損傷。
　間接的原因：高齢者, 全身状態不良, 高度の腸管炎症などによる腸壁の脆弱性。

（Gatroenterol Endosc 2010：52, 消化器内視鏡 2003：15）

知識2
大腸穿孔時の治療方針

1．挿入操作に伴う穿孔
- 腸管の過伸展により，鈍的に腸管壁が押し破られたもの。緊急手術の適応となる。
- 操作中に穿孔を確認した場合は空気や腸管内容を吸引しながら迅速かつ慎重にスコープを抜去。

2．内視鏡的治療（ポリペクトミーやEMR）に伴う穿孔（治療時に穿孔を確認した場合）
- 原則的には外科手術の適応。
- 小穿孔の際には，クリップによる縫縮術にて保存的治療が可能なことがある（**①腹膜刺激症状が限局し軽微であり，②腸管の十分な前処置がなされていること，かつ③基礎疾患がない場合**）。
- 保存的治療は入院，安静，約1週間の絶食補液，広域スペクトルの抗菌薬投与。**①腹膜刺激症状の増悪や範囲の拡大，②全身状態の悪化**がみられた場合は直ちに手術に移行する。

3．遅発性穿孔
- 内視鏡治療を行った際，**①切除標本に筋層を認める，②切除後の潰瘍底が深く段差や亀裂が観察される，③切除に時間がかかり通電時間が長かった場合**，などは遅発性穿孔の危険性が高い。
- 穿孔を疑った場合は，腹膜刺激症状の有無，強さ，広がりをチェックし，飲食の制限や安静などの予防的処置と十分な経過観察を行う。
- 腹部CT検査は，単純X線検査で指摘できない遊離ガスを確認できるので有用である。
- 高齢者では，腹膜刺激症状や炎症所見が軽微なことがあり注意する。
- **colon coagulation syndrome**（穿孔には至らず一過性の発熱と腹痛，炎症所見の上昇と限局性の腹膜刺激症状を認める）という病態もある。
- 保存的治療で経過をみてよい条件は治療に伴う穿孔時と同様である。

(Gatroenterological Endoscopy 2003；45)

知識3
大腸穿孔に対する手術術式

- 術式選択を判断する客観的指標はなく，全身状態，基礎疾患，腹腔内の汚染の程度などにより術式選択が行われる。

1．一期的手術
- 穿孔部の単純閉鎖，または穿孔部腸管切除＋一期吻合。
- **①発症早期で全身状態が良好なときで，②腹腔内の汚染，腹膜炎が軽微なとき，さらに③基礎疾患がない**症例は一期的手術が望ましい。

2．二期的手術（人工肛門造設術を伴う緊急初回手術と，待機的な人工肛門閉鎖術）
- 初回手術は穿孔部縫合閉鎖＋人工肛門造設術や，Hartmann手術など。
- ①縫合不全の危険性が高い重症例，②腹腔内の汚染が高度，③基礎疾患を有する症例は二期的手術。

IV 大腸

診断と治療へのナビゲーション：知識の使いかた！

鉄則1 医原性大腸穿孔では，まず緊急手術が原則。保存的治療の条件は，①腹膜刺激症状が限局し軽微であること，②十分な前処置がなされていること，かつ③基礎疾患がない場合。

鉄則2 一期的または二期的手術の選択は，①全身状態，②基礎疾患，③腹腔内の汚染の程度による。

答え

▶本症例では，

1. 大腸内視鏡検査後の腹痛は，まず穿孔の有無を確認する。
2. 上部直腸周囲を中心とした膿性腹水。➡ 挿入操作に伴う上部直腸またはS状結腸の鈍的損傷を疑う。
3. 多量のfree airを伴う。➡ colon coagulation syndromeではない。
4. 腹膜刺激症状があり，腹痛の増悪を認める。SIRSの状態であり，緊急手術を選択するべきである。

[e]

発展問題

（問）この症例について，正しいものに○，誤ったものに×を示せ。

( ) 1. 内視鏡的治療直後は症状も軽微であったため，流動食から食事を再開していた。
( ) 2. 腸管の十分な前処置がなされていたため，穿孔部の単純閉鎖のみ行う方針とした。
( ) 3. 手術時に直腸Rs部の穿孔と周囲の高度の腹膜炎を認めたため，Hartmann手術を行った。

⇒「消化器外科専門医へのminimal requirements」の大腸7（1）参照

正解	1	2	3
	×	×	○

各論

V. 肝臓

V 肝臓

1 慢性肝炎のfollow中に肝腫瘍を指摘された患者

問題

59歳の男性。慢性C型肝炎にて，定期的にfollowを受けている。今回，超音波検査にて肝臓に異常を指摘された。

血液検査所見：赤血球400万/μL，Hb 12.8g/dL，白血球5,000/μL，血小板12万/μL，総蛋白7.0g/dL，アルブミン3.6g/dL，総ビリルビン0.9mg/dL，直接ビリルビン0.4mg/dL，AST 72 IU/L，ALT 32 IU/L，アルカリホスファターゼ210 IU/L（正常359以下），プロトロンビン活性値92％，HBs抗原陰性，HCV抗体陽性，ICG-R15 8.4％。またAFP 64ng/mL，PIVKA-Ⅱ 32mAU/mL。

腹部CT（図1動脈優位相，図2門脈相）を示す。なお，腹部以外には異常を認めていない。

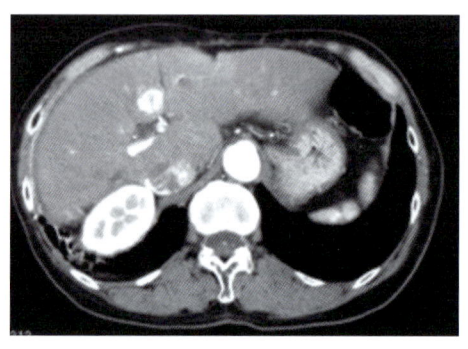

図1 腹部CT像（動脈優位相）（自験例）　　図2 腹部CT像（門脈相）

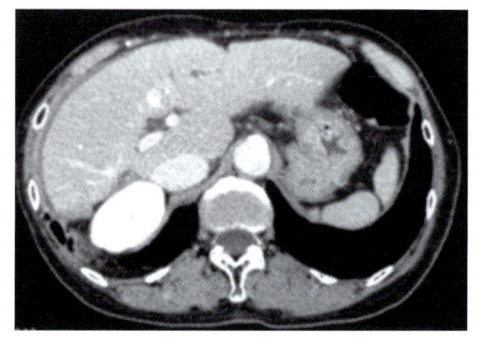

▶正しいものを選べ。

ⓐ 肝細胞癌の危険群であるため，6カ月ごとにCT検査でfollowしてきた。
ⓑ 病変は，S6領域に存在している。
ⓒ CT画像診断は，腺腫様過形成（AH）である。
ⓓ 確定診断のため，血管造影検査を行う。
ⓔ 肝内側区域切除術を行った。

もっと勉強したい君へ　専門医試験問題：（22回公表設問10）（16回公表設問30）

Goal！ 慢性C型肝炎のFollow中に見出した小さな（2cm以下）多血性肝腫瘍。
➡ 小さな肝細胞癌の診断と治療方針決定のための知識の使いかたを学ぶ。

病歴と画像からキーワードを読み取る！：与えられた情報の分析

1 病歴・血液検査
- 慢性C型肝炎にてfollow中。 ➡ 肝細胞癌危険群
- 腹水なし，総ビリルビン2.0mg/dL未満， ➡ 肝障害度A
  アルブミン3.5g/dL超，ICG-R15 15%
  未満，プロトロンビン活性値80%超。

2 CT画像
- S4（内側区域）に2cm以下の腫瘍（図3）
  （動脈優位相で濃染，平衡相でwashout）。 ➡ 肝細胞癌

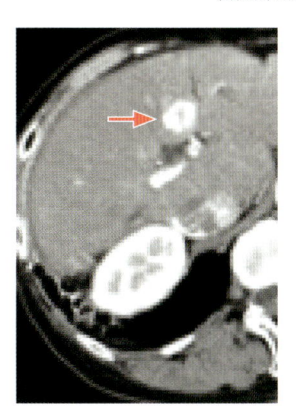

図3

必要な基礎知識：消化器外科専門医の知識のエッセンス

小肝細胞癌の診断と治療に必要な知識のリスト
- 知識1. 肝細胞癌の危険因子とサーベイランス
- 知識2. 小さな肝腫瘍のCTによる鑑別診断
- 知識3.（小さな）肝細胞癌の治療選択

知識1
肝細胞癌の危険因子とサーベイランス

- 発癌過程（AH ➡ AAH ➡ 早期肝細胞癌）とCT検査所見を表1に示す。
- 肝細胞癌の危険因子は，肝硬変，C型慢性肝炎，B型慢性肝炎，男性，高齢，アルコール摂取，肥満，糖尿病。
- その中で，C型慢性肝疾患患者，B型慢性肝疾患患者，および非ウイルス性の肝硬変患者は，肝細胞癌の定期的スクリーニングの対象として推奨される。
- 定期的サーベイランスとしての**6カ月ごとの2種類以上の腫瘍マーカー**と**超音波検査の併用**は，単発の小結節病変を発見する率を上昇させ，予後改善する。
- 肝硬変症例などの超高危険群には，CTまたはMRIの併用によりfollowする（エビデンスなし）。

表1 肝細胞癌の発癌過程

発癌過程	組織型	CT	
		動脈優位相（早期相）	平衡相
腺腫様過形成（AH）	細胞密度の増大（過形成）	iso	iso
異型腺腫様過形成（AAH）	過形成とわずかな構造異型	iso（部分的にhighあり）	iso
早期肝細胞癌	過形成，構造異型（高分化型）	iso〜軽度high	iso
古典的肝細胞癌	中分化型，低分化型	濃染（モザイク，被膜）	iso

V | 肝臓

知識 2
小さな肝腫瘍の
CTによる鑑別診断

- 肝炎・肝硬変を背景とした小さな肝細胞癌のCT検査による鑑別診断を図4に示す。
- 肝細胞癌のCT所見は，造影前－動脈相－門脈相でlow-high-low（2cm以下の高分化型癌ではhighは軽度）。
- 類似したCT所見を示す病態は，異型腺腫様過形成（AHH），胆管細胞癌（CCC），転移巣。

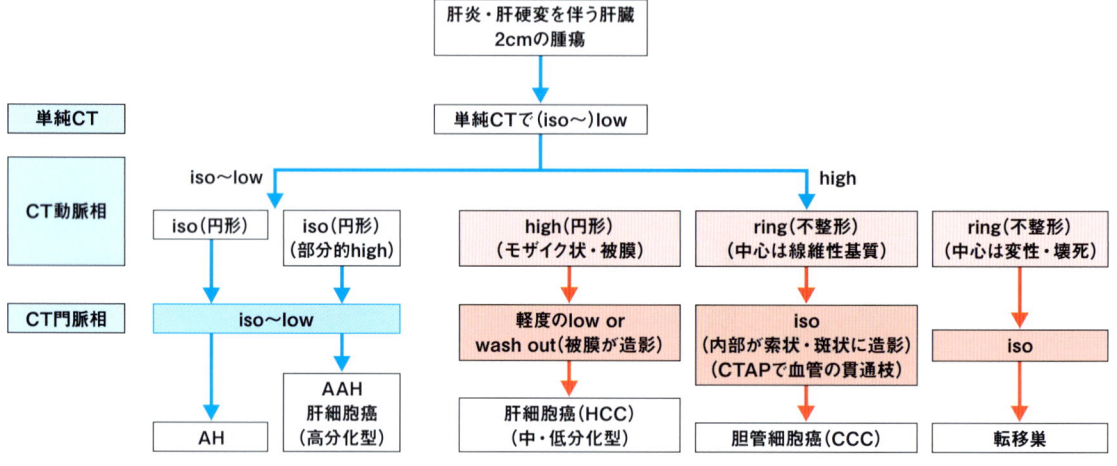

図4 小さな肝腫瘍のCTによる鑑別診断

知識 3
（小さな）肝細胞癌の治療選択

- 肝障害度A，Bを背景とする肝細胞癌の治療アルゴリズムを図5に示す。
- 治療選択は，肝障害度，腫瘍の個数，腫瘍の大きさによって決まる。
- 局所療法の適応は，①肝障害B，単発，2cm以下，の腫瘍，②肝障害A，B，2～3個，3cm以内，の腫瘍である
- 肝動脈塞栓術の適応は，①肝障害A，B，2～3個，3cm以上の多血性腫瘍，②肝障害A，B，4個以上，大きさ問わず。

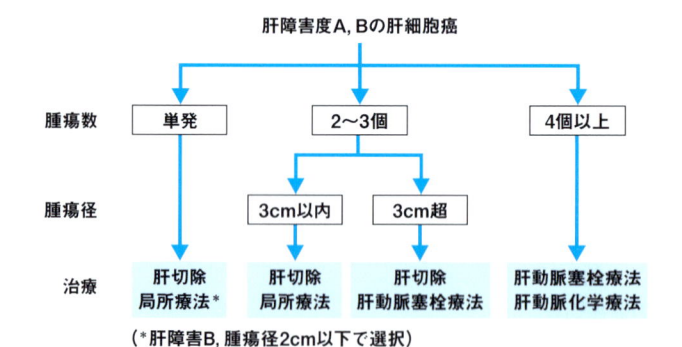

図5 肝細胞癌治療アルゴリズム

（「肝癌診療ガイドライン」より引用）

診断と治療へのナビゲーション：知識の使いかた！

鉄則1 肝細胞癌危険群は，2〜6カ月ごとの①腫瘍マーカーと，②腹部超音波検査の併用でfollow。

鉄則2 小肝細胞癌のCT検査の造影パターンは，low-high-lowであり，鑑別すべきは，AHH，CCC，転移性腫瘍。

鉄則3 肝細胞癌に対する局所療法の適応は，①肝障害B，単発，2cm以下の腫瘍，②肝障害A，B，2〜3個，3cm以内の腫瘍である。

答え

▶ 本症例では，

1. 肝細胞癌危険群（慢性C型肝炎）で，2〜6カ月ごとに腫瘍マーカーと腹部超音波検査にてfollowしていた。
   ➡ 異常を指摘され，CT検査施行（肝硬変などの超危険群では，CTやMRIと併用してfollow）。
2. CT検査で，S4に大きさ2cm以下の小さな腫瘍を確認。
3. CT検査の造影パターンは，low-high-lowであった。➡ **小さな肝細胞癌**。
4. 肝障害度は，Aと判定。➡ **肝切除（肝内側区域切除）**。

[e]

発展問題 （問）この症例について，正しいものに○，誤ったものに×を示せ。

(　) 1. 造影CTの動脈相での染色が著明であり，中分化型腺癌の混在が考えられる。
(　) 2. 一般にCT検査で，小さな肝細胞癌（高分化型腺癌）の境界が不明瞭な理由は，高分化型癌細胞は置換発育するためである。
(　) 3. 肝臓切除において，肝切離断端距離は，最低5mm以上必要である。
(　) 4. 肝切除後の予後因子は，stage分類，脈管侵襲，肝機能，腫瘍数である。

⇒「消化器外科専門医へのminimal requirements」の肝臓5（1），（2），（3）参照

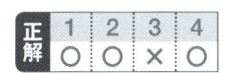

正解 1○ 2○ 3× 4○

V 肝臓

2 肝硬変のfollow中に肝腫瘍を指摘された患者

問題

75歳の男性。C型肝硬変と診断され，定期的にfollowを受けている。今回，腹部CT検査で肝臓に径3.5cmの腫瘍を指摘された。腹水，脳症なし。

血液検査所見：赤血球350万/μL，Hb 10.5g/dL，白血球3,500/μL，血小板9万/μL，総蛋白4.7g/dL，アルブミン2.8g/dL，総ビリルビン1.4mg/dL，AST 72 IU/L，ALT 56 IU/L，プロトロンビン活性値68%，PT-INR 2.1，HCV抗体陽性，ICG-R15 17.3%，またAFP 156ng/mL，PIVKA-Ⅱ 88mAU/mL，CEA 3.8ng/mL。

腹部造影CT（図1，動脈優位相），腹部造影MRI（図2，T2強調画像）を示す。なお，腹部以外には異常を認めていない。

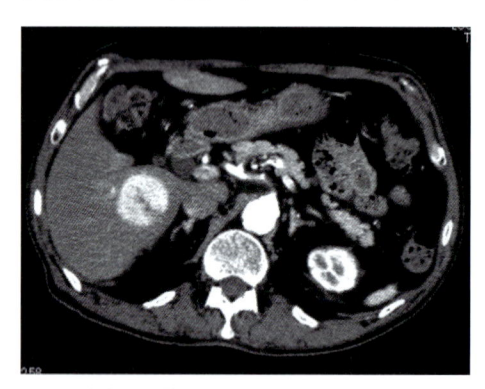

図1　腹部CT像（自験例）

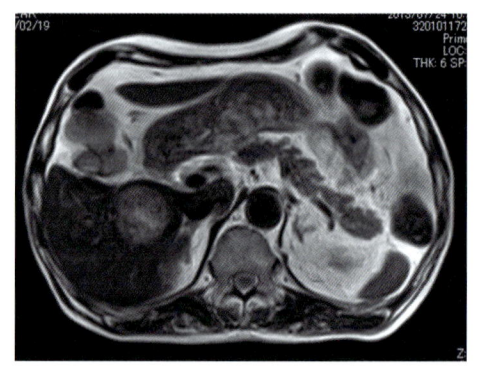

図2　腹部MRI像（T2強調画像）

▶正しいものを1つ選べ。

ⓐ 肝障害度はCである。
ⓑ Child-Pugh分類ではgrade Aである。
ⓒ ラジオ波焼灼療法（RFA）を行う。
ⓓ 肝動脈化学塞栓療法（TACE）を行う。
ⓔ 肝部分切除術を行う。

もっと勉強したい君へ　専門医試験問題：
（21回公表設問26）（20回公表設問29）（16回公表設問14）

Goal!　肝硬変のFollow中に発見された肝腫瘍。
➡ 肝腫瘍の鑑別と治療方針決定のための知識の使いかたを学ぶ。。

病歴と画像からキーワードを読み取る！：与えられた情報の分析

1 背景・血液検査

- C型肝硬変にてfollow中。 ➡ 肝細胞癌の超高危険群
- 腹水，脳症なし。総ビリルビン1.4mg/dL，アルブミン2.8g/dL，ICG-R15 17.3%，プロトロンビン活性値68%，PT-INR 2.1。 ➡ 肝障害度B，Child-Pugh grade B
- AFP 156ng/mL，PIVKA-Ⅱ 88mAU/mL，CEA 3.8 ng/mL ➡ 肝細胞癌

2 CT，MRI画像

- S5/6に3.5cmの多血性の腫瘍（図3）（動脈優位相で濃染）。 ➡ 肝細胞癌の可能性高い

図3

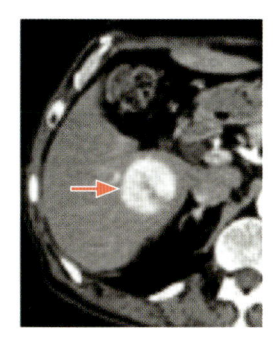

必要な基礎知識：消化器外科専門医の知識のエッセンス

肝細胞癌の診断と治療に必要な知識のリスト

知識 1. 肝腫瘍の画像検査による鑑別
知識 2. 肝細胞癌の治療方針（単発）

知識 1
肝腫瘍の画像検査による鑑別（表1）

1．超音波検査
- CTに比べて低侵襲。繰り返し行っても負担がなく，存在診断に有用。
- カラードプラ法を用いれば，血流情報が追加され，さらに超音波造影剤（ソナゾイド®）を用いることにより，多血性腫瘍であるか否かの診断も可能である（投与3分以内：vascular imaging，投与10分後以降：post vascular imaging）。

2．CT検査
- ①背景（肝硬変の有無），②多血性の腫瘍か否か，③動脈優位か門脈優位か，を鑑別のポイントとする。
- 肝臓の画像診断ではdynamic CT（動脈相，門脈相，平衡相）で検査が行われる。その他，血管造影下にCTHA（肝動脈から造影），CTAP（上腸間膜動脈から造影）が行われる。

3．MRI検査
①細胞外液性ガドリニウム（Gd-DTPA）
- dynamic MRI：多血性腫瘍の検出に有用。

②超常磁性酸化鉄製剤（SPIO）
- 網内系（Kupffer細胞など）に取り込まれる性質を利用し，正常肝細胞と腫瘍細胞を鑑別する。

③肝細胞胆道系造影剤（Gd-EOB-DTPA）
- ①のGd-DTPAを脂溶性にし，肝細胞に取り込まれた後，胆汁に排泄されるようにした。
- 通常のdynamic imagingの後，約20分後に肝細胞相の画像が得られ，腫瘍部と正常肝細胞のコントラストが生じる。また胆道系に排出されるため，胆管の描出も可能である。

V 肝臓

表1 肝臓の悪性腫瘍の画像上の特徴

	US	CT	MRI
肝細胞癌	円形，類円形腫瘍 エコーレベルはさまざま mosaic pattern, nodule in nodule 辺縁低エコー帯（halo） 外側陰影，後方エコー増強	単純相：low 動脈相：早期濃染 平衡相：wash out，辺縁の被膜が造影 CTHA：濃染 CTAP：造影欠損	T1：多彩 T2：中〜低分化型では高信号 SPIO：高信号 EOB：早期に高，後期に低信号
胆管細胞癌	不整形腫瘍 エコーレベルはさまざま 末梢胆管の拡張を伴う	単純相：low 早期相：腫瘍辺縁がring状に染まる 平衡相：内部が索状，斑状に造影	T1：低〜等信号 T2：高信号 MRCP：胆管狭窄，閉塞，末梢胆管拡張
転移性肝腫瘍	不整形，小さなものは円形 Bull's eye sign, target sign 中心部に無エコー域 石灰化	単純相：low 造影CTでの所見は原発巣に準じる 乏血管性：胃・大腸・膵・胆嚢 富血管性：腎・乳・膵島細胞腫	T1：低信号 T2：軽度高信号 SPIO：高信号 EOB：低信号 （微小病変も検出可能）

知識2
肝細胞癌の治療方針

- 肝細胞癌に対する治療選択は，**癌の進行度**と**肝障害度**に応じて**図4，5**のように判断される。
- 肝切除の原則は，**系統的切除**。
- 実際の肝切除の方法は，肝障害度に応じた切除許容度，腫瘍占拠範囲により決定される（「消化器外科専門へのminimal requirements」のp.429参照）。

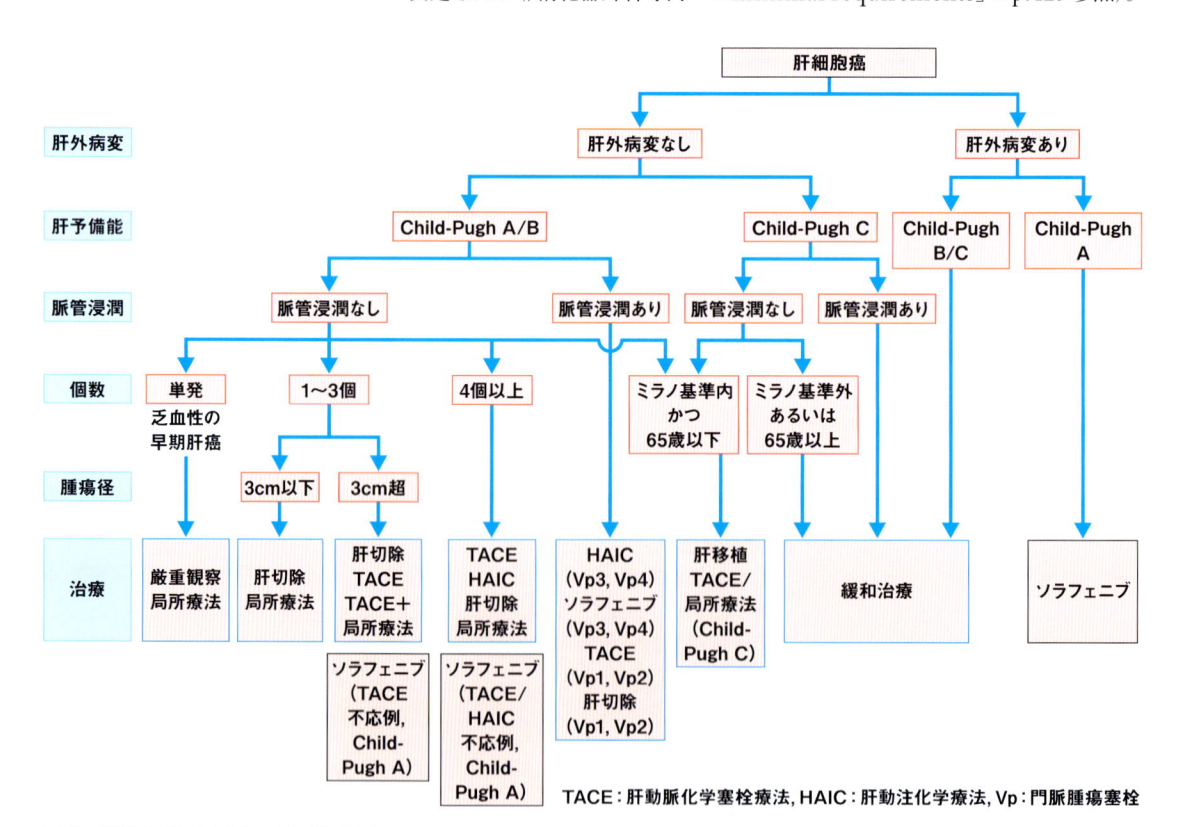

図4 肝細胞癌の治療アルゴリズム

TACE：肝動脈化学塞栓療法，HAIC：肝動注化学療法，Vp：門脈腫瘍塞栓

（肝癌診療マニュアル第2版，医学書院，東京，2010，p125より引用）

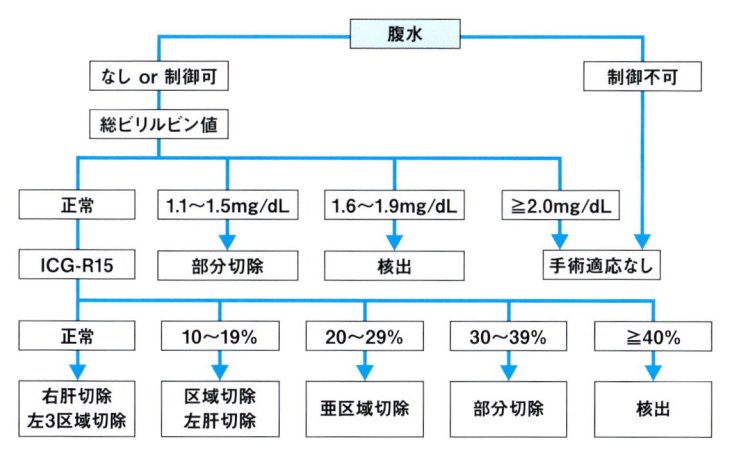

図5 肝機能に応じた術式選択（幕内基準）

```
                          腹水
                ┌──────────┴──────────┐
           なし or 制御可              制御不可
           総ビリルビン値
    ┌──────┬──────┬──────┐
   正常  1.1〜1.5mg/dL  1.6〜1.9mg/dL  ≧2.0mg/dL
  ICG-R15   部分切除      核出       手術適応なし
    │
 ┌──┬──┬──┬──┐
正常 10〜19% 20〜29% 30〜39% ≧40%
右肝切除 区域切除 亜区域切除 部分切除 核出
左3区域切除 左肝切除
```

診断と治療へのナビゲーション：知識の使いかた！

鉄則1 鑑別すべき頻度の高い肝臓の悪性腫瘍は，①肝細胞癌，②胆管細胞癌，③転移性肝腫瘍。

鉄則2 肝細胞癌の治療選択は，癌の進行度と肝障害度で決まる。

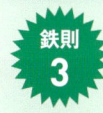

鉄則3 肝細胞癌の治療アルゴリズムの評価項目は，①肝外病変，②肝予備能，③脈管侵襲，④腫瘍個数，⑤腫瘍径。

鉄則4 肝細胞癌は系統切除，肝機能からの術式選択の評価項目（幕内基準）は，①腹水，②総ビリルビン，③ICG-R15。

答え

▶本症例では，

1. C型肝硬変の患者。肝障害度はB，Child-Pugh grade B。➡ **手術（区域切除・部分切除）は可能**。
2. CT検査で，S5/6に大きさ3.5cmの多血性の腫瘍を確認。➡ **肝細胞癌**。
3. 腹水はないが，総ビリルビン1.4mg/dLであり，肝部分切除術の適応となる。
4. 腫瘍径3.5cmであり，局所療法の適応なし。

[e]

発展問題 （問）この症例について，正しいものに○，誤ったものに×を示せ。

( ) 1. 仮にビリルビン値が正常であれば，区域切除術の適応である。
( ) 2. 肝移植の適応にもなる。
( ) 3. 局所壊死療法の適応は3cm以下，3病変以内が一般的である。
( ) 4. C型肝硬変の発癌率は年率3〜8%である。

⇒「消化器外科専門医へのminimal requirements」の肝臓2(2)，5(2)(3)参照

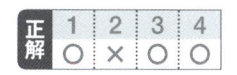

正解 1:○ 2:× 3:○ 4:○

3 肝硬変のfollow中，肝臓の2カ所に腫瘍を指摘された患者

問題

62歳の男性。慢性C型肝炎による肝硬変にて近医外来follow中，腹部超音波検査にて肝腫瘍を指摘され，紹介となった。脳症なく，腹水も認めない。赤血球390万/μL，血小板16万/μL，アルブミン3.7g/dL，総ビリルビン1.0mg/dL，プロトロンビン活性値87%，AST 18 IU/L，ALT 25 IU/L，ICG-R15 18%，AFP 25ng/mL，PIVKA-Ⅱ 4,880mAU/mLであった。腹部造影CT検査（図1，2）を示す。

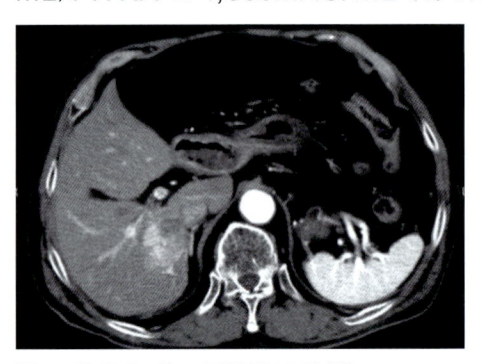

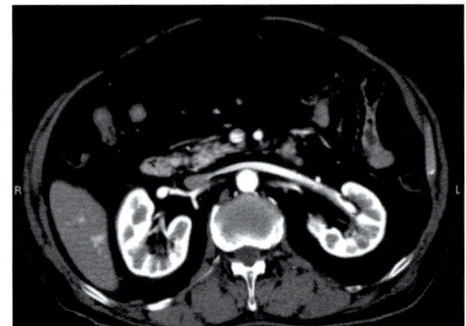

図1　腹部CT像：早期相（自験例）

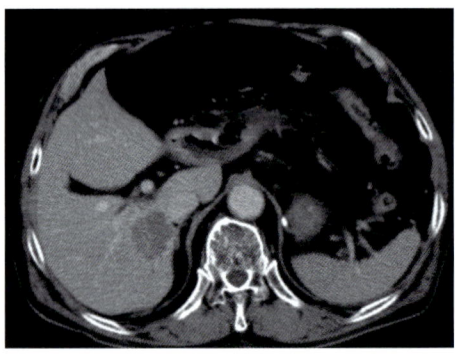

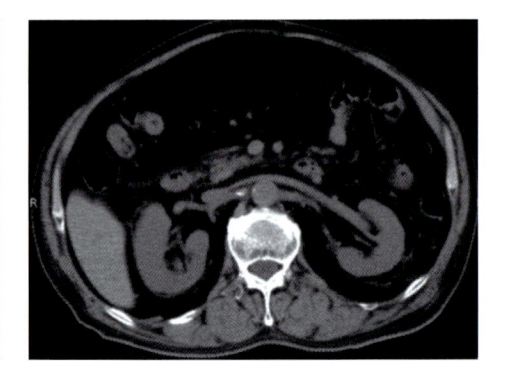

図2　腹部CT像：平衡相

▶この症例について，正しいものを1つ選べ。

ⓐ CT画像所見より，穿刺生検などの原発巣の検索が必要不可欠である。
ⓑ Child B，Liver damage Bである。
ⓒ 治療の第1選択は，肝動脈化学塞栓療法である。
ⓓ 幕内基準より後区域切除術を選択した。
ⓔ ミラノ基準を満たしており，肝移植の適応である。

Goal! 肝細胞癌超危険群（C型ウイルス感染による肝硬変）のfollow中に見つかった多発性多血性肝腫瘍。
➡ 多発性肝細胞癌の治療方針，特に術式選択についての知識の使いかたを学ぶ。

病歴と画像からキーワードを読み取る！：与えられた情報の分析

1 病歴
- C型肝炎ウイルス感染による肝硬変。
- 脳症なし・腹水なし。
- 検査データ。

➡ Child-Pugh A, liver damage A

2 CT所見
- S7に40mm，S6に15mmの2カ所の腫瘍。
- 動脈相で濃染し，平衡相でwash outされる腫瘍。

➡ 多発性肝細胞癌（S6，S7）

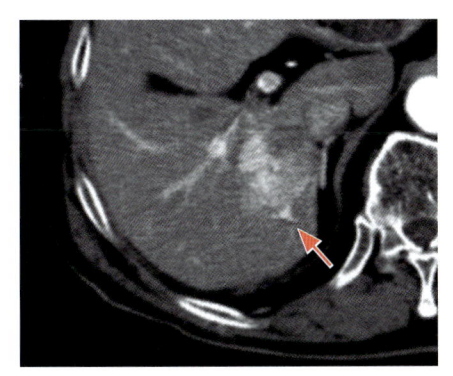

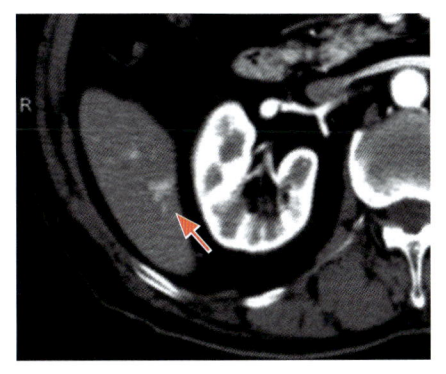

図3　S7：径40mmのHCC　　　S6：径15mmのHCC

必要な基礎知識：消化器外科専門医の知識のエッセンス

多発性肝癌の診断と治療方針を決めるために必要な知識のリスト

- 知識1. 多発性肝腫瘍の鑑別診断
- 知識2. 治療方針
- 知識3. 肝切除術式の選択
- 知識4. 残肝機能の評価
- 知識5. 肝移植の適応

知識1　多発性肝腫瘍の鑑別診断（表1）

- 肝細胞癌診断には，dynamic CTまたはdynamic MRIが最も有用。
- 造影CTにおける典型的な肝細胞癌（中・低分化型）画像は，早期濃染，後期wash-out（肝細胞癌は肝動脈血流優位 ➡ 造影CT検査の典型像は，動脈相で濃染，門脈相および後期相では造影剤はwash-out，周囲肝組織より低吸収に描出される）。

表1　多発肝腫瘍の鑑別（CT）

肝細胞癌（中・低分化型）	単純相：low 動脈相：早期濃染（高分化型は軽度） 平衡相：wash-out，辺縁被膜が造影
胆管細胞癌	単純相：low 早期相：辺縁がring状に染まる 平衡相：内部が索状，斑状に造影
転移性肝腫瘍	単純相：low 造影CT所見：原発巣に準じる 　乏血管性：胃・大腸・膵・胆嚢 　富血管性：腎・乳・膵島細胞腫

V　肝臓

V｜肝臓

知識2
肝癌の治療方針（図4）

- 肝細胞癌に対する治療選択は**癌の進行度**と**肝障害度**に応じて，以下のように判断される。

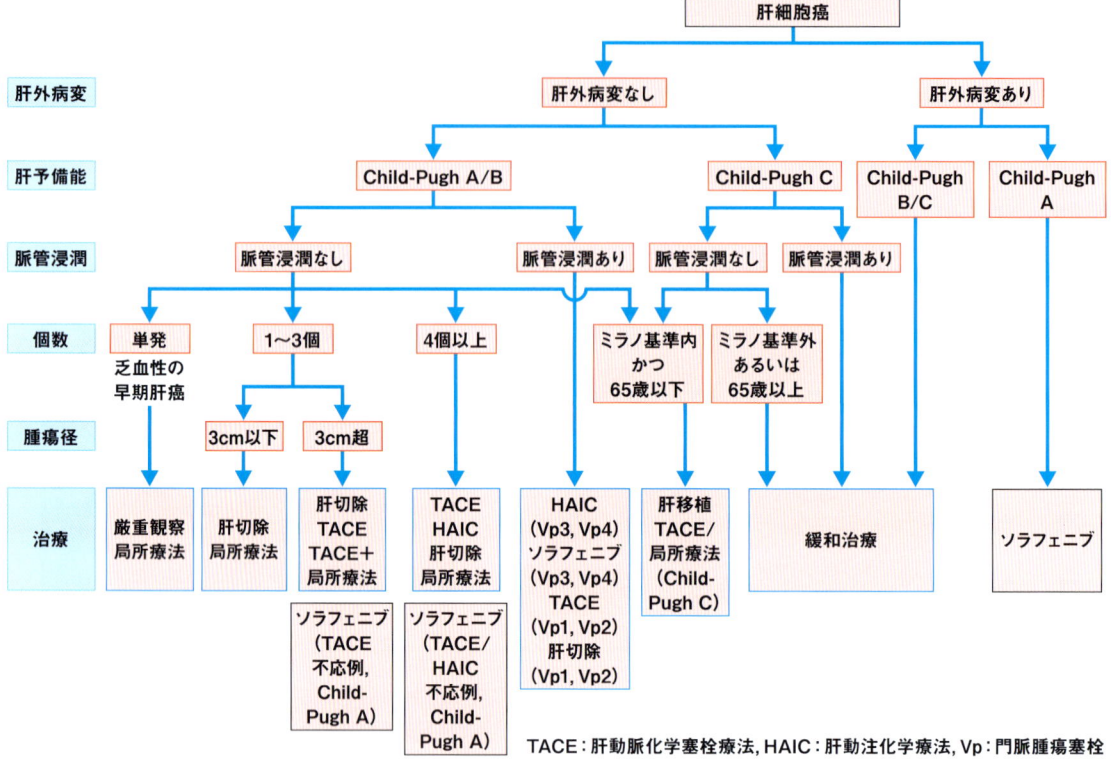

```
                            肝細胞癌
                               │
           ┌───────────────────┴───────────────────┐
肝外病変    肝外病変なし                         肝外病変あり
           │                                       │
     ┌─────┴─────┐                         ┌──────┴──────┐
肝予備能  Child-Pugh A/B   Child-Pugh C   Child-Pugh B/C  Child-Pugh A
     │                 │
 ┌───┴───┐         ┌───┴───┐
脈管浸潤 脈管浸潤なし 脈管浸潤あり 脈管浸潤なし 脈管浸潤あり
```

個数	単発（乏血性の早期肝癌） / 1〜3個 / 4個以上 / ミラノ基準内かつ65歳以下 / ミラノ基準外あるいは65歳以上
腫瘍径	3cm以下 / 3cm超

治療：
- 単発：厳重観察、局所療法
- 1〜3個 3cm以下：肝切除、局所療法
- 1〜3個 3cm超：肝切除、TACE、TACE＋局所療法、ソラフェニブ（TACE不応例，Child-Pugh A）
- 4個以上：TACE、HAIC、肝切除、局所療法、ソラフェニブ（TACE/HAIC不応例，Child-Pugh A）
- 脈管浸潤あり：HAIC（Vp3, Vp4）、ソラフェニブ（Vp3, Vp4）、TACE（Vp1, Vp2）、肝切除（Vp1, Vp2）
- Child-Pugh C 脈管浸潤なし ミラノ基準内かつ65歳以下：肝移植、TACE/局所療法（Child-Pugh C）
- その他（Child-Pugh C、Child-Pugh B/C 肝外病変あり）：緩和治療
- Child-Pugh A 肝外病変あり：ソラフェニブ

TACE：肝動脈化学塞栓療法，HAIC：肝動注化学療法，Vp：門脈腫瘍塞栓

図4 肝細胞癌の治療アルゴリズム
（肝癌診療マニュアル第2版，医学書院，東京，2010，p125より引用）

知識3
肝切除の術式の選択（図5）

- 肝切除の原則は，**系統的切除**。
- 実際の肝切除の術式は，肝障害度に応じた切除許容度，腫瘍占拠範囲により決定される。
- 幕内基準は，Child-Pugh分類に含まれる指標である腹水，血清総ビリルビン値にICG負荷試験を加えた評価法であり，肝機能ごとの切除許容範囲の基準を示している。

```
                            腹水
                  ┌──────────┴──────────┐
             なし or 制御可           制御不可
                  │                       │
             総ビリルビン値           手術適応なし
    ┌────┬─────┬─────┬─────┐
   正常 1.1〜1.5 1.6〜1.9 ≧2.0mg/dL
         mg/dL   mg/dL
    │    │       │
 ICG-R15 部分切除 核出
```

ICG-R15	正常	10〜19%	20〜29%	30〜39%	≧40%
術式	右肝切除／左3区域切除	区域切除／左肝切除	亜区域切除	部分切除	核出

系統的切除・解剖学的切除：右肝切除／左3区域切除、区域切除／左肝切除、亜区域切除
非系統的切除・非解剖学的切除：部分切除、核出

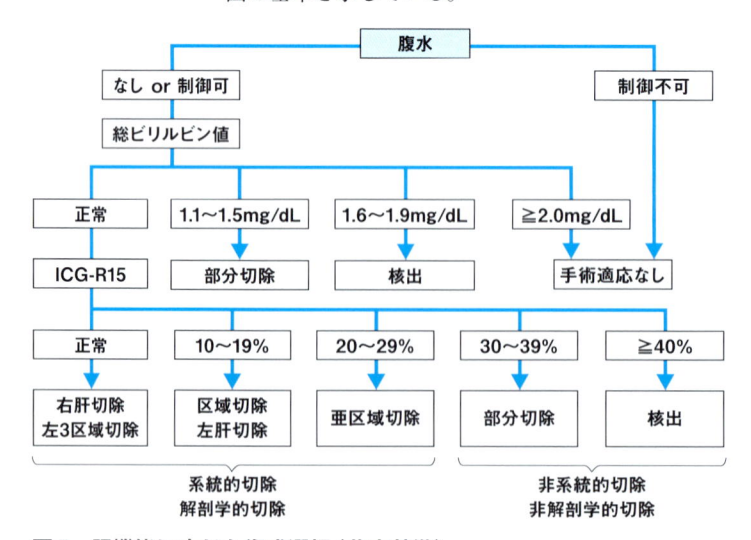

図5 肝機能に応じた術式選択（幕内基準）

知識 4	● 現状では ICG-R15 が術前肝機能評価因子（術式決定のための評価）として有用（特に術後死亡の予測因子として）。
残肝機能の評価	➡ 実際には，画像検査（CT volumetory やアシアロ肝シンチグラフィなど）による残肝容積を加味し，総合的に評価する。
知識 5	● 肝機能不良例（Child-Pugh C）かつ肝移植の**ミラノ基準（腫瘍数3個以下・腫瘍径3cm以内または単発・腫瘍径5cm以内，脈管侵襲なし）**に合致する症例に推奨される。
肝移植の適応	

診断と治療へのナビゲーション：知識の使いかた！

鉄則 1 造影CTにおける典型的な肝細胞癌（中・低分化型）画像は，**早期濃染 ➡ 後期 wash-out**。

鉄則 2 肝細胞癌の治療は，①**肝予備能**，②**脈管浸潤**，③**腫瘍個数**，④**腫瘍径**で決まる。

鉄則 3 肝切除の原則は系統切除，肝機能からの術式選択は幕内基準，肝移植の基準はミラノ基準。

▶本症例では，

答え

1. 肝硬変患者に発症した多発性肝細胞癌：
   ①肝予備能は，Child-Pugh A，Liver damage A，②脈管浸潤はなし，③腫瘍個数2個（S6・S7），④腫瘍径3cm超。
   ➡ 治療アルゴリズムからは，**肝切除**もしくは**肝動脈化学塞栓療法（±局所療法）の適応**となる。
   ➡ **肝切除術が最も根治性の高い治療法**であり，**他の治療法に優先**する。
2. 腹水なし・T-bil値正常・ICG-R15 18％。➡ 幕内基準より区域切除が許容される
   ➡ **S6・S7の後区域切除**。
3. 肝機能良好であり，多発・腫瘍径3cm以上である。
   ➡ ミラノ基準より，肝移植の適応外症例である。

d

発展問題 （問）この症例について，正しいものに○，誤ったものに×を示せ。

( ) 1. 腫瘍マーカーの測定は，肝細胞癌の切除後の再発指標として有用である。
( ) 2. 切除後に再発した場合は，肝動脈化学塞栓療法や局所療法が優先される。
( ) 3. 局所療法において，エタノール注入療法よりもラジオ波焼灼療法（RFA）が普及している。
( ) 4. 肝切除後の術後補助療法として，インターフェロンα療法が推奨される。

⇒「消化器外科専門医への minimal requirements」の肝臓 2（2），3（1）（2），5（3），7（3）参照

正解	1	2	3	4
	○	×	○	×

V | 肝臓

4 下肢浮腫の精査中に肝腫瘍を指摘された患者

問題

54歳の男性。下肢の浮腫と倦怠感を主訴に受診。腹部超音波検査にて肝右葉の腫瘤を認め，造影CT検査を行った。(図1)。門脈第1次分枝および本幹は著変なし。脳症，腹水は認めない。

血液検査所見：白血球 5,100/μL, Hb 12.2g/dL, 血小板 9.5万/μL, アルブミン3.4g/dL, 総ビリルビン0.5mg/dL, AST 43 IU/L, ALT 86 IU/L, プロトロンビン活性値82%, HBs抗原(＋), HCV抗体(－), PIVKA-Ⅱ 3,450mAU/mL, AFP 11,200ng/mL, ICG-R15 9.5%。

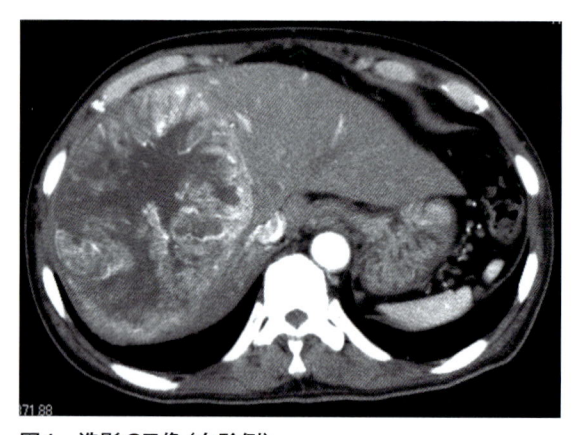

図1 造影CT像(自験例)

▶この疾患について正しいものを1つ選べ。

ⓐ 本症例の脈管侵襲は，記載所見からVp3である。
ⓑ 本症例の脈管侵襲は，CT所見からVv1である。
ⓒ 肝機能は良好であり，主訴(下肢の浮腫)と肝疾患は関係ない。
ⓓ 治療法として，手術よりも肝動脈塞栓療法を第一に考える。
ⓔ 手術の場合は全肝血流遮断や体外循環の必要性を検討する。

Goal! 巨大肝腫瘍について問う。
➡ 高度脈管侵襲(下大静脈腫瘍栓)を伴う肝細胞癌の診断と治療についての知識の使いかたを学ぶ。

病歴と画像からキーワードを読み取る！：与えられた情報の分析

1 CT画像
- 肝右葉を占める20cm大の早期相で造影される腫瘍。
- 右肝静脈は断続的に造影され、肝部の下大静脈に1.5cm大の陰影欠損域を認める（図2矢印）。

→ **右肝静脈から下大静脈への腫瘍栓（Vv3）を伴う肝細胞癌**

2 肝機能
- 脳症なし、腹水なし、総ビリルビン0.5mg/dL、アルブミン3.4g/dL、プロトロンビン活性値82%、ICG-R15 9.5%

→ **Child-Pugh分類A**
肝障害度A
右葉切除可能

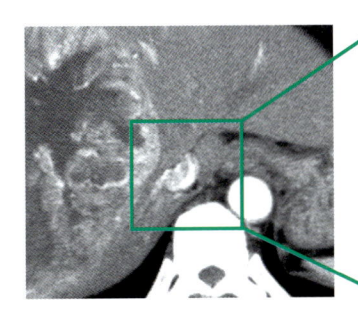

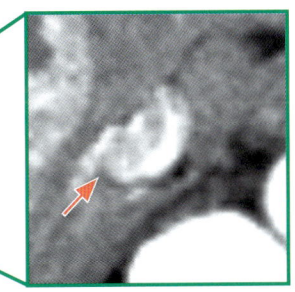

図2

必要な基礎知識：消化器外科専門医の知識のエッセンス

高度脈管侵襲（下大静脈腫瘍栓）を伴う肝細胞癌の治療方針決定のための必要な知識のリスト

- 知識1. 原発性肝癌取り扱い規約による脈管侵襲の分類
- 知識2. 下大静脈腫瘍栓Vv3の症状、予後
- 知識3. 下大静脈腫瘍栓の処理に用いられる手術手技と再建法

知識1

原発性肝癌取り扱い規約による脈管侵襲の表記（表1）

表1

Vp（門脈侵襲）	Vv（静脈侵襲）
Vp0＝門脈への侵襲なし	Vv0＝肝静脈への侵襲なし
Vp1＝門脈第2次分枝より末梢に侵襲あり	Vv1＝肝静脈末梢枝に侵襲あり
Vp2＝門脈第2次分枝に侵襲あり	Vv2＝右/中/左肝静脈本幹、下右肝静脈・短肝静脈のいずれかに侵襲あり
Vp3＝門脈第1次分枝に侵襲あり	Vv3＝下大静脈に侵襲あり
Vp4＝門脈本幹、対側の門脈に侵襲あり	

Ⅴ 肝臓

V｜肝臓

知識2
下大静脈侵襲Vv3の症状，予後

- Vv3症例は肝細胞癌の**1.4%**（波多野ら：臨床外科2011；66（9）：1201-7）。
- **下大静脈侵襲は手術の困難さから施設により治療方針は一定でないが，術後長期生存例の報告もある。**
- ただし**門脈侵襲は強力な予後因子**であり，一般には**Vp3，4は手術適応外**とされる。
  - 症状
    - **下肢の浮腫**。
    - 腫瘍栓逸脱による三尖弁閉鎖，肺塞栓。
  - 予後
    - 切除後5年生存率**20.8%**（福田ら：消外1999；22：1727-31）。

知識3
肝切除における下大静脈腫瘍栓の処理に用いられる手術手技と再建法

- 下大静脈腫瘍栓の処理に用いられる手技

①**尾状葉切除術**
  - 切除に先立ち，下大静脈靱帯を切離して短肝静脈を1本ずつ処理する。

②**Belghitiのhanging maneuver**
  - 下大静脈前面正中（右・中肝静脈の間）にテープを通して肝臓を持ち上げることで短肝静脈の処理が容易になる。
  - 下大静脈直接浸潤例は禁忌。

③**全肝血流遮断**（図3）
  - 健常肝なら少なくとも45分間は体外循環なしで遮断が可能。
  - 1時間以上になる場合は肝冷却が必要になる。

④**体外循環**
  - 安全な下大静脈へのアプローチが可能となる。体外循環下肝切除の適応を図4に示す。
  - 右房内に腫瘍栓が存在する場合は，心臓血管外科チームとの連携が必要である。

- 下大静脈再建法
①単純縫合閉鎖：壁の部分切除に対して行う。
②パッチ逢着：単純縫合では狭窄をきたしうる場合，切除肝の門脈や静脈片，または人工材料を用いて行う。
③グラフト置換：自己の大伏在静脈や人工血管（PTFE）を用いる。

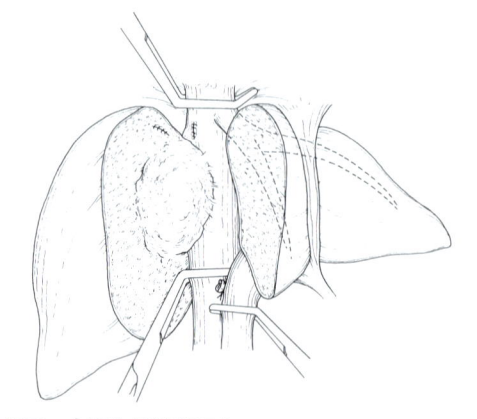

図3 全肝血流遮断のシェーマ
（消化器外科2010より引用改変）

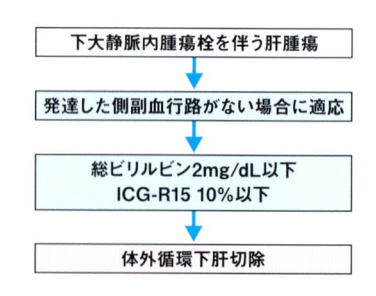

図4 体外循環下肝切除の適応
（肝臓外科の要点と盲点より引用改変）

診断と治療へのナビゲーション：知識の使いかた！

鉄則1 脈管侵襲（門脈，肝静脈）は，進行肝癌の治療法選択（手術適応）のための重要な情報である。

鉄則2 下大静脈腫瘍栓の安全な処理は，尾状葉切除，hanging maneuver，全肝血流遮断，体外循環により行われる。

答え

▶本症例では，

1. 門脈第1次分枝および本幹は著変なし。➡ **門脈侵襲Vp3，Vp4症例ではない。**
2. 右肝静脈から下大静脈に及ぶ陰影欠損。➡ **下大静脈侵襲Vv3を伴う肝細胞癌症例である。**
3. 下肢の浮腫。➡ **下大静脈腫瘍栓の症状。**
4. 下大静脈侵襲を伴う肝細胞癌は，予後は不良であるが長期生存例もあり，手術を検討できる。
5. 全肝血流遮断や体外循環を用いることで，安全に下大静脈の処理を行う。

[e]

発展問題 （問）この症例について，正しいものに〇，誤ったものに×を示せ。

( ) 1. 門脈本幹に腫瘍栓を認めた場合でも摘出可能であれば肝切除の適応である。
( ) 2. 下大静脈腫瘍栓の進展範囲の確認のため心超音波検査も行う。
( ) 3. 側副血行路が発達していれば体外循環なしで肝部下大静脈切除が可能となる。
( ) 4. 下大静脈の再建には自家血管や人工血管を用いる。

⇒「消化器外科専門医へのminimal requirements」の肝臓2（2），3（1），3（4）参照

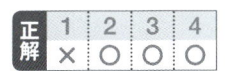

正解　1.× 2.〇 3.〇 4.〇

5 突然の腹痛とプレショックにて救急搬送された患者

問題

83歳の男性。これまでに2度の脳梗塞（ラクナ梗塞）の既往があり，近医にてfollowされていた。飲酒歴53年（3合/日），喫煙なし。

入浴直後，脱衣室にて突然の腹痛と肩部痛が出現，息苦しさを訴え，顔面蒼白となったため，救急搬送されて来た。来院時，興奮状態であるものの，意識は清明，腹部rebound tendernessを認めた。血圧98/66mmHg，脈拍102回/分。血液生化学検査所見：赤血球343万/μL，Hb 10.8g/dL，白血球13,660万/μL，血小板21万/μL，総蛋白6.8g/dL，アルブミン3.5g/dL，総ビリルビン0.4mg/dL，直接ビリルビン0.2mg/dL，AST 68 IU/L，ALT 32 IU/L，アルカリホスファターゼ272 IU/L（正常359 IU/L以下），プロトロンビン活性値84％，HBs抗原陰性，HCV抗体陰性，腹部造影CT像（図1），血管造影像（図2）を示す。

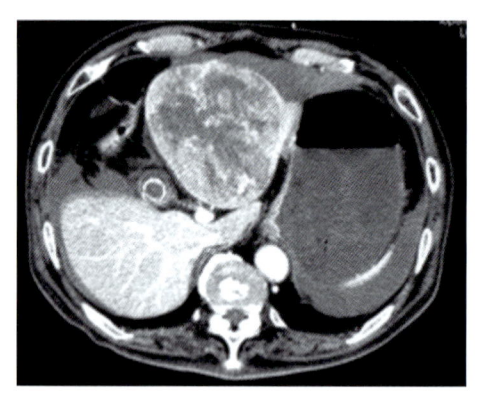

図1　腹部造影CT像（自験例）　　図2　血管造影像

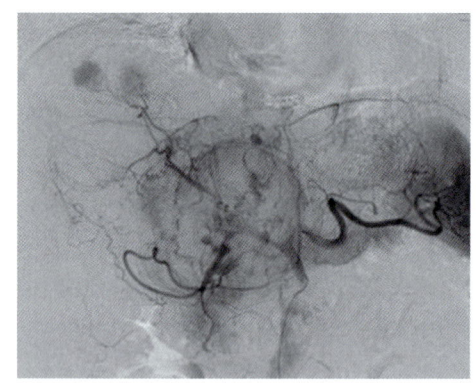

▶正しいものを1つ選べ。

ⓐ S1に限局する肝腫瘍と胆石を認める。
ⓑ 腫瘍からの造影剤のextravasationを認め，血管腫の自然破裂と診断する。
ⓒ 治療の第一選択は，肝動脈塞栓療法である。
ⓓ 肝切除術の適応はない。
ⓔ 原発性肝癌取扱い規約では，T3，stage Ⅳとなる。

Goal !　症状と画像より，肝細胞癌の自然破裂。
➡ 診断と治療方針に関する知識の使い方を習得する。

病歴と画像からキーワードを読み取る！：与えられた情報の分析

① 病歴
- 突然の発症，腹痛，プレショック。

② 血液検査
- 白血球数上昇，貧血。 ➡ **腹腔内出血？**
- ASTの上昇，B型肝炎（−），C型肝炎（−）。 ➡ **アルコール性肝炎**
- アルブミン，総ビリルビン，プロトロンビン活性値は正常域。 ➡ **肝障害度A**

③ 画像診断（図3）
- S4に肝細胞癌（中央壊死，仮性動脈瘤，extravasation）。
- S7，8に娘腫瘍，胆石，胸水・腹水。 ➡ **肝細胞癌の自然破裂**

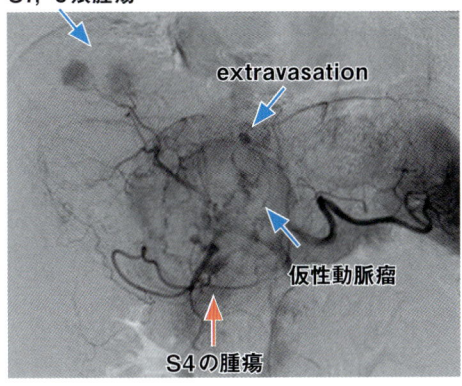

図3

必要な基礎知識：消化器外科専門医の知識のエッセンス

肝細胞癌自然破裂の診断と治療方針を決めるために必要な知識のリスト

- 知識1．肝細胞癌自然破裂の基礎知識
- 知識2．肝細胞癌自然破裂のCT画像診断
- 知識3．肝細胞癌自然破裂に対する肝動脈塞栓療法の評価
- 知識4．肝細胞癌自然破裂によるショック患者の治療方針

知識1
肝細胞癌自然破裂の基礎知識

- 肝腫瘍の自然破裂は，肝細胞癌，血管腫，腺腫で生じ，肝細胞癌で最も多い。
- 自然破裂は，男性に多く，肝細胞癌（HCC）の3〜5％に発生（なかでも中分化型の多血性病変に多い）。
- 経過は，①急激な出血をきたしショックに移行するもの，②緩徐な出血を示すもの，③自然止血するもの，がある。
- 大きさには関係なく，肝臓表面に存在していることが関連している。
- 腹痛と腹膜刺激症状［rebound tenderness（全例），筋性防御（70〜80％）］を示す。
- 取扱い規約，TNM分類上，肝臓癌の自然破裂は，T4，stage Ⅳと判断される。

（Arch Surg 2006より）

V 肝臓

知識 2
肝細胞癌自然破裂のCT画像診断
- 単純CTでは，腹水中の血腫を反映して高濃度域。
- 血清腹水は20〜40HU，血腫は40〜70HUと水濃度より高い。
- 造影CTにおいては，早期から造影剤のextravasationを観察する（13〜35％に観察）。
- 腫瘍内に仮性動脈瘤を観察する。

知識 3
肝細胞癌破裂に対する肝動脈塞栓療法（TAE）の評価
- TAEの止血成功率は，53〜100％である。
- TAE後の肝不全発生率は，12〜42％である。
- 総ビリルビン値が3.0mg/dL以上，門脈腫瘍塞栓例では，止血できても肝不全に移行することが多い。
- 緊急開腹術に比べ，TAE後には肝切除率は高く，肝切除後の術死率は低い（表1）。
- 緊急開腹術に比べ，TAE後の肝切除後の予後は，良好である（表1）。

知識 4
肝細胞癌破裂によるショック患者の治療方針
- 肝細胞癌破裂に対する治療方針を図4に示した。
- 肝細胞癌破裂の予後因子は，①血清ビリルビン値，②来院時の循環動態，③肝臓癌の大きさと個数と脈管侵襲の有無。
- 破裂のない同進行度の肝細胞癌より予後不良か否かは，エビデンスはない。

表1　肝臓癌自然破裂に対するTAEの成績

	肝切除率（％）	術死率（％）	肝切後の生存率（％）	
			1年生存率	3年生存率
TAE後の肝切除	21〜56	0〜9	54.2〜100	21.2〜48
緊急の肝切除	13〜31	17〜100	21.2〜48	15〜21.2

（Arch Surg 2006; 141.より引用改変）

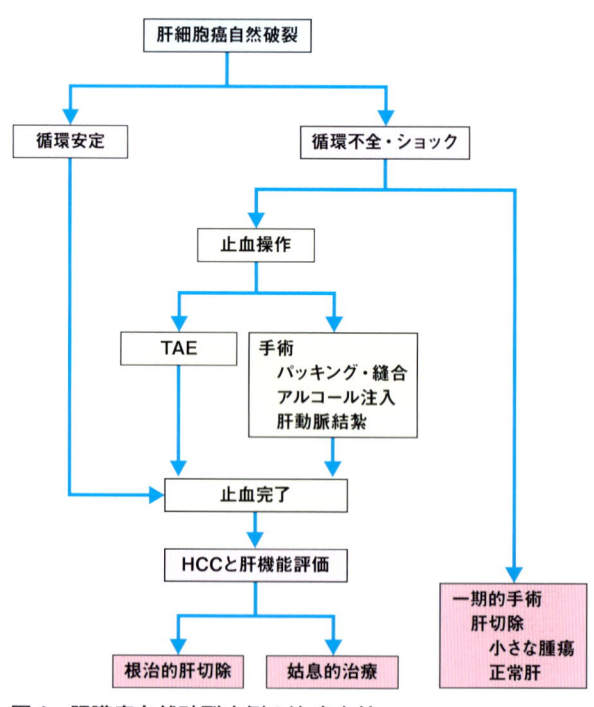

図4　肝臓癌自然破裂症例の治療方針

（Arch Surg 2006; 141.より引用改変）

診断と治療へのナビゲーション：知識の使いかた！

鉄則1 肝細胞癌破裂のCT所見は，①肝表面の腫瘍とCT値の高い腹水，②extravasation，③仮性動脈瘤。

鉄則2 肝細胞癌破裂の治療は，①救命（止血）にはTAE，②根治には肝切除術。

▶本症例では，

答え

1. CT検査と血管造影から，S4に存在する肝細胞癌破裂とS7，8に娘肝細胞癌。
2. ウイルス性肝炎を認めず，生活歴からはアルコール性肝炎（肝臓障害度はA）。➡ **肝切除は可能**。
3. 来院時，腹腔内出血に伴う急性循環不全（プレショック）。➡ **止血操作としてTAEの適応**。
4. 後日，肝細胞癌と肝機能の評価の後，肝切除を行う。
5. 取扱い規約では，自然破裂を生じた肝細胞癌は，T4と評価される。➡ **stage Ⅳで予後不良**。

[C]

発展問題

（問）この症例について，正しいものに○，誤ったものに×を示せ。

( ) 1. 輸血を考慮する。
( ) 2. アルブミン製剤を点滴する。
( ) 3. TAEにより止血できても，肝不全になる危険が高い。
( ) 4. ICG-R15は，術前肝機能評価因子として有用である。

⇒「消化器外科専門医へのminimal requirements」の肝臓5参照

正解	1	2	3	4
	×	×	×	○

V 肝臓

6 上腹部痛の精査時に肝腫瘍を指摘された患者

問題

41歳，女性。上腹部痛の原因精査目的に行われた腹部CT検査にて肝腫瘍を指摘され，紹介となった。既往歴，家族歴は特記すべきことはなかった。輸血歴は認めず，薬物歴として，32歳時より経口避妊薬を内服している。

血液検査所見：赤血球420万/μL，Hb 14.8g/dL，白血球6,000/μL，血小板23万/μL，総蛋白7.5g/dL，アルブミン3.8g/dL，総ビリルビン0.8mg/dL，直接ビリルビン0.3mg/dL，AST 23 IU/L，ALT 18 IU/L，アルカリホスファターゼ190 IU/L，プロトロンビン活性値98％，HBs抗原陰性，HCV抗体陰性，ICG-R15 7.5％。またAFPおよびPIVKA-Ⅱは正常範囲内であった。また上・下部内視鏡検査，胸部・腹部CT検査では肝腫瘍以外に異常所見を認めなかった。腹部CT像（図1：単純CT，図2：造影CT早期相）および腹部MRI T2強調画像（図3）を示す。

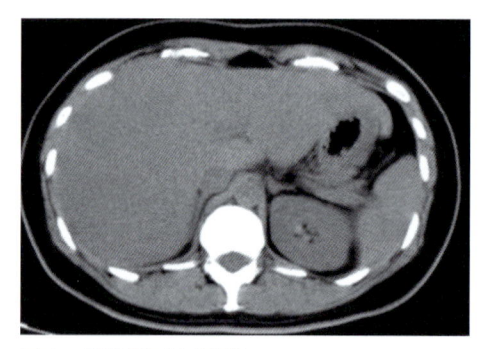

図1　単純CT（自験例）

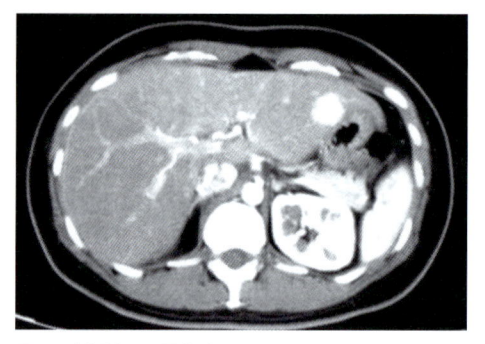

図2　造影CT早期相

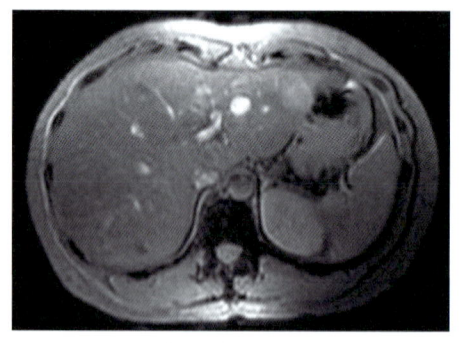

図3　MRI T2強調画像

▶本疾患に関して誤った記載を選べ。

ⓐ 動脈血流異常に伴う過形成性変化に起因する。
ⓑ 若年者に好発する悪性腫瘍である。
ⓒ 正常肝に発生することが多い。
ⓓ spoke-wheel patternを呈することがある。
ⓔ 針生検での診断率は40％程度である。

> **もっと勉強したい君へ** 専門医試験問題：（21回公表設問11）（15回公表設問25）

> **Goal！** 正常肝に発生した多血性の肝腫瘍（充実性腫瘍）の鑑別診断を問う。
> ➡ 問題文や画像診断から，限局性結節性過形成（focal nodular hyperplasia；FNH）についての知識の使いかたを問う。

病歴と画像からキーワードを読み取る！：与えられた情報の分析

1 病歴
- 41歳，女性。経口避妊薬を内服中。➡ 転移性肝腫瘍，肝細胞癌は否定的
  上・下部内視鏡検査，CT検査では肝腫瘍以外に異常所見なし。また血液検査から背景肝は正常肝。AFP，PIVKA-Ⅱは正常。

2 画像
- 単純CTでは不明瞭（iso-density）であるが（図4），造影早期相で肝S2に境界明瞭で被膜を有さない高吸収域を認める（図5）。CTで認めた腫瘤はMRIのT2強調画像（図6）で軽度の高信号領域として描出されている。
➡ 本症例は画像診断のみで診断することは難しく，**比較的若年女性，経口避妊薬，正常肝**などのキーワードを総合的に判断する。

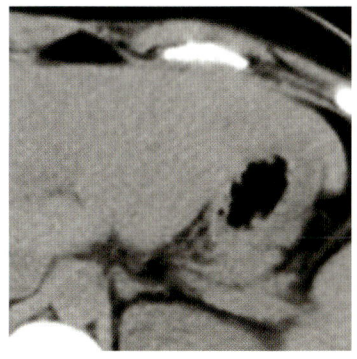

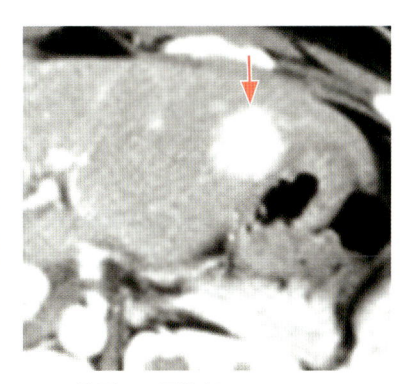

図4　単純CT　　図5　造影CT早期相　　図6　MRI T2強調画像

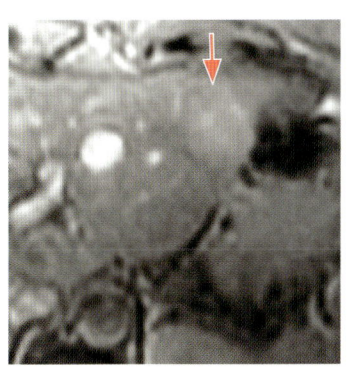

V｜肝臓

必要な基礎知識：消化器外科専門医の知識のエッセンス

FNHに関する必要な知識のリスト
- 知識1. FNH (focal nodular hyperplasia) の概念
- 知識2. FNHとの鑑別が必要な肝腫瘍
- 知識3. FNHと鑑別が必要な疾患の画像診断のポイント

知識1 FNHの概念

概念：局所動脈血流異常に伴う過形成性変化によるもの。
疫学：20～40歳代の女性に多い。
頻度：原発性肝腫瘍の8%，良性肝腫瘍では肝血管腫に次いで2番目に多い。
画像診断：①中心性瘢痕，②被膜なし，③車軸様血流パターン (spoke-wheel pattern，後述)
鑑別診断：肝細胞癌，fibrolamellar hepatocellular carcinoma，肝細胞腺腫 (後述)
治療：FNHと確定診断が得られれば経過観察。ただし，上記疾患との鑑別が難しく切除が行われることも多い。

- FNHは良性腫瘍であり治療を必要としない疾患であるが，上記のように**悪性疾患との鑑別が難しく**，また針生検での正診率も24～47%と低いため，**診断目的に手術が行われることが多い**。

知識2 FNHとの鑑別が必要な肝腫瘍（表1）

- FNHとFLCは画像上は酷似しているが，鑑別のポイントとしては，①**FNHは被膜を有さないこと**，②**FNHは中心瘢痕部が濃染されるが，FLCは造影効果を認めないこと**，が鑑別のポイントである。しかしながらFNHに中心性瘢痕を認める頻度は，腫瘍径3cm未満の場合35%と低く，また被膜を有するFNHも8%程度との報告（柴崎晋ほか：日消外会誌 2008）があり，画像診断のみで確定診断を得ることは臨床的には難しいことが多い。しかしながら，前述した特徴的な画像所見を理解しておく必要がある（知識3のシェーマ参照）。

- FNHと同様に，**肝細胞腺腫も経口避妊薬**との関連が報告されている。肝細胞腺腫は**ステロイドや糖尿病**との関連も報告されており，**右葉に単発**する腫瘍が多い。**癌化や破裂，腹腔内出血**を伴うことがある。切除が原則であるが，**経口避妊薬中止により腫瘍が退縮**することがある。

表1

	FNH	肝細胞腺腫	肝細胞癌	FLC*
良・悪性	良性	良性	悪性	悪性
疫学	20～40歳代女性	40歳以下女性	50～60歳代，男性に多い	10～20歳代
頻度	良性腫瘍では2番目	まれ	多い	まれ
背景肝	正常肝	正常肝	慢性肝炎，肝硬変	正常肝
特徴	経口避妊薬	経口避妊薬 まれに癌化 破裂・出血あり	ウイルス性肝炎	女性化乳房 アロマターゼ活性
画像診断（CT検査）	中心性瘢痕 spoke-wheel appearance 隔壁	早期に濃染 出血があれば highとlowが混在	早期に不均一に濃染 平衡相でWash out (low high low)	中心瘢痕 瘢痕内石灰化 隔壁
被膜	なし	あり	あり (60～80%)	あり

*FLC：fibrolamellar hepatocellular carcinoma

知識 3

FNHとの鑑別が必要な疾患の CT画像診断のポイント（表2）

表2

FNH	肝細胞腺腫			肝細胞癌			FLC
	単純	早期相	平衡相	単純	早期相	平衡相	
被膜なし 中心部が濃染	low-high-iso 出血が混在する			low-high-low			被膜あり 中心部が造影されず

診断と治療へのナビゲーション：知識の使いかた！

鉄則1 正常肝に発生し，経口避妊薬に関連した肝腫瘍は，FNHと肝細胞腺腫を考える。

鉄則2 FNHの画像診断の特徴は，①中心性瘢痕，②spoke-wheel appearance，③被膜なし。

答え

▶本症例では，

1. 40歳代の女性で，9年間経口避妊薬を内服中であり，問題文から転移性肝腫瘍や肝細胞癌は否定的。
2. 腹部CT造影早期相で肝S2に被膜を有さない高吸収域を認める。CTで認めた腫瘤はMRIのT2強調画像では軽度の高信号領域として描出されている。➡ **本症例の画像は典型像ではないものの，経口避妊薬や正常肝に生じた腫瘤などの問題文と，被膜を有さない肝腫瘍からFNHを疑う必要がある。**
3. FNHは良性腫瘍である。

ⓑ

発展問題

（問）この症例について，正しいものに○，誤ったものに×を示せ。

( ) 1. FNHとFCLの画像上の鑑別のポイントは，中心瘢痕部の造影効果と被膜の有無である。
( ) 2. FNHと鑑別すべき疾患である肝細胞腺腫も経口避妊薬との関連が報告されている。
( ) 3. FNHは女性化乳房を呈すことがある。
( ) 4. FNHは良性肝腫瘍のなかで最も頻度の高い疾患である。

⇒「消化器外科専門医へのminimal requirements」の肝臓4，5参照

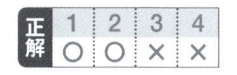

正解 1○ 2○ 3× 4×

V 肝臓

7 健診にて肝腫瘍性病変を指摘された患者

問題

55歳，男性。症状は認めない。健診で行った腹部超音波検査で肝腫瘤（25mm）を指摘され，精査目的で紹介となった。既往歴，家族歴に特記すべきことはない。また喫煙歴はなく，ビール1本/日の飲酒歴がある。

血液生化学検査では，貧血や炎症所見を認めず，肝機能にも異常を認めなかった。肝炎ウイルスマーカーは陰性。腫瘍マーカーは，AFP 18ng/mL，PIVKA-Ⅱ 20mAU/mL，CEA 19.4ng/mL，CA19-9 55U/mL。腹部CT検査（図1）および腹部MRI（図2）を示す。肝周囲のリンパ節腫大および肝臓以外の臓器に異常を認めなかった。

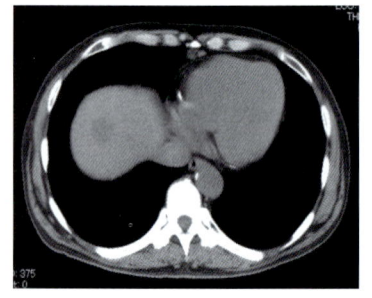

図1 腹部CT所見　単純　動脈相　平衡相
（自験例）

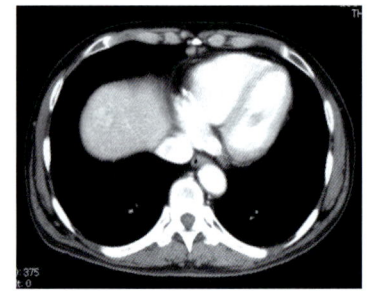

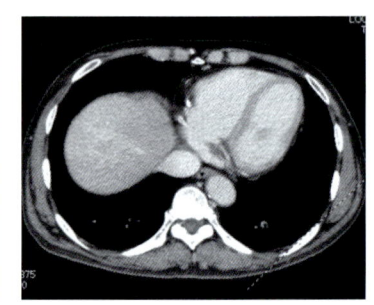

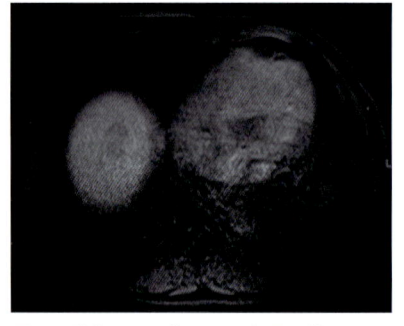

図2 腹部MRI像　T1強調画像　T2強調画像

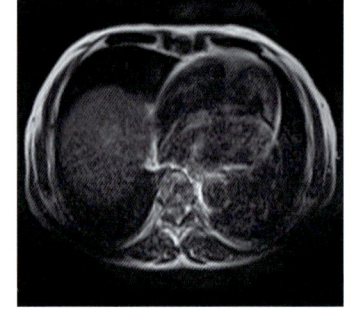

▶本症例の治療方針について最も適切なものを1つ選べ。

ⓐ 経過観察
ⓑ リンパ節郭清を伴わない肝切除術
ⓒ リンパ節郭清を伴う肝切除術
ⓓ 局所療法（RFA）
ⓔ 化学療法

Goal!
健診にて肝S8に指摘された乏血性の25mmの腫瘍性病変。
➡ 肝内胆管細胞癌（CCC：cholangiocellular carcinoma）の鑑別診断と治療についての知識の使いかたを問う。

病歴と画像からキーワードを読み取る！：与えられた情報の分析

1 病歴
- 55歳，男性，症状なし（肝細胞癌危険群でない）。
- 超音波検査にて肝腫瘍（25mm）。
- 腫瘍マーカー：AFP，PIVKA-Ⅱ（正常），CEA，CA19-9（高値）。

➡ 肝腫瘍，腫瘍マーカーより肝細胞癌より腺癌（CCC，転移，嚢胞腺癌など）を考える

2 CT検査（図3）
- 肝S8に比較的境界明瞭な低吸収腫瘍（図3a）。
- 早期よりごく軽度造影され（図3b），平衡相では造影効果が消失する（図3c）。
- 肝臓以外の臓器に異常なし。

➡ vascularityより腺癌を疑う。嚢胞成分なし，転移をきたす原発巣ないことより，CCCを疑う

3 MRI検査
- T1強調像では境界明瞭で比較的均一な低信号。
- T2強調像では肝実質と比較して軽度高信号。

➡ CCCに矛盾しない

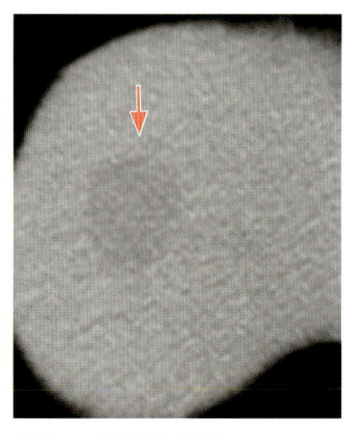

図3　a.腹部単純CT　　b.動脈相　　c.平衡相

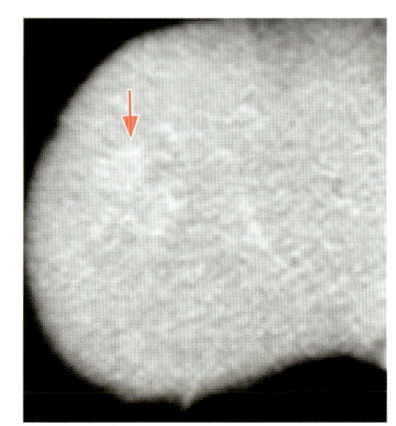

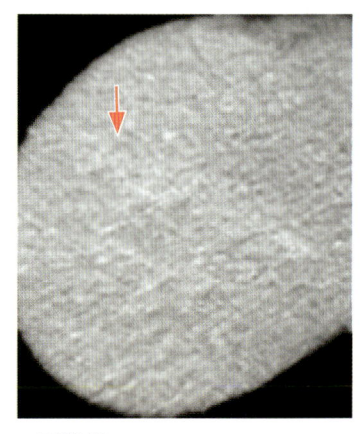

必要な基礎知識：消化器外科専門医の知識のエッセンス

肝内胆管細胞癌（CCC；Cholangiocellular carcinoma）に関する必要な知識のリスト

- 知識1. CCCの定義と頻度，臨床像
- 知識2. CCCの鑑別診断（vs. HCC）
- 知識3. CCCの治療アルゴリズムおよび予後

V | 肝臓

知識1 CCCの定義と頻度, 臨床像

1. 定義
- 肝内胆管上皮から発生する癌で, その主座が肝内にあるもの。

2. 頻度
- 性差なく, 好発年齢は50歳以上。
- 原発性肝癌のうち約5%がCCC。
- **表1**に肝細胞癌との比較を提示する。

3. 臨床像
- 腫瘍は灰白色で線維性基質に富み, 肝細胞癌と異なり被膜に覆われることは少なく, 非癌部への浸潤発育を示す(肝細胞癌より脈管浸潤多い)。中心壊死・delle(癌臍)を認めることがある。
- リンパ節転移をきたしやすい(診断時37.9%, 一方, 肝細胞癌は1.7%)。

表1 胆管細胞癌の特徴(vs. 肝細胞癌)

	胆管細胞癌	肝細胞癌
危険因子	胆管の慢性炎症[肝内結石(5〜9%)] 先天性胆管拡張症 トロトラスト(造影剤) ウイルス肝炎(HCV 18.8%), 肝硬変まれ	肝硬変(HBV 15%, HCV 80%)
原発	胆管上皮	肝細胞
肉眼型	腫瘤形成型(59%) 胆管浸潤型 胆管内発育型	Egg Ieの分類 結節型・塊状型・びまん型
組織所見	腺癌(腺管構造・乳頭状) 被膜なし, 中心壊死, delle	Edmondson分類Ⅰ〜Ⅳ型(分化型によって異なる) 被膜あり, 高分化は多分化(脂肪・胆汁)
発育形態	多彩(肝内転移, リンパ節転移, 腹膜播種, 遠隔転移)	経門脈性肝内転移, 多中心性発育, 血行性転移, 血管内(門脈)腫瘍塞栓
vascularity	乏血性	分化度によって異なる(乏血性〜多血性)
腫瘍マーカー	CA19-9, CEA, DUPAN-2	AFP, PIVKA-Ⅱ

(消化器外科専門医へのminimal requirementsより引用改変)

知識2 CCCの鑑別診断

1. 臨床検査
- 中枢型では閉塞性横断を呈することが多いが, 末梢型では胆道系酵素上昇のみが多い。

2. 画像検査
- 肝細胞癌に比べ**vascularityが低く**, また肝内の動脈枝や門脈枝にencasementを認めることが多い。
- **80%の症例で末梢胆管の拡張**を認める。
- **表2**に鑑別診断を提示する。
- 特に経皮経肝胆道鏡は, 胆管内腔の詳細な観察と直視下生検を可能とする。

表2 胆管細胞癌の特徴的な画像所見

	胆管細胞癌	肝細胞癌	転移性肝癌	肝嚢胞性腺癌
US	低エコー 80%で末梢胆管拡張	halo（辺縁低エコー帯） mosaic pattern（2cm以上）	Bull's eye sign （厚い辺縁低エコー帯） cluster sign （多数の腫瘍が集簇癒合）	壁不正・肥厚を伴う低エコー 内部に壁在結節を認めることあり 通常胆道との交通ない
CT	辺縁部のring状造影，内部は造影効果が乏しい。Dynamic CTにて low-low-low pattern（hypovascular）	早期濃染 平衡相で低吸収 辺縁造影効果（被膜造影）	早期相で辺縁のリング状濃染 門脈相で軽度の造影効果	simple cystと異なり，嚢胞壁が肥厚もしくは不整
MRI	T2 high，T1 さまざま MRCPは胆管の狭窄部位の同定や進展度診断に有用。胆道ドレナージ前に評価。	T2 high，T1 さまざま	T2 high，T1 さまざま	T2 high，T1 さまざま

（消化器外科専門医へのminimal requirementsより引用改変）

知識3
CCCの治療アルゴリズム（図3）

1．手術の可否
- 所属リンパ節転移例は切除可能。
- 手術は，リンパ節郭清を伴う肝切除である。
- 遠隔転移（肝，肺，腹膜，遠隔リンパ節転移）は切除不能。
- 大動脈周囲リンパ節転移陽性例についてのコンセンサスはない。
- 局所進展因子についてもコンセンサスはない。

2．化学療法・放射線療法
- 切除不能進行胆道癌に対する化学療法は，ゲムシタビンまたはテガフール・ギメラシル・オテラシルカリウム配合剤（TS-1）の有用性が期待されている。
- 切除不能胆道癌に対する放射線療法の目的は，延命（姑息的治療）あるいはステント開存性維持，減黄，疼痛緩和（対症的治療）などである。

3．術後補助化学療法
- 現状では推奨すべきレジメンがないので，臨床試験として行われることが望まれる。
- わが国ではゲムシタビン（GEM），テガフール・ギメラシル・オテラシルカリウム配合剤（S-1）が胆道癌に対する保険適用として承認されている。

■予後
- 末梢型は進行癌が多く，肝細胞癌よりも予後不良（黄疸出現が緩徐に起こるため発見が遅れる）。
- リンパ節転移例は予後不良（5年生存率は15%程度）。

V｜肝臓

```
                    胆管細胞癌
                ┌──────┴──────┐
             切除可能          切除不可能
                │          ┌──────┴──────┐
             外科切除    化学療法・放射線療法   緩和治療
          ┌────┴────┐
        治癒切除   非治癒切除
                │
             術後補助療法
```

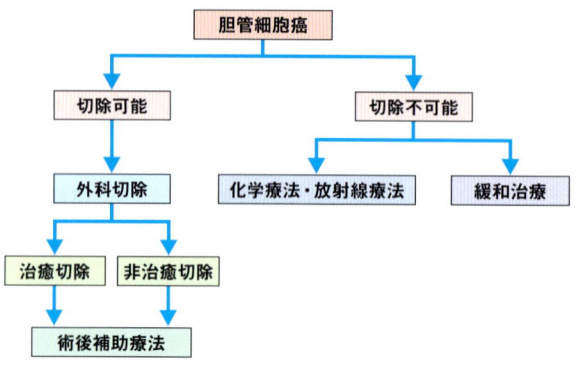

図3　CCCの治療アルゴリズム

（胆道癌診療ガイドライン作成出版委員/編：エビデンスに基づいた胆道癌診療ガイドライン2007．より引用改変）

診断と治療へのナビゲーション：知識の使いかた！

鉄則1　肝内胆管細胞癌（CCC）は，肝内胆管上皮から発生する腺癌であり，発育は肝細胞癌より消化管癌に類似している。

鉄則2　CCCは乏血性，線維化，浸潤発育が特徴で，鑑別診断としては転移性肝癌，肝細胞癌，肝嚢胞性腺癌。

鉄則3　遠隔転移のないCCCの治療方針は，外科的切除（リンパ節郭清伴う）である。

答え

▶本症例では，

1. 肝S8に超音波検査にて低エコー腫瘤像として検診で発見。
2. 腫瘍マーカー（AFP，PIVKA-Ⅱ：正常，CEA，CA19-9：高値）。
3. CTにてhypovascularityを示し，嚢胞成分なし，転移をきたしうる他の病変なし。
   ➡ **CCCと診断（近年，腫瘍の局在により胆道鏡下生検を行うことがある）。**
4. 本症例は末梢型で肝内胆管の拡張なく，胆道鏡（生検）は施行せず，術前診断CCCに対して手術を行った。

C

発展問題

（問）この症例について，正しいものに〇，誤ったものに×を示せ。

（　）1. 本腫瘍は肝細胞癌と同様に被膜を有することが多い。
（　）2. CCCは原発性肝癌のうち約20％である。
（　）3. 末梢型では閉塞性肝機能障害をきたしにくい。
（　）4. リンパ節転移率が高率であるが，術前診断にてリンパ節転移陰性であればリンパ節郭清は不要である。
（　）5. 術後補助療法および切除不能進行癌に対してS-1が保険適用である。

⇒「消化器外科専門医へのminimal requirements」の肝臓5（4）参照

正解	1	2	3	4	5
	×	×	〇	×	〇

8 肝腫瘍性病変を指摘された慢性B型肝炎患者

問題

53歳，男性。慢性B型肝炎と診断されていたが，自己判断にて加療を受けていなかった。健診の腹部超音波検査にて肝腫瘍を指摘され，精査目的で紹介となった。その他，既往歴や家族歴に特記すべきことはなかった。生活歴として喫煙歴はなく，ビール2本/日の飲酒歴があった。肝障害度はA，腫瘍マーカーはAFP 88ng/mL，PIVKA-Ⅱ 14mAU/mL，CEA 2.2ng/mL，CA 19-9 85U/mL。腹部造影CT検査（図1～3）を示す。全身CT検査にて肝周囲リンパ節転移および遠隔転移性病変を認めなかった。

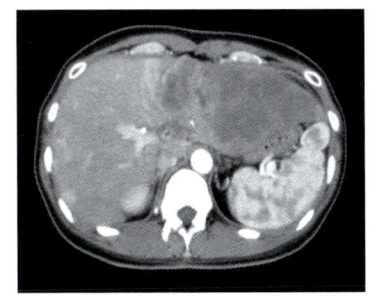

図1　造影CT　動脈相 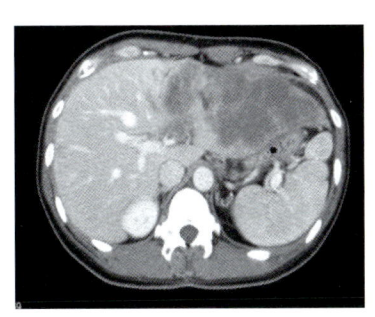　　図2　静脈相 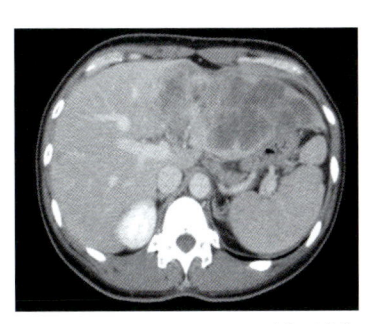　　図3　平衡相　　（自験例）

（消化器外科専門医へのminimal requirementsより一部引用）

▶本症例の治療方針について最も適切なものを1つ選べ。

ⓐ 経過観察
ⓑ リンパ節郭清を伴わない肝切除術
ⓒ リンパ節郭清を伴う肝切除術
ⓓ 肝動注療法
ⓔ 全身化学療法

もっと勉強したい君へ　専門医試験問題：（12回公表設問28，23）

Goal！　肝細胞癌と胆管細胞癌の両者の性質をもつ肝腫瘍の診断と治療に関する問題。
➡ 混合型肝癌の診断と治療についての知識の使いかたを学ぶ。

V | 肝臓

病歴と画像からキーワードを読み取る！：与えられた情報の分析

1 病歴
- 53歳，男性，慢性B型肝炎，超音波検査にて肝腫瘤。
- 腫瘍マーカーはAFP，CA19-9（高値），PIVKA-Ⅱ，CEA（正常範囲内）。
- 肝障害度A，腫瘍は単発より肝切除の適応あり。

→ 背景肝として肝炎（HBV），腫瘍マーカーより肝細胞癌，胆管細胞癌，転移性肝癌を考える

2 CT検査
- 肝左葉外側区域をほぼ占拠する低吸収腫瘤を認める（隔壁が明らかではなく，囊胞ではない）。
- 動脈相での濃染はほとんど認められず，辺縁部から徐々に不均一に造影される部分と，一部には造影効果のほとんど認められない領域がある（図4）。
- 門脈左枝は腫瘍により起始部から閉塞（図5矢印）。
- 平衡相では，腫瘍辺縁部の遅発性造影効果を認める（図6）。
- 肝門部リンパ節を含め転移性病変なし（転移性肝癌は考えにくい）。

→ 肝の腫瘍に関して造影パターンからは典型的HCCは考えにくく，混合型肝癌や低分化型HCCが考えられる

⬇

腫瘍マーカーではAFP，CA19-9の両者が上昇しており，画像所見とも一致するので治療前診断として混合型肝癌と判断する

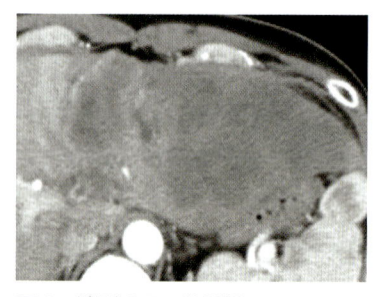

図4　造影CT　動脈相

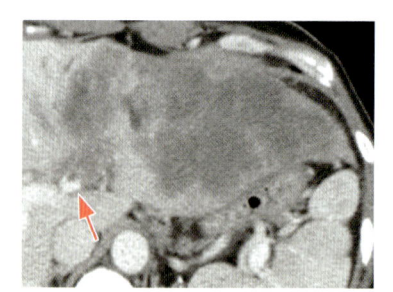

図5　静脈相

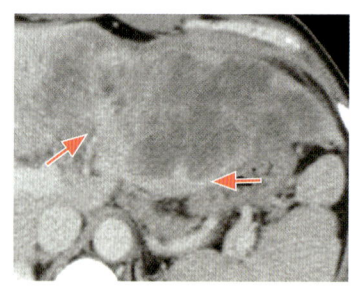

図6　平衡相

必要な基礎知識：消化器外科専門医の知識のエッセンス

混合型肝癌に関する必要な知識のリスト	知識1．混合型肝癌の概念
	知識2．混合型肝癌の鑑別診断
	知識3．混合型肝癌の治療アルゴリズムおよび予後

知識1
混合型肝癌の概念

1．定義
- 混合型肝癌は，同一肝内に肝細胞癌と胆管細胞癌が共存する肝原発癌である。
- 混合型肝癌はまれな原発性肝癌であり，その特徴はいまだ十分解明されていない。
- 混合性肝癌の分類を**表1**に示す。Allenらは同一肝臓内に肝細胞癌と胆管細胞癌が同時に存在する場合を混合型肝癌として，混合性肝癌を3つに分類した。
- 肝癌取扱い規約第5版では，①を重複癌，②と③をまとめて混合型肝癌として定義している。

表1　混合型肝癌の分類（Allenら）

①double cancer type	肝細胞癌と胆管細胞癌が異なる部位に同時に発生し，それぞれは単一の組織型を示すもの
②combined type	肝細胞癌と胆管細胞癌が隣接して存在し，それぞれは単一の組織型を示すが，発育過程で混ざり合ったもの
③mixed type	肝細胞癌と胆管細胞癌が単一の腫瘍を呈し，組織学的に密接に組み合わさり，同一部位から発生したと考えられるもの

（Allen RA, et al: Am J Pathol 1949: 647-55より引用）

2．頻度
- 原発性肝癌の0.8％とまれな疾患である（第18回全国原発性肝癌追跡調査）。

3．臨床像
- 混合型肝癌は，男性に多く，ウイルス肝炎と関連があり（83％），脈管浸潤が高頻度にみられる（胆道 2011）。

知識2
混合型肝癌の鑑別診断

1．検査
- 腫瘍マーカー（AFP，CEA）。➡ AFPは肝細胞癌，CEAは胆管細胞癌に陽性を示すが，腫瘍マーカーでの鑑別は難しい。
- 画像診断：US，CT，MRI，血管造影検査において肝細胞癌成分，胆管細胞癌成分の両方の特徴を示すことが特徴。
- 2つの細胞成分が比較的明瞭に分かれている場合は，画像上診断は容易である。一般的には，肝細胞癌と胆管細胞癌の成分がさまざまな割合で不規則に混在するため，典型的な画像所見を呈しにくい。
  * 造影CT所見：典型的なCT所見では肝細胞癌と胆管細胞癌の造影パターンを同一腫瘍内でもつ（**表2**）。
- 穿刺吸引細胞診（USガイド下），肝生検→確定診断は組織学的になされる。特に胆管細胞成分はHE染色だけでなくKeratin染色や免疫染色を行う。またAFP染色やCEA染色などでそれぞれの成分を鑑別することも重要である。

2．鑑別診断
- 肝細胞癌，胆管細胞癌，転移性肝癌，低分化型肝細胞癌（**表3**）。

表2　混合型肝癌が示すCT所見

肝細胞癌成分	早期相での造影と後期相でのwash out（low-high-low pattern）
胆管細胞癌成分	早期相での腫瘍辺縁のみの造影と後期相でのwash outまたは中心部のみの造影もしくは，前期後期相ともwash outされない（low-low-low pattern）

（消化器外科専門医へのminimal requirementsより引用改変）

V 肝臓

表3 混合型肝癌の鑑別診断

	混合型肝細胞癌 （肝細胞癌（左）／胆管細胞癌（右）の2成分の特徴を有する）		転移性肝癌	低分化型肝細胞癌
US	halo mosaic pattern	低エコー 末梢胆管拡張	Bull's eye sign cluster sign	低エコー
CT	早期濃染 平衡相で低吸収 辺縁造影効果（被膜造影）	辺縁部のring状造影，内部は造影効果が乏しい。dynamic CTにてlow-low-low pattern（hypovascular）	早期相で辺縁のリング状濃染 門脈相で軽度の造影効果	hypovasculariy 一般に古典的肝細胞癌（中分化以上の多血性肝細胞癌）よりサイズ大，脈管浸潤多い
MRI	T2 high，T1 さまざま	T2 high，T1 さまざま MRCPは胆管の狭窄部位の同定や進展度診断に有用。胆道ドレナージ前に評価	T2 high，T1 さまざま	T2 high，T1 さまざま

（消化器外科専門医へのminimal requirementsより引用改変）

知識3 混合型肝癌の治療アルゴリズムおよび予後

1．治療原則
- 一般的に生物学的悪性度は，肝細胞癌より高い。
- 胆管細胞癌の治療ストラテジーに準ずる（図5）。
- 手術は，リンパ節郭清を伴う肝切除術。

2．予後
- 転移形式では，血行性・リンパ行性ともに60％以上と高率である。
- 血行性転移は肝細胞癌成分，リンパ行性転移は胆管細胞癌成分による頻度が高い。
- 背景肝が肝硬変である頻度，リンパ節転移率，予後は，肝細胞癌と胆管細胞癌の中間もしくは胆管細胞癌とほぼ同等である。
- 平均生存期間11±10.4カ月（3〜37カ月），3年生存率10.0（肝臓 1986）。

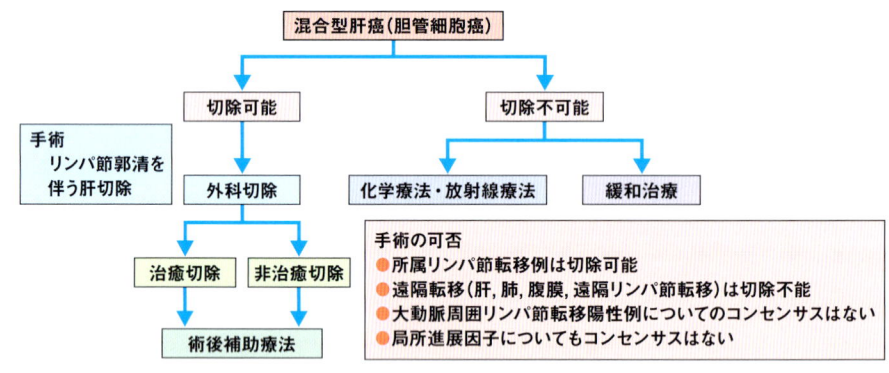

図5 混合型肝癌（胆管細胞癌）の治療アルゴリズム

（胆道癌診療ガイドライン作成出版委員/編：エビデンスに基づいた胆道癌診療ガイドライン2007．より引用改変）

診断と治療へのナビゲーション：知識の使いかた！

鉄則1 混合型肝癌は，肝細胞癌成分と胆管細胞癌成分を有し，両成分の特徴を示す。

鉄則2 混合型肝癌の鑑別診断は，肝細胞癌，胆管細胞癌，転移性肝癌，低分化型肝細胞癌。

鉄則3 混合型肝癌の治療は，通常胆管細胞癌に準ずる。

答え [c]

▶本症例では，

1 CT造影パターンから典型的HCCは考えにくく，混合型肝癌や低分化型HCCが考えられる
2 AFP，CA19-9の両者が上昇しており，画像検査と腫瘍マーカーから混合型肝癌と診断し，手術を行った

発展問題 （問）この症例について，正しいものに〇，誤ったものに×を示せ。

( ) 1. CT検査にて，同一肝に肝細胞癌成分と胆管細胞癌成分の特徴を認めたため混合型肝癌と確定診断を下した。
( ) 2. リンパ節転移率は胆管細胞癌より高い。
( ) 3. 治療前確定診断は生検もしくは穿刺吸引細胞診による組織診断で行う。
( ) 4. 予後は肝細胞癌例と胆管細胞癌例の中間もしくは胆管細胞癌例とほぼ同等である。

⇒「消化器外科専門医へのminimal requirements」の肝臓5(4) 参照

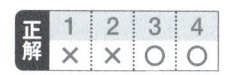

正解 1:× 2:× 3:〇 4:〇

V | 肝臓

9 女性化乳房を発症した若年者の肝腫瘍

問題

16歳，男性。乳房の増大を認め近医受診。CT検査にて，肝腫瘍を認めたため，精査加療目的に紹介となった。家族歴，既往歴は特記すべきことはなく，薬物歴，輸血歴もなかった。血液生化学検査は白血球4,500/μL，総蛋白7.5g/dL，アルブミン4.0g/dL，総ビリルビン0.8mg/dL，直接ビリルビン0.3mg/dL，AST 82 IU/L，ALT 54 IU/L，アルカリホスファターゼ265 IU/L プロトロンビン活性値98％，HBs抗原陰性，HCV抗体陰性，ICG-R15 8.0％であった。腹部造影CT（造影CT遅延相）のスケッチ像を示す（図1）。なお，リンパ節転移，腹水は認めていない。

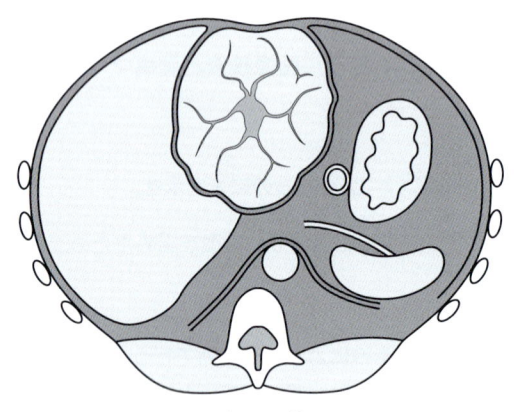

図1　腹部造影CTスケッチ像

▶本疾患に関する誤った記載を1つ選べ。

ⓐ 若年成人の正常肝に好発する特殊型の原発性肝細胞癌である。
ⓑ 単発性で巨大な腫瘍であることが多い。
ⓒ 腫瘍中心部分は血管に富んでいるため，造影CTにて濃染される。
ⓓ 腫瘍細胞のアロマターゼ活性が高い。
ⓔ 本疾患の約60％に肝門部や肝十二指腸間膜にリンパ節転移を生じる。

もっと勉強したい君へ　専門医試験問題：（21回公表設問6）（14回公表設問25）

Goal !　正常肝に発生した多血性の肝腫瘍の鑑別診断が行えるかを問う。
→ fibrolamellar hepatocellular carcinoma（以下，FLC）についての知識の使いかたを学ぶ。

病歴と画像からキーワードを読み取る！：与えられた情報の分析

1 病歴
- 16歳，男性で女性化乳房を認めるも ➡ **正常肝に生じた肝腫瘍**
  輸血歴，薬物歴なく，HBs抗原，HCV抗体陰性。
- アルブミン4.0g/dL，総ビリルビン ➡ **Child-Pugh A，肝障害度A**
  0.8mg/dL，プロトロンビン活性値98％，ICG-R15 8.0％，腹水なし。

2 腹部CT画像
- 肝左葉に，①造影効果のある被膜を ➡ **FLC**
  有した単発巨大腫瘍（約8cm），②造影効果のない中心線維性瘢痕，③放射線状の隔壁と石灰化（図2矢印）。

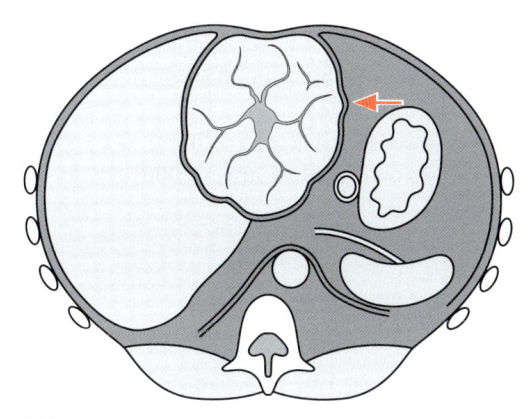

図2

必要な基礎知識：消化器外科専門医の知識のエッセンス

FLCに関する必要な知識のリスト

- 知識1. FLC（fibolamellar hepatocellular carcinoma）の概念・特徴
- 知識2. FLCと肝細胞癌（HCC）の比較
- 知識3. FLCに対する治療法と予後

知識1 FLCの概念・特徴

- **概念**：若年者に好発する原発性肝細胞癌（HCC）の特殊型（Edmondson，1956年）。
- **頻度**：100万人あたり0.02人，HCCの1〜2％，90％以上は白人。
- **性差・年齢**：性差なし・日本人発症平均年齢28.0（10〜57）歳。
- **好発部位**：左葉（50〜75％）。
- **背景肝**：正常肝。
- **肉眼的特徴**：単発で巨大な腫瘍（平均腫瘍径81.2mm）。
- **画像診断**：①中心性線維性瘢痕。
  ②中心瘢痕内の石灰化。
  ③動脈優位相での不均一な濃染像。
- **予後因子**：発症年齢，切除の可否，リンパ節転移の有無。
- **その他**：女性化乳房を認めることがある。
- FLCは画像診断上，限局性結節性過形成（FNH）との鑑別が重要である（p.286問題5参照）。

V 肝臓

知識2
FLCと肝細胞癌（HCC）の比較（表2）

表2

	FLC	HCC
好発年齢	若年者（10〜20歳代）	中高年者（50〜60歳代）
頻度	HCCの1〜2%	—
男女比	1：1	3：1
背景肝	正常肝	慢性肝炎，肝硬変（HCV，HBV）
原発	肝細胞	肝細胞
腫瘍マーカー（AFP，PIVKA-Ⅱ）	陰性であることが多い	陽性となることが多い
リンパ節転移	多い（50〜70%）	まれ
治療法	肝切除（リンパ節郭清）	集学的治療
予後	良好	不良

知識3
FLCの治療法と予後（表3）

表3

	5年生存率
外科的切除	59%（肝切除70%，肝移植34%）
非外科的治療	0%

（Mavros MN, et al: J Am Coll Surg 2012. より引用）

- Mavrosらによるメタアナリシスによると，外科的切除（肝切除）が最も治療成績が良い。
- El-Seragらは，HCCと比べFLCの5年生存率は2倍以上良好と報告している（Hepatology 2004）。
- FLC切除後再発例の再切除率は61〜70%と高く，再手術後の5年生存率も48%と良好（Stipa F, et al：Cancer 2006）。

診断と治療へのナビゲーション：知識の使いかた！

鉄則1 若年者の正常肝に発生した単発巨大肝腫瘍は，fibrolamellar hepatocellular carcinoma（FLC）を疑う。

鉄則2 FLCの特徴的なCT所見は，①造影効果のある被膜を有した単発巨大腫瘍，②造影効果のない中心線維性瘢痕と石灰化，③放射線状の隔壁と石灰化。

鉄則3 FLCは予後良好なHCCであり，積極的な外科切除術（場合によってはリンパ節郭清）を行う。

答え

▶本症例では，

1. 若年者（16歳）の正常肝左葉に存在する単発巨大肝腫瘍（8cm）。
2. 腹部CT検査で，腫瘍の①不均一な濃染像，②造影効果のない中心線維性瘢痕と石灰化，③放射線状の隔壁と石灰化，を認める。➡ **FLC**。
3. 腫瘍細胞内アロマターゼ活性が高い。➡ **女性化乳房**。
4. リンパ節転移頻度は，HCCより高頻度。➡ **リンパ節郭清を行う施設もある**。

ⓒ

発展問題

（問）この症例について，正しいものに〇，誤ったものに×を示せ。

（ ）1. Child-Pugh A，肝障害度Aであり，肝切除の適応である。
（ ）2. FLCはAFPやPIVKA-Ⅱが陽性を示すことは少ない。
（ ）3. FLCはリンパ節転移を認める頻度がHCCより高い。
（ ）4. FLCは生体肝移植を行うことにより，良好な予後が期待できる。
（ ）5. FLCと限局性結節性過形成（FNH）は画像検査にて鑑別が容易である。

⇒「消化器外科専門医へのminimal requirements」の肝臓4，5参照

正解 1:〇 2:〇 3:〇 4:× 5:×

肝機能異常を指摘され来院した患者

問題

56歳，女性。健診で肝機能異常を指摘され，当院受診した。既往歴，家族歴は特記すべきことはなかった。常用薬，輸血歴はなく，理学所見では眼球結膜に軽度の黄染を認めた。腹部は平坦・軟で，心窩部に弾性軟の腫瘤を触知した。

血液検査所見：赤血球365万/μL, Hb 12.8g/dL, 白血球4,500/μL, 総蛋白7.5g/dL, アルブミン4.0g/dL, 総ビリルビン1.8mg/dL, 直接ビリルビン0.3mg/dL, AST 82 IU/L, ALT 54 IU/L, アルカリホスファターゼ215 IU/L, プロトロンビン活性値95％ HBs抗原陰性，HCV抗体陰性，ICG-R15 4.9％。

腹部造影CT像を図1に示す。

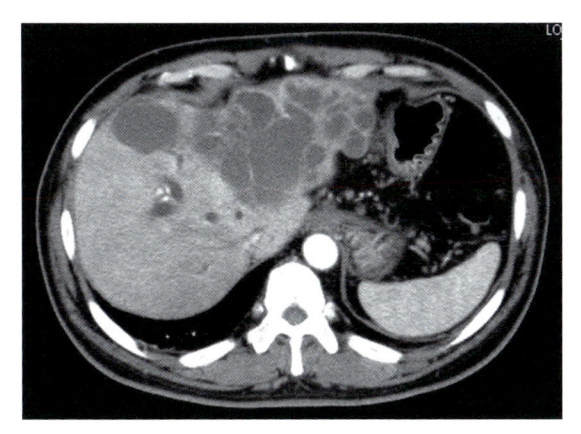

図1　腹部造影CT像（自験例）

▶本疾患について誤った記載を1つ選べ。

ⓐ 肝左葉の腫瘍の内容物は粘液であることが多い。
ⓑ 女性に多い疾患である。
ⓒ 本症例のように多房性を呈することはまれである。
ⓓ 胆管との交通を認めることが多い。
ⓔ 切除可能であれば予後良好である。

もっと勉強したい君へ　専門医試験問題：
（21回公表設問14）（7回公表設問17）

Goal ! 肝嚢胞性疾患の鑑別診断が行えるかを問う。
⇒ 問題文や画像診断から，胆管嚢胞腺腫・腺癌についての知識の使いかたを学ぶ。

V　肝臓

V｜肝臓

病歴と画像からキーワードを読み取る！：与えられた情報の分析

1 病歴
- 56歳, 女性。心窩部に弾性軟の腫瘤を触知。
- 軽度の黄疸（総ビリルビン1.8mg/dL）および軽度トランスアミナーゼの上昇あり。
- HBs抗原陰性, HCV抗体陰性。

2 腹部造影CT像
- 肝左葉を中心に多房性の囊胞性腫瘤を認める（図2）。
- 多房性囊胞性腫瘤の一部に造影効果を有する不整な充実性成分を認める（矢印）。 ➡ 胆管囊胞腺腫・腺癌
- 軽度の肝内胆管拡張。 ➡ 胆管との交通を認める？

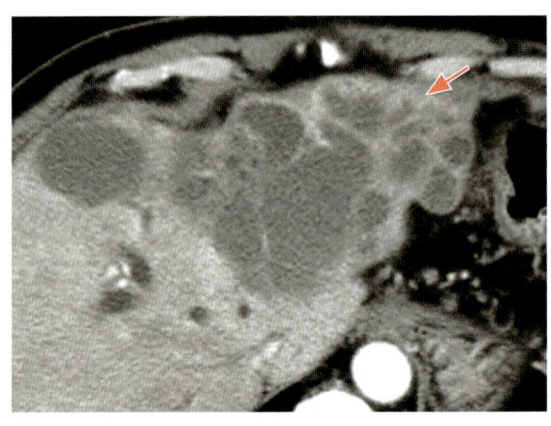

図2

必要な基礎知識：消化器外科専門医の知識のエッセンス

胆管囊胞腺腫・腺癌に関する必要な知識のリスト
- 知識1. 胆管囊胞腺腫・腺癌の概念・疫学
- 知識2. 胆管囊胞腺腫・腺癌と肝囊胞との鑑別診断
- 知識3. 胆管内乳頭腫瘍（IPNB）の概念

知識1 胆管囊胞腺腫・腺癌の概念・疫学

- **概念**：乳頭状増生を示す粘液産生性上皮で覆われた囊胞形成を特徴とする腫瘍。
- **年齢**：平均56.9歳（20〜80歳）。
- **頻度**：肝囊胞性腫瘤全体の5％以下。
- **男女比**：1：2。
- **症状**：腹痛, 腫瘤触知, 肝機能異常（軽度黄疸）。
- **腫瘍径**：平均11cm（1.3〜25cm）。
- **局在**：左葉が62％。
- **予後**：治癒切除できれば良好。（横山省三ほか：本邦91例の集計. 和歌山医大誌 1998）

知識2 胆管囊胞腺腫・腺癌と肝囊胞との鑑別診断（表1）

- 胆管囊胞腺腫・腺癌の鑑別は臨床的には不可能であり, 表1の所見（①多房性, ②乳頭状隆起の充実成分）を認めた場合には切除が望ましい。

（肝囊胞に関してはp.310問題11参照）

表1

	胆管嚢胞腺腫・腺癌	（単純性）肝嚢胞
原因	de novo発癌，腺腫の癌化，肝嚢胞の癌化	先天性，外傷性，炎症性，腫瘍性，寄生虫性など
形態	多房性	単房性
充実成分の有無	嚢胞壁に乳頭状隆起や充実成分を認める	充実成分は認めず
シェーマ		
治療	切除	原則的に経過観察

知識3　胆管内乳頭腫瘍（IPNB）の概念

- 近年，Chen TCらにより，胆管内腔に乳頭状に増殖する胆管上皮の腫瘍性病変としてIPNBという新しい概念が提唱された（Hepatology 2001）。粘液を産生すること，乳頭状に発育することから膵のIPMNと共通することが多いとされている。
- 現行の「原発性肝癌取り扱い規約」によって，胆管嚢胞腺腫・腺癌と診断されていた腫瘍は，
  ① **胆管と交通を有し，卵巣様間質を伴わない胆管内乳頭状腫瘍（IPNB：intraductal papillary neoplasm）** と，
  ② **胆管との交通を有さず，卵巣様間質を伴う粘液性嚢胞腫瘍（mucinous cystic neoplasm；MCN）** に分類すべきと考えられている。
- **IPNBに関するcase series**（Rocha FG, et al：Hepatology 2012）
  - 症例数：39例。
  - 発生部位：肝門部23例，肝内胆管4例，肝外胆管12例。
  - 浸潤癌：29例（74％）。
  - 全生存期間：62ヵ月（予後良好）。
  - 予後不良因子：腫瘍深達度，断端陽性，免疫染色でCEA，MUC-1陽性。

診断と治療へのナビゲーション：知識の使いかた！

鉄則1 胆管嚢胞腫瘍・腺癌は，①正常肝に発生し，②多房性で，③乳頭状充実成分を認める。

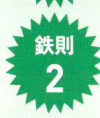

鉄則2 胆管嚢胞腫瘍・腺癌は，胆管と交通を有する胆管内乳頭状腫瘍（IPNB）と胆管と交通を有しない粘液性嚢胞腫瘍（MCN）からなる。

▶本症例では，

1. 中年の**女性**で，軽度の肝機能異常を認めるが背景肝は**正常肝**。
2. 肝左葉に**多房性の嚢胞性腫瘤**を認め，一部に**造影効果を有する充実成分**を認める。
   ➡ **胆管嚢胞腺腫・腺癌**。

＊本症例は現在はIPNBと診断される疾患であると思われるが，現行の「原発性肝癌取り扱い規約」に準じ胆管嚢胞腺腫・腺癌と記載した。

[C]

発展問題

（問）この症例について，正しいものに○，誤ったものに×を示せ。

( ) 1. 本症例は肝嚢胞性腫瘍で最も頻度が高い疾患である。
( ) 2. 胆管嚢胞腺腫と腺癌の鑑別は容易である。
( ) 3. 本症例は膵臓のIPMNと同様の形態・病態を呈すとの報告がある。
( ) 4. 本症例は，卵巣様間質を伴うことが多い。

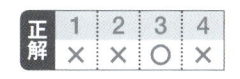

⇒「消化器外科専門医へのminimal requirements」の胆道4（2）参照

正解 1：× 2：× 3：○ 4：×

1 大腸癌術後肝転移に対する化学療法後の肝切除

問題

52歳の男性。上行結腸癌術後肝転移に対し，FOLFOXによる化学療法を施行した。肝転移巣の縮小を認め，根治切除可能と判断し肝切除を行うこととした。開腹時の術中所見を図1に示す。

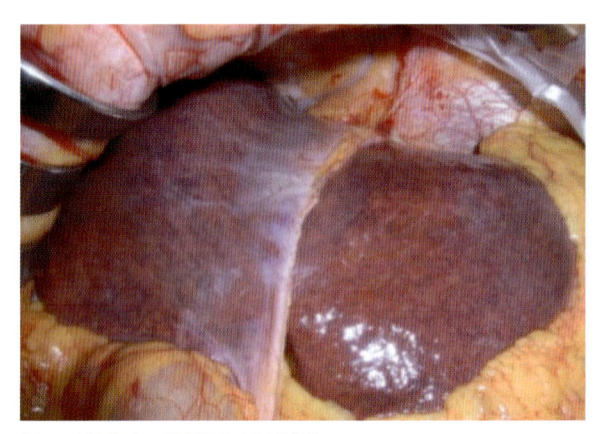

図1　開腹時の肝所見（自験例）

▶この疾患に関して，以下の選択肢より誤りを1つ選べ。

ⓐ 病理組織像では，類洞の拡張を認める。
ⓑ 肝障害の病変は中心静脈周囲に多くみられる。
ⓒ 術前化学療法による肝障害の程度を術前に予測することは困難である。
ⓓ L-OHPによる肝障害と考えられている。
ⓔ 周術期合併症の増加が示唆されるものの，手術死亡率には影響しない。

Goal! 大腸癌術後肝転移に対する化学療法後の肝切除。
➡ 化学療法による肝障害の状態把握ができ，適切な対応ができるよう，知識の使いかたを学ぶ。

病歴と画像からキーワードを読み取る！：与えられた情報の分析

1 病歴
- 上行結腸癌術後肝転移。
- 化学療法（FOLFOX）。

2 画像（図2）
- まだら状の暗赤色。
- うっ血肝。

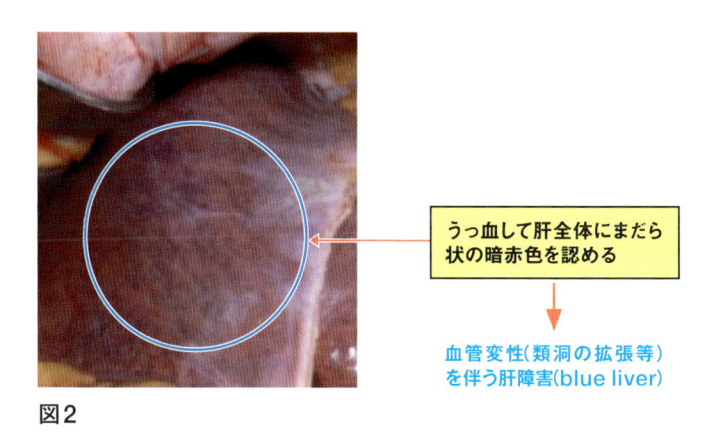

うっ血して肝全体にまだら状の暗赤色を認める

→ 血管変性（類洞の拡張等）を伴う肝障害(blue liver)

図2

必要な基礎知識：消化器外科専門医の知識のエッセンス

化学療法後の肝障害に関する必要な知識のリスト	知識1. 大腸癌術後，切除不能肝転移に対する化学療法
	知識2. FOLFOX/FOLFIRI後の肝障害の特徴

知識1
大腸癌術後，切除不能肝転移に対する化学療法（図3）

- 化学療法後切除可能となった肝転移には肝切除を考慮すべきである。
- 切除可能となった症例の予後は，当初から切除可能な肝転移症例と同程度であるとする報告が多い。

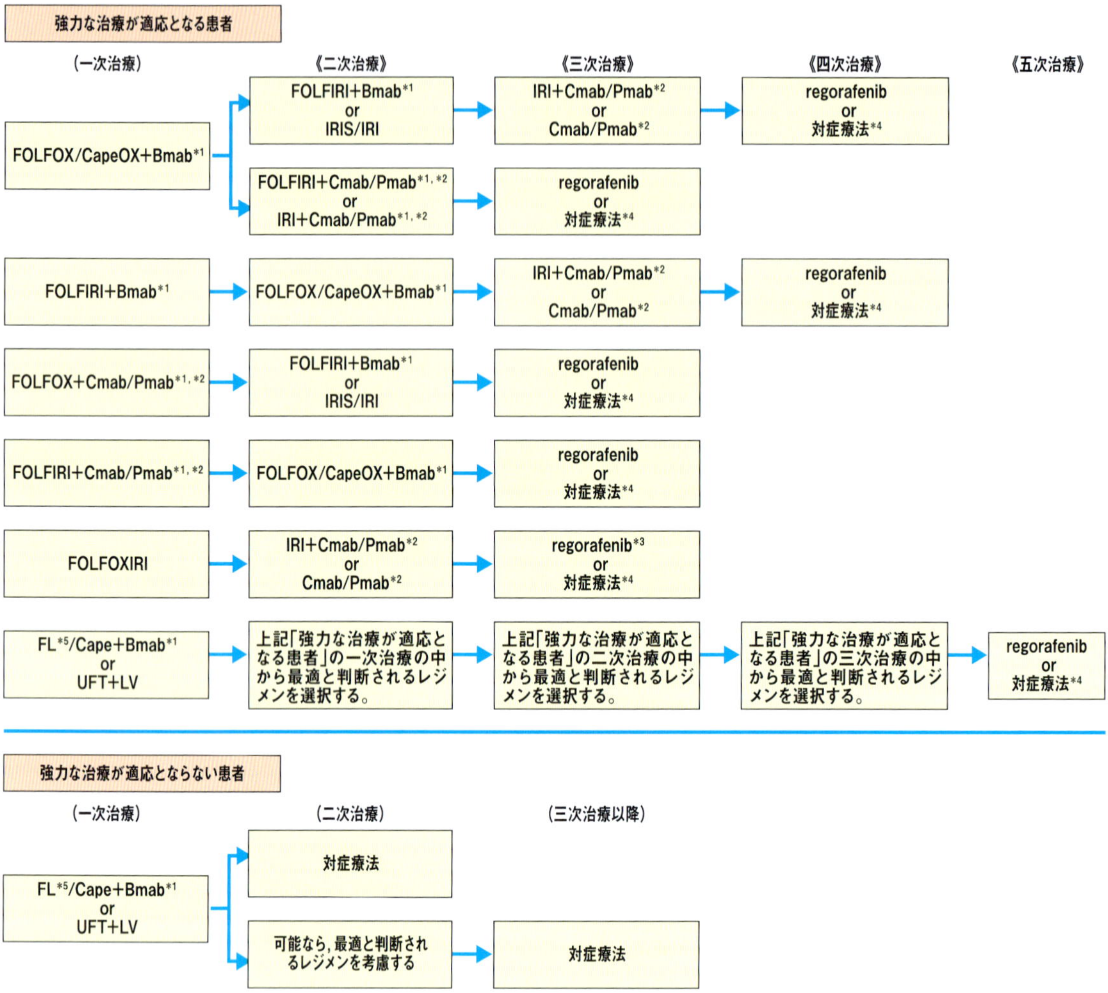

V | 肝臓

強力な治療が適応となる患者

《一次治療》	《二次治療》	《三次治療》	《四次治療》	《五次治療》
FOLFOX/CapeOX+Bmab*1	FOLFIRI+Bmab*1 or IRIS/IRI	IRI+Cmab/Pmab*2 or Cmab/Pmab*2	regorafenib or 対症療法*4	
	FOLFIRI+Cmab/Pmab*1,*2 or IRI+Cmab/Pmab*1,*2	regorafenib or 対症療法*4		
FOLFIRI+Bmab*1	FOLFOX/CapeOX+Bmab*1	IRI+Cmab/Pmab*2 or Cmab/Pmab*2	regorafenib or 対症療法*4	
FOLFOX+Cmab/Pmab*1,*2	FOLFIRI+Bmab*1 or IRIS/IRI	regorafenib or 対症療法*4		
FOLFIRI+Cmab/Pmab*1,*2	FOLFOX/CapeOX+Bmab*1	regorafenib or 対症療法*4		
FOLFOXIRI	IRI+Cmab/Pmab*2 or Cmab/Pmab*2	regorafenib*3 or 対症療法*4		
FL*5/Cape+Bmab*1 or UFT+LV	上記「強力な治療が適応となる患者」の一次治療の中から最適と判断されるレジメンを選択する。	上記「強力な治療が適応となる患者」の二次治療の中から最適と判断されるレジメンを選択する。	上記「強力な治療が適応となる患者」の三次治療の中から最適と判断されるレジメンを選択する。	regorafenib or 対症療法*4

強力な治療が適応とならない患者

（一次治療）	（二次治療）	（三次治療以降）
FL*5/Cape+Bmab*1 or UFT+LV	対症療法	
	可能なら,最適と判断されるレジメンを考慮する	対症療法

*1：Bmabまたは抗EGR抗体などの分子標的治療薬の併用が推奨されるが,適応とならない場合は化学療法単独を行う。
*2：KRAS野生型のみに適応。
*3：regorafenibの添付文書に一次治療および二次治療における有効性および安全性は確立していないとの記載がある。
*4：PS2以上に適応される。
*5：Infusional 5-FU+LV
注：" /（スラッシュ）"は列記したレジメンのいずれかを選択するという意味である。

図3　切除不能進行再発大腸癌に対する化学療法のアルゴリズム

（大腸癌治療ガイドライン2014．p31より引用改変）

知識2
FOLFOX/FOLFIRI後の肝障害の特徴（表1）

- FOLFOX等のL-OHPベースのレジメンでは**血管変性（類洞の拡張等）**の発生が特徴的である。
  - 病理組織像では**類洞の拡張**が認められ,病変の分布は,中心静脈周囲や門脈域周辺よりも**肝小葉の中間帯**にみられることが多い。
  - 血管変性は**周術期合併症の増加**が示唆されるものの,**手術死亡率には影響しない**とされている。
- 一方,FOLFIRI等の**CPT-11**ベースのレジメンは,**脂肪性肝炎（脂肪肝）**の発生が特徴的である。
  - 病理組織像では**滴性の脂肪沈着,類洞の狭小化**がみられ,病変の分布は**中心静脈周囲**にみられることが多い。
  - 脂肪性肝炎は肝切除術後の**早期死亡率と相関**するとされている。

表1 FOLFOX/FOLFIRI後の肝障害の特徴

	L-OHPベース（FOLFOX等）	CPT-11ベース（FOLFIRI等）
特徴的肝障害	血管変性（類洞の拡張等）	脂肪性肝炎（脂肪肝）
発生頻度	51％	47％
病理組織学的特徴	類洞拡張 うっ血 類洞周囲の線維化	滴性の脂肪沈着 類洞の狭小化
病変の主座	肝小葉の中間帯	中心静脈周囲
術後留意点	周術期合併症の増加が示唆される 手術死亡率には影響しない	肝切除術後の早期死亡率と相関する
その他	ベバシズマブ投与がオキサリプラチンによる類洞拡張を軽減することが報告されている	

診断と治療へのナビゲーション：知識の使いかた！

鉄則1 大腸癌に対する化学療法後の特徴的な肝障害は，**FOLFOXでは血管変性（肝小葉中間帯の類洞拡張等）**，**FOLFIRIでは脂肪性肝炎（中心静脈周囲の脂肪沈着）**。

鉄則2 FOLFOX後の肝切除は，周術期合併症の増加が示唆されるも，**手術死亡率には影響しない**。

鉄則3 FOLFIRI後の肝障害は，肝切除後の**早期死亡率と相関**する。

答え

▶本症例は，

1 上行結腸癌術後の肝転移症例に対し化学療法が奏功し，切除可能となった症例である。→ 切除可能となった肝転移には**肝切除を考慮すべき**である。

2 しかし，**blue liver**を認めており，**L-OHPによる類洞拡張等の血管変性**が生じていることが示唆される。→ 病変の分布は，中心静脈周囲や門脈域周辺よりも**肝小葉の中間帯**にみられることが多い。

3 術前に化学療法後の肝障害の程度を判断することは難しいとされている。→ 肝切除前に**非癌部の経皮的肝生検や腹腔鏡観察が有用**という報告もなされている。

4 また，FOLFOX後がFOLFIRI後と比べ，手術死亡率には影響を及ぼさないとされている。→ **FOLFOXによる加療が，安全性が高い**と考えられている。

発展問題 （問）本症例について，正しいものに○，誤ったものに×を示せ。

( ) 1. FOLFOX後の肝障害は約50％の症例に認められる。
( ) 2. FOLFOXによる血管変性の程度は，肝切除後の早期死亡率と相関する。
( ) 3. ベバシズマブ投与が，オキサリプラチンによる類洞拡張を軽減することが報告されている。
( ) 4. 化学療法後，切除可能となっても肝切除は行わず，化学療法を継続すべきである。
( ) 5. 化学療法のレジメン決定のため，腫瘍のK-ras typeは調べる必要がある。

⇒「消化器外科専門医へのminimal requirements」の肝臓7参照

正解 1:○ 2:× 3:○ 4:× 5:○

V｜肝臓

12 紫斑の精査にて肝腫瘍を指摘された患者

問題

61歳の女性。四肢の紫斑を主訴に近医受診。血小板減少（4.1万/μL）を指摘され，精査目的で当院紹介となった。血液凝固検査にてプロトロンビン活性値50％，APTT 31％，フィブリノゲン 122mg/dL，FDP 48g/mL。

腹部造影CTを図1（早期相），図2（後期相）に示す。心肺肝腎機能は良好であり，既往歴，生活歴に特記すべき事項はない。HCV抗体陰性，HBs抗体陰性。

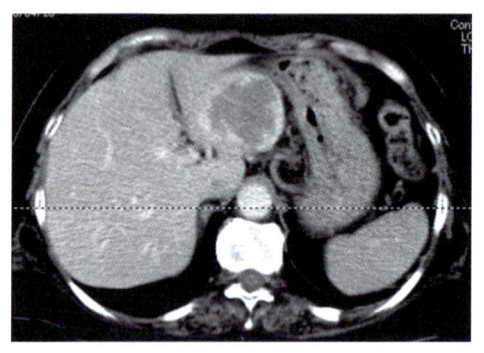

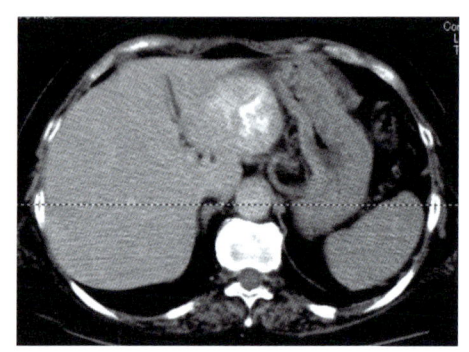

図1　腹部造影CT早期相　　　　図2　腹部造影CT後期相　　　（自験例）

▶この疾患の今後の方針について正しいものを1つ選べ。

ⓐ 経過観察
ⓑ 脾臓摘出術
ⓒ 肝切除術
ⓓ 放射線化学療法
ⓔ 肝動脈塞栓術

もっと勉強したい君へ　専門医試験問題：（13回公表設問26）

Goal！ ➡ 血小板減少を伴う肝腫瘍の診断と治療選択のための知識の使いかたを学ぶ。

病歴と画像からキーワードを読み取る！：与えられた情報の分析

1	症状	● 四肢の紫斑。	➡ 出血傾向に伴う所見
2	血液検査所見	● 血小板4.1万/μL。	➡ 血小板減少
		● プロトロンビン活性値50％，APTT 31％，フィブリノゲン122mg/dL，FDP 48g/mL。	➡ 凝固系異常
3	生化学・生理検査	● 肝機能ほか，心肺腎機能良好。	
4	腹部CT所見（図3，4）	● 肝外側区域に最大径7cmの腫瘍。	
		● 脾腫なし。	➡ 脾機能亢進症や肝硬変ではない
		● 動脈相で辺縁部の早期濃染（図3），門脈相または平衡相で高吸収あるいは中心部への造影効果の広がり（low-high-high pattern，図4）。	➡ 肝血管腫の所見

図3　造影CT早期相　　　　図4　造影CT後期相

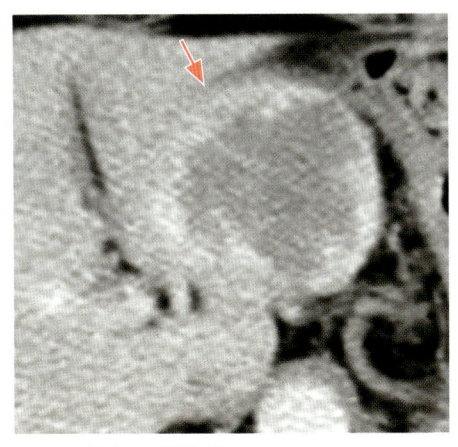

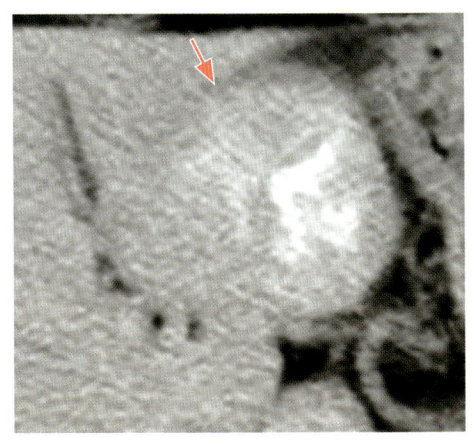

必要な基礎知識：消化器外科専門医の知識のエッセンス

血小板減少を伴う肝血管腫の治療方針決定のための必要な知識のリスト	知識1. Kasabach-Meritt症候群の概念 知識2. 画像診断（特徴的な所見，鑑別診断） 知識3. 治療方針

知識1
Kasabach-Meritt症候群の概念

- **概念**：巨大血管腫内での凝固機転の亢進により，血小板減少ないし凝固線溶系異常を生じた病態。その結果，出血傾向や紫斑をきたすもの。
- **発症時期**：ほとんどが乳児期。
- **症状**：鼻出血，皮下出血，歯肉出血，下腿や前腕の点状出血，関節内・筋肉内出血，DIC，動静脈短絡による心不全。
- **頻度**：Kasabach-Meritt症候群が肝血管腫に合併する率は11％。
- **治療**：根治術は肝切除術。全身状態不良時には肝動脈塞栓療法，低用量X腺照射，ステロイドなど。
- **予後**：12～14％は致死的。残存なく切除されれば再発はほとんどない。

V 肝臓

知識2

画像診断
（特徴的な所見，鑑別診断）

- 肝腫瘍の鑑別診断を表1に示す。

表1 肝血管腫の主な鑑別診断

検査法	疾患	肝血管腫	FNH	肝細胞癌	転移性肝癌
US	形状	類円形，円形	不整形	類円形，円形	不整形
	エコーレベル	高エコー（小さなもの）	さまざま	さまざま	高エコー，低エコー中心部無エコー，石灰化
	典型的所見	・辺縁の凹凸高エコー帯（corona sign） ・経時的エコー輝度変化「wax and wane sign」 ・圧迫によりエコー輝度変化「disappearing sign」 ・体位変換でエコー輝度変化「chameleon sign」	・中心部高エコー ・腫瘤辺縁へと向かって走行する車軸上の血管像（spoke wheel appearance）	・辺縁低エコー帯（halo）を伴う高エコー ・mosaic pattern（2cm以上）	・厚い辺縁低エコー帯（bull's eye pattern） ・多数の腫瘍が集簇融合（cluster sign）
MRI		T2著明high, T1 low	T2 high or iso T1 low or iso	T2 high, T1さまざま	T2 high, T1さまざま
造影CT/MRI		・早期辺縁結節状濃染 ・後期での長時間全体濃染（low-high-high pattern）	・中心低吸収域を伴う濃染 ・内部栄養動脈濃染	・早期濃染 ・平衡相で低吸収（washout） ・辺縁造影効果（被膜造影）	・早期辺縁リング状濃染 ・門脈相で軽度の造影効果
SPIO造影MRI		T2 low, T1 high	T2 low	T2 high	T2 high

（「消化器外科専門医へのminimal requirements」より）

知識3

治療方針

- 肝血管腫の治療適応を表2，治療法を表3に示す。
- 小さく，無症状のものは経過観察でよい。
- 10cmを超えるものは，自然破裂の危険あり（破裂例の死亡率36%）。
- 根治治療は手術のみであり，成績も良好である。
- 全身状態不良や残肝機能低下症例では，肝動脈塞栓術，放射線治療，ステロイドなどを選択する場合があるが，根治治療とはならない。
- 両葉にびまん性に腫瘍が存在するなど，上記のいずれの治療も適応できない場合は肝移植を行う場合がある。

表2 肝血管腫の治療適応

腫瘍径が大きいもの（10cm以上は破裂の危険）
腹痛などの臨床症状を呈するもの（4cm以上）
凝固異常をきたしているもの（Kasabach-Merritt症候群）
急速な増大を呈するもの

表3 肝血管腫の治療方法と治療効果

治療法	治療効果
手術	根治
肝動脈塞栓術	症状改善
放射線治療	症状改善，腫瘍縮小

診断と治療へのナビゲーション：知識の使いかた！

鉄則1 Kasabach-Merritt症候群は，巨大血管腫に伴い，血小板減少・凝固系異常（DIC）を呈した病態。

鉄則2 肝血管腫の手術適応は，①症状を有するもの（相対的適応4cm以上），②破裂の危険（10cm以上），③Kasabach-Merritt症候群，④急速に増大しているもの。

答え

▶本症例では，

1. 血小板減少，紫斑，凝固系異常。 ➡ **凝固障害，血小板減少に伴う紫斑の可能性**。
2. 造影CTにて早期の辺縁造影，後期での濃染。 ➡ **肝血管腫の所見**。
3. 脾腫はなく，腫瘍は7cm以上と大きい。 ➡ **Kasabach-Merritt症候群**。
4. 全身状態は良好，正常肝。 ➡ **手術適応**。

[c]

発展問題

（問）本症例について，正しいものに○，誤ったものに×を示せ。

( ) 1. 一般に，肝血管腫は海綿状血管腫であり，約10％に多発病変を認める。
( ) 2. 診断補助としてCTに加え造影MRIを追加した。
( ) 3. 本症例には，外側区域切除を行った。
( ) 4. 放置すると心不全をきたす。
( ) 5. 肝切除後はサーベイランス目的として綿密な観察を行う。

⇒「消化器外科専門医へのminimal requirements」の肝臓4（1）参照

正解 1.○ 2.○ 3.○ 4.○ 5.×

V 肝臓

1 肝腫瘤増大の精査・加療目的で来院した患者

問題

61歳の女性。近医にて5年前より定期的に肝病変の経過観察をしていた。最近，病変の増大傾向があり，腹部膨満感が出現したため治療目的にて，当科紹介となった。造影CTを図1に，腹部DIC-CTを図2に示す。全身状態良好であり，既往歴は特にない。

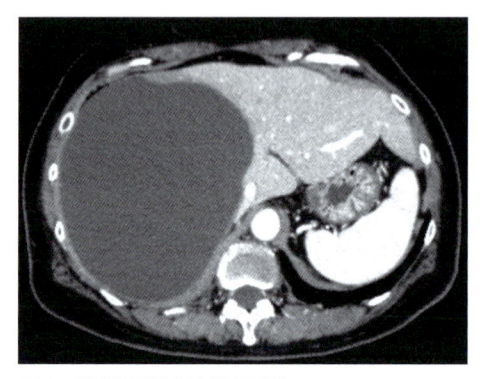

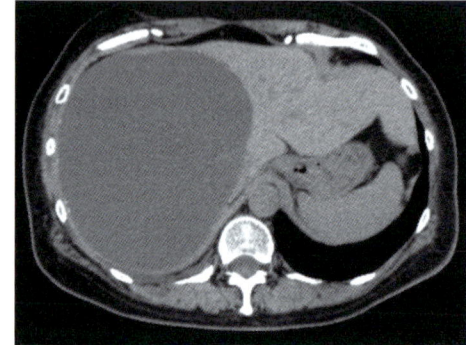

図1　腹部造影CT（自験例）

図2　腹部DIC-CT

▶この疾患の今後の方針について正しいものを1つ選べ。

ⓐ 経過観察
ⓑ 腹腔鏡下開窓術
ⓒ 肝切除術
ⓓ 肝移植術
ⓔ 全身化学療法

Goal! 増大傾向にある肝嚢胞性病変の診断と治療選択のための知識の使いかたを問う。

病歴と画像からキーワードを読み取る！：与えられた情報の分析

1 症状
- 腹部膨満感が出現。 　　　　　　　　　　➡ 有症状

2 腹部造影CT所見（図1）
- 巨大な肝嚢胞性病変。
- 単房性。　　　　　　　　　　　　　　　　➡ 腫瘍性嚢胞は否定的
- 内容均一。
- 壁肥厚，壁在結節，石灰化なし。

3 腹部DIC-CT所見（図2）
- 腫瘍内への造影剤漏出なし。　　　　　　　➡ 胆管との交通なし

必要な基礎知識：消化器外科専門医の知識のエッセンス

肝嚢胞の治療方針決定のための必要な知識のリスト

- 知識1. 単純性（孤立性）肝嚢胞の概念
- 知識2. 単純性肝嚢胞の類似疾患
- 知識3. 嚢胞性肝疾患の鑑別診断
- 知識4. 単純性（多発性）肝嚢胞の治療方針

知識1　単純性（孤立性）肝嚢胞の概念

- **概念**：胎生期の遺残異常肝内胆管が胆道との交通を失い，次第に拡張した先天性疾患。
- **有病率**：肝疾患の5～10%（嚢胞性疾患の中で最多）。
- **好発**：40歳～60歳の女性に多い。
- **症状**：95%の症例が無症状。増大に伴って周囲臓器を圧排すると腹部腫瘤，腹痛，吐気，嘔吐，呼吸困難，運動制限，子宮脱，ヘルニアなどをきたす。まれに下腿浮腫，閉塞性黄疸，肝静脈閉塞を呈する。
- **治療**：①内科的治療；超音波ガイド下嚢胞内容物吸引，エタノールやミノサイクリンなどの嚢胞内注入による硬化療法。
②外科的治療；嚢胞開窓術，肝切除術，肝移植術など。

（新臨床外科学．第4版，2006より引用改変）

知識2　単純性肝嚢胞の類似疾患

- 単純性肝嚢胞の類似疾患として，complicated cyst，前腸性肝嚢胞，胆管周囲嚢胞，胆管性過誤腫，多嚢胞肝，Caroli病がある（表1）。

表1

	好発部位	病態
complicated cyst	—	嚢胞内に出血や石灰化，炎症を伴うもの
前腸性肝嚢胞	肝内側区域	肝組織に迷入した細気管支に由来した嚢胞，蛋白・脂質含む。充実性腫瘍と鑑別
胆管周囲嚢胞	肝門部から中枢側胆管周囲（数珠状）	肝内胆管壁外の胆管周囲付属線の嚢胞状拡張。肝内胆管拡張と鑑別
胆管性過誤腫（von Meyenburg complex）	肝一部に限局 or びまん性	胆管壁組織の迷入。蜂巣状の多房性嚢胞性病変
多嚢胞肝	びまん性	常染色体優性多嚢胞腎に伴い肝臓にも嚢胞を生じる
Caroli病	びまん性	常染色体劣性遺伝。肝内胆管の非閉塞性嚢状拡張。胆石，癌化あり

V | 肝臓

知識 3
嚢胞性肝疾患の鑑別診断（図3）

- 嚢胞性肝疾患の鑑別する観点は，①炎症所見の有無，②胆管との交通，③多房性・嚢胞内結節の有無，である．
- 炎症性嚢胞様肝腫瘤を示すものは，肝膿瘍，転移性腫瘍（中央部の壊死），complicated cyst などである（参照 p.322「肝膿瘍」の項）
- 胆管拡張は，胆管の狭窄や閉塞（胆管腫瘍，肝内結石，胆管炎）による．
- 多房性，嚢胞内結節は，腫瘍性嚢胞を示す．

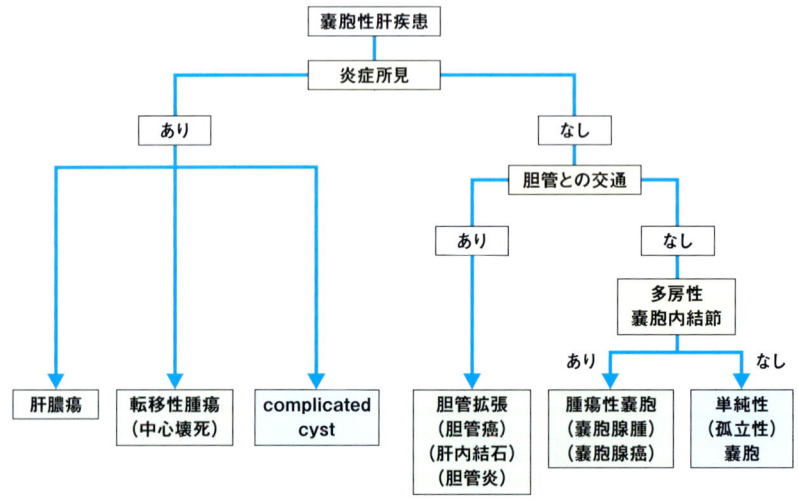

```
                    囊胞性肝疾患
                         │
                      炎症所見
                    ┌────┴────┐
                   あり        なし
         ┌─────┬───┴──┐       │
                              胆管との交通
                            ┌────┴────┐
                           あり        なし
                                       │
                                    多房性
                                    嚢胞内結節
                                  ┌───┴───┐
                                 あり      なし

   肝膿瘍  転移性腫瘍  complicated  胆管拡張   腫瘍性嚢胞   単純性
          （中心壊死）   cyst     （胆管癌）  （嚢胞腺腫）  （孤立性）
                                （肝内結石） （嚢胞腺癌）   嚢胞
                                （胆管炎）
```

図3 肝嚢胞性肝疾患の鑑別診断

知識 4
単純性（多発性）肝嚢胞の治療方針

- 一般的に内科的治療無効時に外科手術の適応とされる（大規模な study はなく，治療法のストラテジー，コンセンサスはいまだない）．
- 内科的治療（嚢胞内容吸引 and/or 硬化療法）は反復治療の必要性から，コンプライアンス不良患者に対してはあまり効果的でない．近年，肝切除や開腹開窓術に比べ低侵襲である腹腔鏡下嚢胞開窓術が行われることが多い．
- 嚢胞開窓術の適応を表2に示す．
- これらの治療法で改善が困難な場合は肝移植術も考慮する．
- 残存嚢胞壁の処置としてアルコール注入，嚢胞壁の焼灼大網による残存嚢胞壁面の被覆などが加えられる．
- 単純性肝嚢胞に対する腹腔鏡下嚢胞開窓術後の再発率は 0 ～ 25％．合併症率 15％．
- 再発原因は，嚢胞壁の不十分な開窓，開窓部の癒着に伴うドレナージ不良
- 多発性肝嚢胞（常染色体優性）に対する治療法別再発率と合併症率を表3に示す．多発肝嚢胞に対する腹腔鏡下嚢胞開窓術後の再発率は 60 ～ 100％と高いが症状コントロールに有効とされている．[Tamara M H Gall, et al: HPB (Oxford), 2009]

表2　肝嚢胞に対する嚢胞開窓術の適応

有症状であること
胆道系との交通性のないもの
悪性腫瘍の非合併例
非包虫症例

表3　多発肝嚢胞の治療成績

	吸引硬化	開窓	肝切除	肝移植
再発率	75％	20 ～ 72％	3 ～ 33％	0％
合併症率	—	0 ～ 69％	20 ～ 83％	35％

診断と治療へのナビゲーション：知識の使いかた！

鉄則1 嚢胞性肝疾患の鑑別は，①炎症所見の有無，②胆管との交通，③多房性・嚢胞内結節の有無。

鉄則2 肝嚢胞に対する嚢胞開窓術の適応は，①有症状，②胆道との交通なし，③非悪性，④非包虫症例。

答え [ⓑ]

▶本症例では，
1. 巨大肝嚢胞。
2. 壁在結節，壁の肥厚・造影効果なし。➡ **悪性所見なし**。
3. 腹部膨満感あり。➡ **有症状にて治療適応**。
4. 胆管との交通なし。➡ **腹腔鏡下開窓術が可能。侵襲，成績の観点から本治療が妥当**。

発展問題
(問) 本症例について，正しいものに〇，誤ったものに×を示せ。

( ) 1. 診断補助としてCTに加え造影MRIを追加した。
( ) 2. 放置すると心不全をきたしうる。
( ) 3. 肝切除後はサーベイランス目的に綿密な観察が必要である。

⇒「消化器外科専門医へのminimal requirements」の肝臓4（1）参照

正解　1 〇　2 〇　3 ×

急性胆嚢炎治療中に肝腫瘤を指摘された患者

問題

80歳の女性。2日前より発熱と右季肋部痛を自覚し受診。単純CT検査で結石を有する腫大した胆嚢を認めたため、急性胆嚢炎の診断で抗菌薬治療を開始した。入院後に腹痛は軽快したものの、38℃の発熱が続いた。入院3日目に超音波検査を施行したところ、肝床部に肝腫瘤を認めたため、造影CT検査を施行した（図1）。総胆管、肝内胆管に拡張などの著変は認めなかった。

入院3日目の血液検査所見：白血球12,670/μL、Hb 12.6g/dL、血小板13.7万/μL、総ビリルビン0.7mg/dL、AST 88 IU/L、ALT 49 IU/L、ALP 225 IU/L、γ-GTP 64 IU/L、CRP 16.5mg/dL。

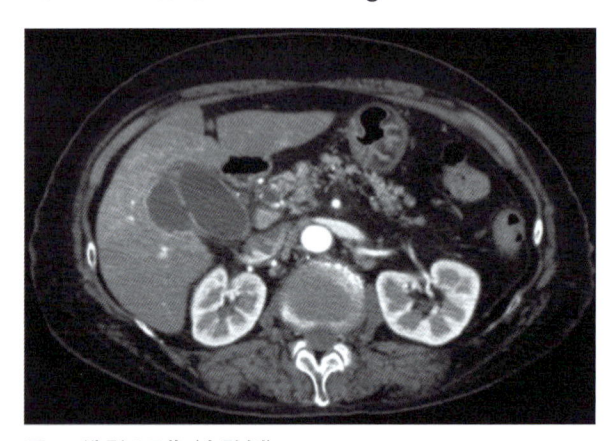

図1　造影CT像（自験例）

▶この疾患について正しいものを1つ選べ。

ⓐ 肝機能AST、ALTは200 IU/Lを超える高値であることが多い。
ⓑ 肝腫瘤のCT所見としてリング状濃染がみられ、転移性肝癌と考える。
ⓒ 胆管炎から経胆管性に発生した肝膿瘍である。
ⓓ 経皮経肝的または手術的ドレナージを行う。
ⓔ クリンダマイシンの投与を開始する。

Goal！ 胆石胆嚢炎の経過中に発症した肝床部の肝腫瘤。
→ 肝膿瘍に対する診断（成因、鑑別）、治療についての知識の使いかたを学ぶ。

病歴と画像からキーワードを読み取る！：与えられた情報の分析

1 病歴
- 80歳女性の急性胆嚢炎（白血球12,670/μL，CRP 16.5mg/dL）。
- 抗菌薬治療を行うも発熱が持続。

➡ **炎症性肝腫瘤**
　鑑別診断：肝膿瘍
　　胆管炎を伴う胆管細胞癌
　　転移性腫瘍（中心壊死）
　　感染性肝嚢胞

2 CT画像
- 胆嚢に接する肝右葉の腫瘤（図2a）。
- 造影CTにて
  - 胆嚢周囲低吸収域（図2b）。
  - 肝床部胆嚢壁の断裂（図2c）。

➡ **肝への穿通，肝膿瘍**

3 肝機能
- 総ビリルビン0.7mg/dL，AST 88 IU/L，ALT 49 IU/L，ALP 225 IU/L。

➡ **肝機能は軽度**

図2

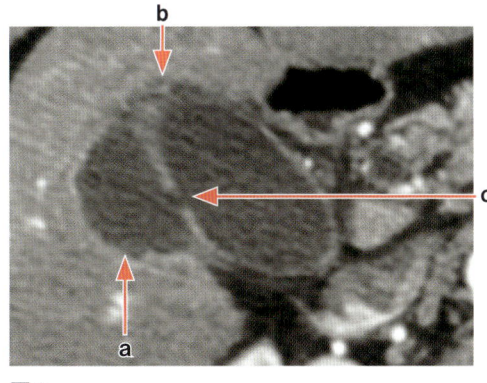

必要な基礎知識：消化器外科専門医の知識のエッセンス

炎症性肝腫瘤の診断と
治療方針決定のための
必要な知識のリスト

知識1. 肝膿瘍の診断（鑑別）
知識2. 細菌性肝膿瘍の成因による分類
知識3. 細菌性肝膿瘍の治療

V 肝臓

知識1 肝膿瘍の診断

1．検査値
- 肝機能（AST，ALT）は軽度高値であることが多い。CRPは上昇する。

2．画像
- 肝膿瘍の診断において，**造影CT検査**はほぼ100％診断可能な検査である（特異度が高い）。
- **Double-target sign**：造影CT早期相で，**肝に低吸収域，その被膜が濃染，周囲は淡い低吸収域を示す所見。**

3．鑑別診断
① 胆管細胞癌：末梢胆管の拡張を伴い，胆管炎を伴うと発熱，腹痛をきたす。
② 転移性肝癌：大きな壊死傾向の強い転移性肝癌は発熱を伴いやすい。造影CT早期相にてリング状濃染の所見。
③ 感染性肝嚢胞：CT検査にて嚢胞内部のdensityの上昇や嚢胞壁の濃染像の有無にて診断する。
④ アメーバ性肝膿瘍：経門脈性に大腸の赤痢アメーバから続発する。成人男性に右葉に単発性で発生することが多い。メトロニダゾール投与が効果的。

知識2 細菌性肝膿瘍の成因による分類

- 基礎疾患として糖尿病（20～50％），悪性腫瘍（20～40％）を有する患者が多い。
- 成因

① 経胆道性（37～50％）：胆道感染症に続発して起こる。そのため起因菌は胆道感染症で多い。*Klebsiella pneumoniae*，*Escherichia coli*が多く，両者で43％を占める。
② 医原性（7～24％）：interventional radiologyなど。
③ 経門脈性：腸炎（潰瘍性大腸炎など），虫垂炎などに続発して起こる。
④ 直達性：胆嚢炎の穿通（胆嚢内圧上昇，細菌感染 ⇒ 胆嚢壁の循環障害，壊死）など。肝床部は漿膜を欠き，結合織のみで肝と境される構造的に疎な部位であるため肝に穿通しやすい。
⑤ 経動脈性：敗血症が背景にある。
⑥ 外傷性：肝損傷による胆汁漏に続発して起こる。
⑦ 特発性（6～40％）。

知識3 細菌性肝膿瘍の治療

1．抗菌薬の早期投与
- empiric therapyとして胆汁移行のよい抗菌薬で，大腸菌，肺炎桿菌に感受性のある抗菌薬を選択する。
- 第一選択は**第二世代セフェム系薬**である。

2．経皮経肝的または手術的ドレナージ
- 敗血症，DICに移行しやすいため，早期のドレナージが重要。
- 成因による局所治療の検討が重要

① 経胆道性：胆道感染症の制御（内視鏡的胆管ドレナージ，経皮経肝胆嚢ドレナージなど）。
② 経門脈性：感染源の制御（虫垂切除，腸炎の抗菌薬治療など）。肝膿瘍が多発することも多く，すべてのドレナージが困難である場合は抗菌薬が治療の中心となる［培養結果から感受性のある抗菌薬（大量投与）を選択する］。
③ 直達性：胆嚢穿通による場合は胆嚢摘出術（ドレナージにて炎症が沈静化した後に手術を行った報告が多いが，全身状態が安定していれば早期手術の適応）。

診断と治療へのナビゲーション：知識の使いかた！

鉄則1 炎症性肝腫瘤の鑑別は，**肝膿瘍（細菌性，アメーバ性），胆管細胞癌，転移性肝癌，感染性肝嚢胞**。

鉄則2 細菌性肝膿瘍の治療は**第二世代セフェム系抗菌薬とドレナージ**。

答え

▶本症例では，

1. 胆嚢炎が肝に穿通し肝膿瘍を形成。**➡ 直達性の肝膿瘍である。**
2. 細菌性肝膿瘍では肝機能（AST，ALT）は軽度高値の場合が多い。
3. CT所見は **double-target sign** であり肝膿瘍を示唆する。
4. 細菌性肝膿瘍の治療は早期のドレナージと抗菌薬による加療が重要。
5. empiric therapyは第二世代セフェム系。クリンダマイシンはグラム陰性菌に効果がない。

[**d**]

発展問題 （問）この症例について，正しいものに○，誤ったものに×を示せ。

( ) **1.** 糖尿病や悪性腫瘍などの基礎疾患の有無を検索する。
( ) **2.** 本疾患に対する検査の中で，造影CT検査は特異度の高い検査法である。
( ) **3.** 抗菌薬セフメタゾールは，empiric therapy としての選択肢となりうる。
( ) **4.** 緊急手術（胆嚢摘出術）を施行した。

⇒「消化器外科専門医へのminimal requirements」の肝臓4(2)，6(1)参照

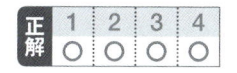

正解 1○ 2○ 3○ 4○

V｜肝臓

交通事故後，腹痛を訴えて救急搬送された患者

問題

79歳の女性。歩行中，左折してきた乗用車と衝突し，救急車で搬送されて来た。来院時，意識は清明，血圧110/68mmHg，脈拍72回/分，やや興奮状態ではあるものの，時折腹痛を訴えている。

血液検査所見では白血球8,800/μL，Hb 12.9g/dL，AST 32 IU/L，ALT 84 IU/L，CRP 1.12mg/dLであった。腹部エコーでは肝周囲に少量の液体貯留を認めた。

腹部造影CT像（図1）を示す。

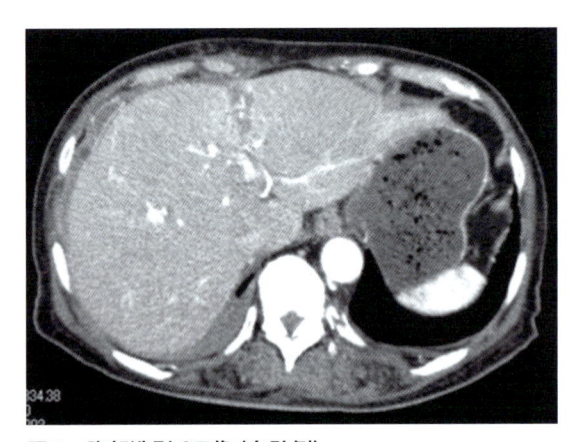

図1　腹部造影CT像（自験例）

▶この疾患ならびに治療に関して，以下の選択肢より誤りを1つ選べ。

ⓐ 腹部鈍的外傷による実質臓器損傷では，肝損傷が脾損傷より多い。
ⓑ 肝損傷の有病率は全外傷患者の7〜18％程度である。
ⓒ ALT 70 IU/L以上は肝損傷を疑う。
ⓓ 日本外傷学会臓器損傷分類2008において，本症例はⅡ型に分類される。
ⓔ 全身状態が安定していれば，保存的加療を行う。

もっと勉強したい君へ　専門医試験問題：（22回公表設問24）（18回公表設問27）（17回公表設問19）

Goal！
交通外傷で搬送されてきた患者の状態を把握し，適切な診断ができるかを問う。
➡ 保存的加療が可能なⅡ型肝損傷に対する知識の使いかたを学ぶ。

病歴と画像からキーワードを読み取る！：与えられた情報の分析

1 病歴
- 意識清明，バイタルは安定。
- 腹痛の訴え。
- ALTの上昇。

2 腹部造影CT画像
- 表在性損傷（Ⅱ型）。　　　➡ **保存的加療が可能なⅡ型肝損傷**

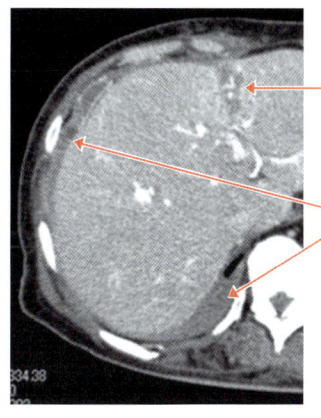

- 外側区域と内側区域の境界に3cm未満の損傷を認める
- 被膜損傷により腹腔内に出血を認める

図2

必要な基礎知識：消化器外科専門医の知識のエッセンス

肝損傷に関する必要な知識のリスト
- 知識1. 肝損傷の疫学
- 知識2. 肝損傷の分類
- 知識3. 肝損傷の治療

知識1　肝損傷の疫学
- 腹部鈍的外傷による実質臓器損傷は，**脾損傷に次いで肝損傷が多い。**
- 肝損傷の有病率は全外傷患者の**7〜18%**である。⇔ 脾損傷は全鈍的腹部外傷患者の**25〜60%**。
- 外傷初期診療ガイドラインによると，**ALTは肝損傷に特異的**であり，70 IU/L以上では肝損傷を疑う。

知識2　肝損傷の分類（図3）
- Ⅰ型：肝被膜に損傷はなく，連続性が保たれている。
  - **被膜下血腫（Ⅰa型）**と**実質内血腫（Ⅰb型）**がある。
  - 時間の経過とともに血腫が破裂し，**Ⅱ型，Ⅲ型へ移行する**ことがある。
  - 血腫が破裂しⅡ型，Ⅲ型へ移行した場合，緊急手術やTAEが必要になることもあるため，Ⅰ型においても厳重な経過観察が必要。
- Ⅱ型：創の深さが3cm未満の損傷。
  - 一般的にグリソン脈管系を損傷することがなく**保存的に治療可能**。
  - ただし，**外側区域や肝門部周囲**においてはグリソン脈管系を損傷する可能性があるため注意が必要。
- Ⅲ型：損傷の深さが3cm以上
  - **単純深在性損傷（Ⅲa型）**と**複雑深在性損傷（Ⅲb型）**に分けられる。
    - Ⅲa型は創縁や破裂面が比較的smoothで，創周囲の挫滅や壊死組織が少ない。
    - Ⅲb型は損傷形態が複雑で，挫滅や壊死組織が広範に及ぶ。
    - Ⅲb型は**ショック状態を伴っている**ことが多い。

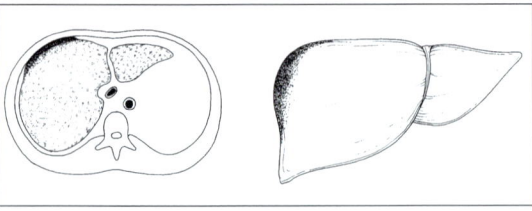

V | 肝臓

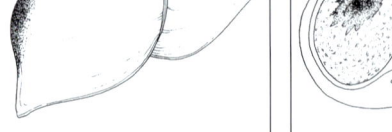

Ⅰa：被膜下血腫　　　　　　　　　　　　　　Ⅰb：実質内血腫

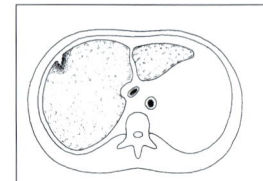

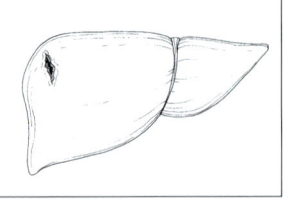

Ⅱ：表在性損傷

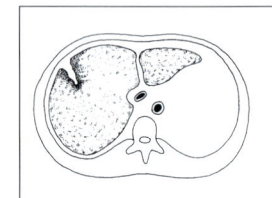

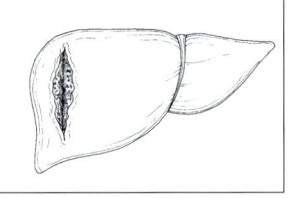

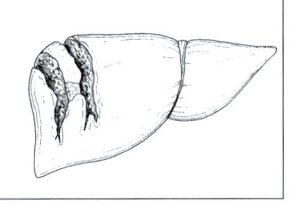

Ⅲa：単純性深在性損傷　　　　　　　　　　　Ⅲb：複雑性深在性損傷

図3　肝損傷の分類

(日本外傷学会臓器損傷分類2008．より引用改変)

知識3　肝損傷の治療

- 一般にⅠ型やⅡ型は全身状態が落ち着いていることが多く，**輸液や輸血による保存的加療が可能**。
- 出血が持続する場合は**TAEや緊急手術**を行う。
- IVRにより，肝損傷に対して手術を行うことは減少してきているが，循環動態が不安定な症例に対しては，手術を行うことが多い。
- 手術では，**Ⅲa型は肝縫合，Ⅲb型では肝切除術**が主体となる。
- ショック状態を伴っている肝損傷に対しては，**救命目的のdamage control surgery**を行う。

診断と治療へのナビゲーション：知識の使いかた！

鉄則1　循環動態が安定している肝損傷では，治療方針決定のために，**CTによる肝損傷の評価が重要**である。

鉄則2　循環動態が安定している肝損傷に対する治療は，**保存的加療やIVR**。

鉄則3　循環動態が不安定な肝損傷に対しては**手術（肝縫合や肝切除）**を，また出血性ショックを伴う肝損傷に対しては**damage control surgery**を迅速に行う。

答え

▶ 本症例は，

1. 循環動態が安定している**肝損傷**である。
   ➡ 外側区域と内側区域の境界に**3cm未満**の損傷を認めており，**Ⅱ型肝損傷**と診断できる。
   ➡ 出血は少量であり，グリソン脈管系の損傷を疑う所見もなく**保存的に治療可能**。
2. 実際の現場では腹部エコーや血液検査，CTなどの諸検査がほぼ同時進行で行われる。
   ➡ 血液検査の前の**問診や腹部エコー所見**から肝損傷が疑われる。さらに**ALT 84 IU/L**と上昇しており，**血液検査からも肝損傷が疑われる**。
3. 肝損傷は，腹部鈍的外傷による実質臓器損傷の中で，**脾損傷に次いで2番目に多い**損傷である。
   ➡ 脾損傷は現時点では認めないものの，**遅発性の脾損傷**にも留意が必要である。

[a]

発展問題 （問）本症例について，正しいものに○，誤ったものに×を示せ。

(　) 1. 持続する出血を認める場合でも，保存的加療を行う。
(　) 2. 加療数日後，再評価目的の腹部CTは必要ない。
(　) 3. 肝損傷の評価には腹部エコーよりもCTが適している。
(　) 4. 肝損傷部位に動脈瘤を認める場合はTAEを施行する。
(　) 5. Ⅲ型の肝損傷へ移行することはない。

⇒「消化器外科専門医へのminimal requirements」の肝臓5参照

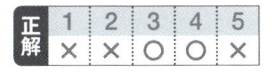

V 肝臓

正解	1	2	3	4	5
	×	×	○	○	×

V | 肝臓

交通事故に遭い，ショック状態にて緊急搬送された患者

問題

45歳の男性。バイクを運転中，右折してきた乗用車と衝突し，ドクターヘリで搬送されてきた。来院時，顔面蒼白，血圧72/32mmHg，脈拍98回/分であり，急速輸液により血圧は98/52mmHgへと上昇した。しかし，CT施行時に輸液速度を遅くすると血圧は70/38mmHgまで低下した。体温35℃，base excess －7.5mEq/L，プロトロンビン活性値32％であった。腹部造影CT像（図1）を示す。

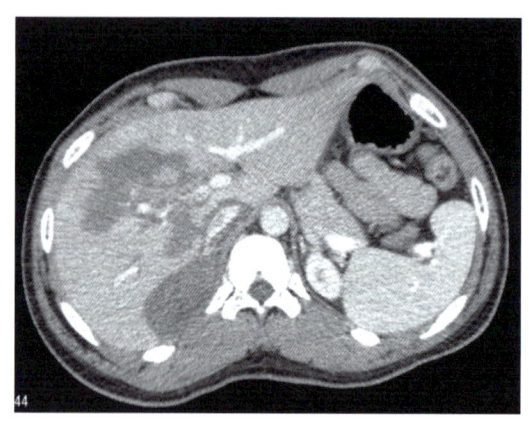

図1 腹部造影CT像・水平断（自験例）

▶この疾患ならびに治療に関して，誤りを1つ選べ。

ⓐ focused assessment with sonography for trauma（FAST）は，外傷のprimary surveyにおいて重要な役割を果たす。
ⓑ transient responderの状態である。
ⓒ pringle maneuverにより循環動態の安定が得られない場合は，肝静脈や下大静脈からの出血を疑う。
ⓓ 経カテーテル動脈塞栓術（TAE）より，開腹手術を行う。
ⓔ damage control surgeryとは，完全な止血とすべての損傷の修復を行うことである。

もっと勉強したい君へ　専門医試験問題：
（22回公表設問24）（18回公表設問27）（17回公表設問19）

Goal！ 交通外傷で搬送されてきた患者の状態を把握し，適切な診断ができるかを問う。
➡ 肝損傷による出血性ショックとtransient responderに対する知識の使いかたを学ぶ。

病歴と画像からキーワードを読み取る！：与えられた情報の分析

1 病歴
- 顔面蒼白，血圧72/32mmHg，脈拍98回/分。
- 輸液により血圧は一過性に上昇。

2 腹部造影CT画像
- 単純型深在性損傷（Ⅲa型）。
- グリソン鞘損傷の可能性あり。　➡ **肝損傷による出血性ショック**

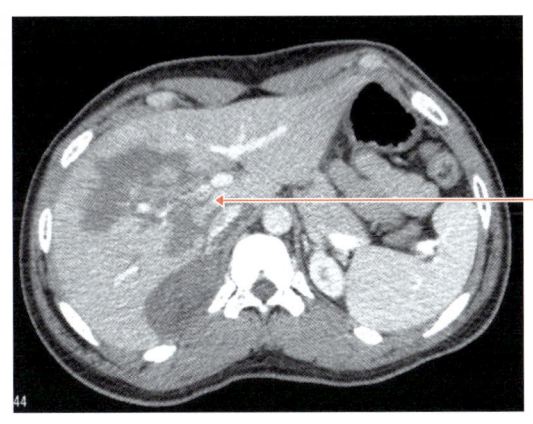

肝背側に被膜の損傷と3cm以上の深部に達する損傷を認め，肝実質中心部ではグリソン鞘の損傷も疑われる。

図2

必要な基礎知識：消化器外科専門医の知識のエッセンス

肝損傷に伴う出血性ショックに関する必要な知識のリスト
- 知識1．初期輸液療法に対する反応からみた治療方針
- 知識2．transient responder，non-responder時の治療

知識1

初期輸液療法に対する反応からみた治療方針（図3）

- 重症肝損傷例では，腹腔内大量出血により出血性ショックを呈することから，加温した1〜2Lの乳酸リンゲルまたは酢酸リンゲルを急速輸液し，その反応により治療方針を決定する。
- ショックに至る出血源の同定を行うため，ポータブルX線検査（胸部，骨盤）と **focused assessment with sonography for trauma（FAST）** を行う。この2つの検査により，出血源が腹腔，胸腔，後腹膜，縦隔のいずれに存在するかがわかる。FASTは，外傷の **primary survey** において重要な役割を果たしている。

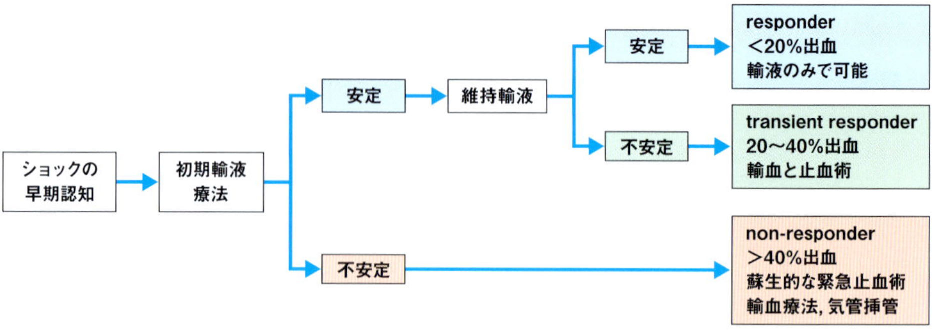

V｜肝臓

図3　初期輸液療法に対する反応からみた治療方針

```
ショックの      初期輸液      安定 → 維持輸液 → 安定 → responder
早期認知   →   療法                              <20%出血
                                                 輸液のみで可能
                                   
                                  → 不安定 → transient responder
                                             20〜40%出血
                                             輸血と止血術
           
              → 不安定 → non-responder
                        >40%出血
                        蘇生的な緊急止血術
                        輸血療法，気管挿管
```

（外傷初期診療ガイドライン2002より引用改変）

知識2　transient responder，non-responder時の治療

- 循環動態が安定している肝損傷においては，その損傷形態にかかわらず保存的加療が可能であり，その割合は20〜70％と幅広い（**表1**）。
- transient responder，non-responder に行われる手術は，主にⅢ型の肝損傷に対してであり，術式として**肝縫合術，大網充填術，肝切除術，肝周囲パッキング**などがある。
- **pringle maneuver**により出血源が肝動脈や門脈の場合には，著しい出血量の減少と循環動態の安定が得られるが，**出血源が肝静脈や肝後面下大静脈の場合には，循環動態の安定は得られない**。
- また，Ⅲb型肝損傷により出血性ショックをきたし，**低体温，アシドーシス，凝固障害のdeadly triad**を伴っている症例の場合，救命のためには**damage control surgery (DCS)**が必要になる。
- 重症肝損傷に対するDCSの目的は**出血のコントロール**と**deadly triad**を避けることである。
- DCS治療戦略は以下の3段階に分かれている。
  ①救急室または手術室における**迅速な止血，パッキングと簡略化した手術の実施（damage control）**
  ②集中治療室（ICU）における**復温，代謝性アシドーシスや凝固障害の補正**，蘇生輸液，循環動態の改善と全身の損傷再評価（**secondary resuscitation**）
  ③手術室においてパッキングを除去し，根本的手術（**planned re-operation**）

表1　肝外傷に対する治療方針

	保存的治療	TAE	手術
適応条件	腹膜刺激症状を認めない CTで肝損傷形態が詳細に評価済 手術を要する他の臓器損傷なし 大量の輸血を必要としない	初期輸液療法に対してresponder CT検査にて造影剤の血管外漏出や胆管内漏出，仮性動脈瘤を認める	循環動態が不安定 初期輸液療法に対してtransient responderまたはnon-responder

診断と治療へのナビゲーション：知識の使いかた！

鉄則1 Ⅲ型肝損傷の治療は，①出血性ショックの有無，②Responderか否か，③deadly triad（低体温，アシドーシス，凝固異常）の有無，の判断が重要。

鉄則2 救命のためのdamage control surgeryの目的は，出血のコントロールとdeadly triadの回避。

▶本症例では，

答え

1. 出血性ショックを伴った重症肝損傷の症例である。
   ➡ 初期輸液療法に対し一過性の血圧上昇を認めており，**transient responder**の状態。
2. FAST施行の記載はないものの，循環動態が不安定であり腹部CTにてⅢa型の肝損傷と診断できていることから，TAEではなく手術を行うことが望ましい。
3. さらに，体温35℃，base excess −7.5，プロトロンビン活性値32％とdeadly triadを伴っており，迅速な対応が必要である。
4. ショック状態とdeadly triadを伴っており，手術では救命を目的とした**damage control surgery**を行う。
   ➡ 完全な止血とすべての損傷の修復を行うのではなく，**出血のコントロール**と**deadly triad**の回避。
5. **pringle maneuver**を行うことで，肝動脈・門脈からの出血か肝静脈からの出血か鑑別が可能である。

[e]

発展問題 （問）本症例について，正しいものに○，誤ったものに×を示せ。

( ) 1. ショック状態とdeadly triadを認めなければ，TAEや保存的加療の適応である。
( ) 2. transient responderの状態は，20〜40％の出血量が考えられる。
( ) 3. 肝損傷の評価にはCTよりも腹部エコーが適している。
( ) 4. 救命後に損傷の再評価が必要である。
( ) 5. 血液型判定の余裕がない場合にはAB型血液の緊急輸血を行う。

「消化器外科専門医へのminimal requirements」の肝臓5参照

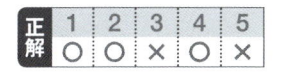

正解 1:○ 2:○ 3:× 4:○ 5:×

V 肝臓

発熱の精査にて，肝臓に異常を指摘された患者

問題

84歳の男性。1カ月前から，「ときどき熱が出る」との訴えにて受診。

血液検査にて，白血球12,000/μL，Hb 12.1g/dL，血小板9.7万/μL，CRP 4.7mg/dL，AST/ALT 140/123 IU/L，γ-GTP 256 IU/L，総ビリルビン1.7g/dL，ICG-R15 22%であった。CTにて図1, 2のような所見を認めた。エコーでは肝内に音響陰影を伴う高エコー結節を複数個認めた。ERCPにて胆管狭窄は認めなかった。

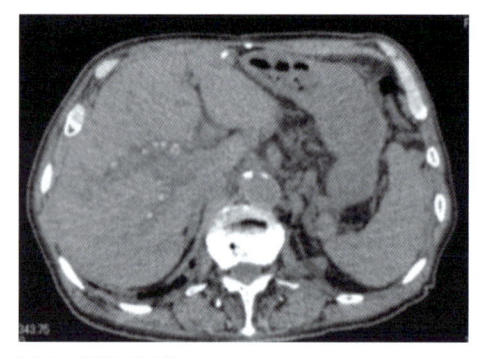

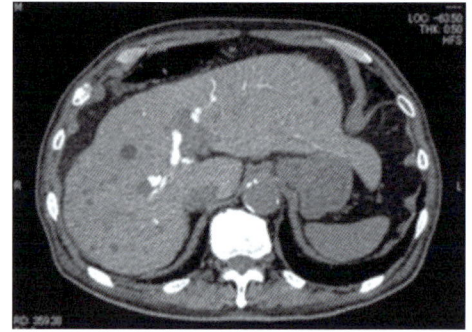

図1　腹部CT像　　　図2　　　　　　　（自験例）

▶治療としての第一選択は何か？　適切なものを1つ選べ。

ⓐ 抗菌薬投与，胆道ドレナージ
ⓑ 胆管空腸吻合術
ⓒ 肝切除術
ⓓ 体外衝撃波結石破砕治療（ESWL）
ⓔ 経皮的内視鏡治療（PTCSL）

もっと勉強したい君へ　専門医試験問題：（22回公表設問21）

Goal! ➡ 症状（炎症所見）を有する肝内結石に対する治療方針決定のための知識の使いかたを学ぶ。

病歴と画像からキーワードを読み取る！：与えられた情報の分析

1 症状
- 1カ月前からときどき発熱。

2 血液検査所見
- 白血球，CRP高値。　　　　　　　　　　　➡ 胆管炎あり
- 総ビリルビン，AST，ALT，γ-GTP上昇
- ICG-R15 22％。　　　　　　　　　　　　➡ 肝機能不良

3 腹部CT/超音波所見（図3，4）
- 音響陰影伴う高エコー結節。　　　　　　　➡ 結石の所見
- 肝右葉に複数個の高吸収結節影（図3）。　➡ 右葉限局性の非コレステロール結石
- 肝内胆管拡張，右葉萎縮（図4）。　　　　➡ 肝萎縮，胆汁排泄障害あり

Ⅴ 肝臓

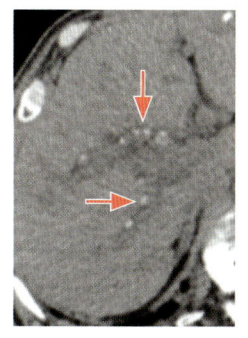

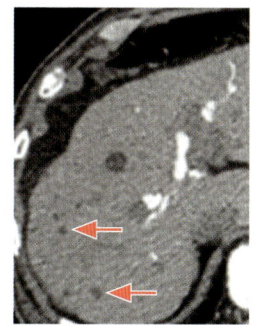

図3　右葉に複数個の結石　　図4　肝内胆管拡張，右葉萎縮

必要な基礎知識：消化器外科専門医の知識のエッセンス

肝内結石の治療方針決定のための必要な知識のリスト
- 知識1. 肝内結石症の定義，成因，臨床症状
- 知識2. ビリルビンカルシウム結石とコレステロール結石の鑑別
- 知識3. 肝内結石症の治療選択
- 知識4. 肝内結石症の予後

知識1　肝内結石症の定義と成因，臨床症状

- **定義**：肝内胆管内に結石を有する状態。
- **成因**：
  - 食事，衛生環境，胆道感染，胆汁成分の変化などの後天性因子の関与が大きい。
  - 先天性胆道拡張症術後患者の7〜8％に発生。
  - HTLV-1感染との関連性あり。
- **症状**：臨床症状を表1に示す。

表1　肝内結石症の臨床症状

臨床症状	頻度（％）
腹痛	66
発熱	31
黄疸	9
消化器症状	2
不定愁訴	5
無症状	16

（厚生労働省：肝内結石症の診療ガイドより引用改変）

V | 肝臓

知識 2

ビリルビンカルシウム結石とコレステロール結石の鑑別

- ビリルビンカルシウム結石とコレステロール結石の鑑別を表2に示す。
- 肝内結石症はビリルビンカルシウム結石が最も多く（85%），ついでコレステロール結石が多い。
- ビリルビンカルシウム結石の成因は，胆道感染，ムチン，胆汁成分，胆管の病理形態学的変化。
- コレステロール結石の成因に関与する因子は，過飽和胆汁，apolipoprotein A1。

表2 ビリルビンカルシウム結石とコレステロール結石の鑑別

	コレステロール結石	ビリルビンカルシウム結石
CT値	50HU以下	50～150HU
US所見	結石表面の高エコーが後方に連なり，途中から音響陰影に移行	音響陰影を伴う高エコー 内部に層構造

知識 3

肝内結石症の治療選択

- 肝内結石症治療選択のフローチャートを図5に示す。
- 肝切除術の治療成績が他の治療法に比べて優れている（表3）。
- **肝萎縮，胆管狭窄**が存在する場合は，肝切除の適応（肝萎縮を伴う肝内結石症の胆管癌発生の危険率は4.5倍に上昇）。肝切除術は**系統的肝切除**が推奨される。
- 肝外側区域に結石が限局する場合でも，左葉切除が望ましい（術後の内側区域再発が多いため）。
- 切除の可否は一般的に**幕内基準**や画像検査による**残肝容量**を目安とする（p.278「肝臓 問題3」の項参照）。
- 肝両葉結石症例は原則肝切除適応外（遺残結石をきたすなど，根治切除が困難）。
- 両葉結石症例の中で，①肝内胆管狭窄のなく，肝門部下部の胆管狭窄を有する症例，②可及的切石後遺残結石が疑われる症例，は胆管空腸吻合術の適応。
- 経皮的内視鏡治療（PTCS），経口胆道鏡治療（POCS）適応症例のうち**コレステロール結石症例では衝撃波**による結石破砕術（ESWL）の適応。
- **肝膿瘍，胆管炎を合併する**場合，**根治治療前**に膿瘍・胆管ドレナージと抗菌薬による炎症の鎮静化が必要。

（日本消化器病学会：胆石診療ガイドライン，厚生労働省：肝内結石症の診療ガイド．より引用改変）

表3 肝内結石症の治療法の頻度と成績

治療法	肝切除術	PTCSL	総胆管切石・T-tube挿入術	胆管空腸吻合
頻度(%)	50	17	20	13未満
遺残結石率(%)	10	19.6	22.6	30.8
5年以内の再発症例(%)	5.6	11.6	7.8	9.4
術後合併症による死亡率(%)	1.2	4.2	2.4	4.3
退院後有症状率(%)	13.7	22	14.8	26.7
社会復帰率(60歳以下)(%)	94	90.6	91.3	89

(厚生労働省：肝内結石症の診療ガイド. より引用改変)

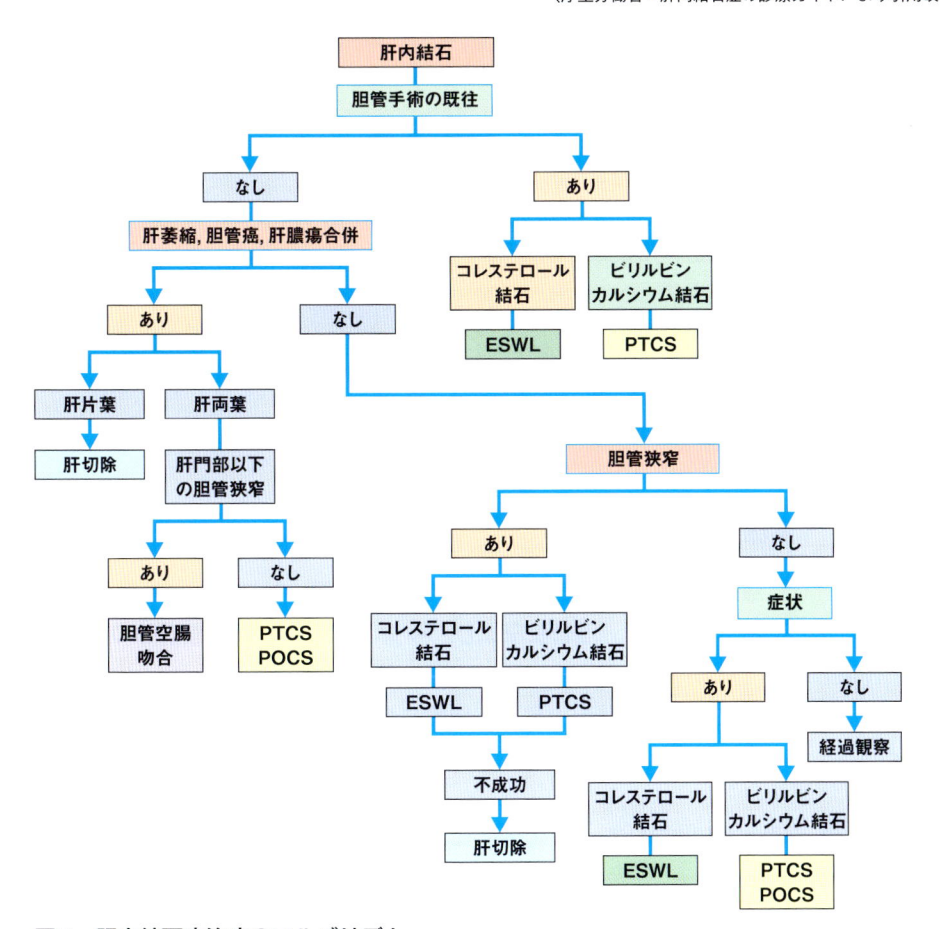

図5 肝内結石症治療のアルゴリズム

[著者自作, 参考：日本消化器病学会編「胆石症診療ガイドライン(2009)」, 厚生労働省「肝内胆石症の診療ガイド(2011)」文光堂]

V 肝臓

知識 4
肝内結石症の予後

- 肝内結石症の生命予後不良因子は，①60歳以上，②初診時黄疸例（胆管炎や肝硬変の併存），③胆管癌合併，④結石再発。
- 肝内結石症に肝内胆管癌を合併する頻度は4〜12.5％。累積発生率は5年で2.4％，10年で3.5％。
- 肝内結石に合併する肝内胆管癌の予後はきわめて不良（3年生存率11.8％）。
- 肝内結石症における胆管癌発生の危険因子は，①肝萎縮，②胆管狭窄，③胆道再建後。
- ウルソデオキシコール酸（UDCA）内服と肝切除術は，肝内結石症の胆管癌の発癌リスクを軽減する。
- 肝内結石に合併する胆管癌は，90％以上が肝内結石の存在部位と一致。肝左葉が約半数。

診断と治療へのナビゲーション：知識の使いかた！

鉄則1 肝内結石の治療原則は系統的肝切除。その適応の可否ならびに他の治療選択は，①結石の種類と局在，②肝萎縮と胆管狭窄の有無，③肝機能，④胆管炎や肝膿瘍の有無，⑤胆管癌の有無，の評価による。

鉄則2 胆管炎や肝膿瘍を伴う肝内結石症は，根治治療の前にまず，ドレナージや抗菌薬による炎症の鎮静化。

▶本症例では，

答え [a]

1. 腹部CTにて肝右葉の非コレステロール石。➡ **破砕術の適応なし。**
2. 右葉萎縮あり，胆管狭窄なし。➡ **本来ならば，肝右葉切除の適応。**
3. ICG-R15 22％。➡ **幕内基準では右葉切除は不可。**
4. 発熱と胆道系酵素上昇から胆管炎合併。➡ **まずは炎症鎮静化が必要（抗菌薬，ドレナージ）。**

発展問題 （問）本症例について，正しいものに○，誤ったものに×を示せ。

( ) 1. ICG-R15が15％であれば肝右葉切除が安全に行える。
( ) 2. 経皮的内視鏡治療（PTCSL）を施行した場合には癌発生に注意してサーベイランスを行う必要がある。
( ) 3. 結石破砕術の適応はない。
( ) 4. 将来，胆管癌の発生の可能性の高い部位は右葉である。
( ) 5. 治療後，ウルソを処方した。

⇒「消化器外科専門医へのminimal requirements」の肝臓7（1）参照

正解 1× 2○ 3○ 4○ 5○

各論

VI. 胆道

VI 胆道

1 胆嚢ポリープでfollow中、増大傾向を認めた患者

問題

74歳の女性。以前より胆嚢ポリープにて、近医外来follow中であった。2〜3日前に軽度の心窩部痛を自覚し、近医受診。胃内視鏡検査にて急性びらん性胃炎を認めた。また、この際の腹部超音波検査にて、胆嚢ポリープが径20mmと増大を認めたため、精査・加療目的にて紹介となった。

腹部超音波検査（図1）、造影CT検査（図2）を示す。

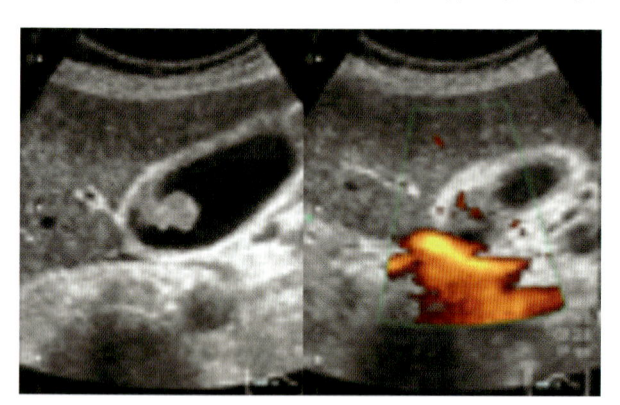

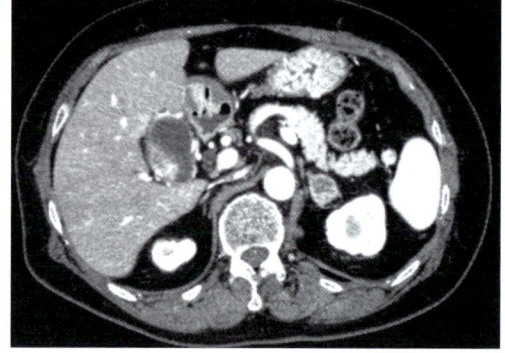

図1 腹部超音波（自験例）

図2 腹部造影CT

▶診断と治療方針の組み合わせのうち、正しいものを1つ選べ。

ⓐ コレステロールポリープ………経過観察
ⓑ 腺腫性ポリープ…………………腹腔鏡下胆嚢摘出術
ⓒ 早期胆嚢癌………………………腹腔鏡下胆嚢摘出術
ⓓ 進行胆嚢癌………………………胆嚢摘出術（＋リンパ節郭清）
ⓔ 進行胆嚢癌………………………胆嚢摘出術（＋リンパ節郭清）＋肝床部切除術

Goal! 胆嚢ポリープのfollow中に、増大傾向を示した胆嚢腫瘤。
➡ 胆嚢ポリープと胆嚢癌の鑑別診断および治療方針決定のための知識の使いかたを学ぶ。

病歴と画像からキーワードを読み取る！：与えられた情報の分析

1 病歴
- 心窩部痛にて来院。胃内視鏡にて急性びらん性胃炎。 ➡ 心窩部痛は胃炎による可能性が高い
- 以前より，胆嚢ポリープにてfollow中。今回，増大を認めた。 ➡ 増大した胆嚢ポリープの診断と治療方針

2 腹部超音波所見
- 胆嚢内に広基性の不整な隆起性病変（図3）。
- 胆嚢底部の壁肥厚あり。
- 腫瘍内部に血流信号あり（図3）。 ➡ 胆嚢癌の疑い

3 腹部造影CT所見
- 胆嚢内腔に造影効果を示す胆嚢腫瘍。 ➡ 胆嚢癌と診断
- 腫瘍底部の壁肥厚部に造影効果あり（図4）。 ➡ 進行胆嚢癌

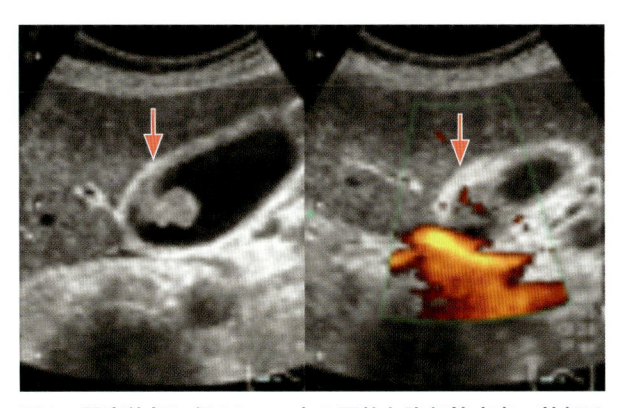

図3 胆嚢体部に径20mm大の不整な隆起性病変。基部はやや広基性で，内部に血流信号あり。

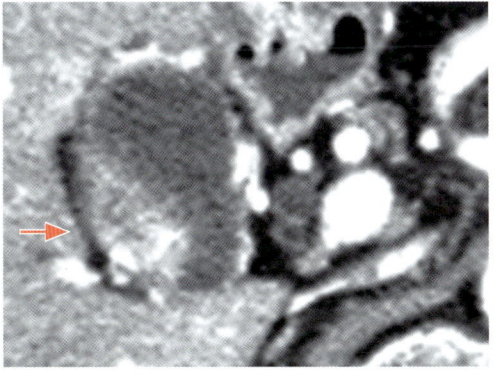

図4 胆嚢体部に径20mm大の造影効果を示す腫瘤あり。腫瘤底部の壁にも造影効果を認め，腫瘍浸潤が疑われる。

必要な基礎知識：消化器外科専門医の知識のエッセンス

胆嚢ポリープの診断と治療に必要な知識のリスト
- 知識1. 胆嚢ポリープの鑑別診断
- 知識2. 胆嚢ポリープの手術適応
- 知識3. 胆嚢癌に対する腹腔鏡下胆嚢摘出術について

知識1
胆嚢ポリープの鑑別診断（表1）
- 腹部超音波検査および造影CTが有用（近年では，超音波内視鏡（EUS）や造影超音波，胆嚢壁血流速度の測定も有用とされる）。
- 数，形状・大きさのみならず，腫瘍内の血流の有無が疾患の鑑別に重要。
- 腫瘍底部の壁肥厚と同部の血流の存在。➡ 腫瘍の浸潤の可能性。

表1 胆嚢ポリープの鑑別

種類	大きさ	数	形態など
コレステロールポリープ	ほとんど数mm以内	多発	桑実状あるいは金平糖状
腺腫性ポリープ	10mm前後が多い	単発	小結節状，血流あり
胆嚢癌	10mm以上が多い	単発	表面不整，血流あり

（「消化器外科専門医へのminimal requirements」より抜粋引用）

VI 胆道

知識 2	①**胆嚢ポリープが10mm以上，かつ画像上増大傾向を認める場合**（長径10mm以上の胆嚢ポリープの25％，16mm以上の60％以上は癌である）。
胆嚢ポリープの手術適応	②大きさにかかわらず**広基性の場合**。➡ 上記の場合は，胆嚢癌の頻度が高く，**胆嚢摘出術が推奨される**

＊胆石症の合併は，手術適応には関係しない。

（胆道癌診療ガイドラインより引用改変）

知識 3	1．術前診断「胆嚢癌」に対する腹腔鏡下胆嚢摘出術
胆嚢癌に対する腹腔鏡下胆嚢摘出術について	➡ ガイドライン上，現時点では**胆嚢癌疑診例に対して推奨される手術ではない。原則的に，開腹胆嚢摘出術を行うことが望ましい。**

- 近年，胆嚢癌疑診例・早期胆嚢癌例（胆嚢には粘膜筋板がないので「mp癌まで」）には適応拡大の傾向があるものの，術中の胆嚢壁損傷には十分注意する（播種の危険）。
- 胆嚢癌が明らかにss以深である場合は，行うべきではない。
- 腹腔鏡下の根治切除（リンパ節郭清や胆嚢床の合併切除）も安定した手技が確立されておらず，現段階では推奨されない。

2．腹腔鏡下胆嚢摘出後，判明した胆嚢癌の併存（1〜2％）
- **早期胆嚢癌（m/mp癌）で断端陰性。➡ 経過観察。**
- ss以深癌。➡ 必要に応じた肝切除＋リンパ節郭清を伴う根治的二期手術が考慮されるべき。

（胆道癌診療ガイドラインより改変引用）

診断と治療へのナビゲーション：知識の使いかた！

鉄則 1　胆嚢ポリープの鑑別診断（コレステロールポリープ vs 腺腫 vs 癌）は，①腫瘍の数と大きさと形状，②腫瘍内の血流の有無，③壁への浸潤（肥厚）の有無。

鉄則 2　胆嚢ポリープの手術適応は，①**長径が10mm以上かつ画像上増大傾向**，または，②**広基性のポリープ**。

鉄則 3　ガイドライン上，術前診断が「胆嚢癌疑診」であっても，**腹腔鏡下胆嚢摘出術は推奨されない**。ただし，腹腔鏡下胆嚢摘出術後，**m/mp癌で断端陰性であれば，経過観察でよい**。

答え [e]

▶本症例では，

1 胆嚢ポリープのfollow中に，腫瘍が20mm大に増大。➡ **癌の可能性，手術の適応**。
2 腹部超音波・CT検査にて，①広基性，②腫瘍内に血流・造影効果あり，③胆嚢底部に壁肥厚。➡ **肝臓への腫瘍浸潤を伴う胆嚢癌と診断**。

- ⓐ：コレステロールポリープではなく，経過観察はできない。
- ⓑ，ⓒ：画像診断は，腺腫性ポリープではなく癌。術前診断が「癌」であれば「早期癌」であっても開腹下胆嚢摘出術が推奨される（腹腔鏡下胆嚢摘出術は推奨されていない）。
- ⓓ，ⓔ：進行胆嚢癌の根治手術は，開腹下の胆嚢摘出術（＋リンパ節郭清）＋肝床部切除が望ましい。

発展問題 （問）この症例や疾患について，正しいものに〇，誤ったものに×を示せ。

( ) 1. 深達度診断に超音波内視鏡検査（EUS）は有用ではない。
( ) 2. 胆石に対する腹腔鏡下胆嚢摘出術を行い癌が併存していた。断端陰性の深達度ss胆嚢癌であったが，経過観察とした。
( ) 3. 胆嚢癌に対する腹腔鏡下胆嚢摘出術で最も問題となるのは，術中の胆嚢損傷による腹膜播種である。
( ) 4. 胆嚢癌に対して推奨される術後補助療法のレジメンはない。

⇒「消化器外科専門医へのminimal requirements」の胆道4（1）参照

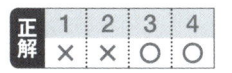

正解 1:× 2:× 3:〇 4:〇

VI 胆道

2 黄疸の精査にて，胆嚢の異常を指摘された患者

問題

63歳の女性。家族に黄疸を指摘され，近医受診。精査加療目的にて紹介となった。血液検査所見：赤血球480万/μL，Hb 11.8g/dL，白血球9,900/μL，総蛋白6.2g/dL，アルブミン4.3g/dL，総ビリルビン2.8mg/dL，直接ビリルビン2.1mg/dL，AST 88 IU/L，ALT 220 IU/L，アルカリホスファターゼ840 IU/L，CRP 5.4mg/dL。CEA 19.4ng/mL。腹部造影CT像（図1）を示す。全身検査にて他臓器に病変は認めなかった。

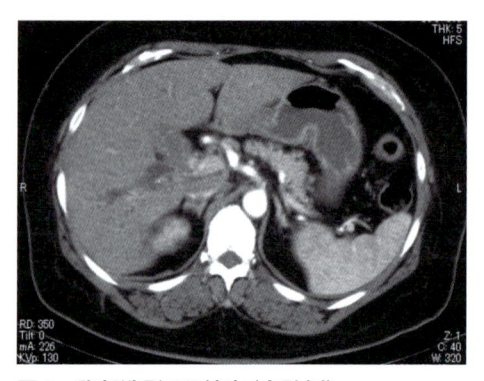

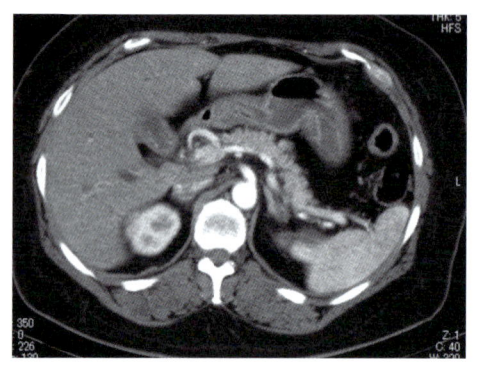

図1 腹部造影CT検査（自験例）

▶本疾患について正しいものを1つ選べ。

ⓐ 経過観察
ⓑ 腹腔鏡下胆嚢摘出術
ⓒ 胆嚢摘出術＋肝床部切除術（＋リンパ節郭清）
ⓓ 胆嚢摘出術＋拡大肝右葉切除術（＋リンパ節郭清）
ⓔ 化学療法

もっと勉強したい君へ 専門医試験問題：（17回公表設問20）

Goal！ 胆嚢内の腫瘍性病変について問う。
➡ 進行胆嚢癌の広がり診断と治療についての知識の使いかたを学ぶ。

病歴と画像からキーワードを読み取る！：与えられた情報の分析

1 病歴
- 63歳の女性，黄疸（直接ビリルビン優位）。 ➡ 閉塞性黄疸
- 腫瘍マーカーはCEA（高値）。

2 CT検査（図2）
- 造影効果を伴う，不整胆囊壁肥厚（図2）。 ➡ 胆囊壁不整肥厚を伴う胆囊腫瘍：造影効果あり，肝床および肝門部浸潤，肝内胆管拡張を有し，進行胆囊癌と診断
- 肝床部への浸潤を認める（図2のa）。
- 右肝内胆管の拡張を認める（図2のb）。
- 肝門部への浸潤を疑う。

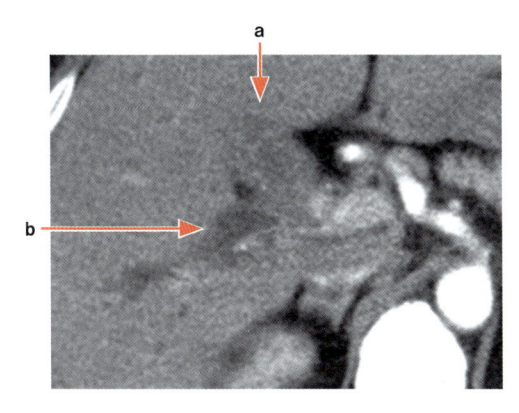

図2

必要な基礎知識：消化器外科専門医の知識のエッセンス

進行胆囊癌に関する必要な知識のリスト
- 知識1. 胆囊癌の画像診断
- 知識2. 胆囊癌の広がり診断（病期診断）
- 知識3. 胆囊癌の治療方針と予後

知識1
進行胆囊癌の画像診断

■進行胆囊癌
- 深達度ss以深（早期癌は深達度m～mp）
- 進行胆囊癌の鑑別診断として，胆囊腺筋症，高度胆囊炎，特殊胆囊炎（黄色肉芽腫性胆囊炎）が挙げられる（表1）。
- 進行胆囊癌の画像診断では，以下の3点が重要である。
  - 遠隔転移の有無
  - リンパ節転移の有無
  - 腫瘍の局所進展の評価（知識2参照）

Ⅵ 胆道

VI 胆道

表1　進行胆嚢癌の鑑別診断

	胆嚢癌	胆嚢腺筋症	高度の胆嚢炎	黄色肉芽腫性胆嚢炎
US	・ポリープよりやや高エコー ・大型で肝浸潤を伴う場合は塊状型を示すこと多い	・限局した壁肥厚 ・RAS内の小結石を反映した壁内小嚢胞像 ・コメットサイン	・炎症の波及により壁肥厚，肝床部の変化，周囲膿瘍形成を認める ・debrisとよばれる異常エコーを認め，腫瘤と類似した像 ・胆嚢炎の臨床症状が癌との鑑別の参考になる ・短期間の画像所見で変化あり	・胆嚢内脂肪沈着を伴う胆嚢炎。通常RASもしくは破綻したRASを認める ・急性胆嚢炎症状で発症し，その後くすぶり続ける。そのためびまん性あるいは限局性壁肥厚，肝床変化を認めることがある
CT	・造影効果あり ・壁肥厚と胆嚢から肝側へ連続する不均一な病変の存在 ・胆嚢壁と肝内腫瘤の造影パターンが同じ	・限局した壁肥厚 ・肥厚した壁全体に均一に造影されることで癌と鑑別できる	・造影にて壁不整を認めるも全体が均一に造影 ・肝床部の変化は，胆嚢炎では胆嚢壁と肝床の連続がなく，淡く造影されることで癌浸潤と鑑別できる	・低吸収を呈し，造影されにくい ・壁内のlow density massがあり，これが癌との鑑別に有用 ・診断技術が進んだ現在でも，胆嚢癌との鑑別は難しい

知識2　胆嚢癌の広がり診断（病期診断）

- 広がり診断（病期診断）により術式が決定される。
- 術前病期診断には限界があり，術中迅速病理診断を行うことが多い。
- 進展形態別の代表的な診断法について表2に示す。

表2　胆嚢癌の局所進展診断

	検査モダリティー	特性
リンパ節転移診断	CT	前後径10mm以上，造影効果がリング状あるいは不均一である（検出率38〜65%）
	MRI	リンパ節転移に対する感度は56〜92%，特異度は89%
胆管系への浸潤	ERC/PTBDによる直接胆管造影	胆嚢管，総肝管への浸潤の評価に有用 癌の浸潤により閉塞，狭窄，壁不整像を認める
	MRI	胆管浸潤診断の感度は62〜100%，特異度は89%
	US	水平方向の癌進展のうち，上流方向は拡張胆管の狭窄部までとされ，ふつうUSで描出される腫瘤像や壁肥厚の範囲よりやや広い。同様に下流方向の進展度診断は困難なことが多い 垂直方向の進展度は腫瘤像や壁肥厚を認める部位で診断
肝床部への浸潤	CT	肝内直接浸潤の正診率はHinf 0，1，2，3でそれぞれ95%，83%，67%，78%と報告 肝直接浸潤が2cm未満の場合の正診率は81%，2cm以上の場合は100%
	MRI	肝内直接浸潤診断の感度は67〜100%，特異度は89%
門脈・動脈系への浸潤	CT	門脈・肝動脈への癌浸潤の有無，浸潤範囲を正確に判断するのには限界あり
	血管造影	血管造影所見での硬化，進展といった微妙なものは十分な知識と熟練が必要
	US	門脈や肝動脈壁周囲の結合織を反映すると高エコー層の消失があれば浸潤あり

（「肝胆膵の画像診断」2011を参考）

知識3　胆嚢癌の治療方針と予後

- 腺癌である胆嚢癌は放射線化学療法の効果に乏しく，手術治療が唯一根治を望める治療法となる。
- 治療アルゴリズムを図3に呈示。

```
                    ┌─────────┐
                    │  胆道癌  │
                    ├─────────┤
                    │外科切除の可否│
                    └────┬────┘
           ┌─────────────┴─────────────┐
      ┌────┴────┐                 ┌────┴────┐
      │ 切除可能 │                 │切除不可能│
      └────┬────┘                 └────┬────┘
           │                ┌──────────┴──────────┐
      ┌────┴────┐      ┌────┴──────────┐   ┌─────┴──┐
      │ 外科切除 │      │化学療法,放射線療法ほか│   │ 緩和治療 │
      └────┬────┘      └───────────────┘   └────────┘
    ┌──────┴──────┐
┌───┴──┐     ┌───┴──┐
│治癒切除│     │非治癒切除│
└───┬──┘     └──────┘
    │
┌───┴────┐
│術後補助療法│
└────────┘
```

手術の可否:
- 所属リンパ節転移例は切除可能。
- 遠隔転移(肝,肺,腹膜,遠隔リンパ節転移)は切除不能。
- 胆嚢癌では大動脈周囲リンパ節転移陽性も遠隔転移とみなされる。
- 局所進展因子についてもコンセンサスはない。

- 術後補助療法：現時点では推奨なし
- 切除不能・再発進行癌に対する化学療法：ゲムシタビン＋CDDPが標準レジメン

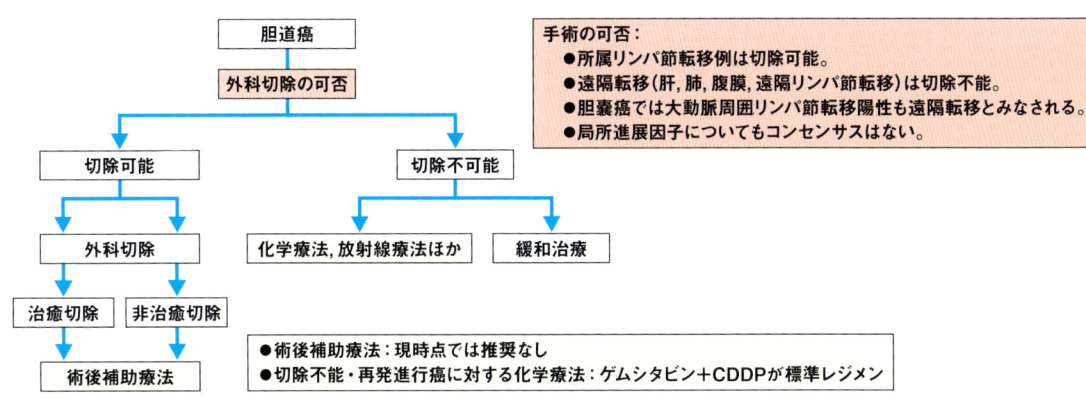

図3 胆嚢癌治療アルゴリズム

(胆道癌診療ガイドライン第1版．より引用改変)

〈進行胆嚢癌の治療〉

- ss癌以上では胆嚢と肝床部の肝部分切除あるいはS4a＋S5切除，加えて肝十二指腸靱帯内，総肝動脈周囲，膵頭後部のリンパ節郭清。
- 肝切除範囲は腫瘍の**進展範囲に応じて決定する**。
- 肝内直接浸潤(肝床浸潤)例は原則腫瘍進展範囲の肝部分切除。グリソン温存可。
- 肝門部浸潤は拡大肝右葉切除術と尾状葉切除。グリソン温存不可。
- **表3**に局所進展に応じた各術式の適応を示す。ただし，手術可否の判断において局所進展因子については，コンセンサスはない。また各術式の長期成績は小規模観察研究のみで確立していない。
- 進行胆道癌の手術侵襲は大きいものが多く，全身状態に応じて適応を考慮すべき。

表3 胆嚢癌に対する術式の適応

術式	適応
拡大胆嚢摘出術	深達度SS，癌浸潤が肝床に存在しMPは越えるが肝実質には達しない胆嚢体底部の癌
中央2区域切除術	癌は肝床浸潤型でHinf 3であるが，癌進展範囲が前区域と内側区域に限局
拡大肝右葉切除術	肝浸潤が高度，あるいは高度ではないが右グリソンに浸潤がある癌(Binfが認められなくてもCalot三角に浸潤が及んでいると判断される癌も含む)
尾状葉切除	肝門部への浸潤が高度で，左右の肝管が分断されている場合には肝門部胆管癌と同様に尾状葉全切除も行う
膵頭十二指腸切除術	主病巣や転移リンパ節から膵頭部や十二指腸に直接浸潤がある場合 膵頭領域の高度なリンパ節転移

〈胆嚢癌の予後〉

- 胆嚢癌の全切除後の1年生存率は68％，3年ならば47％，5年ならば42％(全国胆道癌登録調査報告)。
- 胆管癌の5年生存率は約30％。

VI 胆道

診断と治療へのナビゲーション：知識の使いかた！

鉄則1 進行胆嚢癌の主な鑑別診断は，①胆嚢腺筋症，②高度胆嚢炎，③特殊胆嚢炎（黄色肉芽腫性胆嚢炎）。

鉄則2 進行胆嚢癌の手術適応は，①耐術性良好，②遠隔転移なし，③大動脈周囲リンパ節転移なし。

鉄則3 進行胆嚢癌の手術における肝切除範囲決定因子は，①肝床部浸潤，②胆管浸潤，③門脈・動脈浸潤。

答え [d]

▶本症例では，

1. 造影CTから不整胆嚢壁肥厚および肝床部浸潤，肝内胆管拡張より肝門部浸潤を伴う進行胆嚢癌と判断した。
2. CEAが上昇しているものの，非治癒切除因子はなく，拡大肝右葉切除術を行った。

発展問題

（問）この疾患について，正しいものに○，誤ったものに×を示せ。

( ) 1. リンパ節転移がなく深達度SSまでの胆嚢癌を早期胆嚢癌と定義する。
( ) 2. 遠隔転移があっても，R0手術が可能であれば手術適応である。
( ) 3. 尾状葉切除の必要性は肝門部浸潤の程度により決定する。
( ) 4. 切除不能・再発進行癌に対する化学療法はゲムシタビン＋S-1が標準レジメンである。
( ) 5. 一般に胆管癌に比べ予後は良い。

⇒「消化器外科専門医へのminimal requirements」の肝臓5(1)，(3)参照

正解 1:× 2:× 3:○ 4:× 5:○

3 スクリーニング検査で左肝内胆管の拡張を指摘された患者

問題

71歳の女性。毎年，消化器の定期検査を受けていた。血液検査では肝・胆道系酵素の上昇を認め，腹部超音波検査にて左肝管および肝内胆管の拡張を認めたため，精査を行った。造影CT検査（図1）および内視鏡的逆行性胆管造影を示す（図2）。受診時は特に症状はなかった。

血液検査所見：白血球6,200/μL，Hb 11.2g/dL，総ビリルビン0.7mg/dL，AST 56 IU/L，ALT 82 IU/L，ALP 452 IU/L，γ-GTP 188 IU/L。

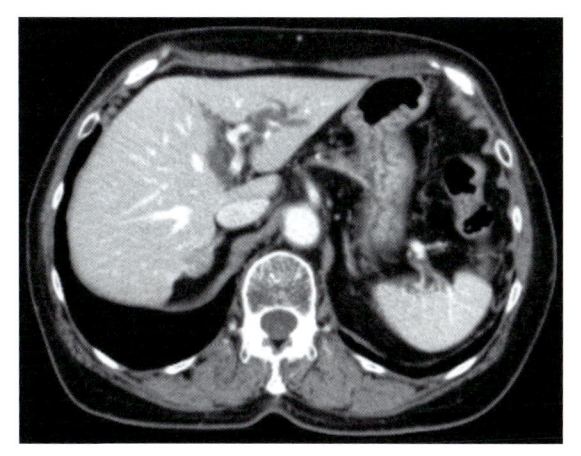

図1　造影CT像（自験例）

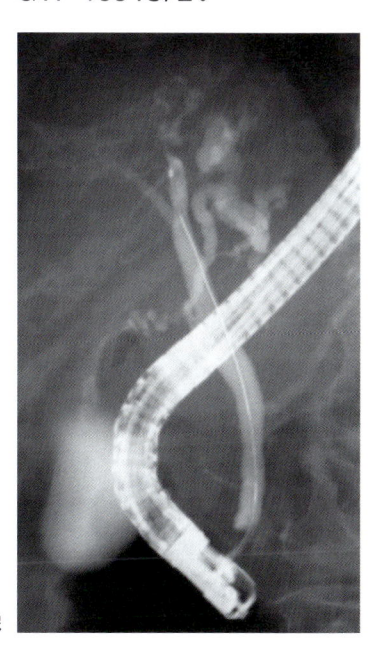

図2　内視鏡的逆行性胆管造影像

▶この疾患について正しいものを1つ選べ。

ⓐ 肝左葉に肝内結石を認める。
ⓑ 左右肝管分岐部の狭窄を認める。
ⓒ 胆管内に血液が充満している。
ⓓ 放射線治療が有効である。
ⓔ 通常の肝内胆管癌と比べ予後は良好である。

もっと勉強したい君へ　専門医試験問題：（18回公表設問30）

Goal ! 明らかな腫瘤を認めず，区域性に肝内胆管の拡張を示す疾患について問う。
→ 胆管内乳頭状腫瘍（intraductal papillary neoplasm of bile duct：IPNB）の分類，診断，治療についての知識の使いかたを学ぶ。

Ⅵ 胆道

病歴と画像からキーワードを読み取る！：与えられた情報の分析

① CT画像
- 肝内胆管左枝は臍部を中心に拡張し、拡張した胆管内に淡く造影される結節を認める（図3aの矢印）。 ➡ **区域性の肝内胆管拡張を伴う胆道疾患。鑑別：IPNB，肝門部胆管癌，肝内結石など**

② ERCP画像
- 左肝管から末梢は著明な拡張（図3b）と不定形透亮像を認める（図3b）。
- 腫瘍による狭窄像や結石を疑う陰影欠損などは認めない。

③ 血液検査
- 肝胆道系酵素の上昇あり。

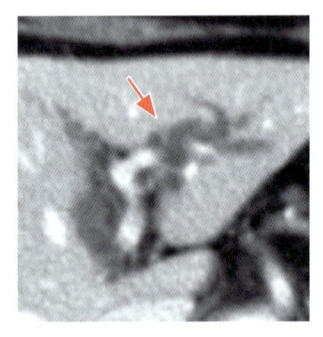

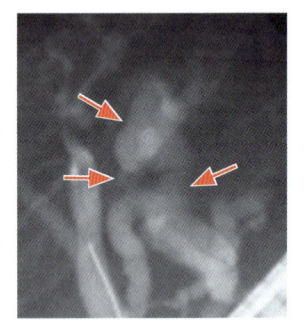

図3a　　　図3b

必要な基礎知識：消化器外科専門医の知識のエッセンス

胆管内乳頭状腫瘍（IPNB）の治療方針決定のための必要な知識のリスト

- 知識1．胆管内乳頭状腫瘍の基礎知識と鑑別
- 知識2．胆管内乳頭状腫瘍を構成する疾患
- 知識3．胆管内乳頭状腫瘍の治療と予後

知識1
胆管内乳頭状腫瘍の基礎知識と鑑別

- 肝内外の胆管内腔で胆管被覆上皮が**乳頭状に発育**し，しばしば**粘液過剰産生**や**胆管拡張**を呈する腫瘍の総称。
- **明らかな肝腫瘤を認めず，区域性に胆管拡張を示す胆道疾患**が鑑別診断として挙げられる（表1）。

表1　明らかな腫瘤を認めず，肝区域性に肝内胆管拡張を示す疾患

	胆管内乳頭状腫瘍	肝門部胆管癌（胆管浸潤型）	肝内結石
CT	拡張胆管内の胆管壁肥厚や結節 単房性あるいは多房性の囊胞状腫瘍	拡張胆管中枢側の胆管壁肥厚（遅延性濃染） 脈管浸潤	胆管内の石灰化像（肝内はビリルビンカルシウム石が多い）
胆道造影	不定形の大きな透亮像（粘液） 十二指腸乳頭の開大や粘液流出	胆管狭窄と同部より末梢側の胆管拡張	陰影欠損像
その他	腫瘍の多発例あり（乳頭腫） 発熱，黄疸など胆管閉塞，胆管炎症状の自然消退や再燃	病変の進展度診断がしばしば困難 胆管癌の初発症状は黄疸（90％）	肝内結石は左枝に多い 症状は腹痛（66％），発熱（31％），黄疸（8％）

知識2
胆管内乳頭状腫瘍を構成する疾患（図4）

- 粘液産生や胆管拡張の程度が異なるが，従来知られていた胆管内腔で乳頭状発育する以下の腫瘍群がIPNBに含まれる。

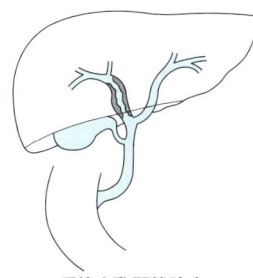

a. 胆管内乳頭状腺癌
高分化型腺癌である

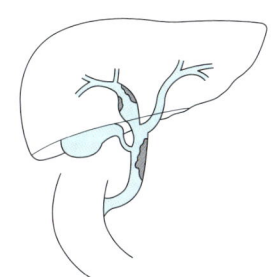

b. 胆管乳頭腫
多発例あり（乳頭腫症）
低悪性度と考えられる

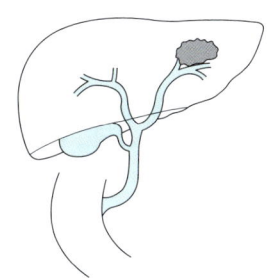

c. 嚢胞状拡張を示す胆管腫瘍
胆管腔と交通のある
胆管嚢胞腺腫/腺癌
卵巣様間質はみられない

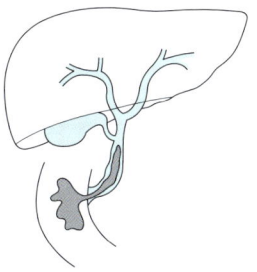

d. 粘液産生性胆管腫瘍
大量の粘液産生を伴う

図4　胆管内乳頭状腫瘍のシェーマ

（胆道2007; 21（1）. より引用改変）

知識3
胆管内乳頭状腫瘍の治療と予後

- **外科的切除が第一選択**と考えられる。リンパ節郭清については肝十二指腸間膜・膵周囲・総肝動脈周囲リンパ節郭清が適切であるとの報告がある。通常の肝内胆管癌に比べ**予後はよい**。
- 腫瘍の進展範囲の診断が重要 ➡ 進展範囲に対応する術式を選択する（図4に対応する術式を以下に示す）。
  a：肝右葉切除，b：肝右葉＋肝外胆管切除，c：肝左葉切除，d：膵頭十二指腸切除。

診断と治療へのナビゲーション：知識の使いかた！

鉄則1　胆管内乳頭状腫瘍の画像上の特徴は，①胆管の狭窄像のない著明な胆管拡張（粘液産生），②明らかな腫瘤を認めない，③拡張した胆管内腔の腫瘍病変。

鉄則2　胆管内乳頭状腫瘍の鑑別すべき疾患は，**非乳頭型胆管癌**と**胆管結石**。

鉄則3　胆管内乳頭状腫瘍は，**リンパ節郭清を伴う外科的切除（R0）**が第一選択。

答え

▶本症例では，

1. 左肝管から末梢側は著明に拡張し，拡張した左肝管内腔に淡く造影される結節を認める。➡ 粘液を産生する**胆管内乳頭状腫瘍（IPNB）**を最も疑う。
2. 胆管内には粘液を認める。
3. ERCPでは，浸潤型胆管癌を疑う胆管の狭窄や結石を疑う陰影欠損などは認めない。
4. IPNBは外科的切除が第一選択で，肝内胆管癌よりも予後は良好である。

[e]

発展問題　（問）この症例について，正しいものに○，誤ったものに×を示せ。

（　）1. 悪性であれば，胆管内腫瘍が乳頭状に増殖する低分化型腺癌である。
（　）2. 大量の粘液産生は胆管炎の原因にもなりうる。
（　）3. 多発例がある。
（　）4. 外科的切除の際はリンパ節郭清を行う必要はない。

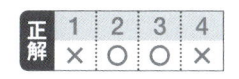

⇒「消化器外科専門医へのminimal requirements」の胆道5（2）参照

正解　1 ×　2 ○　3 ○　4 ×

VI 胆道

4 黄疸の精査にて来院した患者

問題

58歳の男性。家族から黄疸を指摘され前医を受診。腹部造影CT（図1）とERCP（図2）施行後，加療目的にて当院紹介となった。遠隔転移や門脈本幹への浸潤はないものの，入院後に39.2℃の発熱を認め，血液検査にて白血球14,000/μL，CRP 9.8mg/L，総ビリルビン13.5mg/dL，アルブミン3.6g/L，プロトロンビン活性値82％であった。腹水や肝性脳症などの所見は認めなかった。

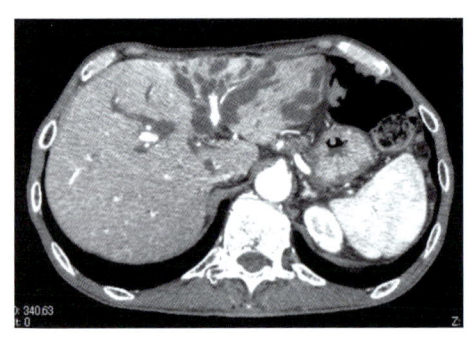

図1 腹部造影CT（自験例）

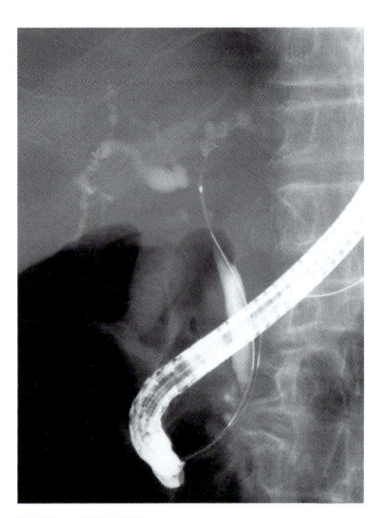

図2 ERCP

▶この疾患に関して，以下の選択肢より誤りを1つ選べ。

ⓐ 胆道ドレナージを行う。
ⓑ 術前右側門脈塞栓術を行う。
ⓒ CTによる予定残肝容積の測定は有用である。
ⓓ 肝左葉切除＋尾状葉切除＋肝外胆管切除術を行う。
ⓔ 胆汁監視培養は可能であれば行う。

もっと勉強したい君へ 専門医試験問題：（17回公表設問28）（19年教育集会3）

Goal！ 肝左葉の管内胆管の著明な拡張と左右肝管合流部の強度な狭窄を示す疾患の診断と治療を問う。
➡ 肝門部胆管癌の存在診断と範囲診断，術前の胆管炎に対する適切な対応ができる知識の使いかたを学ぶ。

病歴と画像からキーワードを読み取る！：与えられた情報の分析

1 病歴
- 黄疸。
- 39.2℃の発熱。
- 遠隔転移・門脈浸潤なし。

2 血液検査
- 白血球：14,000/μL。
- CRP：9.8mg/L。
- 総ビリルビン：13.5mg/dL。
- アルブミン：3.6g/L。
- プロトロンビン活性値：82％。

3 画像
- CT：肝左葉を中心に管内胆管の著明な拡張を認める（図3）。
- ERCP：上部総胆管から左側肝管にかけて狭小を認める（図4）。

> 黄疸，胆管炎を併発している肝門部胆管癌
> 上部総胆管〜左側肝管を主座

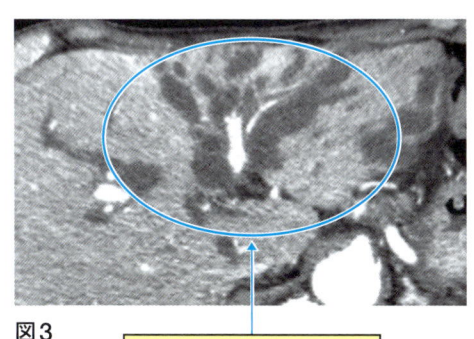

図3
肝外側・内側区域を中心とした肝内胆管の拡張

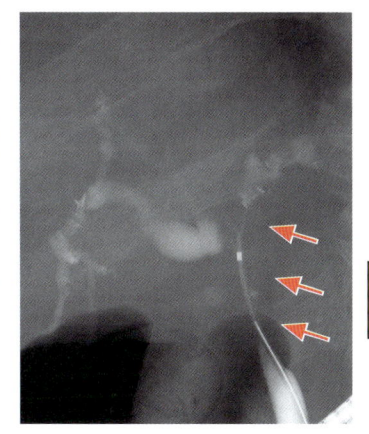

図4
上部総胆管から左側肝管にかけて狭小

必要な基礎知識：消化器外科専門医の知識のエッセンス

肝門部胆管癌の診断と治療に関する必要な知識のリスト
- 知識1. 手術に必要な局所解剖と手術適応
- 知識2. 肝門部胆管癌の周術期管理

知識1
手術に必要な局所解剖（図5）

- 左肝動脈は肝十二指腸靱帯左縁を走行し，胆管とほとんど接することがない。
- 右肝動脈は総肝管背側を抜けて右葉に向かうため，この部位で癌の浸潤を受けやすい。
- 右肝管分岐部は肝門部右側（門脈右枝直上）にある。
- 左側胆管が右側胆管より長く切離可能である（surgical marginが確保しやすい）。
- 胆管尾状葉枝（全部で6本）の多くは左右肝管分岐部付近に直接流入している。
- 門脈右枝に比べて門脈左枝が長い。
- 遠隔転移なく，R0になれば手術適応（門脈再建，肝動脈再建も行われる）。

Ⅵ 胆道

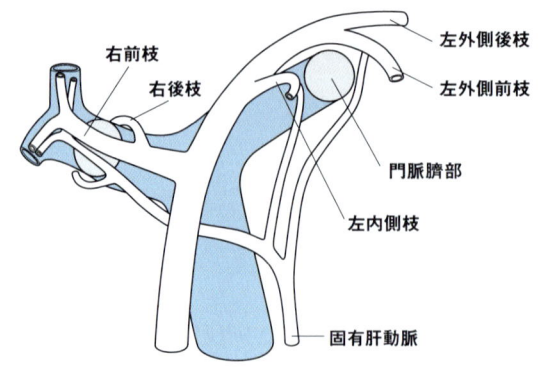

図5 肝門部の局所解剖　（消化器外科1997より引用改変）

知識2
肝門部胆管癌の周術期管理

- **黄疸を伴う胆管炎発症例**や，**広範囲な肝切除予定例**に対しては，**術前の胆道ドレナージは必要**である。
  - 胆道ドレナージは，**片側肝葉（残存予定肝）のみのドレナージ**で対応できる。
  - ただし，①術式の選択に迷う症例，②胆管炎の併発症例，③減黄不良などの症例に対しては両葉ドレナージを行う。
  - また，胆道ドレナージを行うと，ほぼ100％の症例で二次的に胆汁感染が発生するため，**胆汁監視培養**は周術期における抗菌薬の選択に必要である。
- 黄疸肝において**CTによる予定残肝容積の測定は有用**である。
  - ICG排泄試験は，胆管炎を併発していない減黄後の残肝予備能評価として有用性が期待できる。
- 肝右葉切除以上，あるいは切除率50～60％以上の肝切除を予定する症例のうち，特に黄疸肝症例には**術前門脈塞栓術**を考慮すべきである。
  - 門脈塞栓術は**切除肝側の門脈を塞栓**する。
  - 塞栓領域の肝は萎縮し，残存予定肝の体積は**2～3週間**で有意に大きくなる。
- 肝門部胆管癌における唯一の根治治療は外科切除である。
  - 肝門部胆管癌の標準術式は，**系統的肝切除＋尾状葉切除＋肝外胆管切除**である。
  - 系統的肝切除とは**右葉切除，右3区域切除，左葉切除，左3区域切除**を指す。
  - 肝門部胆管癌に対する尾状葉切除の有用性に関して，RCTを行って検討した報告はないものの，尾状葉合併切除の有用性が期待できる可能性がある。
  - また，門脈合併切除例は，切除不能例に比較すると有意に予後は良好であり，門脈合併切除の有用性が期待できる可能性がある。
- 術後補助化学療法に関しては，現状では推奨すべきレジメンがない。
  - ただし，**ゲムシタビン**または**テガフール・ギメラシル・オテラシルカリウム配合剤（TS-1）**の有用性が期待されている。

診断と治療へのナビゲーション：知識の使いかた！

鉄則 1 肝門部胆管癌の手術適応は，**遠隔転移のないR0可能病変**であり，標準術式は，**系統的肝切除＋尾状葉切除＋肝外胆管切除**である。

鉄則 2 黄疸を伴う肝門部胆管癌には，**①片側肝葉（残存予定肝）胆道ドレナージ，②胆汁監視培養，③残肝容積の評価**が重要である。

鉄則 3 切除容積が50～60％になる肝門部胆管癌の手術には，**切除肝側の門脈塞栓**。

答え

▶本症例は，

1. 胆管炎を併発し，閉塞性黄疸を伴う**根治切除可能な肝門部胆管癌**の症例である。
2. 病変の主座は左側肝管であるため，**肝左葉切除＋尾状葉切除＋肝外胆管切除術**を行う。
3. しかし，**胆管炎を伴う黄疸を併発しているため，胆道ドレナージが必要**である。
   ➡ **胆汁うっ滞による肝障害を抑えるために，残肝の胆道の減圧を図る**。胆道ドレナージの経路は，経皮経肝的あるいは経内視鏡的のどちらでもよい。本症例では残肝予定の肝右葉の肝内胆管の拡張はなく，**左側肝内胆管を主座とした胆管炎**が考えられるため，**左側肝内胆道ドレナージを行う**。
4. 経皮経肝胆道ドレナージの場合，胆管拡張がみられる外側区域より穿刺し，カテーテル先端を右肝内胆管の前・後区域枝分岐部近傍への留置を検討する。
5. 胆道ドレナージを行うと，二次的に胆汁感染が発生するため，**胆汁監視培養**は周術期における抗菌薬の選択に必要である。
6. 黄疸肝において**CTによる予定残肝容積の測定は有用**であり，肝右葉切除以上や切除率50～60％以上の肝切除を行う場合は，**術前門脈塞栓術**を考慮する必要がある。
   ➡ **本症例は肝左葉切除術であり，残肝容積は問題ないと考えられる**。

発展問題

（問）本症例について，正しいものに〇，誤ったものに×を示せ。

( ) 1. 門脈浸潤がある場合，合併切除をすることで根治切除が可能となれば門脈合併切除を行う。
( ) 2. 両側胆管二次分岐までの浸潤がある場合，切除不能と判断する。
( ) 3. Spiegel葉とS2の境界はArantius管とそれに続く小網で区切られており，その間での分離が容易である。
( ) 4. 黄疸肝においてもICG値は残肝予備能評価として有用である。
( ) 5. 術後補助化学療法は臨床試験としてゲムシタビンやTS-1の使用を検討する。

⇒「消化器外科専門医へのminimal requirements」の胆道6参照

正解 1:〇 2:〇 3:〇 4:× 5:〇

VI 胆道

5 眼球結膜の黄染を指摘されて来院した患者

問題

65歳の男性。眼球の黄染および皮膚瘙痒感を認め，近医受診。精査加療目的にて紹介となった。理学所見は眼球結膜に黄染を認めた。

血液検査所見：赤血球430万/μL，Hb 13.8g/dL，白血球8,900/μL，総蛋白7.3g/dL，アルブミン4.2g/dL。総ビリルビン18.5mg/dL，直接ビリルビン14.3mg/dL，AST 390 IU/L，ALT 350 IU/L，アルカリホスファターゼ1,220 IU/L，CRP 3.4mg/dL。

腹部CT像（図1a, b）およびERCP像（図2）を示す。根治手術可能と判断した。

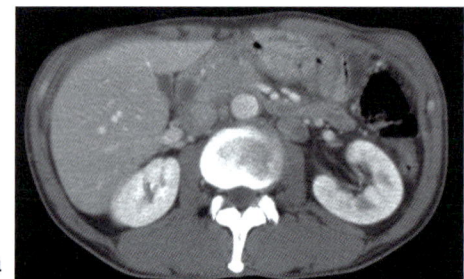

図1 腹部CT像（自験例）

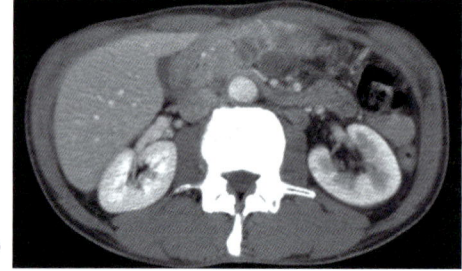

図2 ERCP像

▶本疾患について誤った記載を1つ選べ。

ⓐ 中部胆管の病変である。
ⓑ 門脈浸潤を認めた場合は門脈合併切除術を行う。
ⓒ 標準術式は肝外胆管切除術である。
ⓓ 本疾患の5年生存率は膵癌より良好である。
ⓔ 欧米では切除不能例に対するゲムシタビン＋CDDPの有用性が明らかになった。

Goal！ 閉塞性黄疸をきたす疾患の鑑別診断と治療方針を，適切に行うことができるかを問う。
➡ 問題文や画像診断から，閉塞性黄疸を伴った胆道癌（胆管癌）についての知識の使いかたを学ぶ。

病歴と画像からキーワードを読み取る！：与えられた情報の分析

1 病歴	● 65歳，男性。眼球の黄染および皮膚の瘙痒感を認めた。 ● 血液生化学検査は，総ビリルビン18.5mg/dL，直接ビリルビン4.3mg/dLと直接ビリルビン優位の上昇を認める。	➡ **閉塞性黄疸**
2 腹部造影CT像（図3）	● 図3aでは総胆管が12mm大に拡張しているが，図3bでは総胆管の狭窄を認める。	
3 ERCP像（図4）	● 中部胆管に著明な狭窄像を認める。結石を疑う陰影欠損は認めない。また主膵管にも異常は認めない。	➡ **総胆管結石症，膵癌は否定的であり，中部胆管癌と判断できる。**

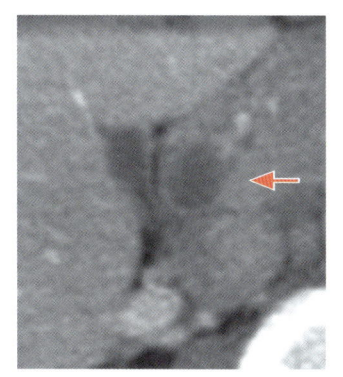

図3a 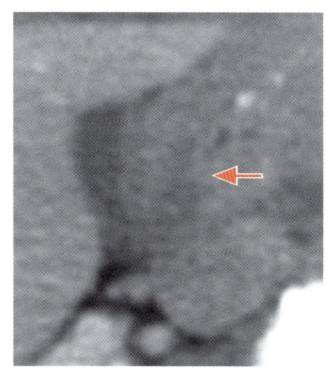　図3b

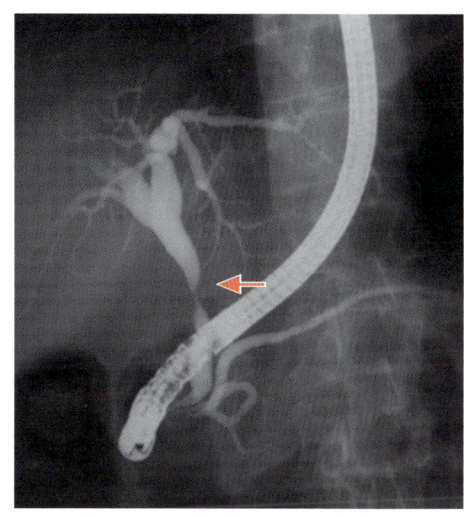

図4

必要な基礎知識：消化器外科専門医の知識のエッセンス

胆管癌の診断と治療に関する 必要な知識のリスト	知識1. 胆道系の解剖学的区分と胆管癌の分類 知識2. 胆道癌治療アルゴリズム 知識3. 胆管癌外科治療法（特に中・下部胆管癌について）

知識1
胆道系の解剖学的区分と
胆管癌の分類（図5, 6）

● 肝門部胆管の下縁から膵上縁までの部分を2等分し，**上部胆管（Bs）**と**中部胆管（Bm）**に分ける（左右肝管合流部は含まない）。
● 膵上縁から十二指腸壁を貫通する部位までの胆管を**下部胆管（Bi）**とする。

VI 胆道

図5 胆道系の解剖学的区分
（胆道癌取り扱い規約第5版より引用改変）

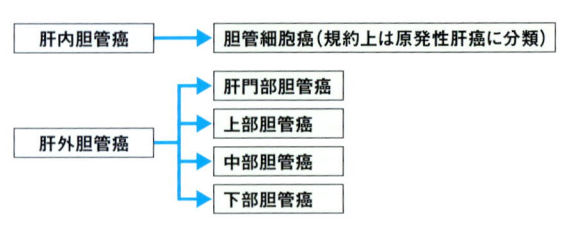

図6 胆管癌の分類

知識 2
胆道癌治療アルゴリズム（図7）

- **術後補助化学療法**に関しては明確なエビデンスはなく，**臨床研究**という位置づけである。
- 切除不能胆道癌に対する化学療法は，本邦では**ゲムシタビン**と**S-1**が用いられている。海外ではゲムシタビン単剤 vs ゲムシタビン＋シスプラチンの比較試験が行われ，後者の有用性が報告されている（Valle JW, et al: Ann Oncol 2013）。

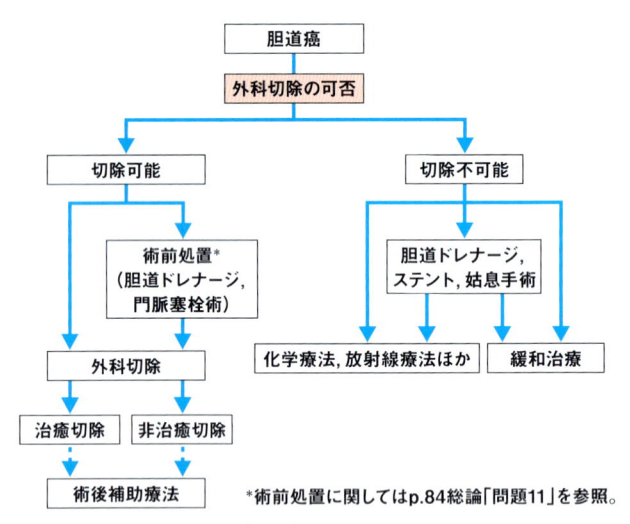

図7 胆道癌治療アルゴリズム
＊術前処置に関してはp.84総論「問題11」を参照。
（胆道癌診療ガイドライン第1版より引用改変）

知識3
胆管癌外科治療法
（特に中・下部胆管癌について）

- **中・下部胆管癌の標準術式は膵頭十二指腸切除術**であるが，乳頭型の病変では，明らかなリンパ節転移を認めず，切除断端陰性（R0）となる症例では，理論的には肝外胆管切除術でも可能である。
- 胆管癌切除後の**予後因子**で最も重要なものは，**切除断端および剥離面の癌遺残の有無**であり，手術ではR0となるように努める必要がある（他臓器，血管合併切除も有用）。
- しかしながら，術中迅速病理検査にて肝側切除断端陽性と診断された場合には，**肝切除を伴った膵頭十二指腸切除術（Hepatopancreatoduodenectomy；HPD）**が必要となる場合がある。EbataらはHPD 85例の死亡率は2.4％であったとしている（Ann Surg 2012）。ただしhigh volume centerの手術成績であり，HPDの適応は慎重に決定する必要がある。

診断と治療へのナビゲーション：知識の使いかた！

鉄則1 中・下部胆管癌の標準術式は，膵頭十二指腸切除術である。

鉄則2 胆管癌切除後の予後不良因子は，切除断端および剥離面に癌遺残があることである。

答え [c]

▶本症例では，

1. 65歳の男性で，血液生化学検査より閉塞性黄疸を生じている。
2. 腹部CT検査，ERCP検査では中部胆管に狭窄を認めるが，陰影欠損は認めず，主膵管の異常も認めない。 → **中部胆管癌**（問題文より根治手術可能）。
3. 中部胆管癌に対する標準術式は**膵頭十二指腸切除術**である。

発展問題 （問）この症例について，正しいものに○，誤ったものに×を示せ。

（ ）**1.** 膵上縁から三管合流部までの胆管を中部胆管という。
（ ）**2.** 他臓器および血管合併切除術によりR0となれば，切除不能例より予後が良好である。
（ ）**3.** 胆道癌の術後補助化学療法はゲムシタビンの1年間投与が有用である。
（ ）**4.** 胆管炎や肝機能障害を伴わなければ術前の減黄処置は不要とする報告がある。

⇒「消化器外科専門医へのminimal requirements」の胆道4参照

正解 1.× 2.○ 3.× 4.○

VI 胆道

6 健診で十二指腸乳頭部に腫瘍を指摘された患者

問題

66歳の男性。3カ月ほど前から，ときどき人から顔が黄色いと言われていたが，特に気にしていなかった。健診の上部消化管内視鏡にて十二指腸乳頭部に腫瘍を指摘され，精査加療目的に当科紹介となった。図1に上部消化管内視鏡所見，図2にCT画像，図3にDIC-CTを示す。図1に示す病変の生検において，腺癌と診断された。明らかなリンパ節腫大，腹水，肝腫瘤性病変を認めない。EUSにて腫瘍の膵浸潤や十二指腸壁浸潤を認めない。心肺肝腎機能は良好である。

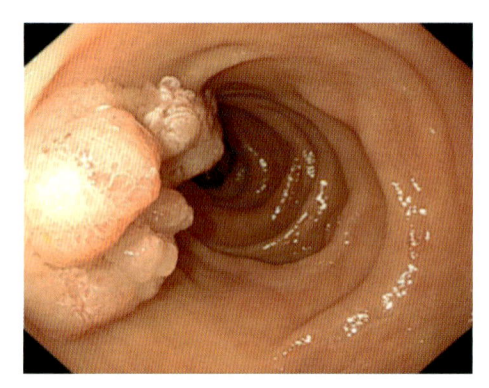

図1 内視鏡所見（自験例）

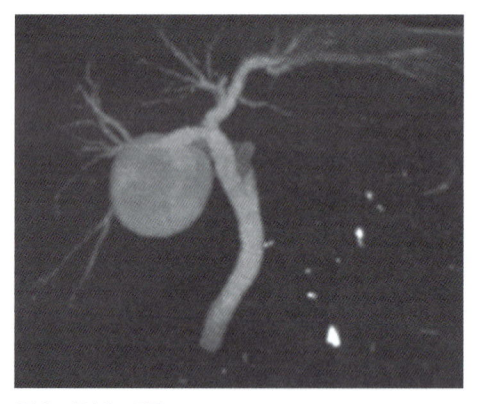

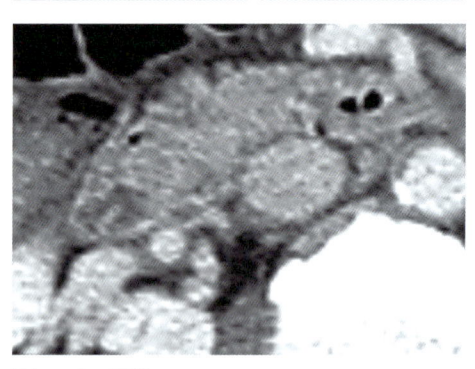

図2 CT画像

図3 DIC-CT

▶治療としての第一選択は何か？ 適切なものを1つ選べ。

ⓐ 開腹下の乳頭切除術
ⓑ 内視鏡的乳頭切除術
ⓒ 十二指腸部分切除術
ⓓ 膵頭十二指腸切除術
ⓔ ゲムシタビン＋TS-1投与

Goal！ 遠隔転移，局所進展のない十二指腸乳頭部癌。
➡ 十二指腸乳頭部癌の治療方針決定のための「知識の使いかた」を学ぶ。

病歴と画像からキーワードを読み取る！：与えられた情報の分析

1 症状
- 3カ月ほど前から，ときどき顔が黄色い。 ➡ **変動する黄疸**

2 GF/腹部CT/DIC-CT所見
（図4〜6）
- GFで十二指腸乳頭部に表面不整な隆起性病変（3cm，図4）。
- CTでは乳頭部腫瘤は描出困難（図5）。 ➡ **十二指腸乳頭部癌**
- 総胆管拡張と下部総胆管の途絶（図6）。
- 生検にて，腺癌。
- 明らかなリンパ節腫大，腹水，肝腫瘤性病変なし。 ➡ **リンパ節転移・遠隔転移なし**
- 膵浸潤や十二指腸壁浸潤を認めない（T1b）。 ➡ **局所浸潤なし**

Ⅵ 胆道

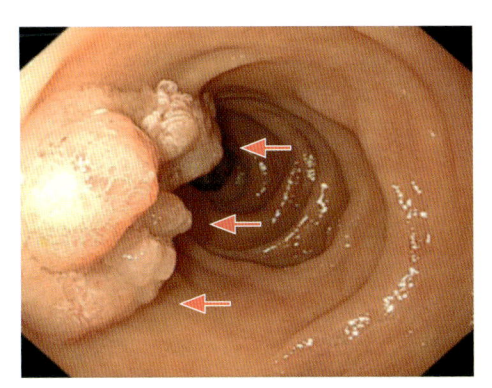

図4　露出腫瘤型の乳頭部癌

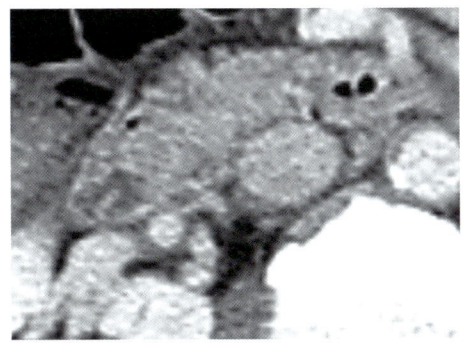

図5　膵頭部腫瘤は描出困難

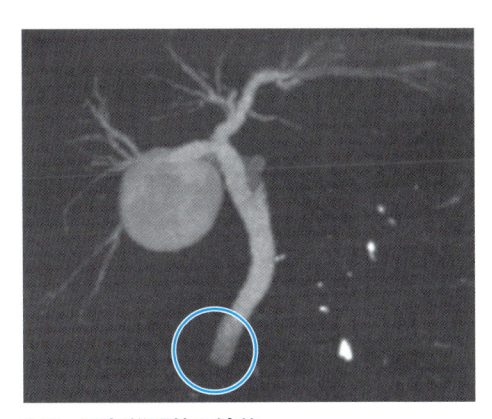

図6　下部総胆管の途絶

必要な基礎知識：消化器外科専門医の知識のエッセンス

| 十二指腸乳頭部癌の治療方針決定のための必要な知識のリスト | 知識1. 十二指腸乳頭部癌の初発症状と鑑別診断
知識2. 十二指腸乳頭部癌の浸潤・進展様式
知識3. 十二指腸乳頭部癌の広がり診断
知識4. 十二指腸乳頭部癌の治療方針と予後 |

VI 胆道

知識 1 十二指腸乳頭部癌の初発症状と鑑別診断

- **定義**：十二指腸乳頭部に発生する上皮性悪性腫瘍。
- **早期十二指腸乳頭癌の定義：組織学的深達度が粘膜内（Tis癌）またはOddi括約筋内にとどまるもの（T1a）でリンパ節転移の有無は問わない。**
- **初発症状**：
  - 十二指腸乳頭部癌の臨床症状は黄疸，発熱，腹痛に次いで全身倦怠感，体重減少，食思不振，背部痛。
  - 初発症状の頻度は，黄疸72〜90%，発熱44〜56%，腹痛35〜45%。
  - **黄疸は，その程度が変動することがあることが特徴。**
- **鑑別診断**：
  - 鑑別診断として，十二指腸乳頭部腺腫が重要。
  - 腺腫と腺腫内癌の鑑別は画像診断では困難。
  - 十二指腸乳頭腺癌は腺腫の adenoma-carcinoma sequence，あるいは *de novo* 発癌の可能性があるとされている。統一された病理組織学的見解なし。
  - 腺腫内癌は腺腫と診断された病変の32.8%。

［寺井祥雄ほか：日消外会誌 2008；41(10)：1797-802. を参考］

知識 2 十二指腸乳頭部癌の浸潤・進展様式

- 十二指腸乳頭部癌における重要な進展様式はリンパ節転移と膵浸潤。
- リンパ節転移は予後因子。
- リンパ節転移は早期癌（Tis + T1a癌）では，きわめて低い（0〜12.5%）。
- 十二指腸壁に浸潤する癌（T2癌，図7参照）のリンパ節転移率は10〜42%と高率。
- 膵臓浸潤（T3癌）を認めた場合のリンパ節転移率は54.1%
- 十二指腸壁浸潤ありで，術後再発率は87.5%。

［原 均ほか：胆道 1998；12(2)., 寺井祥雄ほか：日消外会誌 2008；41(10)., 新井田達雄：日消外会誌 1989；22(8). を参考］

知識 3 十二指腸乳頭部癌の広がり診断

- 十二指腸乳頭部癌の遠隔転移やリンパ節転移の診断には**CT，MRI**が有用。
- 十二指腸乳頭部癌はCTやUSでは腫瘍描出が困難。
- 十二指腸乳頭部癌の**膵浸潤**や**十二指腸壁浸潤**の診断に**EUSやintraductal ultrasonography（IDUS**：ERCP下に，胆管や膵管に細長い管状の超音波を入れ，精細な超音波画像を得る方法）が有用かもしれないとの報告がある。
- **EUSは膵浸潤**判定に優れるが，組織学的膵臓浸潤panc 1a, 組織学的十二指腸浸潤du1判定は困難。つまり早期十二指腸乳頭部癌の診断は困難。
- **膵管・胆管内進展，膵浸潤，十二指腸壁浸潤診断にはIDUS**が優れる（正診率80〜90%）。

（日本癌治療学会：癌診療ガイドライン胆道癌，2007を参考）

知識 4 十二指腸乳頭部癌の治療方針と予後

- 十二指腸乳頭部癌に対する標準治療は**切除不能因子（肝，肺，腹膜転移，遠隔リンパ節転移）**がなく，**心肺肝腎機能が良好**であれば**膵頭十二指腸切除術**（図8）。
- Oddi括約筋を越えない十二指腸乳頭部癌（T1a）ではリンパ節転移率はきわめて低く，縮小手術と標準手術でRCTを行った報告はない。**十二指腸乳頭部癌に対する縮小手術のコンセンサスは得られていない。**

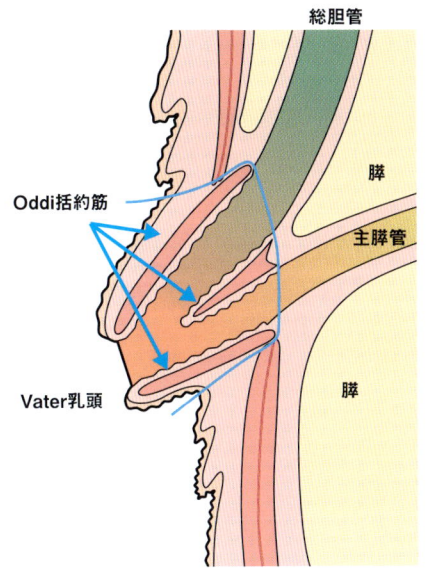

図7 十二指腸乳頭部周囲の解剖

[臨床・病理，胆道癌取扱い規約(第6版)，金原出版，2013より引用改変]

- 十二指腸乳頭腺腫であれば(内視鏡的)乳頭部切除術。
- ただし術前腺腫と診断された切除症例の26％は癌。
- 十二指腸乳頭部癌治癒切除後の5年生存率は50～70％
- 早期十二指腸乳頭部癌の5年生存率は90％以上。
- 予後不良因子は，リンパ節転移，高度脈管浸潤，神経周囲浸潤，膵浸潤，潰瘍型の肉眼型。
- リンパ節転移を有する症例の5年生存率は30％。

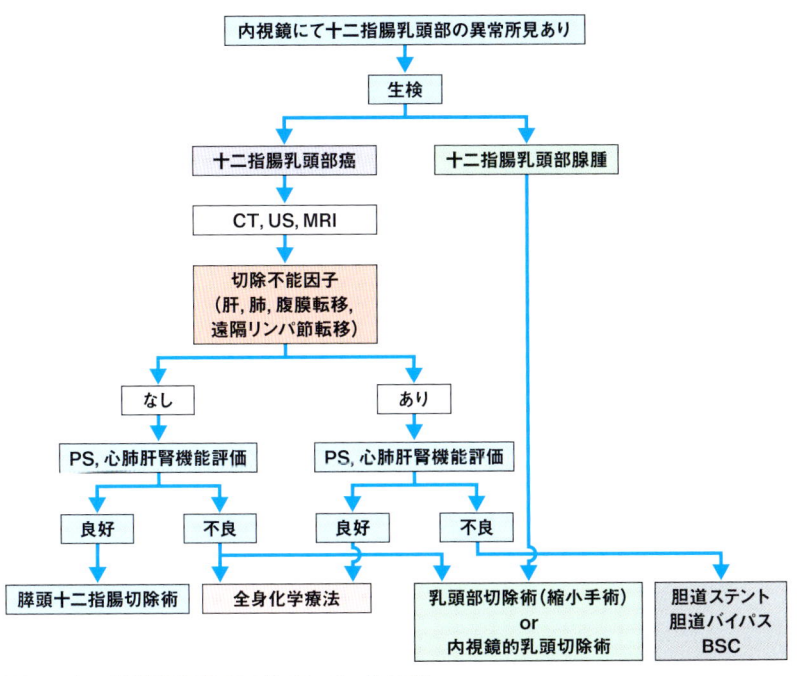

図8 十二指腸乳頭部癌の治療アルゴリズム [著者自作，参考：日本癌治療学会「癌治療ガイドライン胆道癌(2007)」]

VI 胆道

診断と治療へのナビゲーション：知識の使いかた！

鉄則1 十二指腸乳頭部腫瘍の治療は，癌であれば膵頭十二指腸切除術，腺腫であれば（内視鏡的）乳頭部切除術。

鉄則2 十二指腸乳頭部腫瘍の膵管・胆管内進展，膵浸潤，十二指腸壁浸潤診断にはIDUS，遠隔転移やリンパ節転移診断には，CTやMRI。

鉄則3 十二指腸乳頭部癌の予後不良因子はリンパ節転移，高度脈管浸潤，神経周囲浸潤，膵浸潤，潰瘍型の肉眼型。

答え

▶本症例では，

1. 変動する黄疸 ➡ 内視鏡的に十二指腸乳頭部の腫瘍 ➡ 生検にて癌 ➡ **十二指腸乳頭部癌**。
2. 局所の広がり診断として，十二指腸壁浸潤なし，膵浸潤や胆管浸潤判定不能，膵臓周囲軟部組織への浸潤なし ➡ **T1癌**。
3. リンパ節転移なし（N0），遠隔転移なし（M0） ➡ **stage Ⅰ**。

[d]

発展問題

（問）本症例について，正しいものに○，誤ったものに×を示せ。

( ) 1. もし，生検で十二指腸乳頭腺腫の診断であれば，乳頭切除術を施行した。
( ) 2. 十二指腸腺腫内癌であったが，膵頭十二指腸切除術を施行した。
( ) 3. IDUSは膵浸潤判定に有用だが，十二指腸壁浸潤判定には有用ではない。
( ) 4. Oddi括約筋を越えていない十二指腸乳頭部癌の治療は縮小手術が標準である。
( ) 5. 早期乳頭部癌に対しては乳頭部切除術が標準治療である。

⇒「消化器外科専門医へのminimal requirements」の胆道4（3）参照

正解 1:○ 2:○ 3:× 4:× 5:×

7 胆管炎の精査で総胆管の軽度拡張を認めた患者

問題

46歳の女性。上腹部痛・発熱を主訴に紹介医を受診。腹部エコーを行ったところ，総胆管の軽度拡張を認め，胆管炎の診断にて当科紹介となった。以前より，たびたび同様の症状があったとのことで精査を受けた。入院後のERCP像（図1）および造影CT像（図2）を示す。

図1　ERCP像（自験例）

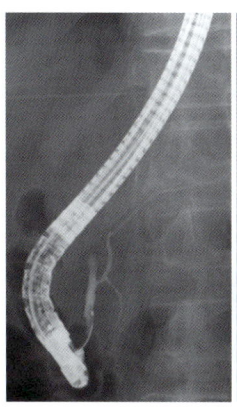

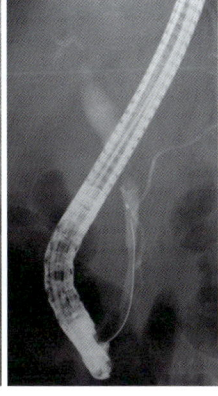

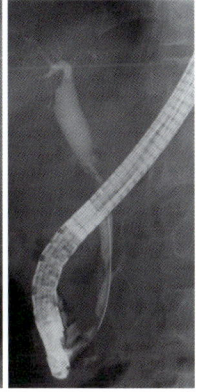

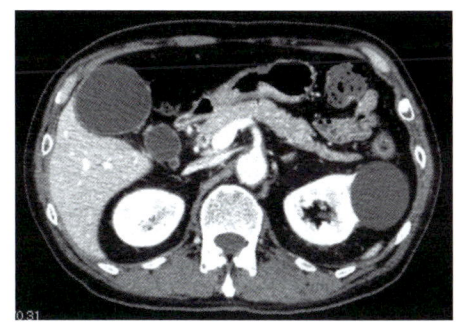

図2　造影CT像

▶正しいのはどれか。

ⓐ 胆管癌は否定的である。
ⓑ 胆汁中のアミラーゼは低値である。
ⓒ 保存的治療にて胆管炎が軽快すれば，経過観察でよい。
ⓓ 悪性疾患の合併がなければ予防的胆嚢摘出術は不要である。
ⓔ 膵管（合流）型の膵胆管合流異常を認める。

もっと勉強したい君へ　専門医試験問題：（9回公表設問19）

Goal !　繰り返す胆管炎の精査で判明した膵胆管合流異常の診断と治療を問う。
➡ 膵胆管合流異常に発生した胆管癌の診断および治療のための知識の使いかたを学ぶ。

VI 胆道

病歴と画像からキーワードを読み取る！：与えられた情報の分析

1 病歴
- 上腹部痛・発熱を自覚。 ➡ 胆管炎
- 腹部エコーにて胆管の拡張。 ➡ 胆管の奇形や閉塞の可能性
- 以前より同様の症状を繰り返す。 ➡ 繰り返す胆管炎

2 ERCP画像
- 下部総胆管より膵管が分岐（図3a）。 ➡ 膵胆管合流異常
- 総胆管中部に不整な狭窄（図3b）とその上流の胆管の軽度拡張あり（図3c）。 ➡ 総胆管癌（疑い）

3 CT画像
- 造影効果を伴う総胆管壁の不整な肥厚（図4）。 ➡ 総胆管癌

図3

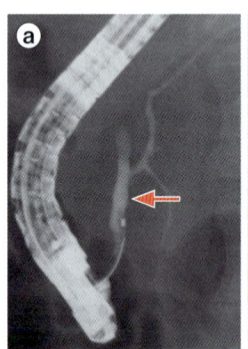

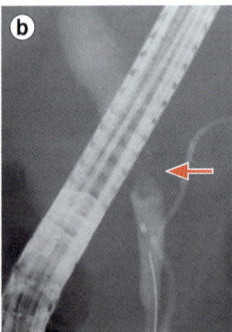

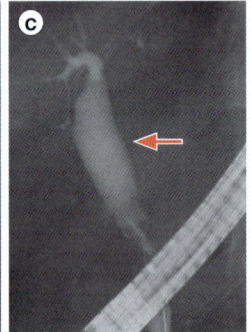

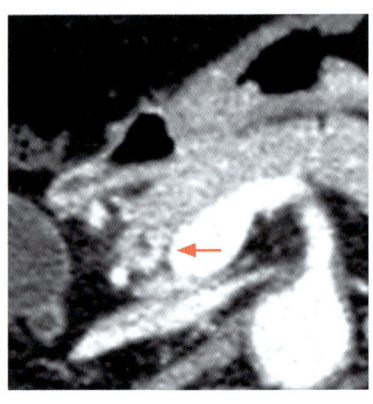

図4

必要な基礎知識：消化器外科専門医の知識のエッセンス

膵胆管合流異常の診断および治療方針決定のために必要な知識のリスト

- 知識1. 膵胆管合流異常の疾患概念
- 知識2. 膵胆管合流異常の病型分類と特徴
- 知識3. 膵胆管合流異常の治療方針と予後

知識1
膵胆管合流異常の疾患概念

- 解剖学的に膵管と胆管が十二指腸壁外で合流する先天性奇形。合流部に括約筋の作用が及ばないため，膵液と胆汁が相互に逆流し，以下のようなさまざまな病態を引き起こす。
  - 膵液胆道逆流現象 ➡ 胆管炎，胆石形成，閉塞性黄疸など。また，高率に胆道癌を発生させる。
  - 胆汁膵管逆流現象 ➡ 急性膵炎を惹起させる。
- 診断基準：直接造影（ERCP・PTCDや術中胆道造影）で異常に長い共通管（図3a）が確認される，あるいは膵胆管が異常な形で合流する。

知識2
膵胆管合流異常の病型分類と特徴

- 膵胆管合流異常は，膵管と胆管の合流形式により，
  ①胆管が膵管に直角に合流する胆管（合流）型，
  ②膵管が胆管に鋭角に合流する膵管（合流）型，
  ③複雑な合流形式を呈する複雑型（上記①，②に当てはまらない），
  の3つに分けられる。
- 膵胆管合流異常は，胆管拡張の有無（径10mm）によっても，
  ①先天性胆道拡張症，
  ②胆管非拡張型膵胆管合流異常，
  の2つに分けられる。
- ＊先天性胆道拡張症は，総胆管が限局性に拡張するⅠa型・Ⅰc型と，肝内と肝外胆管が拡張するⅣ-A型の頻度が高く，これらのほぼ全例に**膵・胆管合流異常を合併**する（図7）。

（「膵・胆管合流異常診療ガイドライン」より）

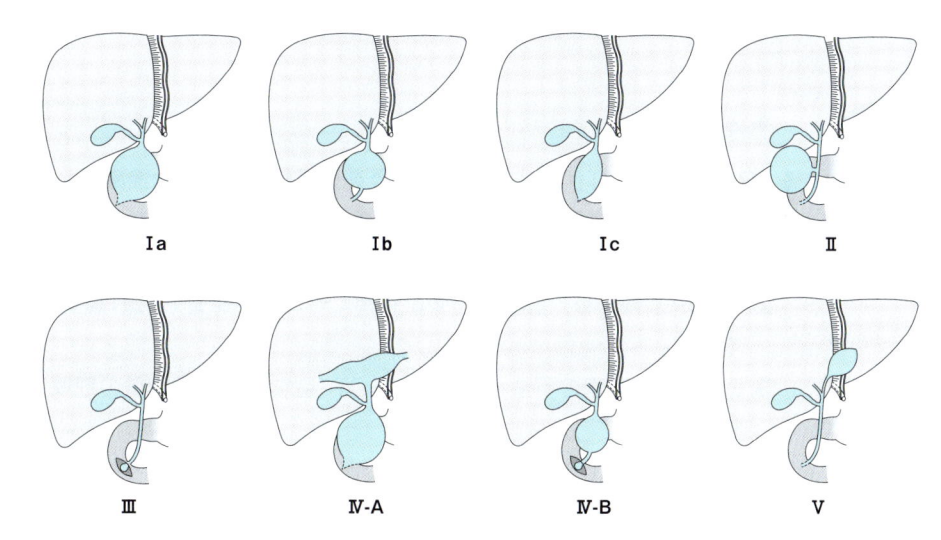

図7 先天性胆道拡張症の戸谷分類

（戸谷拓二ほか：胆と膵 1995より引用）

知識3
治療方針と予後

- 膵胆管合流異常は，胆道同時性・異時性重複癌例が多く，通常の癌発症年齢よりも15〜20歳若年。
- また，胆道癌合併頻度が，胆管拡張の有無により異なる（成人）：①先天性胆道拡張症20％（胆嚢癌60％・胆管癌30％），②胆管非拡張型膵胆管合流異常40％（胆嚢癌90％・胆管癌10％）。
- 手術時期の明確なevidenceはないが，**膵胆管合流異常は胆道癌の発生母地であり，若年での癌発症例もあるため，診断確定後は早期手術（胆道再建）が推奨**。➡ 症状の有無とは無関係に手術適応。
- 病型分類に応じて次のように術式選択を行う。
  ①先天性胆道拡張症 ➡ 拡張胆管内に癌が高率に発生するため，胆嚢を含めた囊胞切除＋胆道再建が基本。
  ②胆管非拡張型膵胆管合流異常 ➡ 高率に胆嚢癌を合併するため，予防的胆嚢摘出術を行うべき［ただし予防的肝外胆管切除（胆道再建）に関しては一定した見解はない］。

Ⅵ 胆道

- 胆道癌合併例では，「癌」の手術に準ずる。
- 胆管非拡張型膵胆管合流異常は先天性胆道拡張症と比較して，診断時の年齢が高齢であり，悪性胆道疾患の合併率が高く，予後不良とされているが明確な根拠はない。

診断と治療へのナビゲーション：知識の使いかた！

鉄則 1 膵胆管合流異常の診断は，**直接造影（ERCP，PTCD，術中胆道造影）**により行われ，特徴的所見は，①**長い共通管**，②**異常な膵胆管合流パターン**，③**胆管癌の併存**である。

鉄則 2 膵胆管合流異常は，**胆道癌の発生母地**であり，症状に関係なく早期手術（病型分類に応じた術式選択）。

▶本症例では，

ERCPおよびCT画像より，**総胆管癌を合併した膵胆管合流異常**と診断する。

1. ERCPより膵胆管合流異常を認める。膵液の胆道内逆流のため，胆汁中の膵酵素は異常高値を示し，慢性胆管炎を生じる。これが胆道癌発生の原因となる可能性がある。
2. ERCP画像より，膵管が胆管に鋭角に合流する**膵管（合流）型膵胆管合流異常**と診断できる。
3. ERCP（総胆管の不整狭窄）およびCT（造影される胆管壁の肥厚）より総胆管癌と診断できる。
4. 胆管癌を合併した膵胆管合流異常であり，胆管癌に対する根治手術が必要である。
5. 本症例は，胆管癌を合併していなくても，胆管非拡張型膵胆管合流異常を認めることから，予防的胆嚢摘出術を行うべきである。

答え e

発展問題
（問）この症例について，正しいものに○，誤ったものに×を示せ。

( ) 1. 胆管非拡張型膵胆管合流異常は，胆嚢癌よりも胆管癌の合併が多い。
( ) 2. 膵胆管合流異常は，胆道同時性・異時性重複癌例が多い。
( ) 3. 膵胆管合流異常と診断されれば，症状の有無とは無関係に手術適応となる。
( ) 4. 本症例に対し，胆管断端の術中迅速病理検査は重要である。

⇒「消化器外科専門医へのminimal requirements」の胆道1(1)，7(1)参照

正解 1:× 2:○ 3:○ 4:○

8 胆嚢結石のfollow中に胆道系酵素の上昇を認めた患者

問題

48歳の女性。3年前から胆嚢結石を指摘され，6カ月ごとにfollowしていた。1カ月前より，ときどき，右季肋部の違和感が出現していた。今回の血液検査で胆道系酵素の上昇を認めたため，精査目的にて来院となった。腹部所見として，Murphy徴候の所見は認めない。その他，既往歴・家族歴に特記すべきこともない。

血液検査所見：赤血球412万/μL，Hb 12.8g/dL，白血球7,900/μL，血小板18万/dL，総蛋白6.4g/dL，アルブミン3.8g/dL，総ビリルビン1.4mg/dL，直接ビリルビン0.8mg/dL，AST 42 IU/L，ALT 62 IU/L，アルカリホスファターゼ422 IU/L，γ-GTP 236 IU/L，アミラーゼ164 IU/L，CRP 2.4mg/dL，HBs抗原陰性，HCV抗体陰性，CEA 1.8ng/mL，CA19-9 42U/mL。

腹部単純CT（図1）ならびにDIC-CT（図2）を示す。なお，腹部以外には異常を認めていない。

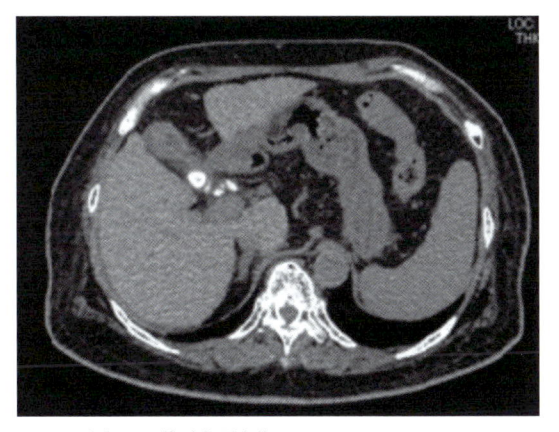

図1　腹部CT像（自験例）

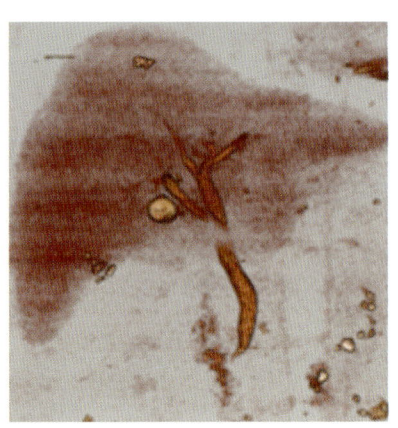

図2　DIC-CT像

▶正しいものを1つ選べ。

ⓐ Charcotの三徴を呈している。
ⓑ Lemmel症候群である。
ⓒ 胆嚢十二指腸瘻を生じている。
ⓓ 腹腔鏡下胆嚢摘出術が第一選択である。
ⓔ 自然軽快する頻度が高いのでfollowする。

Goal! 胆嚢結石follow中，胆道系酵素の上昇。
➡ 病態把握，鑑別診断と治療選択についての知識の使いかたを学ぶ。

VI | 胆道

病歴と画像からキーワードを読み取る！：与えられた情報の分析

1 病歴	● 胆嚢結石follow中の胆道系酵素の上昇。 ● Murphy徴候（急性胆嚢炎，胆石の症状）なし。	
2 血液検査	● 軽度炎症所見（白血球，CRP）。 ● 総ビリルビンの軽度上昇。 ● 胆道系酵素上昇（ALP，γ-GTP）。	➡ 急性胆嚢炎や胆管炎の所見なし。 ➡ 急性閉塞性化膿性胆管炎の所見もない［Charcotの三徴候（腹部疝痛，高熱，高度の閉塞性黄疸）なし］
3 CT検査/DIC-CT検査（図3）	● 胆嚢頸部，胆嚢管に結石あり（図1,3）。 ● DICにて胆嚢が造影されない（図3）。 ● 胆嚢頸部近傍総胆管の圧排像（図3）。 ● 胆嚢と総胆管や消化管との瘻孔形成なし。 ● Vater乳頭近傍に憩室なし。 ● 胆道系に悪性を疑う所見なし。	➡ 総胆管結石なし（DICにて欠損なし） ➡ Mirizzi症候群 ➡ Lammel症候群は否定的

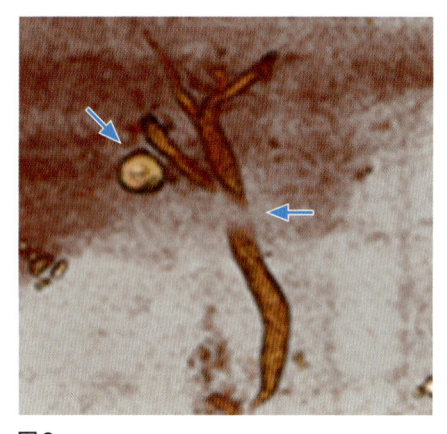

図3

必要な基礎知識：消化器外科専門医の知識のエッセンス

特殊な胆石症の診断と治療に必要な知識のリスト	知識 1. Mirizzi症候群の概念 知識 2. 胆嚢結石症の診断と治療 知識 3. Mirizzi症候群の分類と治療選択

知識 1
Mirizzi症候群の概念

● 1940年，PL Mirizziが報告以来，定義も変遷してきた。
● 現在の定義は，「**胆嚢頸部や胆嚢管結石により機械的圧迫や炎症性変化によって総胆管に狭窄をきたした病態**」。
● 術前にMirizzi症候群と診断がついたものは8〜65％。術前に瘻孔確認は困難な場合が多い。

- 進行すると，confluence stone や biliobiliary fistula や bilioenteric fistula などを形成する。
- bilioenteric fistula としては，胆嚢十二指腸瘻，胆嚢胃瘻，胆嚢小腸瘻，総胆管十二指腸瘻，などがあり，胆嚢十二指腸瘻が高頻度。
- Corlette らによると，総肝管の狭窄のみのⅠ型と胆嚢と胆管に瘻孔を形成したⅡ型に分類される。
- Mirizzi 症候群の自然軽快は，きわめてまれ。

知識 2
胆嚢結石症の診断と治療（図4）

- 腹部超音波検査が侵襲もなく，最も正診率が高い（感度84％，特異度99％）。
- 腹部CT検査は，石灰化結石の描出可能。また，総胆管結石の有無や胆嚢炎の評価，周辺臓器の評価に有用である。
- **治療は腹腔鏡下胆嚢摘出術が第一選択**。全身のリスク評価を行い，リスクがなければ急性胆嚢炎に対しても，早期（72〜96時間内）に手術を行う。
- 心肺腎疾患などの合併症例や高齢者では緊急手術により，合併症率，死亡率が高くなるため，PTGBD（経皮経肝胆嚢ドレナージ）の後，待期的に手術を行う。

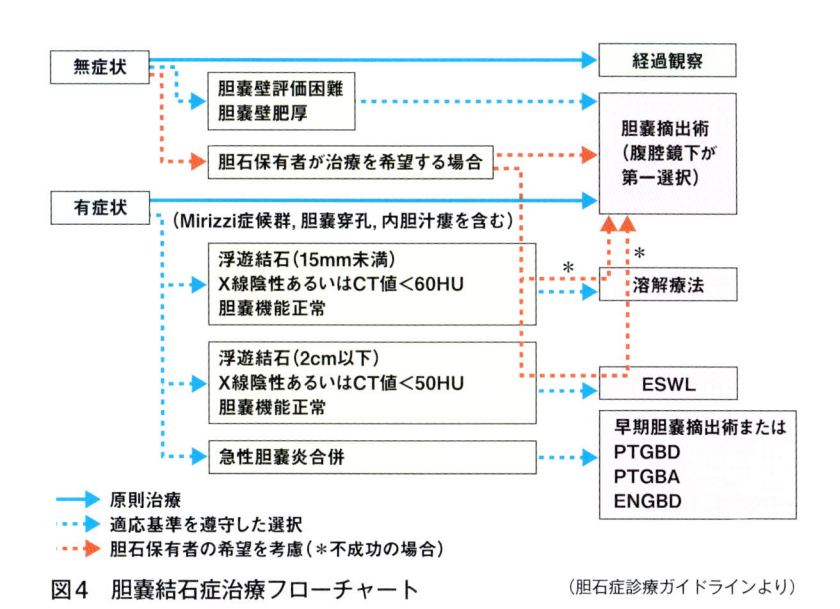

図4 胆嚢結石症治療フローチャート （胆石症診療ガイドラインより）

知識 3
Mirizzi 症候群の分類と治療選択（図5）

- 腹腔鏡下手術が第一選択であるが，Ⅰ型患者の74％，Ⅱ型患者の100％が開腹移行（Schafer ら）。
- 術前の内視鏡的胆道ドレナージは有効。
- Ⅰ型には，腹腔鏡下胆嚢摘出術や胆嚢部分切除＋胆嚢粘膜焼灼術＋総胆管ドレナージ。
- Ⅱ型には，胆嚢切開切石術＋胆嚢壁使用による patch graft 法による胆管形成術＋総胆管ドレナージ。
- Ⅱ型では，瘻孔を通じて内視鏡的結石摘出術を施行できることがあるが，報告は少ない。
- 内視鏡的結石摘出術では，内視鏡を用いて機械的破砕，電気水圧衝撃波を行ったり，体外衝撃波治療を追加する。

VI 胆道

```
Mirizzi 症候群
  ↓
腹腔鏡下手術
  ├─ 完結可能
  │    └─ Ⅰ型 → 腹腔鏡下胆嚢摘出術
  └─ 開腹移行
       ├─ Ⅰ型 → 胆嚢部分切除／胆嚢粘膜焼灼術／総胆管ドレナージ
       └─ Ⅱ型 → 胆嚢切開切石術／胆管形成術／総胆管ドレナージ
```

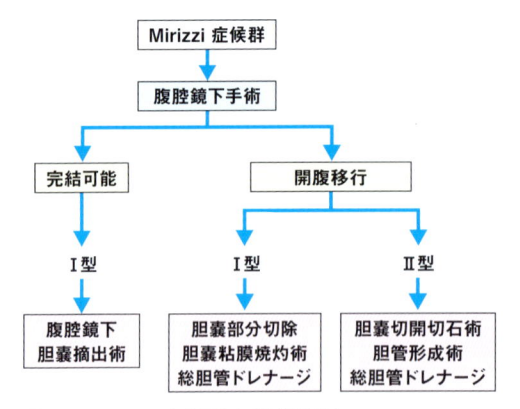

図5 Mirizzi症候群の術式選択

診断と治療へのナビゲーション：知識の使いかた！

鉄則1 胆嚢結石follow中，胆道系酵素の上昇を認めたら，①胆嚢炎，②落下結石による総胆管結石や胆管炎，③Mirizzi症候群，④Lammel症候群，⑤悪性腫瘍，を鑑別。

鉄則2 Mirizzi症候群は，総肝管の狭窄のみのⅠ型と胆嚢と胆管に瘻孔を形成したⅡ型に分類される。

鉄則3 Mirizzi症候群の治療は，腹腔鏡下胆嚢摘出術が第一選択であるが，開腹移行が高く，開腹移行例は，亜型分類に応じた術式選択を行う。

答え ▶本症例では，

1. 胆嚢結石のfollow中の胆道系酵素の上昇。➡ 胆嚢炎，落下結石による総胆管結石や胆管炎，Mirizzi症候群，Lammel症候群，悪性腫瘍。
2. 炎症所見は軽度。➡ 胆嚢炎や胆管炎は否定的。
3. 悪性腫瘍を示す所見なく，Vater乳頭部も異常を認めない。
4. 胆嚢管内に結石を認め，同部近傍の総胆管が機械的に圧排。➡ Mirizzi症候群と診断。➡ 手術が第一選択。
5. DICにて瘻孔を認めない。➡ 術前診断としてはMirizzi症候群のⅠ型。⇒ 腹腔鏡下胆嚢摘出術を選択。

[d]

発展問題

（問）この症例について，正しいものに〇，誤ったものに×を示せ。

( ) 1. 開腹移行の可能性は，約30％である。
( ) 2. 術前，瘻孔形成が判明することは少ない。
( ) 3. 術中，瘻孔形成が判明したら，開腹移行を考慮する。
( ) 4. 消化管との瘻孔形成では，胆管十二指腸瘻が高頻度である。

⇒「消化器外科専門医へのminimal requirements」の胆道5（1），（2）参照

正解 1:× 2:〇 3:〇 4:×

胆嚢結石の経過観察中に発熱，腹痛を認めた患者

問題

75歳の男性。5年前から胆嚢結石を指摘されていた。昨夜から腹痛と38℃台の発熱を認めたため来院した。右季肋部痛と眼球の黄染を認めた。

血液検査所見：赤血球412万/μL，Hb 12.8g/dL，白血球16,800/μL，血小板12万/μL，総蛋白6.4g/dL，アルブミン2.9g/dL，総ビリルビン4.6mg/dL，直接ビリルビン3.5mg/dL，AST 256 IU/L，ALT 186 IU/L，アルカリホスファターゼ1,422 IU/L，γ-GTP 845 IU/L，アミラーゼ125 IU/L，CRP 8.5mg/dL，HBs抗原陰性，HCV抗体陰性，CEA 1.8ng/mL，CA19-9 26U/mL。

腹部単純CT（図1）ならびにERC像（図2）を示す。

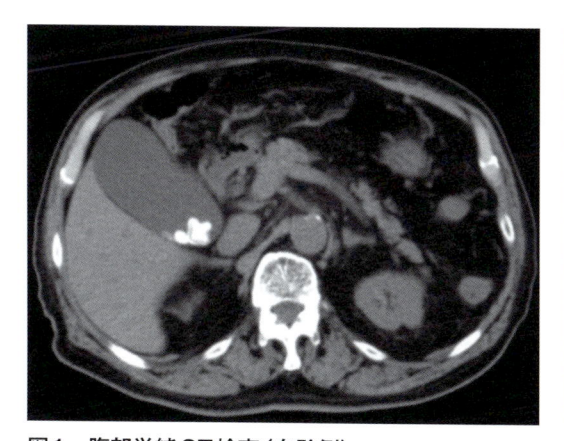

図1　腹部単純CT検査（自験例）　　図2　ERC

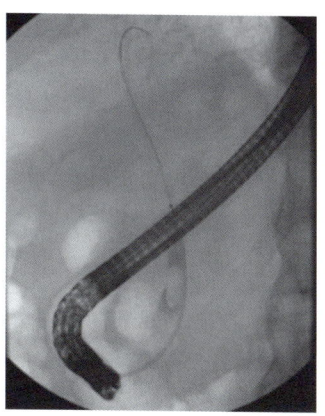

▶正しいものを1つ選べ。

ⓐ 重症度判定基準によると軽症の急性胆管炎と判断する。
ⓑ 絶食・抗菌薬投与で軽快する。
ⓒ 速やかに内視鏡的胆道ドレナージを行う。
ⓓ 緊急手術の適応である。
ⓔ 胆嚢摘出術は必要ない。

もっと勉強したい君へ　専門医試験問題：
（10回公表設問17）（平成20年教育集会胆膵1）

Goal !　胆嚢結石経過観察中の発熱，右季肋部痛。
→ 病態把握，鑑別診断と治療選択についての知識の使いかたを学ぶ。

VI 胆道

病歴と画像からキーワードを読み取る！：与えられた情報の分析

1 病歴
- 胆嚢結石経過観察中の発熱，右季肋部痛。 → **Charcotの三徴**
- 眼球の黄染。

2 血液検査
- 炎症所見（白血球，CRP）。
- 総ビリルビンの上昇。
- 肝胆道系酵素上昇（AST，ALT，ALP，γ-GTP）。

→ **急性胆管炎**

3 CT検査，ERC検査
- 胆嚢内に結石あり，胆嚢は軽度腫大（図1）。
- 胆嚢壁の肥厚なし。 → **急性胆嚢炎は否定的**
- 総胆管内に陰影欠損（図3）。 → **総胆管結石による急性胆管炎**

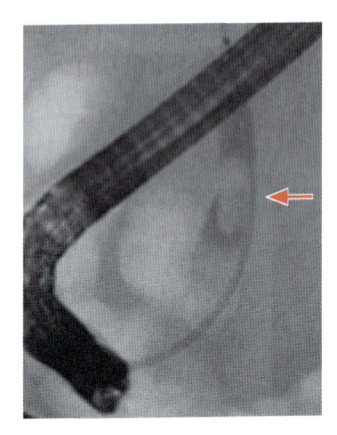

図3

必要な基礎知識：消化器外科専門医の知識のエッセンス

急性胆管炎の診断と治療方針決定のために必要な知識のリスト

- **知識1．**急性胆管炎の病態
- **知識2．**急性胆管炎の治療方針

知識1
急性胆管炎の病態と鑑別診断

- 急性化膿性胆管炎の発症には，**胆汁中細菌感染**と**胆管狭窄**（腫瘍，結石，外方からの圧迫など）の，2つの要因が関与。
- 急性化膿性胆管炎の原因疾患として鑑別すべきは，①胆嚢炎，②落下結石による急性胆管炎，③Mirizzi症候群，④Lemmel症候群，⑤悪性腫瘍。
- **Charcotの三徴**（発熱・黄疸・右季肋部痛）は，50〜70％に出現する（表1）。
- **Raynolds五徴候**は，Charcot徴候＋ショックと意識障害である。
- 肝門部胆管癌の術前の発熱では，肝内胆管炎を考える。
- Tokyo Guidelineでは，臓器不全や全身症状を呈するものをsevere（grade Ⅲ）としている（表2）。

表1 急性胆管炎の診断基準

A.	1．発熱＊ 2．腹痛（右季肋部または上腹部） 3．黄疸
B.	4．ALP，γ-GTPの上昇 5．白血球数，CRPの上昇 6．画像所見（胆管拡張，狭窄，結石）
疑診：	Aのいずれか＋Bの2項目を満たすもの
確診：	①Aのすべてを満たすもの（Charcot三徴） ②Aのいずれか＋Bのすべてを満たすもの

（「急性胆道炎ガイドライン」より引用）

ただし，急性肝炎や急性腹症が除外できることとする。
＊悪寒・戦慄を伴う場合もある。

表2 急性胆管炎の重症度判定基準

重症急性胆管炎

急性胆管炎のうち，以下のいずれかを伴う場合は「重症」である。
①ショック
②菌血症
③意識障害
④急性腎不全

中等症急性胆管炎

急性胆管炎のうち，以下のいずれかを伴う場合は「中等症」とする。
①黄疸（ビリルビン＞2.0mg/dL）
②低アルブミン血症（アルブミン＜3.0g/dL）
③腎機能障害（クレアチニン＞1.5mg/dL，BUN＞20mg/dL）
④血小板減少（＜12万/μL）
⑤39℃以上の高熱

急性胆管炎のうち，「重症」，「中等症」の基準を満たさないものを「軽症」とする

（「急性胆道炎ガイドライン」より引用）

知識2
急性胆管炎（総胆管結石による）の治療方針（図4）

- 初期治療としては絶食のうえ，輸液と胆汁移行性のよい抗菌薬を投与する。
- 初期治療に（24時間以内）に反応しない場合や中等症以上の場合には速やかな胆道減圧が必要である。

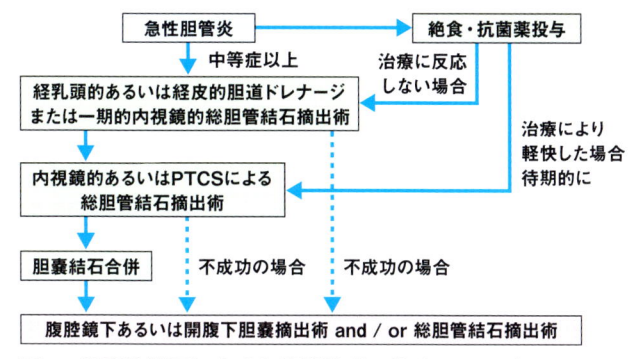

図4 総胆管結石による急性胆管炎の治療フローチャート

（「胆石症診療ガイドライン」より引用改変）

VI 胆道

診断と治療へのナビゲーション：知識の使いかた！

鉄則1 胆嚢結石follow中，発熱，腹痛を認めたときの鑑別は，①胆嚢炎，②落下結石による急性胆管炎，③Mirizzi症候群，④Lemmel症候群，⑤悪性腫瘍。

鉄則2 中等症以上の急性胆管炎に対しては，**経乳頭的もしくは経皮的胆道ドレナージ**が第一選択。

鉄則3 胆嚢結石合併の急性胆管炎の治療は，**腹腔鏡下胆嚢摘出術と内視鏡的総胆管結石摘出術の併用**。

答え

▶本症例では，

1. 総胆管結石症による急性胆管炎。➡ **発熱・腹痛・黄疸のCharcot三徴**が揃っている。
2. アルブミン2.9g/dL，総ビリルビン4.6mg/dL。➡ **中等症急性胆管炎**と診断される。
3. 総胆管内に陰影欠損。➡ 総胆管結石による急性胆管炎である。
4. 治療としては，絶食・抗菌薬投与に加えて，**速やかな胆道減圧**。➡ **緊急手術ではない**。
5. 胆嚢結石を合併しているが，炎症の主座は胆管。➡ **胆管炎をコントロール（内視鏡的総胆管結石摘出術）した後に腹腔鏡下胆嚢摘出術を行うことが望ましい**。

[c]

発展問題

(問) この疾患について，正しいものに〇，誤ったものに×を示せ。

( ) 1. 胆管炎が軽快した後に胆嚢摘出術を行うのが望ましい。
( ) 2. 胆管炎が存在するときには結石は摘出すべきではない。
( ) 3. 経皮的あるいは内視鏡的な胆道減圧が不成功の場合には，手術を考慮する。
( ) 4. 内視鏡的胆道ドレナージ術後は急性膵炎の発症に注意する。

⇒「消化器外科専門医へのminimal requirements」の胆道5，6参照

正解　1:〇　2:×　3:〇　4:〇

健診で胆嚢に異常を指摘された患者

問題

51歳，女性。特に自覚症状はない。健診で行われた腹部超音波検査で，胆嚢に異常を認めたため，精査目的にて当院受診となった。生活歴としては，喫煙歴，飲酒歴はなく，既往歴・家族歴も特記すべきことはなかった。

理学所見では貧血や黄疸は認めず，腹部に異常所見を認めなかった。

血液検査所見：赤血球430万/μL，Hb 14.8g/dL，白血球5,300/μL，血小板20.5万/μL，総蛋白7.4g/dL，アルブミン4.0g/dL，総ビリルビン0.5mg/dL，AST 25 IU/L，ALT 30 IU/L，CRP 0.01mg/dL，CEA 2.0ng/dL，CA19-9 37U/mL以下。

腹部CT検査を示す（図1）。腹腔内にリンパ節腫大や遠隔転移を疑う所見を認めなかった。

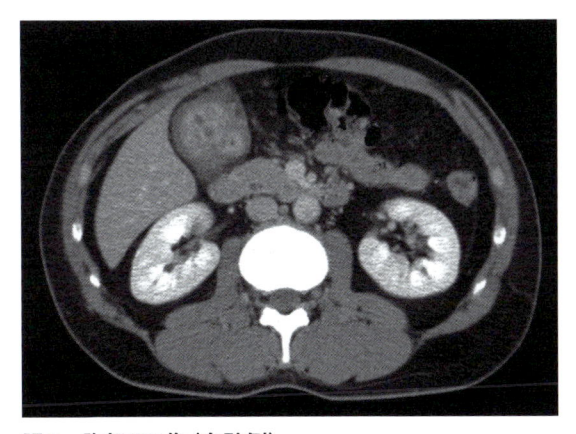

図1　腹部CT像（自験例）

▶本疾患に関して正しい記載はどれか。

ⓐ 根治には拡大胆嚢摘出術およびリンパ節郭清が必要である。
ⓑ 女性に多い疾患である。
ⓒ Murphy徴候陽性となることが多い。
ⓓ コレステロールの沈着が原因である。
ⓔ Rokitansky-Aschoff洞の増生を認める。

Goal！ 胆嚢壁の肥厚を呈する疾患の鑑別診断と治療方針が決定できるか否かを問う。
➡ 胆嚢腺筋症についての診断と治療についての知識の使いかたを学ぶ。

VI｜胆道

病歴と画像からキーワードを読み取る！：与えられた情報の分析

1 病歴
- 51歳の女性，症状なし，既往歴なし。
- 血液生化学検査では白血球やCRPは正常で，肝機能も正常。　→ 炎症性疾患は否定的
- 腫瘍マーカー（CEA，CA19-9）も正常。　→ 悪性疾患は否定的

2 腹部CT検査（図2）
- 胆嚢壁のびまん性肥厚を認める。肝臓との境界は明瞭（肝臓への浸潤を疑う所見なし）。
- 胆嚢壁内に囊胞様のlow density areaを多数認める（Rokitansky-Aschoff洞，矢印）。　→ 胆嚢腺筋症（びまん型）

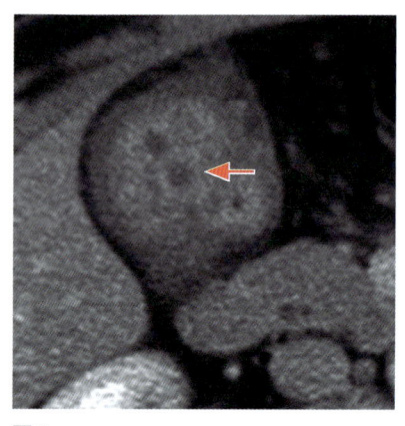

図2

必要な基礎知識：消化器外科専門医の知識のエッセンス

胆嚢腺筋症に関する必要な知識のリスト
- 知識1．胆嚢腺筋症の概念
- 知識2．頻度の高い胆嚢疾患の鑑別診断
- 知識3．胆嚢腺筋症治療アルゴリズム

知識1　胆嚢腺筋症の概念
- 胆嚢壁のびまん性あるいは限局性の肥厚を特徴とする原因不明な疾患。
- 胆嚢粘膜上皮が胆嚢壁の筋層に憩室のように嵌入したRokitansky-Aschoff洞（RAS）の増生が特徴（胆嚢には粘膜筋板が存在しない）。
- 病理学的には1cm以内に5個以上のRASが増生しており，その部位の壁が3mm以上に肥厚している病変と定義（図3）。

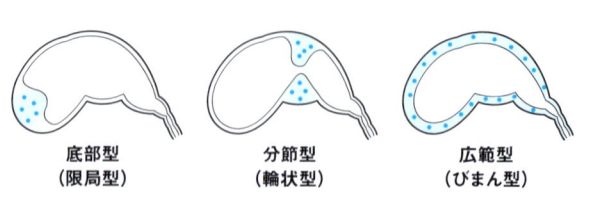

底部型（限局型）　分節型（輪状型）　広範型（びまん型）

図3　胆嚢腺筋症の分類

知識2
頻度の高い胆嚢疾患の鑑別診断（表1）

- 実臨床では**早期胆嚢癌と胆嚢ポリープ，胆嚢癌と慢性胆嚢炎や胆嚢腺筋症**などの鑑別診断が難しく，胆嚢癌が否定できず，診断が確定しないまま胆嚢摘出術が行われることが多い。

表1

	胆嚢癌	胆嚢炎（急性・慢性）	胆嚢腺筋症	胆嚢ポリープ
疫学	70歳代に多い 男女比1：2	40歳代以降 太った女性に多い	不明	40〜50歳代 男女差なし
原因	膵・胆管合流異常や腺腫・異形成が危険因子	90％以上は胆石による	不明	コレステロールの沈着によるコレステロールポリープが最多
症状	右上腹部痛 体重減少 腫瘤触知・黄疸	発熱，悪寒（急性期） 右季肋部痛・嘔吐 Murphy徴候	原則的に無症状 胆嚢炎症状を呈することもあり	無症状
画像診断	（早期癌）結節状，乳頭状 広基性，>10mm 単発 ／ （進行癌）不整な壁肥厚 他臓器（肝）浸潤	（急性）壁肥厚，腫大 浮腫，Debris ／ （慢性）壁肥厚，萎縮 石灰化（陶器様）	胆嚢壁肥厚 胆石合併 RAS増生	有茎性または亜有茎性 10mm未満，多発

知識3
胆嚢腺筋症治療アルゴリズム（図4）

- 胆嚢腺筋症は良性疾患であり，現時点では**胆嚢癌のリスクファクターとなるかは明らかになっていない**（胆道癌診療ガイドライン）。
- 胆嚢腺筋症は無症状のことが多いが，胆嚢内や胆嚢壁内に結石を合併し，胆嚢炎を併発することがある。

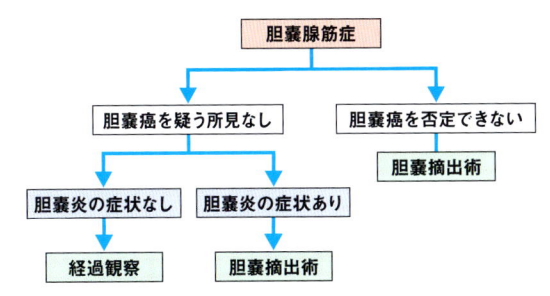

図4　胆嚢腺筋症治療アルゴリズム

VI 胆道

診断と治療へのナビゲーション：知識の使いかた！

鉄則1 胆囊腺筋症は，①びまん性，限局性の胆囊壁肥厚，②胆囊壁内の囊胞状変化（RASの増生），③浸潤所見なし。

鉄則2 胆囊腺筋症の手術（胆囊摘出術）の適応は，①悪性が否定できないとき，②有症状例（胆石症，胆囊炎）。

答え

▶本症例では，

1. 51歳，女性。症状なく，血液生化学検査で炎症反応や腫瘍マーカーは正常範囲内。
   ➡ **炎症，腫瘍性疾患は否定的。**
2. 腹部CT検査では胆囊壁のびまん性肥厚および胆囊壁内のlow density area（RASの増生）を認める。また，悪性を疑う他臓器浸潤やリンパ節腫大を認めない。➡ **胆囊腺筋症（びまん型）。**
3. 胆囊腺筋症に関する性差の報告はない。
4. Murphy徴候は胆囊炎の症状である。

[e]

発展問題

(問) この症例について，正しいものに○，誤ったものに×を示せ。

( ) 1. 胆囊腺筋症は胆囊癌との鑑別が難しい場合がある。
( ) 2. 胆囊腺筋症は通常無症状であるが，胆石を合併し胆囊炎症状を呈すことがある。
( ) 3. 胆囊腺筋症は胆囊癌のリスクファクターの1つである。
( ) 4. 胆囊内に10mm以上で広基性の腫瘤影を認めた場合，胆囊癌の可能性が高い。

⇒「消化器外科専門医へのminimal requirements」の胆道6参照

正解 1○ 2○ 3× 4○

各 論

VII. 膵臓

眼球結膜の軽度黄染を指摘され来院してきた患者

問題

61歳の男性。2週間前より，腰背部痛が出現していた。放置していたが，知人から眼球結膜の軽度黄染を指摘され来院となった。既往歴として，1年前から糖尿病の治療を受けている。

血液検査所見：赤血球420万/μL, Hb 13.6g/dL, 白血球9,000/μL, 血小板15万/μL, 総蛋白6.0g/dL, アルブミン3.6g/dL, 総ビリルビン2.8mg/dL, 直接ビリルビン1.4mg/dL, AST 52 IU/L, ALT 82 IU/L, アルカリホスファターゼ622単位, アミラーゼ682 IU/L, CRP 0.8mg/dL, プロトロンビン活性値82％, HBs抗原陰性, HCV抗体陰性, CEA 2.2ng/mL, CA19-9 126U/mL。

腹部CT（図1，動脈相の3スライス）を示す。なお，腹部以外には異常を認めていない。

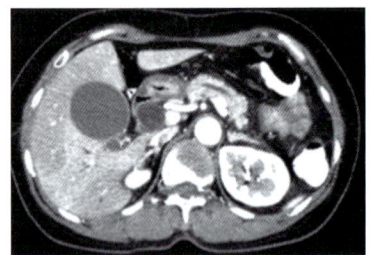

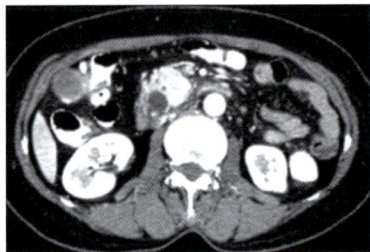

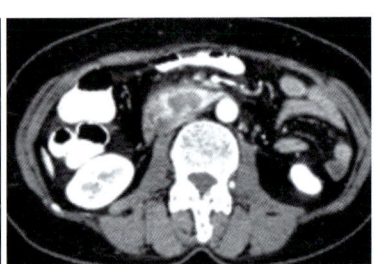

図1　腹部CT像（自験例）

▶正しいものを選べ。

ⓐ 主膵管の拡張を認めるが，総胆管の拡張は認めない。
ⓑ 上腸間膜動脈に浸潤を認める。
ⓒ 大動脈周囲リンパ節の腫大を認める。
ⓓ 腫瘍マーカー（CA19-9）は早期の病変検出に有用ではない。
ⓔ 質的診断が画像診断では困難なので，超音波内視鏡下穿刺細胞診を行った。

もっと勉強したい君へ　専門医試験問題：
（21回公表設問25）（14回公表設問30）

Goal!　糖尿病follow中に出現した腰背部痛と黄疸。
➡ 膵腫瘍の診断について知識の使いかたを問う。

病歴と画像からキーワードを読み取る！：与えられた情報の分析

1 病歴・血液検査
- 糖尿病のfollow中，腰背部痛，黄疸。
- ビリルビン上昇，胆道系酵素上昇， ➡ **胆道・膵臓疾患**
  炎症所見あり。
- アミラーゼ上昇，CA19-9の上昇。

2 CT画像
- 主膵管の拡張，総胆管の拡張，胆囊の腫大（図2a）。
- 膵頭部に遅延性造影（まだらに造影） ➡ **腫瘍間質の遅延性造影**
  される腫瘍（図2b）。
- 膵鉤部にlow density area（図2c）。 ➡ **膵癌（鑑別：腫瘤形成性膵炎，転移性膵腫瘍）**
- 膵頭部後方の突出・脂肪組織の ➡ **膵外神経叢（PLph-Ⅱ）へ浸潤**
  densityの増強（図2c）。　　　　　　**あり**
- 大血管の浸潤なし（T3）。

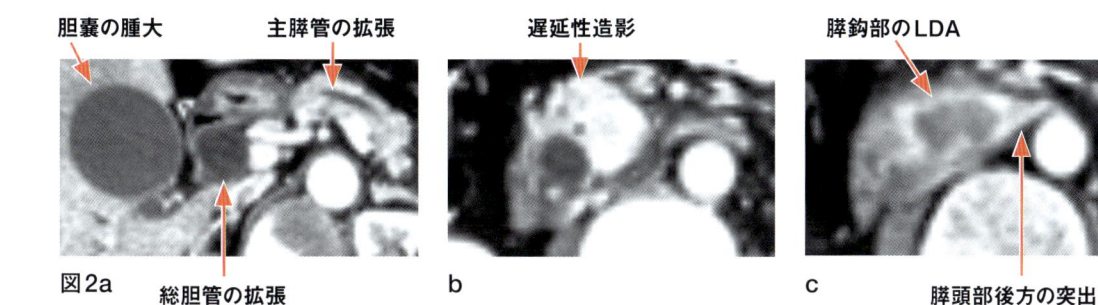

Ⅶ 膵臓

図2a　胆囊の腫大／主膵管の拡張／総胆管の拡張
b　遅延性造影
c　膵鉤部のLDA／膵頭部後方の突出

必要な基礎知識：消化器外科専門医の知識のエッセンス

膵癌の診断と治療に必要な知識のリスト
- 知識1．膵臓癌発生の危険因子
- 知識2．膵臓癌のCTによる鑑別診断
- 知識3．膵臓癌の治療適応

知識1　膵癌発生の危険因子

- 表1に膵癌発生の危険因子を示した。
- 急な糖尿病の発症や悪化に注意する（3年間は注意）。
- 初発症状としては，**膵頭部癌では，黄疸，腹痛，体重減少，膵体部癌は腹痛が多い**。
- 腹部超音波検査が，検出率は低いが，最初のスクリーニングとして勧められる。
- **腫瘍マーカー（CA19-9）は，早期の膵癌の診断には有用ではない**。

表1　膵癌発症の危険因子

家族歴	膵癌	13倍
	遺伝性膵癌症候群	4.46倍
合併疾患	糖尿病	1.8〜2.1倍
	肥満	BMI 30以上では1.8倍
	慢性膵炎	4〜8倍
	遺伝性膵炎	健常人の53倍
	IPMN	0.95〜1.1％/年
嗜好	喫煙	2〜3倍

（「膵癌診療ガイドライン2013」より引用改変）

VII 膵臓

知識 2
膵癌のCTによる鑑別診断

- 膵癌の画像診断としては，**造影CT**が有用である。
- 膵癌は，乏血性充実性腫瘍であるが，腫瘍間質が遅延性に造影されることがある（表2a，表3）。
- 膵管上皮から発生する膵癌の特徴として，高頻度に主膵管の拡張が生じる（表2b）。

表2 膵癌関連のCT所見の鑑別疾患

a．膵の主な乏血性充実性腫瘍	b．主膵管拡張する疾患
膵癌	慢性膵炎
腫瘤形成性膵炎	膵癌
膵内分泌腫瘍（まれ）	乳頭部癌
solid pseudopapillary tumor（SPN，まれ）	IPMN
転移性腫瘍（肺癌など）	（総胆管結石）

表3 膵乏血性充実性腫瘍の鑑別

		膵癌	腫瘤形成性膵炎	内分泌性腫瘍（インスリノーマ）	SPT（SPN）*
臨床的特徴	好発部位	一定しない	膵頭部	体尾部	一定しない（膵尾部に多い）
	疫学的所見	危険因子 分枝上皮発生もある	背景にアルコール性や自己免疫性	多発（10%）	20〜40歳代の女性 腫瘍は大きく（平均90mm）被膜あり
CT	単純	iso（やや low）	膵頭部腫大	low	分葉状腫瘤 不均一な density
	造影	low（腫瘍間質が遅延性に造影）	遅延相で不均一な濃染	早期に強く増強	隔壁の造影
	特徴的所見	境界不明，前方・後方浸潤，遠隔転移	変性・壊死	変性・壊死・出血 悪性（10%）	出血・石灰化 周囲臓器浸潤，遠隔転移
主膵管（ERCP，CT 等）		主膵管の閉塞と上流の拡張，拡張部への急峻な移行，腫瘍部の不整狭窄	不整な拡張 duct penetrating sign	変化なし 圧排による末梢膵管の軽度拡張	主膵管の圧排閉塞と上流の拡張

＊：solid pseudopapillary tumor（neoplasm）

知識 3
膵癌の治療適応

- 膵癌の進行度は，TNMで決まる。
- T分類は局所進展を示し，大きさ（2cm），膵外進展の有無，膵外部浸潤［膵内胆管（CH），十二指腸（DU），膵周囲組織（S, RP），大血管（PV, A），膵外神経叢（PL），他臓器（OO）］で決まる（表4）。
- 外科的切除の適応病変は，**動脈系浸潤のないstage Ⅰ，Ⅱ，Ⅲ，Ⅳaまで**である。
- stage Ⅳaは，T4N0M0か，T4N1M0である。

表4　膵癌のT因子

T1	癌が膵臓の内部に限局し，大きさが2cm以下	
T2	癌は膵臓の内部に限局しているが，大きさが2cm以上	
T3	癌が膵臓の外部に浸潤している	
T4	癌が膵臓周囲の大血管，神経叢，他臓器などに浸潤している	

[「膵癌取扱い規約（第6版）」より引用]

診断と治療へのナビゲーション：知識の使いかた！

鉄則1 膵癌の診断は，①危険因子の有無，②症状，③画像診断（超音波検査 ➡ 造影CT）。

鉄則2 乏血性充実性腫瘍である膵癌の特徴的なCT画像所見は，①造影時low densityの腫瘍，②腫瘍間質の遅延性の造影あり，③主膵管の拡張，④前方・後方浸潤，⑤血管浸潤や遠隔転移。

鉄則3 膵癌の手術適応は，「動脈系浸潤のないstage Ⅰ，Ⅱ，Ⅲ，Ⅳaまで」である。

▶本症例では，

答え

1. 1年前から糖尿病を発症している患者に発症した軽度黄疸，腰背部痛。
2. 造影CT所見では，low densityと造影効果ある部分が混在，duct penetrating signはない。
3. 上記所見から，**膵癌**と診断する。
4. 膵癌の進展としては，明らかな動脈系への浸潤はなく，大動脈周囲リンパ節転移や腹水などもない。
5. 後方進展を疑わせる所見（突出や脂肪織のdensityの上昇）があるので，T4N0M0 stage Ⅳaと判断した。
6. 早期発見に腫瘍マーカーは有用ではなく，超音波内視鏡下穿刺細胞診はできるかぎり避ける（播種の危険性）。

d

発展問題　（問）この症例について，正しいものに○，誤ったものに×を示せ。

（　）1. 本症例において，胆管拡張，胆嚢の腫大が観察される。
（　）2. 一般に，膵癌の後方浸潤において，下大静脈に浸潤しやすい。
（　）3. 本症例において，膵頭神経叢第Ⅱ部浸潤を認める。
（　）4. 本症例の5年生存率は，10％前後である。

⇒「消化器外科専門医へのminimal requirements」の膵臓4（1）（2），5（1）（2）参照

正解 | 1 | 2 | 3 | 4 |
| ○ | × | ○ | ○ |

2 3カ月前から増強する背部痛の精査を受けた患者

問題

生来健康な57歳の男性。3カ月前から増強する背部痛を訴え，精査目的にて来院となった。既往歴・家族歴に特記すべきことはない。

腹部エコーにて主膵管の拡張を認めたため，腹部CT造影検査を施行した。図1，2に水平断と矢状断を示す。血液検査所見では，貧血や炎症所見は認めていない。生化学検査では，総蛋白6.4g/dL，アルブミン3.8g/dL，総ビリルビン0.8 mg/dL，AST 47 IU/L，ALT 62 IU/L，アルカリホスファターゼ356 IU/L，アミラーゼ822 IU/L，CEA 4.2ng/mL，CA19-9 672U/mL。

なお，遠隔転移は認めず，腹部以外に異常を認めていない。

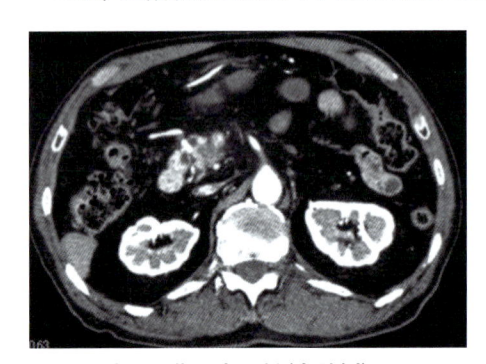

図1 腹部CT像：水平断（自験例）　　図2 腹部CT像：垂直断

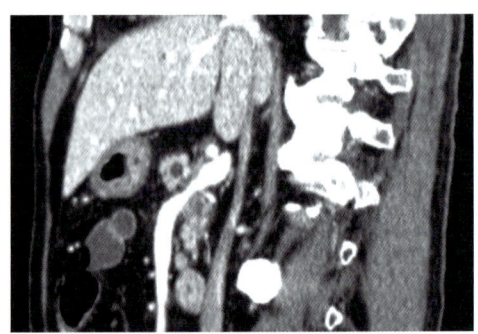

▶正しいものを選べ。

ⓐ 上腸間膜動脈浸潤を伴う膵癌なので，手術適応はない。
ⓑ 門脈浸潤を伴う膵癌なので，手術適応はない。
ⓒ 膵外浸潤と大血管浸潤を認めるのでT3と診断した。
ⓓ 術前病期Ⅳaであるが，手術適応はある。
ⓔ 術前化学療法によりdown stagingができれば手術適応がある。

もっと勉強したい君へ　専門医試験問題：（20回公表設問30）

Goal! 膵外浸潤を伴う膵頭部癌。
➡ 病期Ⅳ期の膵癌の病期亜型診断と治療方針の知識の使いかたを習得する。

病歴と画像からキーワードを読み取る！：与えられた情報の分析

1 病歴・血液検査
- 3カ月前から増強する背部痛。
- 腹部エコーにて，主膵管の拡張。　➡ 膵臓疾患（鑑別：膵癌，乳頭部癌，IPMNなど）
- アミラーゼ上昇，胆道系酵素上限，CA19-9の上昇。

2 CT画像
- 膵鉤部にlow density area（図3a, b）。 ➡ 乏血性腫瘍 ➡ 膵頭部癌
- 膵頭部後方の突出・脂肪組織の索状densityの増強（図3a）。 ➡ 膵外神経叢（PLph-Ⅱ）への浸潤
- 上腸間膜静脈・門脈浸潤あり（図3a, b）。下大静脈，上腸間膜動脈浸潤なし。 ➡ T4
- 大動脈周囲リンパ節転移なし，肝転移なし，腹膜播種なし。 ➡ stage Ⅳa

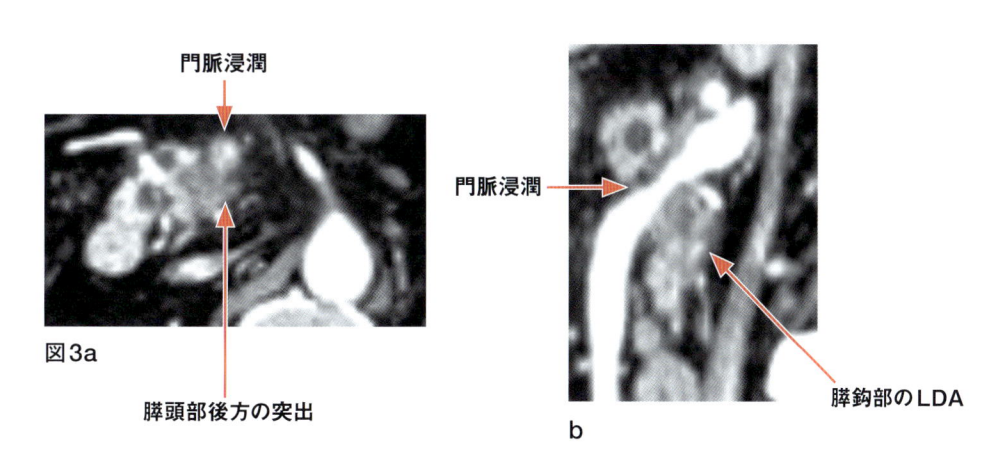

図3a
門脈浸潤
膵頭部後方の突出

b
門脈浸潤
膵鉤部のLDA

必要な基礎知識：消化器外科専門医の知識のエッセンス

膵外浸潤を伴う膵頭部癌の治療方針を決めるために必要な知識のリスト

- 知識1. 膵頭部癌の膵外浸潤の発育形式
- 知識2. CTによる膵頭部癌局所進展所見
- 知識3. Stage Ⅳa膵頭部癌に対する手術療法

知識1
膵頭部癌の膵外浸潤の発育形式

- 膵頭部癌の膵外浸潤は，前方浸潤・後方浸潤・膵頭神経叢浸潤・大血管浸潤。
- 膵頭部癌の後方への進展経路は，膵後面の膵実質を貫く
  ➡ 癒合筋膜と膵実質との間に浸潤
  ➡ 横方向である上腸間膜動脈に向かって浸潤（上腸間膜動脈神経叢浸潤）
  ➡ 上腸間膜動脈浸潤や腹腔動脈浸潤
  ➡ 大動脈周囲浸潤（図4）。
- 後方の浸潤で外科的に問題となるのは，①門脈浸潤，②膵頭神経叢第Ⅰ部浸潤，③膵頭神経叢第Ⅱ部浸潤，④上腸間膜動脈神経叢浸潤，⑤上腸間膜動脈浸潤，である（下大静脈など後腹膜腔内臓器への浸潤はまれ，図4）。

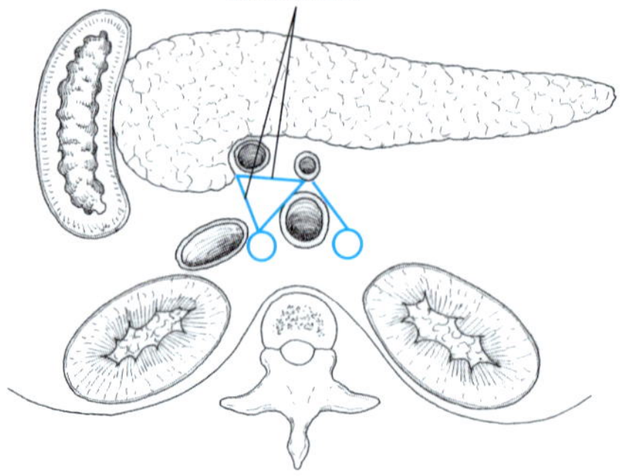

VII 膵臓

図4 膵後面の神経叢
[「膵癌取扱い規約（第6版）」より引用改変]

知識2
CTによる膵頭部癌局所進展所見 ●膵頭部癌の局所進展に対するCT所見を**表1**に示す。

表1

浸潤形態	CT診断の正診率（ガイドラインより）	CT所見	注意点
膵前方・後方組織への浸潤	前方浸潤（65%） 後方浸潤（84%）	1. 明らかな腫瘍の突出 2. 明らかな腫瘍の突出のないときは，脂肪組織の索状濃度上昇	—— 随伴性膵炎時に偽陽性
門脈系・動脈系への浸潤	門脈浸潤（86%）	1. 主要血管の半周を超えて腫瘍が接する	——
膵外神経叢浸潤（膵頭神経叢第Ⅱ部）	NA	1. 膵鉤部から上腸間膜動脈根部に向かう塊状・腫瘤状・帯状の濃度上昇	下膵十二指腸動静脈が同神経叢領域を走行

（「膵癌診療ガイドライン」2013参考）

知識3
stage Ⅳa膵癌に対する手術療法（図5，6）

- 膵頭部癌に対して，膵頭十二指腸切除術（PD）や幽門輪温存膵頭十二指腸切除術（PpPD）などが行われる。
- 外科手術の適応は，**動脈系A（−）のstage Ⅳa（T4N0M0またはN1）まで**で，stage Ⅳb（T4N2M0とM1）は適応外（**図5**）。
- 総肝動脈あるいは上腸間膜動脈に浸潤を認めた場合，根治手術の適応はない（**図6**）。
- 予後の改善に対する拡大リンパ節郭清や神経叢郭清の有用性は明らかになっておらず，標準術式とはいえない。
- CT画像上，総肝動脈あるいは上腸間膜動脈を取り囲むように膵外神経叢浸潤が認められる場合は，一般的に根治手術の適応にならない。
- 門脈合併切除により予後が改善するか否かのエビデンスはない。
- 門脈合併切除により，切除断端および剥離面における癌浸潤を陰性にできる症例に限り門脈合併切除の適応となると考えられている。
- 膵臓癌の肝転移は，切除の適応とはならない。
- 全国統計による切除後の5年生存率は，膵癌：約10〜20%，胆管癌：約30%，十二指腸乳頭部癌：約50%，胆嚢癌：約40%，肝細胞癌：約50%である。
- 切除例の5年生存率は，膵頭部癌13%，膵体尾部癌18%であり，癌の占拠部位による有意差はない。

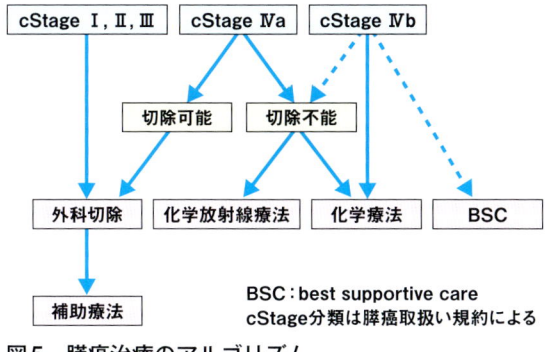

図5 膵癌治療のアルゴリズム
(「膵癌診療ガイドライン」2013より引用改変)

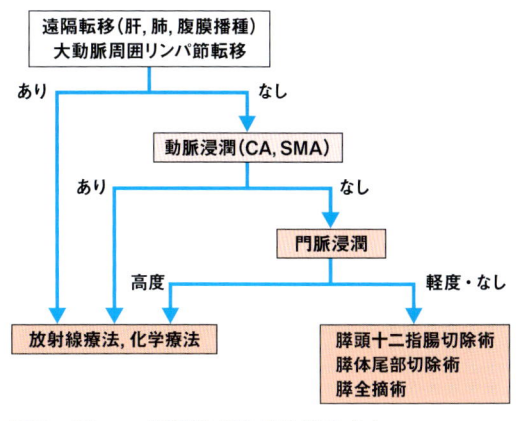

BSC：best supportive care
cStage分類は膵癌取扱い規約による

図6 Stage Ⅳ膵癌の治療の進めかた
(「膵癌診療ガイドライン」2013より引用改変)

診断と治療へのナビゲーション：知識の使いかた！

鉄則1 膵頭部癌の膵外浸潤の画像診断は，①前方浸潤，②後方浸潤，③門脈浸潤，④膵頭神経叢浸潤，⑤動脈浸潤。

鉄則2 膵頭部癌に対する手術適応は，動脈系A（−）のstageⅣa（T4N0M0またはN1）までで，stageⅣb（T4N2M0とM1）は適応外。

答え

▶本症例では，

1. CT画像上，膵頭部（膵鈎部）にLow density area，門脈浸潤。➡ 膵頭部癌。
2. 膵頭部後方の突出・脂肪組織の索状densityの増強（図3a）。➡ 膵外神経叢（PLph-Ⅱ）への浸潤。
3. 上腸間膜静脈・門脈浸潤あり。下大静脈，上腸間膜動脈浸潤なし。➡ T4。
4. 大動脈周囲リンパ節転移なし，肝転移なし，腹膜播種なし。➡ stage Ⅳa。➡ 手術適応あり。
5. 術式は，門脈合併切除を行う膵頭十二指腸切除術。

[d]

発展問題 （問）この症例について，正しいものに○，誤ったものに×を示せ。

( ) 1. CT検査における門脈浸潤診断の正診率は，約60％である。
( ) 2. 門脈浸潤膵頭部癌に対する門脈合併切除は，予後を改善させる。
( ) 3. PET-CT検査にて，肺転移が見つかったが，門脈合併切除を行う膵頭十二指腸切除術を行った。
( ) 4. 切除後の5年生存率は，約25％である。

⇒「消化器外科専門医へのminimal requirements」の膵臓3(2)，5(2)参照

正解 1× 2× 3× 4×

3 スクリーニング検査で肝腫瘍を指摘された患者

問題

64歳の男性。健診の腹部超音波検査で肝腫瘍を指摘され、精査目的で来院した。最近3ヵ月間で体重が6kg減少している。

血液検査所見：赤血球412万/μL、Hb 12.4g/dL、白血球4,500/μL、血小板19.5万/μL、総蛋白6.2g/dL、総ビリルビン0.8mg/dL、AST 32 IU/L、ALT 28 IU/L、血清アミラーゼ65 IU/L、CEA 12.8ng/mL、CA19-9 252U/mL、AFP 4.6ng/mL。

腹部造影CT（図1, 2）を示す。

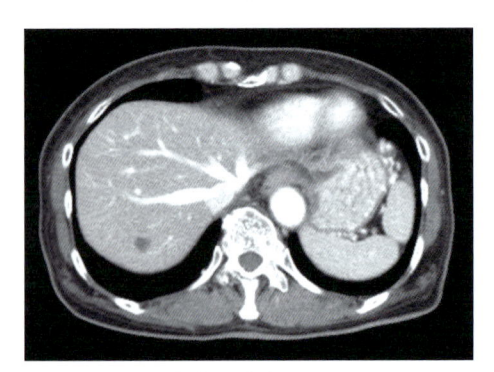

図1 腹部CT像（自験例）　　図2 腹部CT像

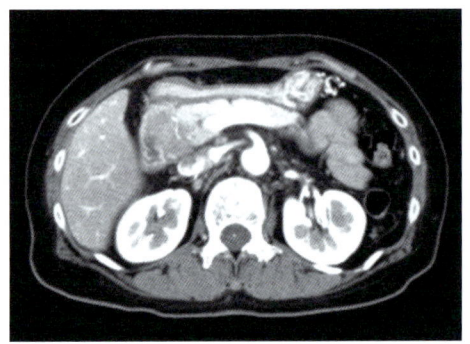

▶最も適切なものを選べ。

ⓐ 緩和治療を行う。
ⓑ バイパス手術の適応である。
ⓒ 化学療法を行う。
ⓓ 肝切除＋膵頭十二指腸切除術を行う。
ⓔ 膵頭十二指腸切除術後に化学療法を行う。

もっと勉強したい君へ　専門医試験問題：（21回公表設問30）（20回公表設問30）

Goal! スクリーニングで発見された肝腫瘍。
➡ 肝腫瘍の鑑別と治療方針についての知識の使いかたを学ぶ。

病歴と画像からキーワードを読み取る！：与えられた情報の分析

1 背景・血液検査
- 健診の超音波検査。 ➡ 自覚症状に乏しい
- 3カ月で6kgの体重減少。 ➡ 悪性疾患の可能性あり
- CEA 12.8ng/mL，CA19-9 252U/mL。 ➡ 消化器癌の存在の可能性あり

2 CT画像
- S7に径1.5cmの低吸収域（図3a）。 ➡ 乏血性の肝腫瘍，転移の疑い
- 膵頭部に境界不明瞭な低吸収域（図3b）。 ➡ 膵頭部癌

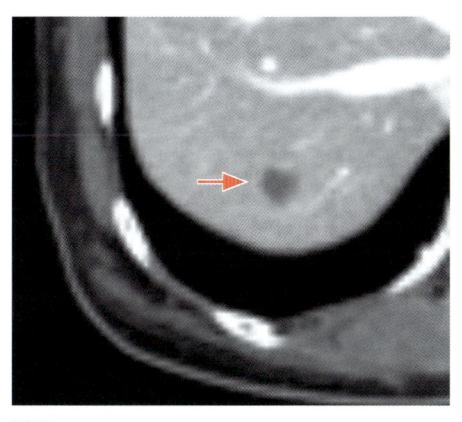

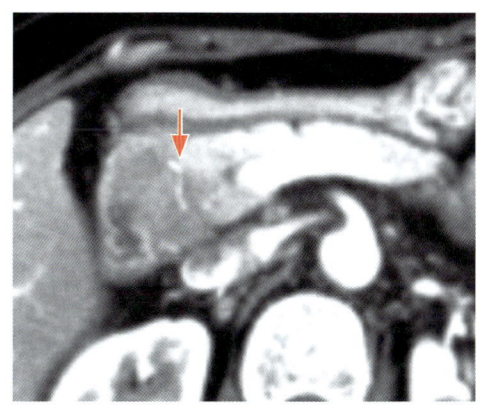

図3 a　　b

必要な基礎知識：消化器外科専門医の知識のエッセンス

肝腫瘍の診断と治療に必要な知識のリスト
- 知識1. 肝腫瘍の画像検査による鑑別
- 知識2. 転移性肝腫瘍の原発巣検索
- 知識3. 遠隔転移を有する膵癌に対する治療法
- 知識4. 化学療法の選択

知識1　肝腫瘍の画像検査による鑑別
⇒p.274（肝臓）問題2参照

知識2　転移性肝腫瘍の原発巣検索
- 転移性肝癌の原発巣として，臨床上頻度が高いのは消化器癌（大腸癌，胃癌，膵癌，胆管癌など）である。そのほか乳癌，肺癌，頭頸部癌，婦人科癌（子宮癌や卵巣癌），腎癌などのほか，平滑筋肉腫，カルチノイド，神経内分泌腫瘍が肝転移をきたす。➡ 胸腹部CT検査に加え，必要に応じて消化管内視鏡検査を行う。

知識3　遠隔転移を有する膵癌に対する治療法（図4）
- 外科的切除の適応病変は，動脈浸潤のないstage Ⅰ，Ⅱ，Ⅲ，Ⅳaまでである。
- stage Ⅳaは，T4N0M0か，T4N1M0である（表1）。
- ➡ したがって，本例のような遠隔転移（M1）を有する膵癌はstage Ⅳbとなり，手術適応はない（図4）。

表1　膵癌のT因子

T1	癌が膵臓の内部に限局し，大きさが2cm以下
T2	癌は膵臓の内部に限局しているが，大きさが2cm以上
T3	癌が膵臓の外部に浸潤している
T4	癌が膵臓周囲の大血管，神経叢，他臓器などに浸潤している

[「膵癌取扱い規約（第6版）」より引用]

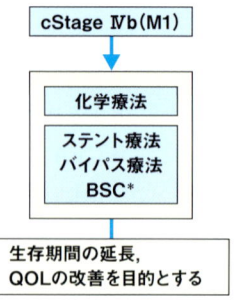

```
cStage Ⅳb(M1)
    ↓
 化学療法
 ステント療法
 バイパス療法
 BSC*
    ↓
生存期間の延長,
QOLの改善を目的とする
```
＊：疼痛緩和目的の放射線療法を含む

図4　遠隔転移を有する膵癌の治療方針

- 遠隔転移を有する膵癌の治療として**化学療法はbest supportive care（BSC）に比べ予後を改善する**。
- 化学療法は投与継続困難な有害事象の発現がなければ，病態が明らかに進行するまで投与を継続する。経過中，必要に応じて疼痛除去，栄養療法，減黄治療，腹水治療などのBSCを行う。
  - 減黄治療は**内視鏡的＞経皮的＞外科的**が推奨される。
  - ステントの種類は**プラスティックステントよりも自己拡張型メタリックステント（SEMS）のほうが開存期間が長い**ため，推奨される。
- **膵癌骨転移による疼痛緩和に放射線療法は有用**である（奏効率75〜90％）。

知識4　膵癌に対する化学療法

- 転移病変を有する膵癌に対する一次化学療法

1．ゲムシタビン単剤治療
  - 生存期間中央値5.65カ月と，**生存期間延長効果**が認められた。
  - **症状緩和効果**も23.8％に認められた。
  - **種々の抗癌剤と併用されたが，有意な延命効果は認められていない。**

2．ゲムシタビン＋エルロチニブ併用療法
  - **EGFR選択的チロシンキナーゼ阻害薬**のエルロチニブの併用により，生存期間の延長が認められた。
  - エルロチニブの副作用として，高頻度に**発疹などの皮膚症状**が発現する。

3．S-1単剤治療
  - **奏効率37.5％，生存期間中央値9.2カ月**（国内後期第Ⅱ相試験）。
  - 腎機能障害例において慎重投与。

4．ゲムシタビン＋S-1併用療法（GS療法）
  - **ゲムシタビン単剤治療と比べて，生存期間延長効果は認められなかった（GEST試験）**。

5．オキサリプラチン，イリノテカン，フルオロウラシル，ホリナートカルシウム併用療法（FOLFIRINOX）。
  - **ゲムシタビン単剤治療に比べて生存期間の延長効果を認めた**（FOLFIRINOX 11.1カ月 vs GEM 6.8カ月，HR 0.57 95％，CI 0.45−0.73）。
  - FOLFIRINOXの5.4％に**発熱性好中球減少症**が認められた。本邦保険未収載。

- ゲムシタビン＋nab-パクリタキセル併用療法：臨床第Ⅲ相試験において，**ゲムシタビン単剤治療と比べて有意に生存期間の延長**を認めた。本邦保険未収載。
- 海外のランダム化比較試験において二次治療の有用性が示されており，二次化学療法の実施が推奨される。
- 二次治療のレジメンは一次治療で用いていない，S-1もしくはゲムシタビンが適当である。

診断と治療へのナビゲーション：知識の使いかた！

鉄則1 転移性肝癌は，原発巣により治療方針が変わる。頻度が高いのは消化器癌（大腸癌，胃癌，膵癌，胆管癌）。

鉄則2 膵臓癌の肝転移（M1）は，stage Ⅳbで手術適応なし。化学療法とBSC（疼痛除去，栄養療法，減黄治療，腹水治療）。

鉄則3 遠隔転移を有する膵臓癌に対する化学療法には，ゲムシタビン単剤療法もしくはS-1単剤療法を推奨。

▶本症例では，

答え

1. 膵頭部に境界不明瞭な低吸収域で，肝臓にも低吸収性結節。➡ **一元的に膵頭部癌の肝転移と考える**。
2. M1となり，stage Ⅳbとなり，切除の適応はない。
3. 自覚症状や黄疸を認めず，現時点で，バイパス，減黄の必要性なし（開腹後非切除が判明した症例においては，予防的胆管空腸吻合術による減黄，予防的胃空腸吻合術が推奨されている）。

[C]

4. 術前治療の有効性は，現時点では証明されていない。

発展問題 （問）この症例について，正しいものに〇，誤ったものに×を示せ。

( ) 1. ゲムシタビン単剤治療を行った。
( ) 2. 今後，減黄処置が必要となる可能性が高い。
( ) 3. 減黄処置は内視鏡的ドレナージよりも経皮的ドレナージのほうがよい。
( ) 4. 骨転移の疼痛緩和に放射線療法は有用である。

⇒「消化器外科専門医へのminimal requirements」の肝臓2（2），膵臓5（3）参照

正解	1	2	3	4
	〇	〇	×	〇

VII 膵臓

4 スクリーニングの腹部エコーで膵管の拡張を指摘された患者

問題

65歳の男性。他院にて20年前に，胃潰瘍に対し胃切除術を受けた既往がある。飲酒や喫煙歴はない。今回，腹痛を主訴に来院した。腹部造影CTにて膵腫瘤は認めないものの，膵管の拡張を認めたため，精査目的で入院となった。入院後のERCP像（図1）と内視鏡像（図2）を示す。

図1　ERCP像（自験例）

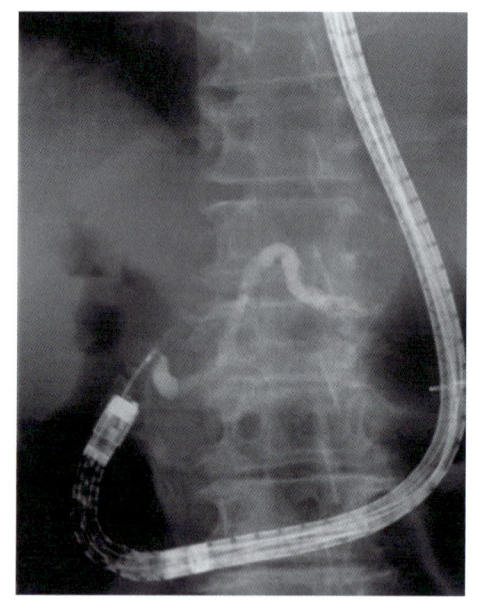

図2　内視鏡像
（自験例「消化器外科専門医へのminimal requirements」より引用）

▶この疾患に関して誤りを1つ選べ。

ⓐ 主膵管の拡張を認める。
ⓑ 病変は膵管に沿った水平方向進展が特徴である。
ⓒ 約30％に同時性あるいは異時性に他臓器癌が認められる。
ⓓ 悪性の頻度は約30％とされている。
ⓔ リンパ節郭清を伴う膵切除術が標準術式である。

もっと勉強したい君へ　専門医試験問題：
（22回公表設問14）（11回公表設問20）（5，6回公表設問30）

Goal !　明らかな膵腫瘤を認めないが主膵管拡張を示す病変。
➡ 主膵管型IPMNに対して適切な診断と治療ができるよう，知識の使いかたを学ぶ。

病歴と画像からキーワードを読み取る！：与えられた情報の分析

1 病歴
- 65歳男性。
- 胃切除後。

2 画像
- ERCP：主膵管のびまん性拡張を認める（図3）。
- 内視鏡像：Vater乳頭部の腫瘍は認めず，Vater乳頭部の開大とVater乳頭部から粘液の排出を認める（図4）。

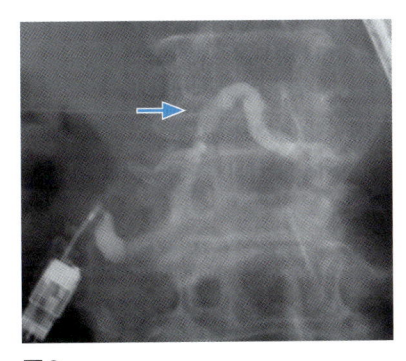

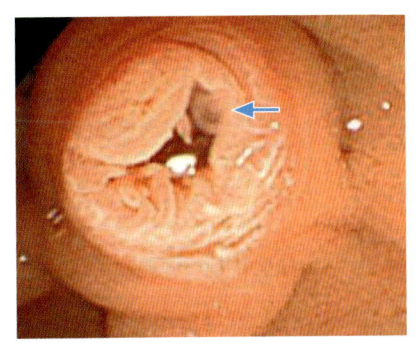

➡ **主膵管型IPMN**

図3　　　　　　　　　　図4

必要な基礎知識：消化器外科専門医の知識のエッセンス

主膵管型IPMNに関する必要な知識のリスト
- 知識1. 主膵管型と分枝型IPMNの鑑別
- 知識2. 主膵管型と分枝型IPMNの治療

知識1
主膵管型と分枝型IPMNの鑑別
（表1）

表1　主膵管型と分枝型IPMNの鑑別

特徴	主膵管型IPMN	分枝型IPMN
性別	男性に多い（2：1）	女性が55%
好発年齢	60〜70歳代	
症状	腹痛（約50%）	
好発部位	膵鉤部, 膵頭部＞膵体部	
膵管の所見	6mm以上の部分的あるいはびまん性の主膵管拡張	主膵管と交通する5mmを超える分枝の拡張
悪性の頻度	約60%	約25%

VII 膵臓

知識2　主膵管型と分枝型IPMNの治療

- 主膵管型では耐術性が許せば，**全例切除**が推奨されている（理由は後述）。
- 一方，分枝型では，**悪性度分類**を積極的に用いることが推奨されている。
- 悪性度はhigh-risk stigmata（確診所見）とworrisome feature（疑診所見）に分類される（表2）。
- 分枝型ではhigh-risk stigmataは**切除適応**であり，worrisome featureは**経過観察**を推奨。
- 切除適応の違いは，以下のことが要因であると考えられる。
  - **主膵管型の悪性の頻度は61.6%，浸潤癌は43.1%**。
  - **分枝型の悪性の頻度は25.5%，浸潤癌は17.7%**。
  - さらに，分枝型の悪性化の頻度は**年率2～3%**とまれである。
- 術式に関しては，**リンパ節郭清を伴う膵切除術**が標準術式である。
  - IPMNは膵管に沿った**水平方向進展**が特徴であり，膵切除断端の術中迅速組織診で**高度異型または浸潤癌であれば，追加切除が必要**である。
  - 一方，**中等度異型および低度異型は断端が陽性でも追加切除は不要**である。

表2　分枝型IPMNの悪性度分類

	high-risk stigmata（確診所見）	worrisome feature（疑診所見）
所見	・造影効果を有する充実成分の存在 ・10mm以上の主膵管の拡張	・分枝型のサイズ3cm以上 ・造影効果のある壁肥厚 ・造影効果のない壁在結節 ・5～9mmの主膵管拡張 ・尾側膵の委縮を伴う主膵管径の急激な変化 ・リンパ節腫大
方針	切除	経過観察（EUS所見や細胞診で手術適応となることがある [p.400参照]）

（国際膵臓学会ワーキンググループ編：IPMN/MCN国際診療ガイドライン．2012参考）

診断と治療へのナビゲーション：知識の使いかた！

鉄則1　IPMNの特徴は，**60歳代，男性**に多く，**膵鉤部，膵頭部に好発**する。

鉄則2　IPMNに対する手術適応は，主膵管型は**全例切除適応**，分枝型は確診所見（**造影効果を有する充実成分，10mm以上の主膵管の拡張**）を有するもの。

鉄則3　IPMNに対する標準術式は，**リンパ節郭清を伴う膵切除術**。

答え

[d]

▶本症例は,

1. 胃切除の既往をもち，**腹痛**を契機に発見された**主膵管型IPMN**である。
2. ERCPにて**6mm以上（正常は2mm以下）の主膵管のびまん性拡張**を認め，Vater乳頭部から**粘液の排出**を認めている。
3. IPMN例の**20〜30％に同時性あるいは異時性に他臓器癌が認められる**と報告されており，**アジアでは消化管癌，米国では皮膚癌，乳癌，前立腺癌**が多い。
   ➡ そのため，**上・下部消化管内視鏡検査も術前に必要**である。
4. IPMNは膵管に沿った**水平方向進展が特徴**であり，膵切除断端が**高度異型または浸潤癌であれば，追加切除が必要**である。
5. また，主膵管型IPMNの**悪性度は60％**と高く，**全例切除適応**とされ，**リンパ節郭清を伴う膵切除術**が標準術式である。

発展問題 （問）本症例について，正しいものに〇，誤ったものに×を示せ。

( ) 1. 病変部に石灰化を伴うことが多い。
( ) 2. 他臓器癌の合併も考え，下部消化管内視鏡検査を追加した。
( ) 3. 膵全摘術の可能性もあることを説明した。
( ) 4. 術式としてFrey手術を施行した。
( ) 5. 20年前の胃切除術の手術記録が残っていないか，前医に問い合わせた。

⇒「消化器外科専門医へのminimal requirements」の膵臓（7）参照

正解	1	2	3	4	5
	×	〇	〇	×	〇

5 腹痛の精査時に膵に異常を認めた患者

問題

生来健康な60歳の女性。1カ月前から，ときどき上腹部痛を感じるようになり，近医を受診した。腹部超音波検査にて膵に病変を指摘され，当科紹介となった。CT，MRCP，EUSの結果（図1～3）を示す。主膵管は4mm，病変最大径は40mmであった。血液検査所見は白血球6,400/μL，総ビリルビン1.3mg/dL，直接ビリルビン0.7mg/dL，AST 40 IU/L，ALT 35 IU/L，ALP 332 IU/L（正常359以下），γ-GTP 78 IU/L，血清アミラーゼ35 IU/L，CRP 0.01mg/dL。また膵液細胞診にて悪性所見を認めなかった。

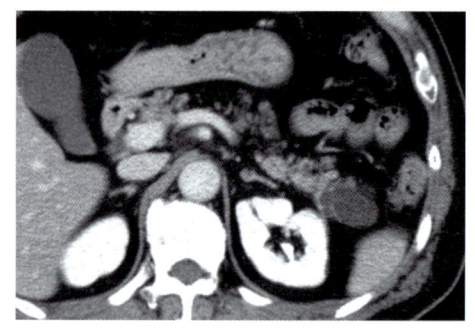

図1 腹部CT像（自験例）

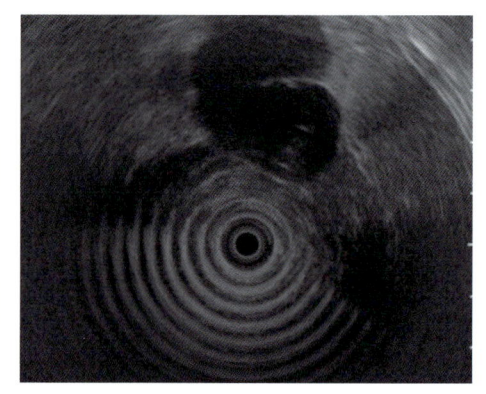

図3 EUS像

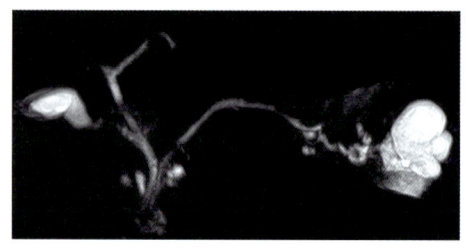

図2 MRCP像

▶治療方針としていずれが適当か？ 適切なものを選べ。

- ⓐ 経過観察
- ⓑ 抗菌薬投与・絶食
- ⓒ EUSガイド下エタノール注入による粘膜除去術
- ⓓ 膵体尾部切除術
- ⓔ 全身化学療法

もっと勉強したい君へ 専門医試験問題：（22回公表設問14）（11回公表設問20）（5, 6回公表設問30）

Goal! 膵体尾部ブドウの房状嚢胞性病変。
⇒ 分枝型IPMNの診断，治療方針決定のための知識の使いかたを学ぶ。。

病歴と画像からキーワードを読み取る！：与えられた情報の分析

1 EUS/腹部CT（図4, 5）
- 膵尾部にブドウの房状の低吸収域。 ➡ **膵嚢胞性疾患**
- 被膜の存在を疑う。壁肥厚なし。
- 低吸収域内に結節なし。

2 MRCP（図6）
- 膵管と交通あり（図5）。 ➡ **分枝型IPMN**
- 主膵管径4mm（拡張あり）。 ➡ **主膵管径＜10mm**
- 病変の最大径40mm。 ➡ **嚢胞径≧30mm**

3 血液検査所見
- 白血球，CRP正常。 ➡ **炎症性の膵嚢胞は否定的**
- 総ビリルビン，AST，ALT，γ-GTP正常。 ➡ **閉塞性黄疸，胆管炎は否定的**

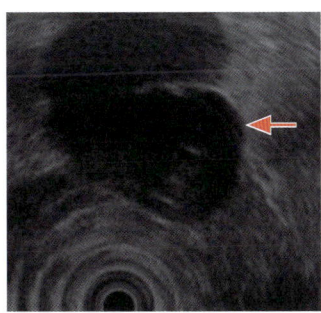

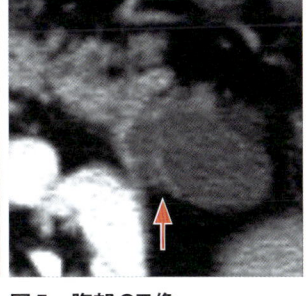

図4　EUS像

図5　腹部CT像

図6　MRCP像
主膵管との交通あり。

必要な基礎知識：消化器外科専門医の知識のエッセンス

分枝型IPMN（BD-IPMN）の治療方針決定のための必要な知識のリスト

- 知識1. BD-IPMNの疾患概念
- 知識2. BD-IPMNの画像診断
- 知識3. BD-IPMNの悪性の定義と治療方針

知識1　BD-IPMNの疾患概念

1．定義
- 粘液産生性の乳頭状増殖する膵管内上皮性腫瘍であり，主膵管との交通を有する5mm以上の分枝膵管拡張を有する病変。

2．疫学
- 女性が55%，平均年齢60〜70歳代。
- IPMNは癌化し，腺腫から非浸潤癌，微小浸潤癌，浸潤癌と進行する。
- BD-IPMN切除症例における悪性（浸潤癌）の頻度は平均25.5%（6.3〜46.5%）。
- BD-IPMNは多発しやすい（25〜41%）。異時性BD-IPMNの発生頻度は3.7%〜19.1%。
- BD-IPMN存在下では，膵のその他の部位に通常型膵癌が発生しやすい（5.4〜9.3%）。

3．病理診断
- BD-IPMNの大部分は胃の腺窩上皮に類似した胃型形質を示す。

4．予後と予後因子
- IPMN由来の浸潤癌の予後は，胃型，胆膵型，顆粒細胞型，分類不能などの非腸型形質が，腸型より不良。予後不良因子は組織型，通常型膵癌の合併，他臓器癌の合併，残膵IPMNの再発，糖尿病，併存疾患。

(国際膵臓学会ワーキンググループ編：IPMN/MCN国際診療ガイドライン2012年版，真口宏介ら：膵臓27，2012；167～174，有田好之ら：膵臓20，2005；501-510．より引用改変)

知識 2　BD-IPMNの画像診断

- BD-IPMNの診断に信頼度の高い画像所見は，①病変の多発，②主膵管との交通を有する，こと(ただし，主膵管との交通は画像検査で常に描出できるとは限らない)。
- 多発病変，主膵管との交通の有無診断に最も有用な画像検査は，multidetecter CT (MDCT)とMRCP。
- BD-IPMNの悪性所見の描出に最も有用な画像検査は，EUS(図7)。
- 悪性の可能性が高い所見(high risk stigmata)は，①膵頭部囊胞性病変に伴う黄疸，②囊胞内の造影効果を伴う構造物，③主膵管拡張≧10mm。
- 悪性の疑いを示す所見(worrisome features)は，①囊胞径≧30mm，②囊胞壁の肥厚，造影効果，③主膵管径拡張5～9mm，④造影効果のない壁在結節，⑤尾側に閉塞性膵炎を伴う主膵管狭窄およびリンパ節腫大。
- BD-IPMNと鑑別を要する膵囊胞性疾患としてはMCN，SCN，急性膵炎に伴う仮性囊胞などがある。
- 鑑別方法は膵臓問題8，9(p.412，416)参照。

(国際膵臓学会ワーキンググループ編：IPMN/MCN国際診療ガイドライン2012年版より引用改変)

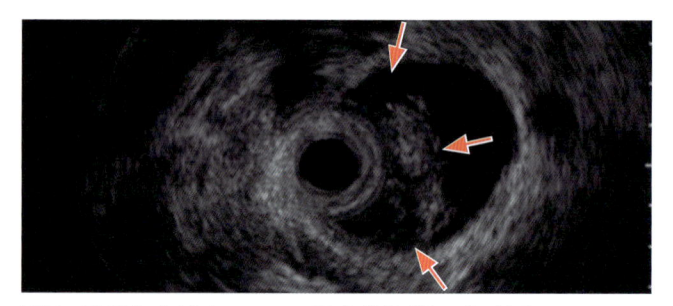

図7　EUSにおけるIPMNの壁在結節(他の自験例)

知識 3　IPMNの悪性の定義と治療方針

- 悪性IPMNとは浸潤癌を指す。これまでの上皮内癌は高度異型という概念に置き換えられることが推奨される。
- 図8にBD-IPMNの診療方針選択のアルゴリズムを示す。
- 手術を考慮すべき症例は，①high risk stigmataを有する症例，②worrisome featuresを有する症例のうちEUSにて壁在結節，膵管内粘液物質，壁肥厚を認めるか，細胞診にて悪性疑いと診断された症例，③囊胞径が2cm以上で65歳未満の若年患者(累積悪性化率が高いため)。
- 経過観察可能な症例は，①high risk stigmata, worrisome featuresを認めない場合，②EUSにて主膵管病変や壁在結節なく，細胞診陰性の場合，③囊胞径3cm以上であっても壁在結節なく，細胞診陰性の66歳以上の高齢者。

- BD-IPMNの治療方針
  - 癌（浸潤癌，非浸潤癌）➡ リンパ節郭清を伴う膵切除術。
  - 悪性を疑う所見のないもの ➡ 局所切除（リンパ節郭清，脾摘を省略した膵切除）。

悪性の可能性が高い徴候（*high risk stigmata*）
1. 膵頭部嚢胞性病変に伴う閉塞性黄疸
2. 嚢胞内の造影効果を有する固形構造物
3. 主膵管径拡張≧10mm

あり → 手術考慮

なし → 悪性の疑い示す徴候（*worrisome features*）
臨床所見：膵炎
画像所見：
1. 嚢胞径≧3cm
2. 造影される嚢胞壁肥厚
3. 主膵管径5～9mm
4. 造影効果のない壁在結節
5. 尾側閉塞性膵炎を伴う主膵管狭窄およびリンパ節腫大

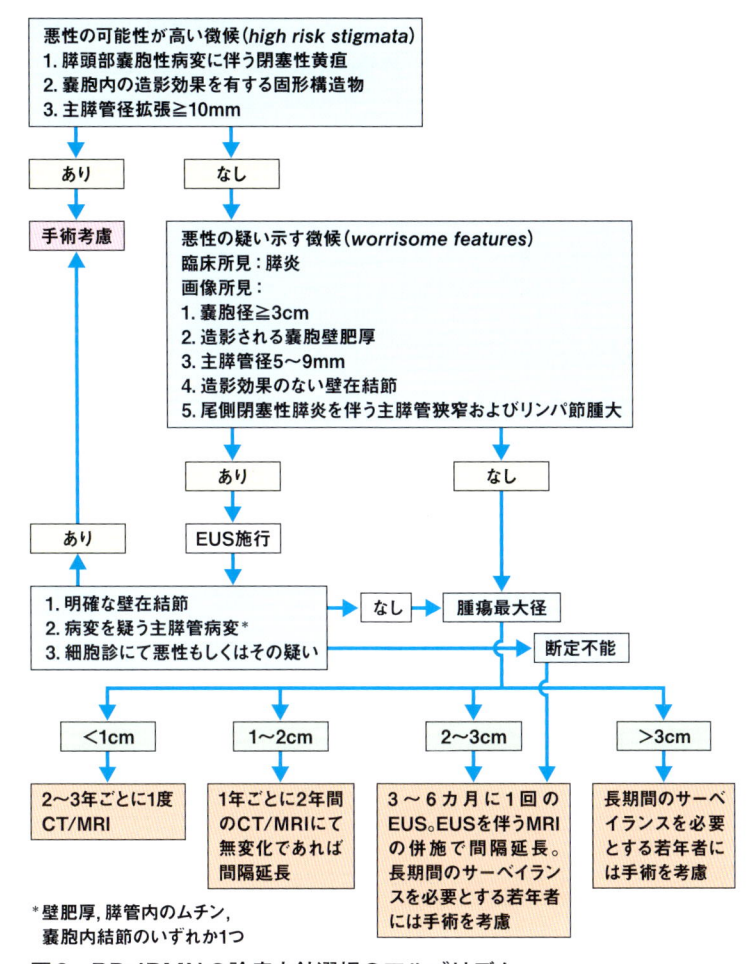

あり → EUS施行

1. 明確な壁在結節
2. 病変を疑う主膵管病変*
3. 細胞診にて悪性もしくはその疑い

なし → 腫瘍最大径 → 断定不能

- ＜1cm：2～3年ごとに1度 CT/MRI
- 1～2cm：1年ごとに2年間のCT/MRIにて無変化であれば間隔延長
- 2～3cm：3～6カ月に1回のEUS。EUSを伴うMRIの併施で間隔延長。長期間のサーベイランスを必要とする若年者には手術を考慮
- ＞3cm：長期間のサーベイランスを必要とする若年者には手術を考慮

*壁肥厚，膵管内のムチン，嚢胞内結節のいずれか1つ

図8　BD-IPMNの診療方針選択のアルゴリズム

（国際膵臓学会ワーキンググループ編：IPMN／MCN国際診療ガイドライン2012年版引用改変）

VII 膵臓

診断と治療へのナビゲーション：知識の使いかた！

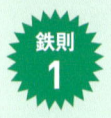

鉄則1 分枝型IPMNの悪性所見の描出にはEUSが有用で，high risk stigmataは，①膵頭部嚢胞性病変に伴う黄疸，②嚢胞内の造影効果を伴う構造物，③主膵管拡張≧10mm。

鉄則2 分枝型IPMNの手術適応は，①high risk stigmataを有する症例，②worrisome featuresを有する症例のうちEUSにて壁在結節，膵管内粘液物質，壁肥厚を認めるか，細胞診にて悪性疑いと診断された症例，③嚢胞径が2cm以上で65歳未満の若年患者。

鉄則3 分枝型IPMNに対する術式は，癌には膵癌と同様の治療（膵切＋リンパ節郭清），良性には局所切除。

答え

▶本症例では，

1. 主膵管と交通を有する被膜のない膵嚢胞で炎症所見なし。➡ **IPMN**。
2. 嚢胞径40mm。➡ **worrisome featuresあり**。
3. EUSにて壁在結節，嚢胞壁肥厚，ムチンの所見なし。➡ **EUSにて悪性を疑う所見なし**。
4. 年齢60歳。➡ **65歳未満（累積悪性率高い）であり，手術を考慮する**。

[d]

発展問題

（問）本症例について，正しいものに○，誤ったものに×を示せ。

( ) 1. 本症例では，悪性の可能性が高い所見（high risk stigmata）を認めない。
( ) 2. 本症例の悪性の疑いを示す所見（worrisome features）としては，腫瘍径が40mmということのみである。
( ) 3. 通常型膵癌のサーベイランスも行うべきである。
( ) 4. MCTとの鑑別が重要である。
( ) 5. 耐術困難である場合エタノール注入を考慮すべきである。

⇒「消化器外科専門医へのminimal requirements」の膵臓4（2），（3）参照

正解 1.○ 2.○ 3.○ 4.○ 5.×

6. 3年前にIPMNの診断を受け放置していた黄疸と腹痛の患者

問題

68歳の男性。3年前に主膵管型IPMNと診断されたが、通院をしていなかった。飲酒や喫煙歴はない。今回、黄疸・腹痛を主訴に来院した。腹部エコー検査にて膵管拡張（10mm）を認めたため、精査加療目的で入院となった。入院後のERCP像（図1）と腹部造影CT像（図2）を示す。腹部以外には病変は認めなかった。

図1 ERCP像（自験例）
（消化器外科専門医へのminimal requirementsより引用）

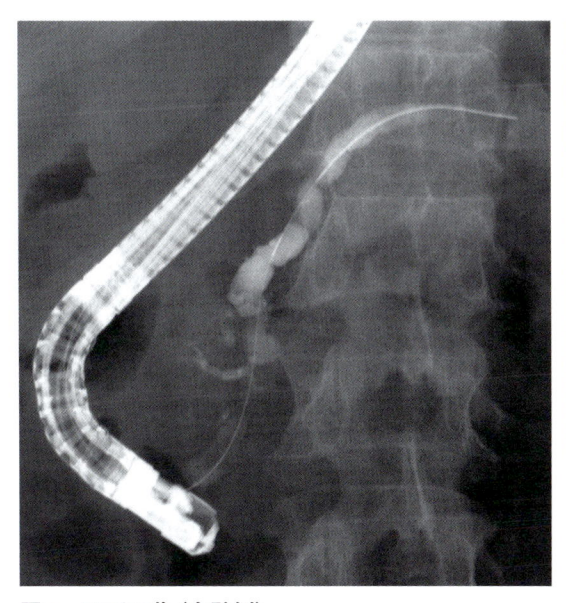

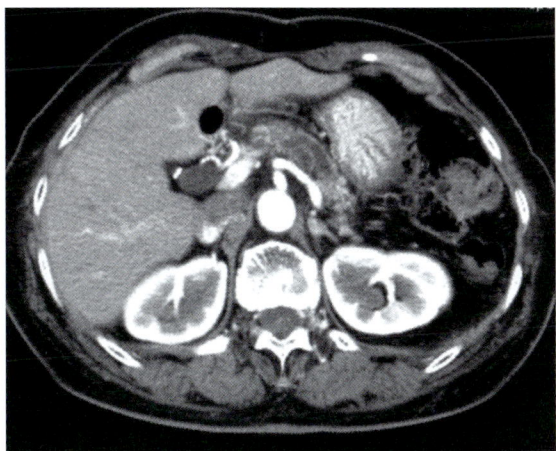

図2 造影CT像

▶この疾患に関して正しいものを選べ。

ⓐ 分枝膵管の拡張を認める。
ⓑ 病変はnon-invasive carcinomaと考えられる。
ⓒ 経過観察を行う。
ⓓ 膵切除術（縮小手術）を行う。
ⓔ リンパ節郭清を伴う膵切除術を行う。

もっと勉強したい君へ 専門医試験問題：
（22回公表設問14）（11回公表設問20）（5,6回公表設問30）

Goal! 3年前、主膵管型IPMNの診断を受け、放置していた患者に発生した総胆管の拡張と主膵管拡張を伴う膵腫瘍性病変。
➡ 主膵管型IPMN由来の膵癌（IPMC）の「診断」と「治療」のための知識の使いかたを学ぶ。

Ⅶ 膵臓

病歴と画像からキーワードを読み取る！：与えられた情報の分析

1 病歴
- 68歳，男性。 ➡ **主膵管型IPMNと診断されていたが放置，今回腹痛と黄疸出現**

2 画像診断
- ERCP。
  - 主膵管のびまん性拡張（最大径10mm）（図3a）。 ➡ **主膵管型IPMN悪性の疑い**
  - 膵体部主膵管の10mm大の陰影欠損（図3b）。
- 腹部造影CT
  - 主膵管拡張（図4）。
  - 膵体部に淡く造影される腫瘤（図4）。
  - 総胆管拡張より胆管浸潤による黄疸出現を疑う（図4）。 ➡ **悪性（IPMC）**
  - 明らかな膵外浸潤なし。

びまん性拡張 →

図3a

← 陰影欠損像

図3b

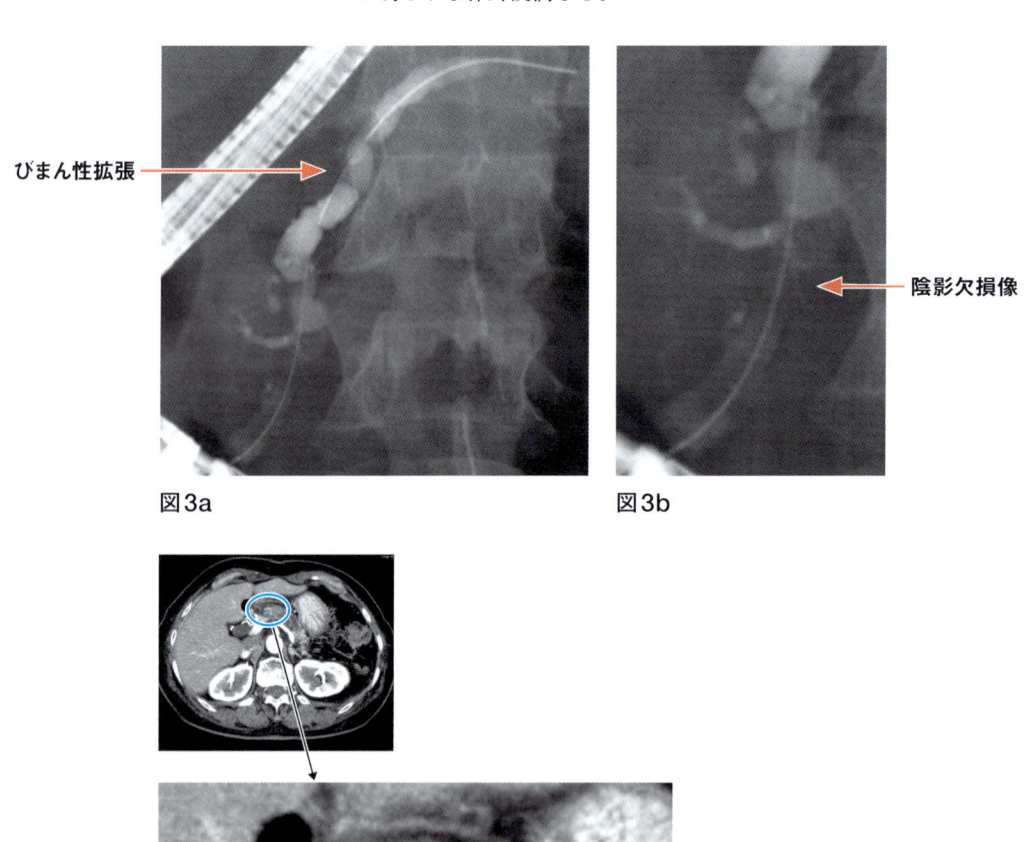

図4　造影CT像

必要な基礎知識：消化器外科専門医の知識のエッセンス

IPMCに関する必要な知識のリスト
- 知識1. IPMCの疾患概念
- 知識2. IPMCの悪性の指標
- 知識3. IPMCの治療

知識1
IPMC（Intraductal papillary mucinous carcinoma）の疾患概念

1．定義
- IPMCは，IPMN（IPMT）が自然経過として良性腫瘍から浸潤癌へ移行したもの（表1）。
- WHO分類に従いcarcinoma *in situ*（CIS）は除外し，浸潤癌のみを悪性，すなわちIPMCと定義。

2．疫学と病理
- IPMNにおける乳頭状増殖の上皮成分の分類は臨床病理学的な意義を有するため，4つに分類されている（表2）。
- MD-IPMN（主膵管型）切除症例における悪性（CISを含む）の頻度は平均61.6%，IPMC（浸潤癌）は43.1%である。
- BD-IPMN（分枝膵管型）切除症例における悪性（CISを含む）の頻度は平均25.5%，IPMC（浸潤癌）は17.7%である。
- IPMCの組織型は粘液癌と管状腺癌に分類され，膵外進展形態に関連（知識2参照）。
- IPMN由来浸潤癌と通常型膵管癌の区別は重要。**IPMN由来浸潤癌では粘液性上皮が顕微鏡的または肉眼的乳頭増殖を示す。一方，通常型膵癌の貯留囊胞の内面上皮には再生上皮としての異型or癌がみられる**ことが鑑別の参考となる。

（国際膵臓学会ワーキンググループ編：IPMN／MCN国際診療ガイドライン2012年版．より引用改変）

表1　IPMNの組織学的分類

Low-grade dysplasia（adenoma）
Moderate dysplasia（borderline）
High-grade dysplasia（carcinoma *in situ*）
invasive carcinoma（IPMC）

（IPMN/MCN国際診療ガイドライン．2012年版より改変引用）

表2　IPMNの組織亜型分類とその特徴

	免疫組織化学	特徴
胃型	MUC5AC陽性，MUC1陰性	・まれに癌化 ・BD-IPMNの大部分は胃型形質
腸型	CDX2とMUC2が陽性	・癌化多い ・MD-IPMNの大部分は腸型形質
胆膵型	不明	・胃型の異型が高度に変化したタイプ
好酸球顆粒細胞型	MUC6陽性	・IPMNの膵管内増殖を示すという特徴が明瞭でなく，浸潤傾向まれ

（IPMN/MCN国際診療ガイドライン．2012年版より改変引用）

VII 膵臓

知識2 IPMCの悪性の指標について

- MD-IPMNは，悪性の頻度が高いため，悪性腫瘍として取り扱う。
- BD-IPMN患者のほとんどが高齢者。悪性化の頻度は年率2〜3%と悪性化はきわめてまれ。悪性診断に基づく切除適応（high-risk stigmata）の感度向上が期待される。
- 現時点では，MD-IPMNおよび，high-risk stigmataを有するBD-IPMNは切除適応である（参照：p.394膵臓問題4, 5）。

■IPMCの膵外進展，予後

- IPMCは，隣接する臓器すべてに浸潤する可能性がある。
- IPMCには，通常型膵管癌の進展形式と同様の管状腺癌として浸潤するタイプと，粘液癌として浸潤するタイプに大別される（表2）。
- 管状腺癌は直接浸潤，粘液癌は粘液による腫瘍内圧上昇に伴う穿破（胃・十二指腸・胆管）としてみられることが多い。
- 粘液癌タイプの予後は管状腺癌より予後が良い。
- ただし，stageをⅡ/Ⅲに限ると予後は同等。

知識3 IPMCの治療

- 浸潤癌が考えられる場合。⇒リンパ節郭清を伴う膵頭十二指腸切除術，膵体尾部切除術または，膵全摘術が標準術式である。
- 一方，悪性の疑いのないBD-IPMN。⇒ 縮小手術（臓器温存の膵切除術や局所的な非解剖学的切除術（腫瘍核出術，膵鈎部切除術など）を考慮してもよい）。
- 術中迅速組織診で浸潤癌を示した場合は，リンパ節郭清を伴う膵切除術に術式変更する。

診断と治療へのナビゲーション：知識の使いかた！

鉄則1 IPMCの画像上の特徴は，①拡張した主膵管（径10mm以上），②造影効果を有する充実性腫瘤，③隣接臓器への浸潤像。

鉄則2 IPMCの膵外進展形式は，管状腺癌では直接浸潤，粘液癌では粘液による腫瘍内圧上昇に伴う穿破。

鉄則3 IPMCの手術は通常膵癌同様。予後は，全体として通常型膵癌よりも良好，ただしstageをⅡ/Ⅲに限ると同等。

答え [e]

▶本症例は，

1. IPMNを放置しており，3年経過後に発見された**IPMC（MD-IPMN由来）**である。
2. ERCPにて**10mm以上（正常は2mm以下）の主膵管のびまん性拡張**を認め，**膵体部に淡い造影効果を有する充実性成分**を認める。総胆管の拡張を認め，**総胆管への浸潤**も疑われる。
3. IPMCの標準術式である**リンパ節郭清を伴う膵切除術**を行った。
4. 術後病理検査結果にて管状腺癌・腸型であった。

発展問題 （問）本症例について，正しいものに○，誤ったものに×を示せ。

( ) **1.** IPMN由来のIPMCはリンパ節郭清を省略できる場合がある。
( ) **2.** IPMNにおける乳頭状増殖の上皮成分の組織型分類では4つに分類される。
( ) **3.** 腫瘍核出術の可能性もあることを説明した。
( ) **4.** 分枝膵管型IPMNでは腸型が多い。
( ) **5.** WHO分類ではcarcinoma in situ（CIS）はIPMCと定義する。

⇒「消化器外科専門医へのminimal requirements」の膵臓2(1)，4(2)，5(1)参照

正解	1	2	3	4	5
	×	○	×	×	×

7 上腹部痛にて検査を受け膵臓に異常を指摘された患者

問題

67歳の男性。糖尿病の加療中である。3週間前より上腹部痛が出現し，改善しないため来院してきた。

血液検査所見：赤血球470万/μL，Hb 12.2 g/dL，白血球9,800/μL，血小板14.2万/μL，総蛋白5.8g/dL，アルブミン3.2g/dL，総ビリルビン0.9mg/dL，アミラーゼ 558 IU/L，プロトロンビン活性値86％，HBs抗原陰性，HCV抗体陰性，CEA 9.2ng/mL，CA19-9 412U/mL。腹部CT（図1a）と造影CT（図1b）を示す。なお，呈示した病変以外，他に全身に異常を認めない。

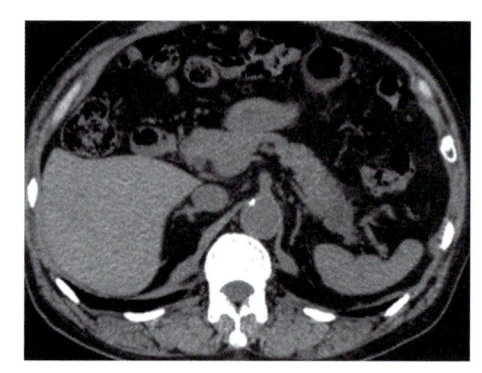

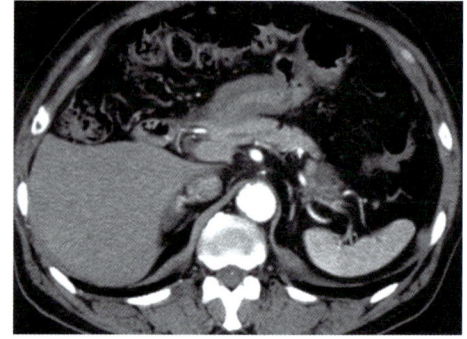

図1a 腹部CT （自験例）　　図1b

▶正しいものを選べ。

ⓐ リンパ節郭清を伴う膵頭十二指腸切除術を行う。
ⓑ 脾臓温存の膵体尾部切除術を行う。
ⓒ リンパ節郭清を伴う膵体尾部切除術を行う。
ⓓ リンパ節郭清を伴う膵全摘術を行う。
ⓔ 化学療法（ゲムシタビン）を行う。

Goal！ 糖尿病加療中に出現した上腹部痛
➡ 膵体尾部腫瘍の診断と治療方針について知識の使いかたを学ぶ。

病歴と画像からキーワードを読み取る！：与えられた情報の分析

1 背景・血液検査
- 持続する上腹部痛。
- アミラーゼ上昇，CEAおよび ➡ 膵臓疾患
  CA19-9の上昇。

2 CT画像
- 膵尾部にまだらに造影される乏血 ➡ 腫瘍間質の淡い造影あり ➡ 膵癌
  性腫瘍（図2）。
- 膵尾部後方の脾静脈の狭小化，ひ ➡ 脾静脈浸潤あり
  きつれを認め腫瘍浸潤あり（図2）。

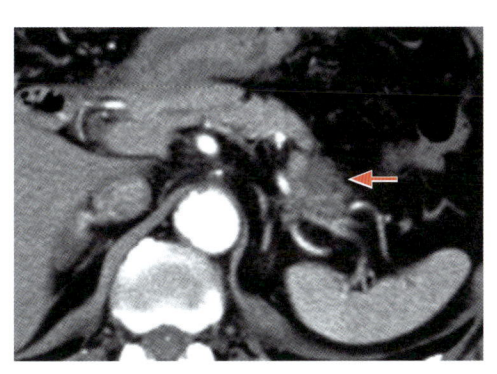

図2

必要な基礎知識：消化器外科専門医の知識のエッセンス

膵癌の診断と治療に必要な知識のリスト
- 知識1. 膵体尾部癌について
- 知識2. 膵体尾部癌の鑑別診断
- 知識3. 膵体尾部癌の進展様式

知識1 膵体尾部癌について

- 膵癌は膵頭部癌，膵体尾部癌，膵全体癌に分類される。
- 膵体尾部癌は膵頭部癌の約1/3。
- 膵体尾部癌は膵頭部癌より，症状が出現しにくく，より進行した段階で発見される。
- 最も多い症状は腹痛。
- 膵体尾部癌の切除率は，膵頭部癌に比較して低いが，治療成績は膵頭部癌と変わらないとする報告が多い。
- 膵癌取扱い規約（第6版）におけるTNM分類。
  - T因子：局所進展により分類される（表1）。
  - N因子：
    - 体尾部癌では1群（体尾部周囲），2群（腹腔動脈周囲，中結腸動脈周囲など），3群（肝十二指腸靱帯周囲など）。
    - 一方，頭部癌では1群（頭部部周囲），2群（肝十二指腸靱帯周囲，腹腔動脈周囲，総肝動脈周囲など），3群（脾動脈周囲，中結腸動脈周囲など）。
  - M因子：遠隔転移の有無。

VII 膵臓

表1 膵局所進展度

Tis	非浸潤癌
T1	腫瘍径が2cm以下で膵内に限局
T2	腫瘍径が2cmを超え膵内に限局
T3	癌の浸潤が膵内胆管(CH), 十二指腸(DU), 膵周囲組織(S, RP)のいずれかに及ぶもの
T4	癌の浸潤が隣接する大血管(PV, A), 膵外神経叢(PL), 他臓器(OO)のいずれかに及ぶもの
TX	評価不能

(膵癌取扱い規約第6版より引用)

知識2
膵体尾部癌の鑑別診断

- 膵体尾部に好発する腫瘍との鑑別を示す(表2)。

表2 膵体尾部癌の鑑別診断

		膵体尾部癌	内分泌性腫瘍(インスリノーマ)	SPN(またはSPT)*1	MCN*2	SCN*3
臨床的特徴		分枝上皮発生もある	多発(10%)	20〜40歳代の女性 腫瘍大きく(平均90mm)被膜あり	ほとんど女性 卵巣様間質あり malignant potentialあり	女性に多い 悪性化まれ
CT	単純	iso(ややlow)	low	分葉状腫瘍 不均一なdensity	嚢胞性腫瘍	微小嚢胞の集簇
	造影	low 腫瘍間質の遅延性造影	早期に著明な造影	隔壁の造影	被膜・隔壁の造影	隔壁よく濃染
	特徴的所見	境界不鮮明, 前方・後方浸潤 遠隔転移	変性・壊死・出血 悪性(10%)	出血・石灰化 周囲臓器浸潤, 遠隔転移	内部に粘稠液・壊死 被膜や隔壁に石灰化	被膜は薄く不明瞭 中心に石灰化・星芒状瘢痕
主膵管		主膵管の閉塞と上流の拡張, 拡張部への急峻な移行 腫瘍部の不整狭窄	変化なし 圧排による末梢膵管の軽度拡張	主膵管の閉塞と上流の拡張	変化なし 交通なし	交通なし

(消化器外科専門医へのminimal requirementsより改変引用)

*1:SPN(T);solid pseudopapillary neoplasm(tumor)
*2:MCN;mucinous cystic neoplasm
*3:SCN;serous cystic neoplasm

知識3
膵体尾部癌の進展様式

- 膵体尾部癌の膵外浸潤の発育形式は膵頭部癌と同様に, ①**前方浸潤, ②後方浸潤, ③膵頭神経叢浸潤, ④大血管浸潤**である。
- 膵頭部癌と比較して, 固有被膜がないため後腹膜, 脂肪組織, 神経に浸潤しやすく, 神経を巻き込んで激しい疼痛を生じやすい。
- 切除の可否は膵体部癌と同様に, 血管系への腫瘍進展による決定。
- 本邦では(膵癌診療ガイドライン), 膵体尾部癌手術適応は膵頭部癌と同様に, **動脈系A(−)のstage Ⅳa(T4N0M0またはN1)**までで, stage Ⅳb(T4N2M0とM1)は適応外である。
- 手術可否の判断において局所進展因子(T4)については明確なコンセンサスはない。
- NCCNガイドラインが示す膵癌の切除不能因子を表3に示す。

表3 膵癌の切除不能因子

	膵頭部癌	体部癌	尾部癌
因子	● SMAへの180°以上のencasementもしくは腹腔動脈への接触 ● 再建不能なSMV/門脈閉塞 ● 大動脈進展	● SMA/腹腔動脈への180°以上のencasement ● 再建不能なSMV/門脈閉塞 ● 大動脈進展	● SMA/腹腔動脈への180°以上のencasement

(NCCNガイドラインより)

- さらにNCCNガイドラインが示す, 膵尾部癌のborderline resectable diseaseを表4に示す。

表4 膵尾部癌のborderline resectable diseaseの因子

	膵尾部癌	膵頭体部癌
因子	● SMAもしくは腹腔動脈の180°以下のencasement	● SMV，門脈への高度な浸潤 ● SMAへの180°以下の腫瘍との接触 ● CHAへの接触もしくはencasement（再建可能な場合） ● SMVの閉塞（short segmentで再建可能な場合）

（NCCNガイドラインより）

- 本邦ではborderline resectableとは，技術的に外科的切除が困難なことに加え，膵癌局所浸潤により外科的切除後の癌遺残率が高く，手術により生存期間が延長しない可能性があるものと定義されている。
- borderline resectable膵癌に対する補助（術前）治療の是非は，今後の検討課題である。
- 膵癌の拡大手術の侵襲は大きいため，術後合併症の発生も多く，適応は慎重にすべきである。

診断と治療へのナビゲーション：知識の使いかた！

鉄則1 膵体尾部癌は，膵頭部と比べ，症状に乏しく発見時より進行していることが多い。

鉄則2 膵体尾部に好発する腫瘍で，膵体尾部癌と鑑別すべき疾患は，①内分泌腫瘍，②SPN，③MCN，④SCN。

鉄則3 膵体尾部癌の手術適応は，膵頭部癌と同様に「動脈系浸潤のないstage Ⅰ，Ⅱ，Ⅲ，Ⅳaまで」である。

▶本症例では，

答え

1. 糖尿病の加療中，改善しない上腹部痛。
2. 造影CT所見では，膵尾部にlow densityとまだらな造影効果を認める。➡ **膵尾部癌**。
3. 遠隔転移なし。リンパ節転移なし。腹水なし。
4. 明らかな動脈系浸潤なし。脾静脈への浸潤を認める。

➡ **膵尾部癌T4N0M0 stage Ⅳaの診断。**➡**リンパ節郭清を伴う膵体尾部切除術。**

発展問題 （問）この症例について，正しいものに○，誤ったものに×を示せ。

( ) 1. 膵頭部癌に比べ，症状が出現しにくく，発見時進行していることが多い。
( ) 2. 一般に，膵癌の後方浸潤において，神経浸潤を起こしやすい。
( ) 3. borderline resectable膵癌に対して術前化学療法が推奨されている。
( ) 4. 手術適応は，「動脈系浸潤のないstage Ⅳaまで」である。

⇒「消化器外科専門医へのminimal requirements」の膵臓 4（1）（2），5（1）（2）参照

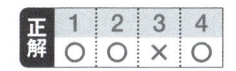

正解 1.○ 2.○ 3.× 4.○

8 健診で膵腫瘤を指摘され来院した患者

問題

49歳，女性。健診の腹部超音波検査で膵腫瘤を指摘され，精査目的にて当院を受診した。既往歴，家族歴は特記すべきことはない。また腹部外傷の既往はなく，喫煙歴もない。アルコールは機会飲酒程度であった。

血液検査所見：赤血球380万/μL，Hb 12.5g/dL，白血球5,600/μL，総蛋白7.2g/dL，アルブミン3.8g/dL，総ビリルビン0.6mg/dL，AST 15 IU/L，ALT 20 IU/L，アルカリホスファターゼ265 IU/L，アミラーゼ124 IU/L，CRP 0.01mg/dL，CEA 1.2ng/mL（正常5.0ng/mL以下），CA19-9は37U/mL以下（正常範囲）であった。腹部造影CT像（図1）を示す。

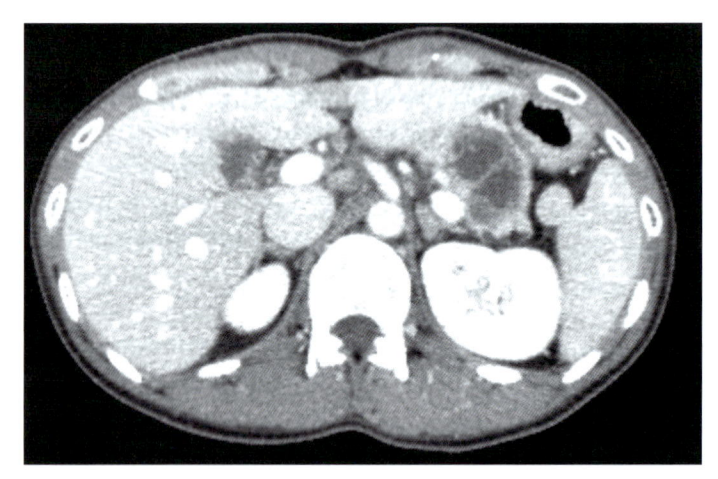

図1　腹部造影CT像（自験例）（「消化器外科専門医へのminimal requirements」より引用）

▶**本疾患について誤った記載を選べ。**

ⓐ 膵尾部に発生した腫瘍である。
ⓑ 膵管との交通は認めないことが多い。
ⓒ 女性に多い疾患である。
ⓓ 予後は良好である。
ⓔ 腫瘍内に充実成分を認めなければ経過観察を行う。

もっと勉強したい君へ　専門医試験問題：（21回公表設問20）（16回公表設問28）

Goal !　膵尾部の囊胞性疾患。
➡ 膵粘液性囊胞腫瘍（mucinous cystic neoplasm；MCN）の診断と治療についての知識の使いかたを問う。

病歴と画像からキーワードを読み取る！：与えられた情報の分析

1 病歴
- 49歳，女性。腹部外傷なし，アルコールは機会飲酒。 ➡ 外傷の既往や飲酒歴のない若年女性に生じる膵腫瘤
- 血液生化学検査は異常なく，腫瘍マーカーも正常範囲内。

2 腹部造影CT像（図2）
- 膵尾部に大きさ5cm大の造影効果を有さない腫瘤性病変（嚢胞性病変）を認める。
- 嚢胞性病変は隔壁を有し，厚い共通の被膜を有する（cyst in cyst）（図2矢印）。 ➡ MCNの診断

図2

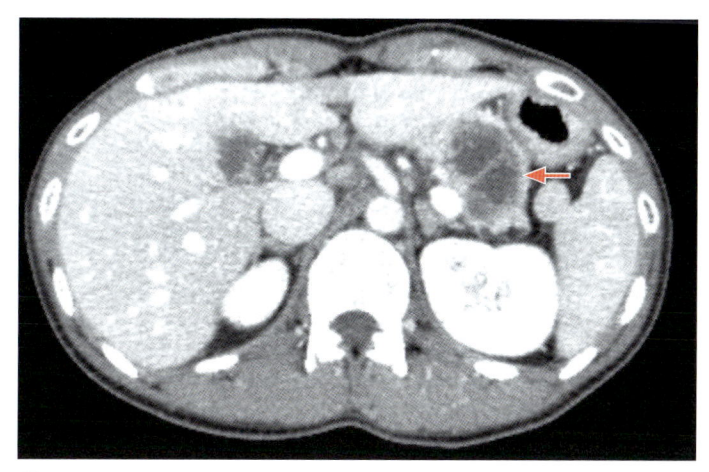

必要な基礎知識：消化器外科専門医の知識のエッセンス

膵粘液性嚢胞腫瘍に関する必要な知識のリスト
- 知識1. 膵粘液性嚢胞腫瘍（MCN）の概念・疫学
- 知識2. 膵嚢胞性疾患の鑑別診断
- 知識3. 膵粘液性嚢胞腫瘍（MCN）に関する近年の報告

知識1
膵粘液性嚢胞腫瘍（MCN）の概念・疫学
- 概念：乳頭状の増生を示す粘液産生性の上皮で覆われた嚢胞形成を特徴とする腫瘍。
- 年齢・性別：若年～中年女性。
- 局在：膵尾部が多い。
- 特徴：厚い被膜を有する。内部は隔壁で分かれることが多い（cyst in cyst）。
- 膵管との交通：まれ。
- 病理学的特徴：粘液産生細胞の間質に卵巣様間質を認める。
- 治療：Malignant potential を有するため，切除を行う。
- 予後：腺腫，非浸潤癌，微小浸潤癌の予後は良好，浸潤癌は予後不良。
- 膵粘液性嚢胞腫瘍（MCN）は，（知識2）の疾患との鑑別が重要である。

VII 膵臓

知識 2
膵嚢胞性疾患の鑑別診断（表1）

表1

特徴	粘液性嚢胞腫瘍（MCN）	分枝型IPMN	漿液性嚢胞腫瘍（SCN）	仮性嚢胞	充実性偽乳頭腫瘍（SPNまたはSPT）
性別（女性の割合）	>95%	~55%	~70%	<25%	>85%
年齢	40～50歳代	60～70歳代	60～70歳代	40～50歳代	20～40歳代
局在（体尾部の割合）	95%以上	30%	50%	65%	膵尾部に多い
主膵管との交通	まれ	あり	なし	通常あり	なし
癌化	あり	あり	なし	なし	あり
形態	被膜あり オレンジ状隔壁（cyst in cyst）	被膜なし ブドウの房状 cyst by cyst	被膜あり 小嚢胞が蜂巣状 石灰化あり	一定の形状なし	被膜あり cystと充実成分の混在、出血・壊死 卵殻様の石炭化

SCN：serous cystic neoplasm
SPN：solid pseudopapillary neoplasm (tumor)

（専門医のminimal requirement 膵臓4．良性腫瘍主題2より引用改変）

知識 3
膵粘液性嚢胞腫瘍（MCN）に関する近年の報告

1．日本膵臓学会による多施設アンケート調査

- 症例数：156例。
- 女性の割合：98.1%。
- 平均年齢：48.1歳。
- 膵尾部の割合：99.3%。
- 膵管との交通：18.1%に認める。
- 平均腫瘍径：65.3mm
- 病理診断：腺腫129例（82.7%）
  非浸潤癌21例（13.4%）
  浸潤癌6例（3.9%）
- 予後因子：腫瘍径，充実成分の有無

（Yamao K, et al：Pancreas 2011. より引用）

2．膵粘液性嚢胞腫瘍（MCN）の悪性診断に関する報告

CT所見	感度	特異度
腫瘍径40mm以上	100%	54%
充実成分の有無	100%	98%

（Le Baleur Y, et al：Pancreatology 2011）

- CT検査で腫瘍径40mm以上，また嚢胞内に充実成分を認めた場合には悪性が疑われる。

診断と治療へのナビゲーション：知識の使いかた！

鉄則1 膵嚢胞性疾患の画像上の鑑別は，①好発年齢，②局在，③形態と主膵管との交通の有無。

鉄則2 女性に多い膵嚢胞性疾患は，粘液性嚢胞腫瘍（MCN）と充実性偽乳頭腫瘍（SPN）。

鉄則3 膵粘液性嚢胞腫瘍（MCN）は膵尾部に発生するオレンジ状の嚢胞性腫瘍。

答え [e]

▶本症例では，

1. 若年女性で，腹部外傷やアルコール飲酒歴のない膵嚢胞性疾患。➡ **仮性嚢胞は否定的**。
2. 被膜を有し，オレンジ状を呈す。➡ **分枝型IPMNやSCNは否定的**。
3. 明らかな充実成分や出血，壊死を認めない。➡ **SPNは否定的**。
4. MCNはMalignant potentialを有するため切除を行う。

発展問題
（問）この症例について，正しいものに〇，誤ったものに×を示せ。

( ) 1. 本症例は大きさが50mmであり，悪性（腺癌）を合併している可能性が高い。
( ) 2. 病理学的に卵巣様間質を認めることが多い。
( ) 3. 出血や壊死を伴うことが多い。
( ) 4. 浸潤癌を認めなければ予後良好である。

⇒「消化器外科専門医へのminimal requirements」の膵臓4参照

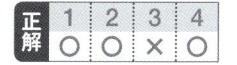

正解 1:〇 2:〇 3:× 4:〇

VII 膵臓

9 上腹部痛の精査目的に来院した患者

問題

24歳の女性。上腹部痛を主訴に近医を受診し膵腫瘍を指摘された。精査目的にて紹介受診となる。腹部造影CT検査（図1），MRI検査（図2a, b）を示す。血液生化学検査，腫瘍マーカー（CEA，CA19-9）はいずれも正常範囲内であった。

現症：腹部は平坦・軟で上腹部に軽度の圧痛を認めた。

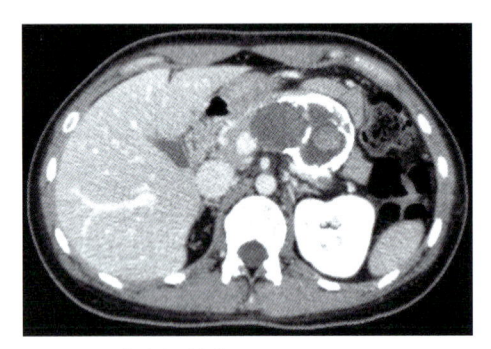

図1 CT像（自験例）

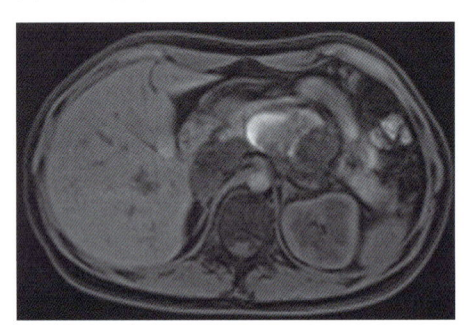

図2 MRI像　a：T1強調　　b：T2強調

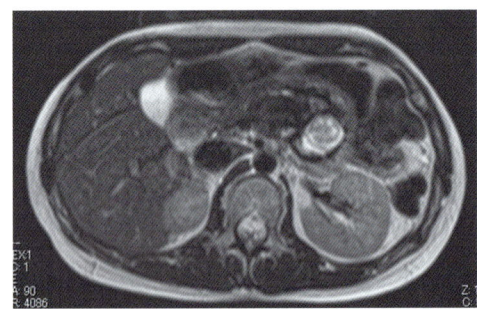

▶この疾患について誤っているものを選べ。

ⓐ CT検査では膵体尾部に石灰化被膜を伴う巨大な嚢胞性腫瘤を認める。
ⓑ CT検査では腫瘤内に充実部分が存在する。
ⓒ MRI検査では嚢胞部分はT1で高信号の領域を認め，出血の関与が疑われる。
ⓓ 膵腫瘍の中では若年女性の発症はまれである。
ⓔ 膵切除術を行う。

もっと勉強したい君へ　専門医試験問題：（21回公表設問20）（16回公表設問28）

Goal！　造影CTにてSolid成分とcystic成分を有する膵腫瘍について問う。
➡ Solid pseudopapillary tumor（neoplasm）の診断と治療についての知識の使いかたを学ぶ。

病歴と画像からキーワードを読み取る！：与えられた情報の分析

1 病歴
- 若年女性，腹痛で発症。

2 造影CT画像
- 膵体尾部に8cm大の石灰化被膜を伴う囊胞性腫瘍を認め，内部に造影効果を有する充実部分を認める（図3矢印）。 ➡ 膵囊胞性腫瘍
  鑑別：solid pseudopapillary tumor（neoplasm）
  膵管内乳頭粘液性腫瘍（IPMN）
  膵漿液性囊胞腫瘍（SCN）
  膵粘液性囊胞腫瘍（MCN）

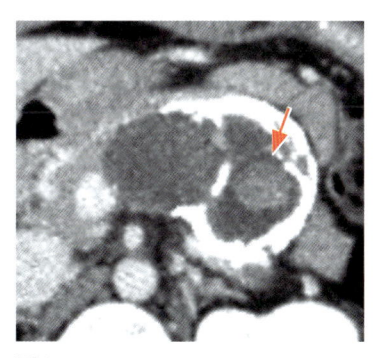

3 MRI画像
- 腫瘍右側囊胞成分の辺縁は出血巣（T1で不均一な低〜高信号，T2で低信号）。

図3

必要な基礎知識：消化器外科専門医の知識のエッセンス

膵solid pseudopapillary tumorの治療方針決定のための必要な知識のリスト

- **知識1.** solid pseudopapillary tumorの基礎知識
- **知識2.** solid pseudopapillary tumorの画像の特徴（鑑別診断）
- **知識3.** solid pseudopapillary tumorの治療，予後

知識1
solid pseudopapillary tumorの基礎知識

- 被膜を有する境界明瞭な腫瘍で，充実成分，囊胞成分，出血性変化を認める（囊胞成分は出血に伴う変性壊死）。
- 主に若い女性に好発（女性87％，10歳代38％）。
- 臨床症状に乏しく，大型の腫瘍（平均径90mm）として偶然発見される場合が多い。
- 発生部位：膵頭部35％，体部21％，尾部28％と差はみられない。
- 免疫組織学的にはα_1-アンチトリプシン陽性であり，またsynaptophysin, NSE陽性の報告も多い。

VII 膵臓

知識 2

solid pseudopapillary tumorの画像の特徴（鑑別診断）

1. US
- 厚い線維性被膜を有し，内部はやや高エコーの**充実成分と囊胞成分（出血壊死巣）**で占められ，ときに被膜に沿った**卵殻様の石灰化**がみられる。

2. CT
- CTでも充実成分と囊胞成分の混在が認められる。被膜部分および充実成分は乏血性または遅延相で淡く造影されることが多い。

3. MRI
- 内部の**出血壊死巣（囊胞部分）**の描出に優れ，T1強調画像で不均一な低〜高信号，T2強調画像で不均一な低信号を呈する場合が多い。
- 充実成分が多い場合には，内分泌腫瘍との鑑別が問題になる
- 多くの場合，出血壊死巣である囊胞成分が混在するため，囊胞性膵腫瘍との鑑別が重要である（表1）。

表1　膵囊胞性腫瘍の鑑別

		solid pseudopapillary tumor (SPT)	膵管内乳頭粘液性腫瘍（分枝型IPMN）	漿液性囊胞腫瘍 (SCN)	粘液性囊胞腫瘍 (MCN)
好発年齢・性別		若年女性	高齢男性	中年女性	中年女性
好発部位		一定しない	膵鉤部，膵頭部（70%）＞体尾部	体尾部（60%）＞膵頭部	膵体尾部（95%）
造影CT	囊胞形態	充実成分，囊胞成分（出血性変化）	ブドウの房状（多房性）	多房性（microscopic type）と大きな囊胞（macroscopic type）	夏みかん状（巨大球形の多房性）
	被膜	厚い線維性被膜	なし	薄い被膜（凹凸した類球形）	厚い線維性被膜
	膵管との交通	なし	あり	なし	なし
	造影効果	充実成分（淡く染まる）	結節部，充実部	あり（多血性）	囊胞壁，結節部
	石灰化	辺縁部	稀	中心部（星芒状石灰化）	隔壁や辺縁部

知識 3

solid pseudopapillary tumorの治療，予後

- 予後は良好な腫瘍であり，吉岡らの302例の集計では膵被膜，実質浸潤が39例（13%），多臓器への転移，浸潤が15例（5%），再発が16例（5.3%）であった（胆と膵22，2001）。
- 治療の原則は完全摘出であり，予防的リンパ節郭清は不要である。
- 他臓器への進展や，リンパ節，肝転移を認めても合併切除により長期生存の可能性が望める。
- 10年以上経過して再発する症例もあり，長期の経過観察が必要である。

診断と治療へのナビゲーション：知識の使いかた！

鉄則1 solid pseudopapillary tumorの形態学的特徴は，①厚い線維性被膜と石灰化，②充実成分と嚢胞成分が混在，③出血性変化（嚢胞部分）。

鉄則2 solid pseudopapillary tumorの鑑別すべき疾患は，充実成分が多いときには内分泌腫瘍，嚢胞成分が多いときには，膵管内乳頭粘液性腫瘍（IPMN），膵漿液性嚢胞腫瘍（SCN），膵粘液性嚢胞腫瘍（MCN）。

鉄則3 solid pseudopapillary tumorの治療の原則は完全摘出であり，予防的リンパ節郭清は不要。

答え

▶本症例では，

1. 膵体尾部の充実部分と嚢胞部分が混在する腫瘍であり，被膜に沿った卵殻様石灰化を伴う。➡ **solid pseudopapillary tumorと診断**。
2. 嚢胞部分はMRI所見から出血壊死巣と考えられる。
3. solid pseudopapillary tumorは**若年女性**に多い。
4. 膵体尾部の巨大腫瘍であり膵切除が必要である。切除後の予後も比較的良好である。

[d]

発展問題

（問）この症例について、正しいものに〇，誤ったものに×を示せ。

( ) **1.** 免疫組織学的には$α_1$-アンチトリプシン陽性である。
( ) **2.** 95％が膵体尾部に発生する。
( ) **3.** 切除可能な肝転移巣がある場合には，合併切除を行う。

⇒「消化器外科専門医へのminimal requirements」の膵臓4（1），（2）参照

正解　1:〇　2:×　3:〇

VII 膵臓

10 空腹時に気分不良を生じるため来院した患者

問題

47歳の女性。生来健康であった。3カ月前より空腹時や運動時に気分不良を自覚するも，食事摂取後に改善していた。症状が続くため精査希望にて受診していたが，待合室で意識を消失し，緊急に検査を行った。なお，その日は朝食を摂取していなかった。来院時の現症，血液検査を以下に示す。また画像検査では頭部に異常は認めなかった。入院時の腹部造影CT検査（図1）を示す。

現症：意識はJCS 30，顔面蒼白で著明な発汗，頻脈（120回/分）を認めた。

血液検査所見：白血球 4,600/μL，Hb 12.2g/dL，AST 56 IU/L，ALT 82 IU/L，BUN 16mg/dL，Cr 0.59mg/dL，血糖28mg/dL，インスリン値（IRI）19.8μU/mL，Cペプチド5.2ng/mL。

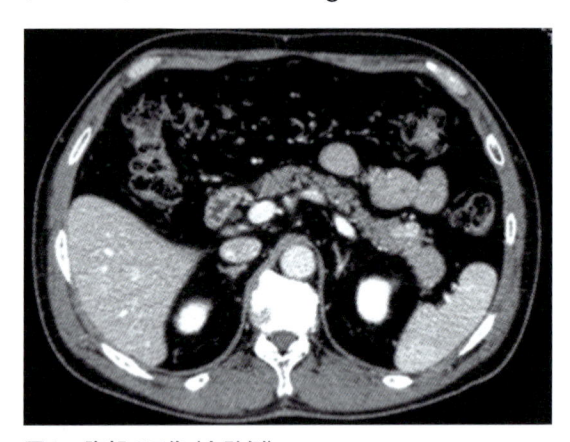

図1　腹部CT像（自験例）

▶この疾患について正しいものを選べ。

ⓐ 低血糖の原因は，膵尾部に存在する乏血性腫瘍である。
ⓑ 低血糖症状を呈する腫瘍の発見時の平均長は2〜3cmであり，局在診断は容易である。
ⓒ 低血糖の原因腫瘍は，グルカゴン産生腫瘍である。
ⓓ 鑑別診断として腎癌などの転移性腫瘍がある。
ⓔ 治療の第一選択は，リンパ節郭清を伴う膵切除術である。

もっと勉強したい君へ　専門医試験問題：（15回公表設問30）

Goal！　膵尾部の多血性腫瘍⇒膵神経内分泌腫瘍の鑑別診断。
➡ インスリノーマの診断（鑑別），治療についての知識の使いかたを学ぶ。

病歴と画像からキーワードを読み取る！：与えられた情報の分析

1 病歴, 血液検査
- 発汗, 頻脈などの交感神経症状や意識障害。
- 低血糖値と高インスリン値（>5μU/mL） ➡ インスリンの過剰分泌による低血糖発作

2 造影CT画像
- 膵尾部に1cm大の早期濃染する境界明瞭な腫瘤を認める（図2矢印）。 ➡ 膵尾部の多血性腫瘍
- 鑑別
  - 神経内分泌腫瘍
  - solid pseudopapillary tumor
  - 膵漿液性嚢胞腺腫
  - 転移性膵癌（多血性腫瘍由来）

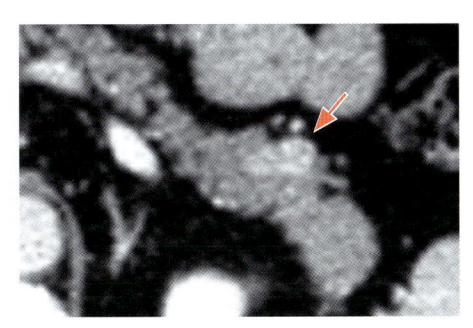

図2

必要な基礎知識：消化器外科専門医の知識のエッセンス

膵神経内分泌腫瘍（インスリノーマ）の治療方針決定のための必要な知識のリスト	知識1. 膵神経内分泌腫瘍（インスリノーマ）の基礎知識 知識2. 膵神経内分泌腫瘍の鑑別診断（膵内分泌腫瘍の分類, 画像上の鑑別疾患） 知識3. 膵神経内分泌腫瘍（インスリノーマ）の治療

知識1
膵神経内分泌腫瘍（インスリノーマ）の基礎知識

- 男女比は, 2：3で女性に多い。発症年齢に特徴はない。
- 約半数は径1.0〜1.5cmの腫瘍［局在診断が困難（CT検査の陽性的中率は90％, 感受性55％）］
- **Whippleの三徴**。
  - ①空腹時, 運動時の意識障害などの中枢神経症状。
  - ②発作時の血糖値50mg/dL以下。
  - ③ブドウ糖投与による発作の急速な回復。
- **10％が多発, 10％が悪性（発見時, 遠隔転移を有することが多い）。**
- インスリノーマの4％に**MEN typeⅠ（多発内分泌腫瘍Ⅰ型；副甲状腺機能亢進症, 下垂体腺腫）**が合併。
- 局在診断には**選択的動脈内カルシウム注入法**による肝静脈サンプリングが行われる。胃十二指腸動脈（膵頭部）, 脾動脈（膵尾部）にカルシウムを注入し, インスリン増加の有無から判定する。

VII 膵臓

知識2
膵神経内分泌腫瘍の鑑別診断

- 膵神経内分泌腫瘍の分類を**表1**に示す。
- 画像検査では**多血性腫瘍**であるため，造影により強く増強される。画像上鑑別すべき疾患を**表2**に示す。

表1 膵内分泌腫瘍

疾患名	分泌ホルモン	発生率（年間100万人あたり）	悪性の頻度（%）	主要な症状
インスリノーマ	インスリン	1〜2	低い（5〜15）	低血糖症状
グルカゴノーマ	グルカゴン	0.01〜0.1	50〜80	皮膚炎（壊疽性遊走性紅斑），耐糖能障害
ガストリノーマ	ガストリン	0.5〜1.5	60〜90	消化性潰瘍，下痢，胃食道逆流症
VIPoma	VIP	0.05〜0.2	40〜70	大量の下痢，低K血症，脱水症
ソマトスタチノーマ	ソマトスタチン	きわめてまれ（グルカゴノーマより少ない）	>70	糖尿病，脂肪便，胆囊疾患
非機能性膵内分泌腫瘍	―	1〜2	>60	体重減少，腹部腫瘤，疼痛

（消化器外科専門医へのminimal requirementsより引用）

表2 多血性膵腫瘍の鑑別

	膵癌	膵神経内分泌腫瘍（インスリノーマ）	solid pseudopapillary tumor	膵漿液性囊胞腺腫（microlacular type）	転移性腫瘍（腎癌）
好発部位	一定しない	体尾部	一定しない	頭部	一定しない
単発or多発	単発	多発10%	単発	多発もある	多発
多血性	乏血性	多血性	乏血性〜多血性	多血性	多血性
CT検査	腫瘍間質が遅延性に造影される	造影により早期濃染する境界明瞭な腫瘍	周辺の充実性病変に造影効果を有する囊胞性病変	小囊胞が集簇しており腫瘍濃染を示す	造影により早期濃染

（消化器外科専門医へのminimal requirementsより引用）

知識3
膵神経内分泌腫瘍（インスリノーマ）の治療

- **外科的切除が最も有効な治療である**。原則的には**核出術**（大きく膵管損傷の危険がある時は膵切除）。悪性インスリノーマには，癌に準じたリンパ節郭清を伴う原発巣切除と，評価可能なすべての転移巣の切除を考慮する。
- 根治切除不能例では薬物療法として，ソマトスタチンアナログとmTOR阻害薬（エベロリムス）が用いられる。

診断と治療へのナビゲーション：知識の使いかた！

鉄則1 インスリノーマを示唆する症状は，「繰り返す低血糖症状」。確定診断は，Whippleの三徴と画像診断。

鉄則2 インスリノーマのCT画像診断では，描出されない場合と多血性膵腫瘍として描出される場合がある（描出される場合には，solid pseudopapillary tumor，膵漿液性嚢胞腺腫，転移性膵癌との鑑別が重要）。

鉄則3 膵インスリノーマは外科的切除が第一選択。小病変には核出術，悪性病変にはリンパ節を伴う膵切除。

▶本症例では，

答え [d]

1. CT画像では，膵尾部に存在する1cm大の多血性腫瘍。
2. インスリノーマは膵体尾部に多く，約半数は1〜1.5cmであり，画像で描出しないことも多い。
3. 画像上は他の多血性腫瘍との鑑別が必要である。
4. 1cm大の境界明瞭な小腫瘍であり，悪性は考えにくい。核出術でよいと考えられる。

発展問題

（問）この症例について，正しいものに○，誤ったものに×を示せ。

( ) 1. 画像診断できない場合には，局在診断に選択的動脈内カルシウム注入法が用いられる。
( ) 2. 副甲状腺や下垂体病変の有無にも注意する。
( ) 3. 根治切除不能例では分子標的薬mTOR阻害薬も用いられる。

⇒「消化器外科専門医へのminimal requirements」の膵臓4（1）参照

1 多量飲酒した後，急激な腹痛と背部痛を訴え来院した患者

問題

52歳の男性。以前より，アルコールを多飲しており，肝障害を指摘されていた。昨晩，焼酎を1升以上飲み帰宅，就寝していたところ，突然，急激な上腹部痛を自覚。その後，背部痛も伴うようになったため，救急車にて救急外来受診。

受診時，意識はやや混濁。体温37.8℃。呼吸数34/分，脈拍116/分，整。血圧76/42mmHg。腹部はやや膨隆しており，上腹部に圧痛と筋性防御を認める。

血液検査所見：白血球17,600/μL，赤血球444万/μL，Hb 12.8g/dL，ヘマトクリット37％，血小板8.7万/μL。総蛋白6.2g/dL，アルブミン2.9g/dL，BUN 52mg/dL，クレアチニン2.4mg/dL，LDH 560 IU/L，総コレステロール168mg/dL，総ビリルビン1.1mg/dL，AST 122 IU/L，ALT 142 IU/L，ALP 364 IU/L，γ-GTP 260 IU/L，アミラーゼ 1,200 IU/L，Na 140mEq/L，K 4.2mEq/L，Cl 110mEq/L，Ca 7.8mg/dL，CRP 21.3mg/dL。

造影CT画像（図1）とMRCP画像（図2）を示す。

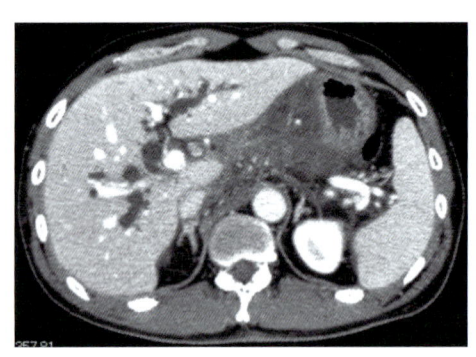

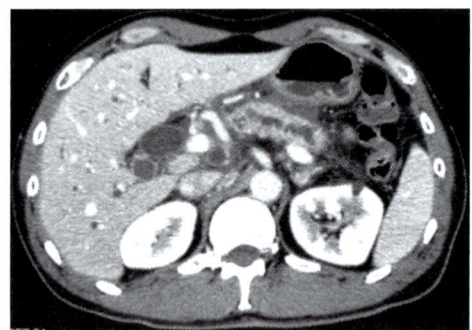

図1　腹部CT像（自験例）

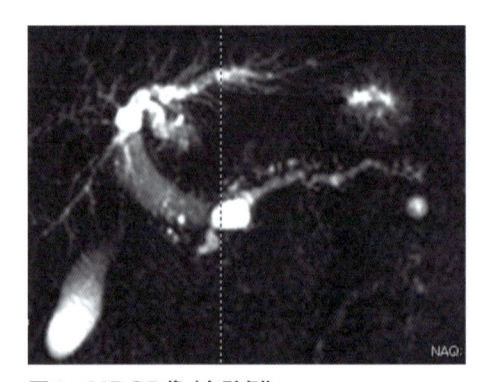

図2　MRCP像（自験例）

▶この症例の疾患について，正しいものを選べ。

ⓐ 急性膵炎の重症度判定では，本症例は軽症である。
ⓑ ステロイド治療が著効し，膵管の狭窄が改善する。
ⓒ リンパ節郭清を伴う膵全摘術が必要である。
ⓓ 初期輸液として，6,000mL/日の細胞外液を輸液した。
ⓔ 感染性膵壊死に対するネクロセクトミーを入院当日に施行した。

Goal! 急性膵炎の診断（鑑別診断）および重症度診断を行う。
➡ 急性膵炎に対する適切な治療選択のための知識の使いかたを学ぶ。

病歴と画像からキーワードを読み取る！：与えられた情報の分析

1 病歴	●以前よりアルコールを多飲，肝障害（+）。	➡ **アルコール性肝障害**
	●多量の飲酒後，突然の上腹部痛・背部痛。	➡ **急性腹膜炎によるプレショック状態**
	●意識混濁，発熱，頻呼吸，頻脈。腹部膨満，上腹部の圧痛・筋性防御。	
	●血液検査：炎症所見(+)，肝障害，胆道系酵素・アミラーゼの上昇。	➡ **急性膵炎**
2 造影CT所見	●膵周囲の液体貯留と脂肪織濃度の上昇（図3a）。	
	●頭部〜体部の主膵管拡張（図3b）。	
	●膵実質の委縮・石灰化，総胆管〜肝内胆管の拡張。	
3 MRCP所見	●主膵管の拡張（一部囊状，図3c）・分枝の拡張，下部総胆管の狭窄とその上流の拡張	

Ⅶ 膵臓

VII 膵臓

図3a　b

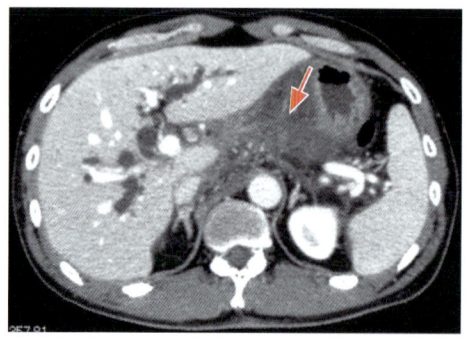

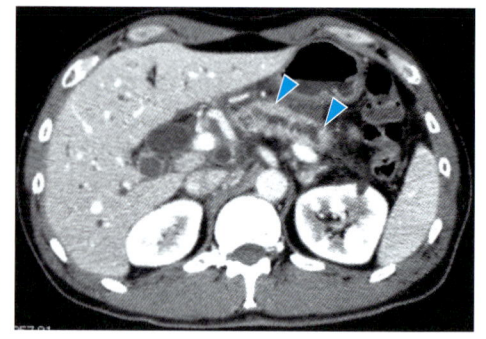

c

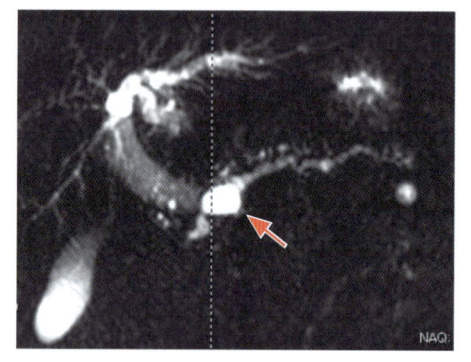

必要な基礎知識：消化器外科専門医の知識のエッセンス

急性膵炎の診断と治療方針のために必要な知識のリスト	知識1．重症急性膵炎の基礎知識
	知識2．特殊膵炎（自己免疫，groove膵炎）との鑑別
	知識3．膵管像の画像による膵癌との鑑別
	知識4．急性膵炎の治療方針

知識1
重症急性膵炎の基礎知識

- 急性膵炎の30％が重症化。重症膵炎の致死率は約10％。
- 重症度判定。

1．予後不良因子
　①base excessまたはショック　　②呼吸状態　　③腎機能
　④LDH　　　　　　　　　　　⑤血小板数　　⑥血清カルシウム
　⑦CRP　　⑧SIRS診断基準陽性項目数　⑨年齢

2．造影CT grade分類の因子
　①膵造影不良域　②炎症の膵外進展度
　⇒これらの**9つの予後不良因子のうち3つ以上**，もしくは**造影CTのGrade2以上**が重症。

（「消化器外科専門医へのminimal requirements」のp576参照）

知識 2

特殊膵炎（自己免疫，groove 膵炎）との鑑別（表1）

表1　急性膵炎とその他の膵炎との比較

	急性膵炎	腫瘤形成性膵炎	自己免疫性膵炎	groove pancreatitis
概念	膵臓の内部および周囲に急性炎症を生じた病態	慢性膵炎経過中に膵が限局性に腫大あるいは腫瘤を形成	自己免疫学的機序が発症に関与 自己免疫疾患の合併多い ➡ステロイド治療に良好な反応（膵腫大や膵管狭細化などが改善）	十二指腸下行脚と膵頭部・総胆管との間隙（groove）に発生する膵炎
原因	アルコール 胆石	アルコール 自己免疫	自己免疫性 中年男性に好発	十二指腸内異所性膵組織や副膵管の障害 大酒家の男性に好発
画像所見	CT：膵腫大，膵周囲脂肪織濃度上昇，液体貯留，膵壊死，仮性囊胞形成，後腹膜腔脂肪壊死	CT：腫瘤内石灰化 CT・MRI・ERCP：duct penetrating sign（腫瘤内主膵管が閉塞せず貫通）	CT：びまん性/限局性の膵腫大 造影CT：早期相で造影効果不良，遅延相では均一に濃染 腫大した膵実質辺縁に低吸収帯を伴うことがあり	CT・MRI：十二指腸狭窄や総胆管・主膵管の狭窄

（消化器外科専門医へのminimal requirementsより引用改変）

知識 3

膵管像の画像による膵癌との鑑別（表2）

- 急性膵炎の診断そのものに対しては，ERCPは不要。
  ➡ ERCPは，急性膵炎の成因診断として，膵管・胆道系精査の目的で，または，胆石性膵炎の内視鏡的治療の前提検査として行われる。
- MRCPは，総胆管結石・膵管胆道合流異常・膵管癒合不全等の描出，急性膵炎の成因診断に有用。

表2　慢性膵炎と膵癌の膵管像における鑑別点

	慢性膵炎	膵癌
主膵管像	不整な拡張，膵石・蛋白栓による閉塞・狭窄	不整狭窄，走行偏位，硬直化，閉塞，拡張部への急峻な移行
異常分枝像	不整拡張，硬化—直線化，結石影，多発性小囊胞形成	分枝像の欠損，不整拡張，不整配列，狭小化
所見の局在性	びまん性	限局性

知識 4

急性膵炎の治療方針

- 初期治療 ➡ ①絶食による膵の安静，②十分な初期輸液（通常の2〜4倍量が必要），③十分な除痛。
- 外科的治療。
  ①感染性膵壊死に対するネクロセクトミー（可能な限り後期に施行する）。
  ②膵膿瘍や膵仮性囊胞に対する外科的ドレナージ（経皮・内視鏡的ドレナージ無効例）。
- 血液透析（CHDF）・血漿交換・局所動注療法（蛋白分解酵素阻害薬・抗菌薬）も有効。

VII 膵臓

診断と治療へのナビゲーション：知識の使いかた！

鉄則1 重症急性膵炎の診断は，①9つの予後因子中，3つ以上，もしくは②造影CTにおいてGrade2以上。

鉄則2 急性膵炎の診断のポイントは，①成因（胆石，アルコール，自己免疫），②重症度判定，③癌の併存の有無。

鉄則3 急性膵炎の初期治療は①膵の安静，②十分な初期輸液，③疼痛管理，後期治療は，①壊死巣の除去，②感染の制御。

答え

▶本症例は，

アルコールを多飲したことによる急性膵炎（もしくは慢性膵炎の急性増悪）。

1. ①血圧80mmHg以下，②BUN 40以上・Cr 2以上，③LDH上限の2倍以上，④血小板10万/μL以下，⑤SIRS診断基準陽性項目3つ以上が重症である。本症例では，脈拍・呼吸数・白血球数などの5点を満たすため，「重症」と判断する。
2. ステロイドが有効な膵炎は自己免疫性膵炎であり，自己免疫疾患の合併が多く，膵腫大が特徴である。
3. 膵癌は，主膵管の不整狭窄・閉塞などの所見が限局性であり，本症例とは異なる。
4. 急性膵炎の初期輸液は，通常の2〜4倍量（3,000〜8,000mL）が必要である。
5. 急性膵炎の対するネクロセクトミーは，可能な限り後期に施行する。

[d]

発展問題

（問）この症例について，正しいものに〇，誤ったものに×を示せ。

( ) 1. 重症度判定は，入院時のみでよい。
( ) 2. 抗菌薬の予防投与は，感染性膵合併症の発生を低下させる。
( ) 3. 経腸栄養よりも中心静脈栄養のほうが望ましい。
( ) 4. 感染性膵壊死を疑い，FNAによる細菌学的検査を施行した。

⇒「消化器外科専門医へのminimal requirements」の膵臓2(1), 6(1)参照

正解	1	2	3	4
	×	〇	×	〇

各論

Ⅷ. 腹壁・脾臓

1 上部消化管内視鏡検査で食道に異常を認めた患者

問題

46歳，女性。特に症状はない。健診で行われた上部消化管内視鏡検査で食道に異常を認めたため受診した。生活歴として，喫煙歴なし，飲酒歴なし。既往歴・家族歴・薬物歴は特記すべきことはない。理学所見としては，臍周囲の静脈の怒張を認め，眼瞼結膜に貧血を認める以外，異常所見を認めなかった。

血液検査所見：赤血球252万/μL，Hb 8.2g/dL，白血球1,900/μL，血小板6.5万/μL，総蛋白7.4g/dL，アルブミン3.8g/dL，総ビリルビン0.5mg/dL，AST 15 IU/L，ALT 20 IU/L，アルカリホスファターゼ190 μ/L（正常359 μ/L以下），プロトロンビン活性値98％，HBs抗原陰性，HCV抗体陰性であった。

腹部CT検査では著明な脾腫を認める以外，肝臓や肝周囲血管（門脈・下大静脈など）に異常所見を認めなかった。上部消化管内視鏡検査（食道）を示す（図1）。胃には異常所見を認めなかった。

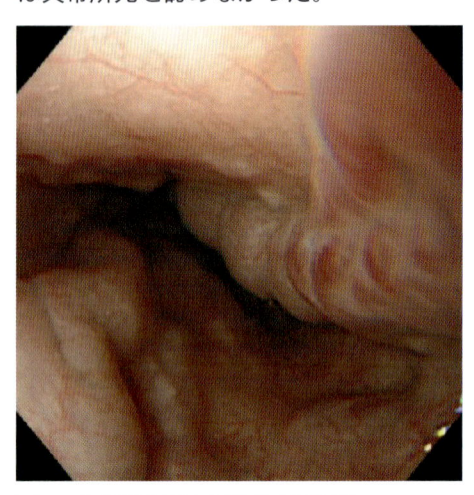

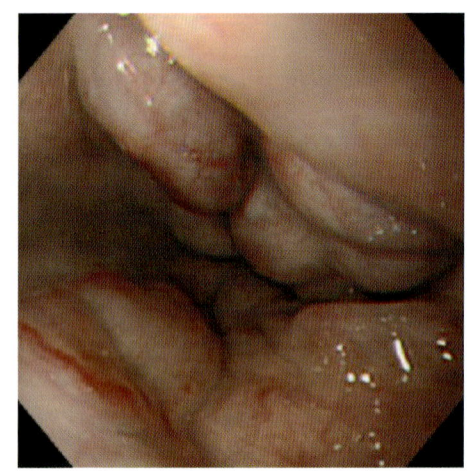

図1　上部消化管内視鏡像（自験例）

▶本疾患に関して正しい記載はどれか。

ⓐ 本疾患は肝硬変を合併している可能性が高い。
ⓑ 後類洞性肝内門脈の閉塞を認める。
ⓒ 本症例の食道病変は内視鏡的治療の適応である。
ⓓ バルーン下逆行性静脈的塞栓術（B-RTO）を考慮する。
ⓔ 予後不良である。

もっと勉強したい君へ　専門医試験問題：（14回公表設問26）

Goal！ 門脈圧亢進症をきたす疾患の鑑別診断と治療方針の決定ができるか否かを問う。
➡ 問題文や画像診断から，特発性門脈圧亢進症についての知識の使いかたを問う。

病歴と画像からキーワードを読み取る！：与えられた情報の分析

1 病歴

- 46歳，女性。症状なし。既往歴，薬物歴なし。
- 血液生化学検査は，赤血球252万/dL，Hb 8.2g/dL，白血球1,900/dL，血小板6.5万/dL。 ➡ **汎血球減少**
- 理学所見で臍周囲静脈の怒張（caput medusae；メデューサの頭）およびCTで脾腫を認める。 ➡ **門脈圧亢進症**
- 飲酒歴なく，肝機能（アルブミン，総ビリルビン，PT）は正常であり，HBs抗原，HCV抗体陰性。 ➡ **肝硬変は否定的**
- CTで肝臓や門脈・下大静脈に異常所見なし。 ➡ **肝外門脈閉塞症，Budd-Chiari症候群は否定的**

2 上部消化管内視鏡検査（図2）

- 発赤所見（ミミズ腫れ，チェリーレッドスポット）を伴う（RC$_3$），結節状（F$_3$）で白色調（Cw）の食道静脈瘤を認めるが，胃には異常なし。 ➡ **治療適応の食道静脈瘤あり**

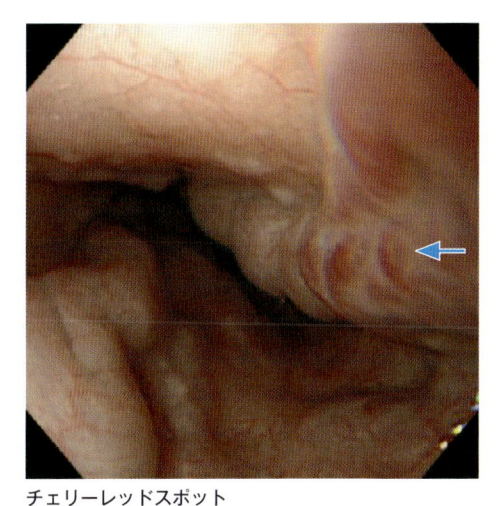

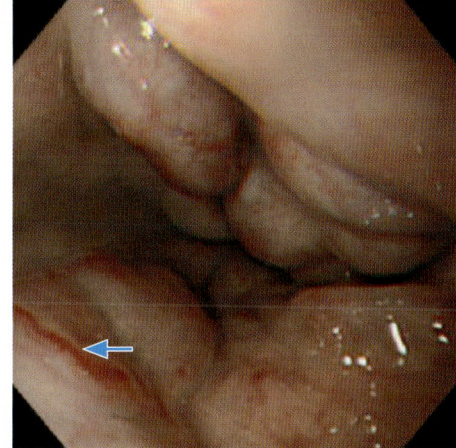

チェリーレッドスポット　　　ミミズ腫れ（red wale marking）

図2　上部消化管内視鏡像（自験例）

必要な基礎知識：消化器外科専門医の知識のエッセンス

門脈圧亢進症に関する必要な知識のリスト	知識1. 門脈圧亢進症の概念と治療 知識2. 門脈圧亢進症をきたす疾患の鑑別診断 知識3. 食道静脈瘤治療アルゴリズム

VIII 腹壁・脾臓

知識1 門脈圧亢進症の概念と治療

- 門脈圧亢進症とは種々の疾患により門脈系の血行動態に異常が生じ，門脈圧が上昇し，そのために生じる門脈血のうっ滞や側副血行路により，多彩な症状を呈する症候群である。
- 門脈圧の正常値は150mmH$_2$O以下であり，200mmH$_2$O以上は異常上昇（門脈圧亢進）である。
- 門脈圧亢進症の治療は，それぞれの疾患によって生じる門脈圧亢進の症候に対する治療である。すなわち，**食道・胃静脈瘤，脾機能亢進症（血球減少），腹水，肝性脳症，胃病変（胃潰瘍，門脈圧亢進症性胃症）の治療**が必要になる。

知識2 門脈圧亢進症をきたす疾患の鑑別診断

- 種々の検査にて門脈圧亢進症の原因が明らかになった場合には，その原疾患の治療を行う必要がある（表1）。また，門脈圧亢進症による症候の中で臨床上最も重要なのは，**食道静脈瘤**である（知識3参照）。

表1

	肝硬変	特発性門脈圧亢進症	肝外門脈閉塞症	Budd-Chiari症候群
頻度	90％以上	5％程度	まれ	まれ
疫学	50～60歳代男性	40～50歳代女性	20歳未満，40～50歳代	20～30歳代
原因	HCV，HBV アルコールなど	原因不明	原発性は原因不明 続発性は新生児臍炎，膵癌	原発性は原因不明 続発性は肝腫瘍
門脈閉塞部位	肝内門脈（後類洞性）	肝内門脈（前類洞性）	肝外門脈	肝外肝静脈 肝部下大静脈
肝機能	不良	良好	良好	不良な場合もある
肝細胞癌の発生	あり	なし	なし	ときにあり
特徴的な症状	なし	なし	なし	下腿の浮腫・静脈瘤
特徴的な画像所見	肝辺縁の鈍化，不整 左葉の腫大・右葉の萎縮	肝は正常	肝は正常 海綿状血管増生	うっ血性腫大 下大静脈の閉塞
予後	不良	良好	良好	不良

知識3 食道静脈瘤治療アルゴリズム（図3）

- 食道静脈瘤の治療適応は，①出血性，②出血既往あり，③F$_2$以上またはF因子に関係なくRC$_2$以上の静脈瘤（食道・胃静脈瘤内視鏡所見記載基準参照）。
- 全身状態が問題なければ，バルーンタンポナーデ法（S-B tube）は不要。
- EVLとEISの比較では，EVLのほうが止血率が高い（Endoscopy 2001, 2006）。
- 止血困難，再出血例には経皮的肝内門脈静脈シャント術（TIPS）が有用。

```
                        食道静脈瘤
                   ┌────────┴────────┐
                 出血例              待期・予防例
            ┌──────┴──────┐              │
         S-Btubeによる  EISまたはEVL   高度肝障害の有無
          圧迫止血       による一時止血  (Child C, 総ビリルビン4mg/dL以上)
             └──────┬──────┘        ┌──────┴──────┐
                 待期治療           なし           あり
                                    │             │
                                   EIS           EVL
```

図3

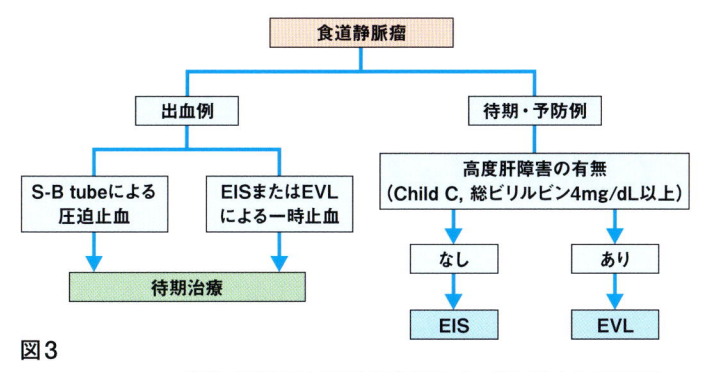

[食道・胃静脈瘤内視鏡治療ガイドライン（第3版）から引用改変]

診断と治療へのナビゲーション：知識の使いかた！

鉄則1 中年女性で肝機能異常のない門脈圧亢進症は，特発性門脈圧亢進症。

鉄則2 食道静脈瘤の治療の適応は，①出血性，②出血の既往，③F_2以上またはRC_2以上。

答え

▶ 本症例では，

1 中年女性であり，門脈圧亢進症が疑われるも肝機能は正常であり，CTでは肝臓や門脈（肝外門脈），下大静脈に異常所見はない。 ➡ **特発性門脈圧亢進症（前類洞性門脈閉塞）**

2 内視鏡検査で，F_3，RC_3の治療適応の食道静脈瘤を認めるが，胃静脈瘤は認めない。

[c]
- ⓓ：B-RTOは胃静脈瘤の治療である。
- ⓔ：特発性門脈圧亢進症は予後良好である

発展問題

（問）この症例について，正しいものに○，誤ったものに×を示せ。

( ) 1. 門脈圧の正常値は200mmH$_2$O以下である。
( ) 2. Budd-Chiari症候群は，下腿の浮腫や静脈瘤が特徴的な症状である。
( ) 3. 手技の簡便さや止血率の高さから，現在の食道静脈瘤の内視鏡的治療はEVLが第一選択となった。
( ) 4. 特発性門脈圧亢進症の特徴的な画像所見として，海綿状血管増生がある。

⇒「消化器外科専門医へのminimal requirements」の脾臓2参照

正解　1 × 2 ○ 3 ○ 4 ×

VIII 腹壁・脾臓

2 悪心嘔吐と右大腿内側の痛みを訴えて来院した患者

問題

81歳，女性。5日前から下腹部から右大腿内側にかけて痛みを自覚し，次第に悪心，嘔吐が出現してきたとの訴えで受診。腹部単純写真（立位）で下腹部中心にniveauを伴う小腸ガス像を認め，イレウスの診断で入院となった。入院時所見：体型は痩せ型で，腹部は膨満し，著明な腹部圧痛を認めた。血液検査の結果は白血球 19,000/μL，CRP 12mg/dL。腹部エコーにて骨盤内に液体貯留を認めた。入院後撮影した骨盤造影CTを図1に示す。

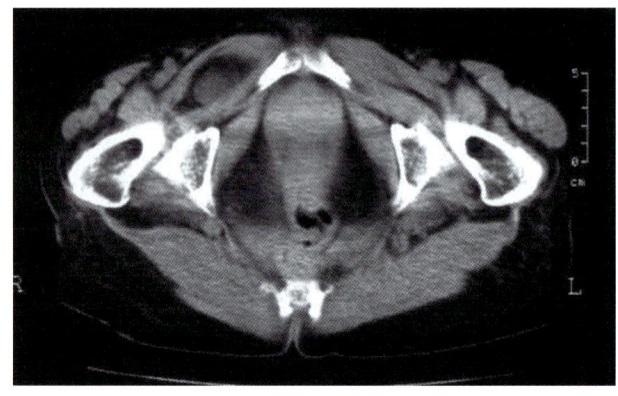

図1　骨盤造影CT像
（「外科系外来処置ガイド」メジカルビュー社，2013より引用）

▶本症例の治療として，適切なものを1つ選べ。

ⓐ イレウス管挿入＋抗菌薬投与
ⓑ 徒手的整復＋経過観察
ⓒ 緊急手術（小腸切除＋McVay法による修復術）
ⓓ 緊急手術（小腸切除＋Iliopubic tract repair法による修復術）
ⓔ 緊急手術（小腸切除＋腹膜の縫合・結紮による修復術）

もっと勉強したい君へ　専門医試験問題：（5，6回公表設問6）

Goal !
痛みと嘔吐を伴う閉鎖孔外側の腫瘤
➡ 閉鎖孔ヘルニアの診断，治療方針決定のための知識の使いかたを問う。

病歴と画像からキーワードを読み取る！：与えられた情報の分析

1 病歴
- 5日前からの腹痛，悪心・嘔吐。 ➡ 発症から5日，症状増悪
- 大腿内側の痛み。 ➡ Obturator neuralgia

2 腹部CT所見（図2）
- 閉鎖孔外側に造影効果に乏しい円形構造物。 ➡ 閉鎖孔ヘルニア，腸管壊死疑い。

3 腹部US所見
- 骨盤内の液体貯留。 ➡ 骨盤腔内の炎症示唆

4 血液検査所見
- 白血球，CRP高値。 ➡ 炎症所見著明

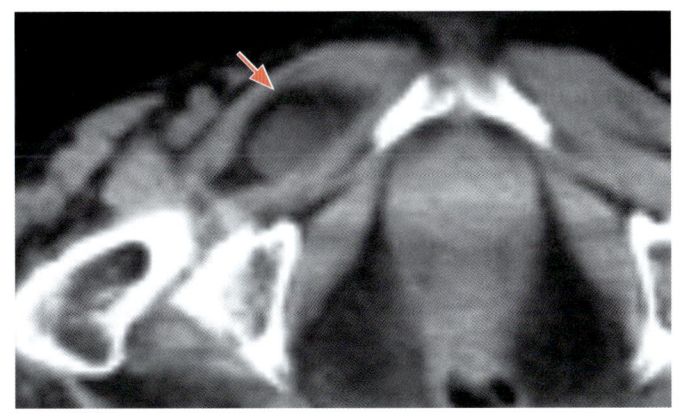

図2　腹部CT像
閉鎖孔外側に腸管を疑う構造物。辺縁の造影効果は乏しい。

必要な基礎知識：消化器外科専門医の知識のエッセンス

閉鎖孔ヘルニアの治療方針決定のための必要な知識のリスト
- 知識1. 閉鎖孔ヘルニアの疫学と症状
- 知識2. 閉鎖孔ヘルニアの画像診断
- 知識3. 閉鎖孔ヘルニアの治療法

知識1
閉鎖孔ヘルニアの疫学と症状
（特徴的な自覚症状と他覚症状）

1．疫学
- 全ヘルニア症例の0.073％，全イレウス症例の0.4％とまれな疾患。
- 95％が女性，平均発症年齢70〜80歳。

2．症状
- 原因不明の腸閉塞症状で発症。
- Obturator neuralgia（ヘルニア嚢による閉鎖神経圧迫に伴う大腿内側の痛み，図3）。
- 本症の69％が右側に発症，左側は，S状結腸が本症ヘルニア門への小腸の侵入を妨げるため，その発症頻度が少ない。
- 手術歴のない高齢女性の機械的腸閉塞をみた場合には，本症を疑う。

3．理学所見
- Howship-Romberg sign（大腿を後方へ伸展，外転または内側へ回旋させると疼痛が増強する，図4）。
- 閉鎖孔ヘルニア症例におけるHowship-Romberg signの陽性率は15〜60％。

VIII 腹壁・脾臓

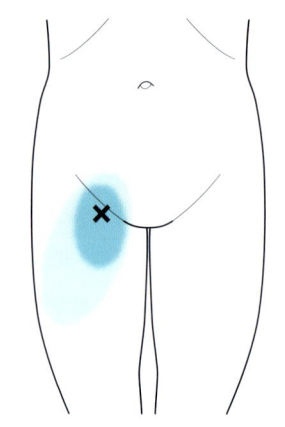

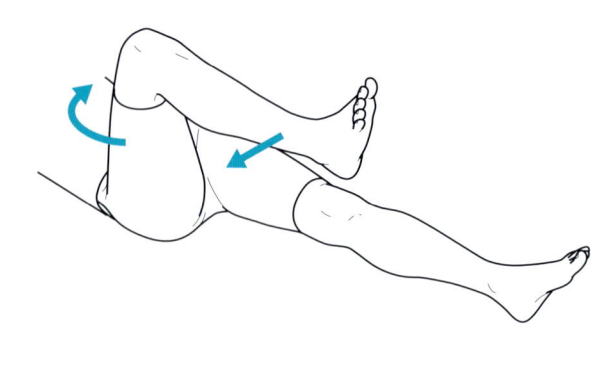

図3　Obturator neuralgia　　図4　Howship-Romberg sign

（「外科系外来処置ガイド」メジカルビュー社，2013より引用）

知識2　閉鎖孔ヘルニアの画像診断

- 閉鎖孔ヘルニアの診断にはCTが有用（正診率79.6〜89％）。
- 閉鎖孔外側の腸管像が，CTにおける閉鎖孔ヘルニアの特徴的所見。
- 閉鎖孔ヘルニアの腹部単純X線写真所見は，閉鎖孔領域の腸管ガス。
- 非嵌頓性の閉鎖孔ヘルニア（表1の第1段階，第2段階）診断は，CTにて外閉鎖・恥骨筋間隙の10mm以上の拡大と同部の軟部組織陰影。
- 閉鎖孔ヘルニア嵌頓の画像診断方法としては，閉鎖孔に脱出した腸管のスライス数が2以下（1cmスライスのCTにて）であれば腸管切除の必要はなかったという報告があるが，必要であったという報告もあり，腸管切除の必要性の判断を術前に決定することは困難と考えられる。
- 発症から4日以上経過例の腸切除率は73.5％。

［藤山准真ほか：京府医大誌2008；117（9）：697-703．植木　匡ほか：日臨外会誌2005；66：2372-6．］

表1　閉鎖孔ヘルニアの分類

第1段階	腹膜外脂肪組織が閉鎖孔へ引き込まれているのみの状態
第2段階	閉鎖孔の腹膜面に陥凹が生じている段階
第3段階	可逆性のRichter型ヘルニアを経て，腸管係蹄の完全なヘルニアとなる

（Carter, JE: Sciatic, obturator, and perineal hernias: a view from the gynecologist. In: Fitzgibbons RJ, Greenburg AG, eds, Nyhus and Condons Hernia 5, Lippincott Williams and Wilkins, Philadelphiaより引用改変）

知識3　閉鎖孔ヘルニアの治療法

- 閉鎖孔ヘルニアの診断が確定すれば，原則手術適応。
- ヘルニア嵌頓時は緊急手術の適応。
- 手術法には，開腹法，大腿法，鼠径法，腹膜外法，腹腔鏡下手術などがあるが，開腹法が9割。
- 近年では低侵襲で，反対側観察，診断，治療が同時に行える腹腔鏡下手術の有用性が注目されている。
- ヘルニア門の閉鎖法には表2のようなものが報告されている。
- 腸管切除が必要な場合は，メッシュを用いない閉鎖法が選択される（コンセンサスはないが，一般的にメッシュへの感染リスクが高まると考えられている）。
- 閉鎖法はメッシュによるヘルニア門閉鎖が望ましい（メッシュ以外の閉鎖法での再発報告あり）。
- 閉鎖孔ヘルニアの治療アルゴリズムを図5に示す。

表2 ヘルニア門の閉鎖法

1. 閉鎖孔腹膜の縫合，結紮による閉鎖
2. ヘルニア囊の反転切除
3. 卵巣や子宮など腹腔内の臓器のヘルニア門への縫着
4. メッシュによる修復，メッシュロール
5. 恥骨上枝の骨膜と閉鎖膜の直接縫合

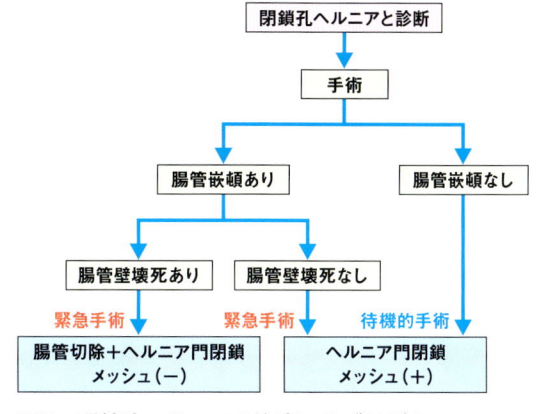

図5 閉鎖孔ヘルニアの治療アルゴリズム

診断と治療へのナビゲーション：知識の使いかた！

鉄則1 閉鎖孔ヘルニアの特徴は，高齢女性の嘔吐，腹痛，大腿内側部の疼痛（Obturator neuralgia）。

鉄則2 閉鎖孔ヘルニアの確定診断は，骨盤CTによる閉鎖孔外側の腸管や腹腔内容物の脱出。

鉄則3 閉鎖孔ヘルニアは原則，手術適応。緊急手術の適応は，腸管絞扼の存在。

答え ▶本症例では，

1 高齢女性の嘔吐，腹痛で骨盤CTにて特徴的所見あり。➡ **閉鎖孔ヘルニア**
2 発症より5日経過，炎症所見高値，腹水あり，腸管壁造影効果乏しい。➡ 腸管壊死の可能性が高い ➡ 小腸切除 ➡ **緊急手術適応**。メッシュの使用は控えるのが望ましい。

[e]

発展問題
（問）本症例について，正しいものに○，誤ったものに×を示せ。

(   ) 1. 大腿を後方へ伸展，外転または内側へ回旋させると，疼痛が増強する。
(   ) 2. 緊急手術であったため，ヘルニア門の閉鎖は行わなかった。
(   ) 3. 腸管壊死の術前画像診断は十分可能である。
(   ) 4. ヘルニア門閉鎖に，卵巣や子宮などの腹腔内臓器を縫着することがある。

⇒「消化器外科専門医へのminimal requirements」の腹膜・腹壁1参照

正解 1○ 2× 3× 4○

3 自転車で転倒後に遅発性意識障害を呈した患者

問題

16歳の男性。自転車で通学中，水たまりにてスリップ後，転倒した。左側腹部を痛打したため，近医受診した。X線にて肋骨骨折は認めず，鎮痛薬の処方にて経過をみることとなった。受傷より1週間後，授業中に気分不良を訴えた後，意識障害をきたしたため救急車にて緊急搬送された。transient responderの状態である。来院時の造影CT像（図1）を示す。

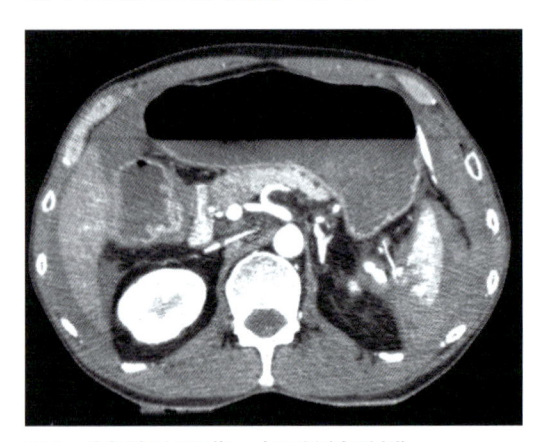

図1　腹部造影CT像・水平断（自験例）

▶この疾患ならびに治療に関して，以下の選択肢より誤りを1つ選べ。

ⓐ 腹腔内出血を認める。
ⓑ 脾臓摘出術を行う。
ⓒ 90％の症例が1週間以内に認められる。
ⓓ 日本外傷学会臓器損傷分類におけるⅢb型である。
ⓔ 全鈍的腹部外傷患者の25〜60％に認められる。

Goal !　受傷後1週間を経て発症した遅発性脾臓破裂状態を把握し，適切な診断ができるかを問う。
→ 脾臓損傷による出血性ショックに対する知識の使いかたが問われている。

病歴と画像からキーワードを読み取る！：与えられた情報の分析

1 病歴
- 左側腹部を痛打
- X線にて異常なし
- 1週間後に意識障害
- transient responder

2 腹部造影CT画像（図2）
- 複雑性深在性脾損傷（Ⅲb型）
- 腹腔内への造影剤漏出あり ➡ **遅発性脾臓破裂による出血性ショック**

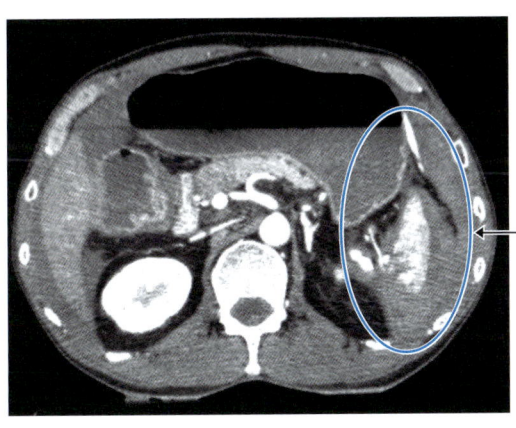

脾門部にかかる複雑な形態の脾損傷。造影剤の腹腔内への漏出と腹腔内には腹水（血液）貯留を認める

図2

必要な基礎知識：消化器外科専門医の知識のエッセンス

脾損傷に関する必要な知識のリスト
- 知識1. 脾損傷の疫学
- 知識2. 脾損傷の分類
- 知識3. 脾損傷の治療アルゴリズム

知識1 脾損傷の疫学
- 脾損傷は**全鈍的腹部外傷患者の25～60％**に認められる。
- また，数日から数週間後に出現する**遅発性脾臓破裂**も存在する。
- 遅発性脾臓破裂の発生は**1週間以内が50％，1～2週間が25％**という報告と，**80％は2週間以内**に生じるという報告がある。

知識2 脾損傷の分類（図3）
- Ⅰ型：脾被膜の連続性が保たれている。
  - 被膜下血腫（Ⅰa）と実質内血腫（Ⅰb）がある。
- Ⅱ型：脾表面から実質の1/2の深さ未満。
- Ⅲ型：脾表面から実質の1/2の深さ以上。
  - 単純深在性損傷（Ⅲa）と複雑深在性損傷（Ⅲb）に分けられる。
  - Ⅲaは創縁や創の走行が単純で，損傷が脾門部にかからないもの。
  - Ⅲbは損傷形態が複雑，または脾門部にかかるもの。分断されている粉砕型も含まれる。

VIII 腹壁・脾臓

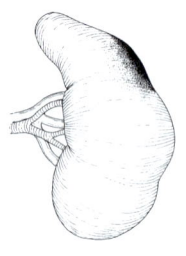

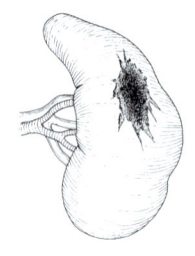

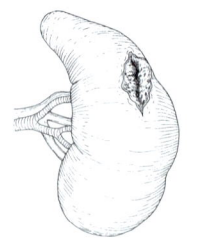

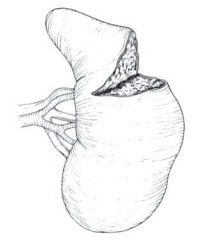

Ia：被膜下血腫　　Ib：実質内血腫　　II：表在性損傷　　IIIa：単純性深在性損傷　　IIIb：複雑性深在性損傷

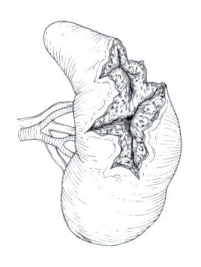

図3　脾損傷の分類

（日本外傷学会臓器損傷分類，2008より引用改変）

知識3
脾損傷の治療アルゴリズム（図4）

- 保存的加療中やTAEによる加療後においても，腹部造影CTにて異常所見を認めたり，循環動態が不安定であれば，緊急手術を行う。
- 手術においても，出血性ショックの状態でなければ，脾臓温存手術を考慮する［脾臓摘出後重症感染症（OPSI）の回避のため］。

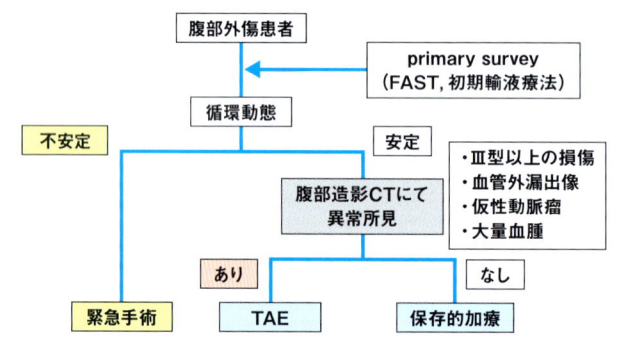

図4　外傷性脾損傷に対する治療方針

（日本腹部救急医学雑誌，2012より引用改変）

診断と治療へのナビゲーション：知識の使いかた！

鉄則1　遅発性脾臓破裂は脾臓損傷後2週間以内に80％が発症する。

鉄則2　脾損傷の治療は，OPSIの観点から脾臓温存を目的とした保存的手術・TAE。救命の際のみ，脾臓摘出。

答え

▶本症例では，

1. 出血性ショックを伴った遅発性脾臓破裂の症例である。→ transient responderの状態であり，初期輸液療法に対し一過性の血圧上昇を認めていると推察。
2. 腹部造影CTにて，脾門部に損傷がかかっており，脾片も見受けられる。また，腹腔内への造影剤の漏出も認められる。
3. 若年者であり，脾臓を温存したいところではあるが，循環動態が不安定であり腹部CTにてⅢb型の脾損傷と診断できていることから，アルゴリズムに従い手術を行う。

ⓒ

発展問題 （問）本症例について，正しいものに○，誤ったものに×を示せ。

( ) 1. 循環動態が安定していれば，TAEを考慮する。
( ) 2. transient responderの状態は，80％の出血量が考えられる。
( ) 3. 転倒時，Ⅰ型の脾損傷であった可能性が高い。
( ) 4. 他の臓器損傷がないか評価が必要である。
( ) 5. 脾臓摘出後にはOPSI予防のための予防接種が推奨される。

⇒「消化器外科専門医へのminimal requirements」の脾臓参照

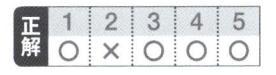

正解	1	2	3	4	5
	○	×	×	○	○

鉄則一覧　☑ チェックしよう！

総論

☐ **周術期静脈血栓塞栓症**（p.2）
- **鉄則❶**「周術期静脈血栓塞栓症の予防法」は，術前リスクの階層化に従って行う！
- **鉄則❷**「肺血栓塞栓症の診断」は，症状からまず疑い，画像にて診断し，迅速に治療開始。

☐ **非ケトン性高浸透圧症候群**（p.6）
- **鉄則❶**「高カロリー輸液中の合併症」の着眼点は，高血糖疾患と栄養欠乏疾患の鑑別。
- **鉄則❷**「非ケトン性高浸透圧症候群の治療」は，脱水，電解質の補正とインスリンがキーポイント。

☐ **フルニエ壊疽**（p.9）
- **鉄則❶**「会陰部に発生する軟部組織感染症」は，フルニエ壊疽を疑う！ 会陰部の先行感染巣，compromised hostとなる基礎疾患の存在がキーポイント。

☐ **敗血症性ショック**（p.12）
- **鉄則❶** 消化器外科でみられる「敗血症性ショック」は，致死的病態（死亡率50％）。
- **鉄則❷**「敗血症性ショック」の患者には，SIRS，DICの早期診断と早期治療。

☐ **抗癌剤の有害事象**（p.15）
- **鉄則❶**「抗癌剤の効果判定」はRECIST，「有害事象の重症度評価」はCTCAE。
- **鉄則❷**「抗癌剤の有害事象」の重症度や頻度は，遺伝子多型による代謝活性が影響する。

☐ **消化管出血**（p.19）
- **鉄則❶**「繰り返す消化管出血」の原因病変の局在診断は，下血の性状から。原因疾患の診断は臓器別に頻度順で！

☐ **長期TPN**（p.23）
- **鉄則❶**「長期TPN中に生じる症状の原因」は，ビタミンや微量元素の欠乏・過剰を考える！
- **鉄則❷**「長期TPNによる栄養障害の診断」の着眼点は，含有物，発症までの期間，症状。

☐ **SSI**（p.26）
- **鉄則❶**「SSI発生の予測」は，患者のもつ危険因子と，手術創分類から。
- **鉄則❷**「SSIの予防」は，正しい予防的抗菌薬の選択が重要。

☐ **脾摘後重症感染症**（p.29）
- **鉄則❶**「脾摘患者の発熱」は，脾摘後重症感染症（OPSI）を考慮する！

☐ 早期食道癌 (p.32)

鉄則❶「早期食道癌に対するEMR後の追加治療方針」は，食道癌の進行度と全身状態（PS）と臓器機能の評価で決まる。

☐ 広範肝切除 (p.36)

鉄則❶「広範肝切除術の術前評価」は，肝予備能と耐術能の評価。
鉄則❷「黄疸肝の術前に必要な処置」は，胆道ドレナージと門脈塞栓術。

☐ 癌性疼痛 (p.40)

鉄則❶「癌性疼痛管理」は，患者の状態の把握（経口摂取，疼痛のパターンと性状，投薬など）が重要。
鉄則❷「癌性疼痛」は，患者の状態に応じて，WHOの5原則に基づく治療を選択。

各 論

I. 食道

☐ 食道表在癌 内視鏡治療 (p.46)

鉄則❶「食道表在癌の治療方針」は，EP/LPMか，MM/SM1か，SM2以深かの深達度診断による。
鉄則❷ 食道表在癌に対する「内視鏡治療の絶対的適応」は，EP/LPMでN0（stage 0）病変。

☐ 食道表在癌 食道抜去術 (p.50)

鉄則❶「食道表在癌の治療選択」は，①癌の進行度（リンパ節転移，遠隔転移），②局所病変の評価（局在と長さ，環周率，深達度），③全身状態（耐術性），から判断。
鉄則❷「呼吸機能不良（開胸術の適応外）の食道表在癌」には，①内視鏡治療か，②非開胸食道切除。

☐ 食道表在癌 食道亜全摘 (p.54)

鉄則❶「食道表在癌の手術適応の判定」は，局在・深達度・耐術性の評価により判断する。
鉄則❷「食道表在癌の標準的リンパ節郭清」は，頸部・胸部・腹部の3領域リンパ節郭清！

☐ 食道多発癌 (p.58)

鉄則❶「食道多発癌の治療方針」は，進行している病変の病期診断によって規定される。
鉄則❷「食道癌の病期診断」は，画像診断にて，深達度とリンパ節転移と遠隔転移を判定する。
鉄則❸「stage ⅡまたはⅢの食道癌」には，（術前化学放射線療法）＋3領域郭清を行う食道亜全摘。

☐ 食道重複癌 (p.62)

鉄則❶ 「他臓器癌との重複食道癌の治療方針」は，それぞれの根治性と耐術性から判断。
鉄則❷ 「胃癌との重複食道癌に対する根治手術」の再建には，結腸が用いられる。
鉄則❸ 「切除不可能な局所進行食道癌」は，画像診断でT4N4M1の所見を少なくとも1つ示すこと。

☐ 多臓器浸潤食道癌 (p.66)

鉄則❶ 局所進行食道癌（胸部）において，「頻度の高い他臓器浸潤（T4）」は，大動脈，気管，気管支。

☐ 遠隔転移を有する食道癌 (p.69)

鉄則❶ 「遠隔（肺）転移を伴う食道癌」の全身的治療は化学療法。緩和目的の（局所）治療にはステントと外科治療（バイパス）と放射線療法。

☐ 胸部食道癌 (p.72)

鉄則❶ 「切除可能なcStage Ⅱ，Ⅲ胸部食道癌」に対しては術前化学療法＋根治手術が標準的治療。
鉄則❷ 「頸部進行食道癌の手術」は，頸部上縦隔郭清と遊離腸管を用いた再建。
鉄則❸ 「胸部上部進行食道癌の手術」は，3領域郭清と胃管再建。

☐ Barrett食道癌 (p.76)

鉄則❶ 「Barrett食道癌の診断」は，病変の局在，Barrett食道の残存，特異的な組織像の残存による。
鉄則❷ 「食道胃接合部領域の癌の手術」は，組織型に関係なく，病変の主座（EGか，GEか）によって決まる。

☐ 食道癌術後縫合不全 (p.80)

鉄則❶ 「食道手術後の発熱」は，縫合不全，誤嚥性肺炎，無気肺。
鉄則❷ 「食道手術後の縫合不全に影響を与える局所因子」は，吻合部の①血行不良，②過緊張（再建臓器の長さ，食道再建経路），③不適切な縫合手技。
鉄則❸ 「食道手術後の縫合不全の局所治療」は，消化管内外からのドレナージによる炎症の局在化。
鉄則❹ 「食道手術後の縫合不全の全身治療」は，①敗血症（感染症）対策，②SIRS対策，③栄養管理。

☐ 食道癌術後の遊離空腸壊死 (p.84)

鉄則❶ 食道癌術後の「遊離空腸再建における重篤な合併症」は，血行障害による遊離空腸壊死。
鉄則❷ 「遊離空腸の血行障害」の対処は，①血栓か塞栓か，②腸管壊死の有無，③一期的手術か二期的手術か，の判断。

☐ 食道癌術後リンパ漏 (p.88)

鉄則❶ 「食道癌術後の多量胸水」は，乳び胸か，偽性乳び胸か。
鉄則❷ 「乳び胸の治療」の第一選択は，保存的治療。1週間1,000 mL/日以上のときには外科的治療も考慮。

鉄則一覧／チェックしよう！

☐ 特発性食道破裂 (p.91)

鉄則❶ 「飲酒後の頻回な嘔吐に伴う吐血」は，Mallory-Weiss症候群と特発性食道破裂。
鉄則❷ 「特発性食道破裂」は，食道内圧の上昇による食道壁の全層裂創。症状は痛み（胸背部痛）が主体。
鉄則❸ 「特発性食道破裂」は，胸腔内穿破型と縦隔内限局型があり，前者は，原則的に緊急手術を要する。

☐ 食道アカラシア (p.94)

鉄則❶ 「食道下部の狭窄の鑑別」は，①食道アカラシア，②悪性腫瘍，③二次性狭窄（強皮症，糖尿病，アミロイドーシス）。
鉄則❷ 「食道アカラシアの食道内圧検査」の特徴は，①一次蠕動波の消失，②LES静止圧の上昇，③同期性収縮波の出現。

☐ 食道裂孔ヘルニア (p.97)

鉄則❶ 「食道裂孔ヘルニアの手術適応」の1つに，PPI治療抵抗例が挙げられる！
鉄則❷ 「食道裂孔ヘルニアの術式選択」は，①食道運動機能障害，②短食道，③食道狭窄の有無で決まる。

☐ 食道平滑筋腫 (p.101)

鉄則❶ 「食道平滑筋腫」は，筋層（超音波内視鏡検査で6〜8層）由来で，desmin陽性，αSMA陽性。
鉄則❷ 「食道平滑筋腫の治療方針」は，無症状で悪性を示唆する所見がなければ経過観察，有症状や悪性が否定できない場合には外科的（内視鏡的）核出術（放射線や化学療法の感受性なし）。

■ II. 胃

☐ 早期胃癌（ESDの適応）(p.106)

鉄則❶ 「早期胃癌の治療」は，病変の局在，大きさ，深達度，組織型，潰瘍瘢痕の有無で決定。
鉄則❷ 「内視鏡治療の絶対適応」となる早期胃癌は，2cm以下の分化型粘膜内癌で潰瘍瘢痕なし。

☐ 早期胃癌（ESDの適応外）(p.110)

鉄則❶ 「早期胃癌に対する治療方針」は，病期に応じて侵襲の少ない治療法から順番に消去していく！
　　　（ESD→幽門温存胃切除術［噴門側胃切除術］→幽門側胃切除術→胃全摘術）。
鉄則❷ 「早期胃癌のリンパ節転移頻度」は，約10％。早期胃癌であってもD2リンパ節郭清が標準手術！

☐ 胃上部癌 (p.113)

鉄則❶ 「胃上部癌の術式選択」は，①深達度，②リンパ節転移の有無，③食道浸潤の有無，による。
鉄則❷ 「N0の胃上部早期癌」であれば噴門側胃切除術，「進行胃上部癌」であれば胃全摘術（D2）。
鉄則❸ 「食道浸潤（3cmまで）を伴う胃上部進行癌」には，①開腹・経横隔膜アプローチ，②食道下部切除＋胃全摘術，③D2＋No.19, 20, 110, 111のリンパ節郭清。

□ スキルス胃癌 (p.116)
鉄則❶「胃巨大皺襞の鑑別」は，①スキルス胃癌，②悪性リンパ腫，③Ménétrier病，④急性胃粘膜病変，⑤急性膵炎の波及，であり消去法により診断する。
鉄則❷「スキルス胃癌の診断（判断基準）」は，①巨大皺襞，②亜急性の経過，③胃壁伸展不良。

□ 腹膜播種再発 (p.120)
鉄則❶「胃癌の腹膜播種再発の確定診断」は，播種結節の病理診断，腹水細胞診，腹腔内洗浄細胞診。
鉄則❷「腹水細胞診や腹腔内洗浄細胞診」は潜在的な癌性腹膜炎の診断に有用であるが偽陰性が多い。
鉄則❸「胃癌の腹膜播種再発」の予後はきわめて不良で，有効な治療法は確立していない。

□ EBウイルス関連胃癌 (p.124)
鉄則❶「特殊な組織型を有する胃癌」には，EBウイルス関連胃癌とAFP産生胃癌がある。
鉄則❷「EBウイルス関連胃癌」は，全胃癌の10％を占め，リンパ球増殖を特徴とする低分化型腺癌。
鉄則❸「EBウイルス関連胃癌」は，ヘリコバクターピロリと関連し，胃噴門部から胃体部の胃粘膜萎縮境界近傍に発生する。
鉄則❹「EBウイルス関連胃癌の確定診断」は，ISH法によるEBウイルスの証明。

□ AFP産生胃癌 (p.127)
鉄則❶ 胃癌の知っておきたい「特殊型」は，AFP産生胃癌とEBウイルス関連胃癌。
鉄則❷「AFP産生胃癌の特徴」は，①胃前庭部の2型，3型の分化型胃癌，②脈管浸潤傾向が強くリンパ節転移と肝転移が高頻度，③組織像はhepatoid adenocarcinoma。
鉄則❸「AFP産生胃癌の診断」は，HE染色とAFP免疫染色による組織診断。

□ 膵浸潤を伴う進行胃癌 (p.131)
鉄則❶「T4b(SI)胃癌に対する合併切除の適応」は，①遠隔転移がないこと，②腹膜播種がないこと，③（患者QOLを低下させずに）R0の手術が可能な局所進行胃癌，に限る。

□ 肝転移を有する胃癌 (p.135)
鉄則❶「肝転移を有する胃癌の治療」は，化学療法が第一選択。
鉄則❷「切除不能胃癌に対する化学療法（第一次治療）のレジメン」は，S-1＋CDDP。
鉄則❸「化学療法の効果判定」は，RECISTで行う。

□ 胃切除後の縫合不全 (p.138)
鉄則❶「胃切除術の術後4〜5日目の発熱」は，縫合不全の徴候である。
鉄則❷「縫合不全の確定診断」には，術後消化管造影検査と腹部CT（超音波）検査が有用である。
鉄則❸「縫合不全の治療」は，①腹膜炎の局在化，②膿瘍（瘻孔）治療，③全身管理，である。

胃切除後の貧血（p.142）

- **鉄則❶**「胃切除後貧血」は，①鉄欠乏性貧血と②ビタミンB_{12}欠乏性貧血。
- **鉄則❷**「胃切除後貧血の原因鑑別」は，①発症時期，②貧血パターン，③随伴症状。

胃切除後のダンピング症状（p.145）

- **鉄則❶**「ダンピング症候群」の診断は，①食後発症の時期，②一過性，③自律神経症状や低血糖症状の有無。
- **鉄則❷**「ダンピング症候群に対する食事療法」は，高蛋白，高脂肪，低糖質食。
- **鉄則❸**「早期ダンピングに対する薬物」は，抗コリン薬とセロトニン・ヒスタミン・ブラジキニン拮抗薬，「後期ダンピング」には，αグルコシダーゼ阻害薬。

胃切除後の慢性輸入脚症候群（p.149）

- **鉄則❶**「胃切除術（BillrothⅡ再建）の術後患者の下痢」は，①ダンピング症候群，②輸入脚症候群による脂肪便，③消化不良によるもの，を考える。
- **鉄則❷**「急性輸入脚症候群」は，輸入脚の急な閉塞（無胆汁性嘔吐）による急速な**輸入脚内圧上昇**→①上腹部激痛（輸入脚虚血症状），②壊死・穿孔によるショック，③急性膵炎。
- **鉄則❸**「慢性輸入脚症候群」は，輸入脚の一過性の閉塞や狭窄による**輸入脚内の腸液のうっ滞・細菌繁殖**→①上腹部膨満感（通過障害），②内圧上昇時の噴水状嘔吐，③盲係蹄症候群（脂肪便）。

胃MALTリンパ腫（p.153）

- **鉄則❶**「胃の浅い陥凹病変の鑑別診断」は，胃MALTリンパ腫と早期胃癌（0-Ⅱc）。
- **鉄則❷**「胃MALTリンパ腫の特徴的な組織型」は，①比較的均一な胚中心細胞類似細胞（CCL）の粘膜内・粘膜下層での増殖，②粘膜上皮腺管の破壊・浸潤像。
- **鉄則❸**「胃MALTリンパ腫の治療の第一選択」は，ヘリコバクターピロリ菌の除菌治療（除菌治療抵抗例もあり）。

胃GIST（p.156）

- **鉄則❶**「胃粘膜下腫瘍の鑑別診断」は，GIST，粘膜下腫瘍様癌，悪性リンパ腫，脂肪腫，カルチノイド腫瘍。
- **鉄則❷**「胃GISTの確定診断」は，超音波内視鏡ガイド下生検材料によるKIT陽性。
- **鉄則❸**「胃GISTに対する治療方針」は，切除可能例は外科的局所切除，切除不能例はイマチニブ。

胃カルチノイド（p.160）

- **鉄則❶**「胃粘膜下腫瘍の鑑別診断」は，①早期胃癌（上皮性），②胃GIST，③胃カルチノイド。
- **鉄則❷**「胃カルチノイドの治療方針」は，①萎縮性胃炎（高ガストリン血症）の有無，②病変の大きさ，③病変の個数，で決まる。

III. 小腸

小腸イレウス (p.164)
- **鉄則①**「イレウス患者」では，①麻痺性か機械性か，②単純性か絞扼性か，③小腸イレウスか大腸イレウスか，の判断。
- **鉄則②**「イレウスの原因疾患診断」は頻度順に否定していく（否定のための知識の活用）。
- **鉄則③**「原因不明の単純性小腸イレウス」では，**小腸腫瘍や異物**が鑑別診断。

絞扼性イレウス (p.168)
- **鉄則①**「絞扼性イレウスの診断」は，①臨床所見，② SIRS所見，③ CT画像にて可能である。
- **鉄則②**「絞扼性イレウスの治療」は，緊急手術（壊死腸管切除術と腹膜炎手術）と全身管理と感染対策。

回腸腫瘍 (p.172)
- **鉄則①**「小腸腫瘍の診断」は，①腫瘍の局在，②腫瘍の形状とCT値，③内視鏡的生検により行われる。
- **鉄則②**「有症状の小腸腫瘍」は良悪性にかかわらず，**手術が第一選択**である。

腹部外傷 (p.175)
- **鉄則①**「FASTで腹腔内出血と診断し，かつnon-responder」であれば，**緊急開腹止血術**を行う。
- **鉄則②**「腸間膜損傷・消化管損傷を疑う代表的なCT所見」は，①腹腔内遊離ガス像，②腹腔内液体貯留，③腸管壁肥厚，④腸間膜浸潤濃染像である。

腸重積 (p.180)
- **鉄則①**「腸重積の小児と成人との違い」は，①頻度，②原因，③好発部位（小児では右下腹部，成人では一定せず）。
- **鉄則②**「腸重積の特徴的画像所見」は，①target sign，②pseudokidney sign，③かに爪状陰影。
- **鉄則③**「腸重積の非観血的治療」は高圧浣腸，観血的治療はHutchinson手技または腸切除。

IV. 大腸

早期大腸癌 (p.186)
- **鉄則①**「早期大腸癌の内視鏡的摘除の適応」は，最大径2cm未満でSM高度浸潤所見のない場合。
- **鉄則②**「SM高度浸潤大腸癌の所見」は，内視鏡検査で緊満感・潰瘍（びらん）・ひだの集中，透視で**角状変形**。
- **鉄則③**「内視鏡治療後の追加切除」は，組織型・深達度・脈管侵襲・簇出（budding）で判定。

下部直腸早期癌 (p.190)
- **鉄則①**「リンパ節郭清が不要な下部直腸早期癌の治療」は，病変の大きさが2cm以下の時は**内視鏡治療**，2cmより大きいときは局所切除。
- **鉄則②**「下部直腸早期癌に対する経肛門的局所切除の適応」は，肛門縁からの距離が0～5cmの病変。

鉄則一覧／チェックしよう！

☐ 左側大腸癌 (p.195)
- **鉄則❶**「イレウスを伴う左側大腸癌のマネージメント」は，①緊急性，②減圧の必要性，③根治性，の評価。
- **鉄則❷**「イレウスを伴う左側大腸癌の減圧」は，①経肛門的イレウス管，②ステント，③人工肛門，の選択。

☐ 下部直腸癌（超低位前方切除術）(p.199)
- **鉄則❶**「切除可能な下部直腸進行癌の標準治療」は，手術療法と術後補助化学療法（術前治療なし）。
- **鉄則❷**「下部直腸進行癌の術式選択の因子」は，切離予定線の位置（外科的肛門管や歯状線との位置関係）と深達度。
- **鉄則❸**「下部直腸進行癌のリンパ節郭清範囲決定の因子」は，①リンパ節転移の有無，②深達度，③腫瘍下縁の位置。

☐ stageⅣ大腸癌（肝転移）(p.204)
- **鉄則❶**「stage Ⅳ大腸癌の治療方針」は，まず遠隔転移巣切除の可否を決定。
- **鉄則❷**「遠隔転移を有する大腸癌」は，遠隔転移巣と原発巣の切除が可能かつ，耐術可能であればともに切除。
- **鉄則❸**「切除不能な進行・再発大腸癌」に対しては，K-ras typeに合わせた化学療法が有用。

☐ stageⅣ大腸癌（肺転移）(p.208)
- **鉄則❶**「大腸癌の肺転移巣の切除適応」は，①制御可能な原発巣と肺外転移，②良好な全身状態と残肺機能。
- **鉄則❷**「大腸癌切除不能肺転移症例に対する全身化学療法の適応」は，PSが0，1で原発巣が制御されている場合。
- **鉄則❸**「肺転移症例の化学療法の一次治療選択」は，①全身状態，②奏効率，③有害事象（呼吸機能障害の有無）。

☐ stageⅣ大腸癌（腹膜播種）(p.212)
- **鉄則❶**「腹膜播種を伴う大腸癌」であっても，限局性播種（P1, P2）であれば原発巣と腹膜播種巣切除。
- **鉄則❷**「切除不能大腸癌に対する化学療法の適応」は，performance status（PS）が0～2などの6項目。
- **鉄則❸**「緩和治療や緊急手術回避目的の大腸悪性狭窄に伴う腸閉塞の解除」として，self-expandable metallic stent (SEMS)留置術が有用。

☐ 下部直腸癌（肛門機能温存術）(p.216)
- **鉄則❶**「下部直腸癌の術式選択」は，①遠隔転移の有無，②病変の局在，③深達度による。
- **鉄則❷**「下部直腸癌のリンパ節郭清範囲（自律神経温存/非温存）」は，①深達度，②術前のリンパ節転移［cN（±）］，③直腸間膜浸潤の有無，により決定。
- **鉄則❸**「ISRの適応」は，①肛門縁から50 mm以内，②歯状線から20 mm以内，③深達度はMPまでにとどまる，下部直腸癌。

☐ 直腸癌の局所再発 (p.221)
- **鉄則❶**「大腸癌局所再発の治療方針」は，まず完全切除の可否を判定。
- **鉄則❷**「完全切除できないと判断する直腸癌再発」は，①第二仙骨下縁より高位の進展，②内閉鎖筋を超えての浸潤，③水腎症，を呈するものである。
- **鉄則❸**「直腸癌局所再発の術前療法」として，放射線治療の有効性が認められている。

☐ 直腸癌肝転移 (p.225)

鉄則❶「根治切除(R0)可能な大腸癌肝転移」の治療は,肝部分切除か,小範囲系統切除。
鉄則❷「大腸癌肝転移切除後の予後不良因子」は,①腫瘍数4個以上,②肝切除断端陽性,③肝所属リンパ節転移,④肝外病巣の存在,⑤衛星病巣の存在。

☐ クローン病 (p.228)

鉄則❶「クローン病の狭窄に伴うイレウスの治療方針」は,外科的手術が第一選択。
鉄則❷「クローン病の内科的治療困難な肛門病変」には,Setonドレナージや人工肛門造設術。

☐ 虚血性腸炎 (p.232)

鉄則❶「腸炎の鑑別」は,①年齢,②既往症と薬歴,③周囲の人の感染症の有無と発症パターン(急性,亜急性,慢性),④症状(腹痛の局在,腹痛の程度と経時的増強の有無,粘血便の有無),⑤画像検査所見。
鉄則❷「虚血性腸炎の症状」は,腹痛・下痢・下血(粘血便)で,好発部位は脾彎曲部〜S状結腸の左側結腸。
鉄則❸「虚血性腸炎の特徴的画像所見」は,①全周性の腸管壁の浮腫,②縦走潰瘍,③拇指圧痕像。
鉄則❹「虚血性腸炎の治療」は保存治療,「壊死型虚血性腸炎」は緊急手術(不可逆なため)。

☐ 潰瘍性大腸炎 (p.236)

鉄則❶「活動性潰瘍性大腸炎の診断」は,粘血便をきたす感染性腸炎の除外と診断基準(特徴的所見)で診断する。
鉄則❷「UC-Ⅲ,Ⅳの異型上皮を伴う潰瘍性大腸炎」は,大腸全摘術+回腸嚢肛門吻合術の手術適応である。

☐ 偽膜性腸炎 (p.240)

鉄則❶「薬剤性腸炎の鑑別すべき疾患」は,①偽膜性腸炎,②MRSA腸炎,③出血性腸炎。
鉄則❷「偽膜性腸炎の治療原則」は,①原因薬剤中止,②バンコマイシンの投与,③止痢薬は禁忌。

☐ S状結腸憩室炎 (p.243)

鉄則❶「腸管膀胱瘻の治療」は,①存在診断,②瘻孔の部位診断,③炎症所見による。
鉄則❷「腸管膀胱瘻に対する手術」は,一期的切除が望ましいが,全身状態,炎症の程度により二期的に行う。

☐ 閉塞性大腸炎 (p.246)

鉄則❶「閉塞・狭窄(完全閉塞に限らず)を伴う大腸癌」では,閉塞性大腸炎発症の可能性を念頭に置く。
鉄則❷「閉塞性大腸炎」は,閉塞部と潰瘍性病変(UI-Ⅰ〜Ⅱ)の間に正常粘膜が介在する。
鉄則❸「閉塞性大腸炎部分の切除か温存か」は,症例によって考慮する(明確な指針はない)。

☐ 家族性大腸腺腫症 (p.250)

鉄則❶「大腸ポリポーシス」は臨床病理学的特徴(年齢,遺伝,組織型,病変の局在)に基づいた鑑別。
鉄則❷「大腸ポリポーシスや遺伝性大腸癌」は大腸外病変(随伴病変)が重要。

直腸GIST（p.253）

鉄則❶ 「直腸GISTおける確定診断」は，免疫染色でKIT陽性，またはKIT陰性でもCD34陽性。
鉄則❷ 「直腸GISTの治療方針」は，切除可能病変・Maginally resectable GIST・切除不能かの評価で決まる。
鉄則❸ 「直腸GISTの切除後の追加治療の必要性とサーベイランス」は，GISTリスク分類による評価で決まる。

直腸カルチノイド（p.258）

鉄則❶ 「直腸粘膜下腫瘍の鑑別診断」は，直腸カルチノイドと直腸GISTと早期直腸癌。
鉄則❷ 「直腸カルチノイドの治療方針」は，腫瘍径（リンパ節転移頻度を反映）と深達度。

痔瘻癌（p.261）

鉄則❶ 「長期痔瘻罹患患者の症状の変化（腫瘤の出現，経験ない痛み，粘液分泌）」は，痔瘻癌を疑う。
鉄則❷ 「痔瘻癌の病理診断」は，粘液癌が最多。

医原性大腸穿孔（p.265）

鉄則❶ 「医原性大腸穿孔」では，まず緊急手術が原則。「保存的治療の条件」は，①腹膜刺激症状が限局し軽微であること，②十分な前処置がなされていること，かつ③基礎疾患がない場合。
鉄則❷ 「一期的または二期的手術の選択」は，①全身状態，②基礎疾患，③腹腔内の汚染の程度による。

V. 肝臓

肝細胞癌（p.270）

鉄則❶ 「肝細胞癌危険群のfollow」は，2～6カ月ごとの①腫瘍マーカーと②腹部超音波検査の併用でfollow。
鉄則❷ 「小肝細胞癌のCT検査の造影パターン」は，low-high-lowであり，「鑑別すべき」は，異型腺腫様過形成（AHH），胆管細胞癌（CCC），転移性腫瘍。
鉄則❸ 「肝細胞癌に対する局所療法の適応」は，①肝障害B，単発，2cm以下の腫瘍，②肝障害A，B，2～3個，3cm以内の腫瘍である。

肝硬変を背景とした肝細胞癌（p.274）

鉄則❶ 「鑑別すべき頻度の高い肝臓の悪性腫瘍」は，①肝細胞癌，②胆管細胞癌，③転移性肝腫瘍。
鉄則❷ 「肝細胞癌の治療選択」は，癌の進行度と肝障害度で決まる。
鉄則❸ 「肝細胞癌の治療アルゴリズムの評価項目」は，①肝外病変，②肝予備能，③脈管侵襲，④腫瘍個数，⑤腫瘍径。
鉄則❹ 「肝細胞癌」は系統切除，「肝機能からの術式選択の評価項目（幕内基準）」は，①腹水，②総ビリルビン，③ICG-R15。

☐ 多発性肝細胞癌(p.278)

鉄則❶「造影CTにおける典型的な肝細胞癌(中・低分化型)画像」は，早期濃染→後期wash-out。
鉄則❷「肝細胞癌の治療」は，①肝予備能，②脈管浸潤，③腫瘍個数，④腫瘍径で決まる。
鉄則❸「肝切除の原則」は系統切除，「肝機能からの術式選択」は幕内基準，「肝移植の基準」はミラノ基準。

☐ 高度進行肝細胞癌(p.282)

鉄則❶「脈管侵襲(門脈，肝静脈)」は，進行肝癌の治療法選択(手術適応)のための重要な情報である。
鉄則❷「下大静脈腫瘍栓の安全な処理」は，尾状葉切除，hanging maneuver, 全肝血流遮断，体外循環により行われる。

☐ 肝細胞癌自然破裂(p.286)

鉄則❶「肝細胞癌破裂のCT所見」は，①肝表面の腫瘍とCT値の高い腹水，②extravasation，③仮性動脈瘤。
鉄則❷「肝細胞癌破裂の治療」は，①救命(止血)にはTAE，②根治には肝切除術。

☐ 限局性結節性過形成(FNH)(p.290)

鉄則❶「正常肝に発生し，経口避妊薬に関連した肝腫瘍」は，FNHと肝細胞腺腫を考える。
鉄則❷「FNHの画像診断の特徴」は，①中心性瘢痕，②spoke-wheel appearance，③被膜なし。

☐ 胆管細胞癌(p.294)

鉄則❶「肝内胆管細胞癌(CCC)」は，肝内胆管上皮から発生する腺癌であり，発育は肝細胞癌より消化管癌に類似している。
鉄則❷「CCC」は，乏血性，線維化，浸潤発育が特徴で，「鑑別診断」としては，転移性肝癌，肝細胞癌，肝嚢胞性腺癌。
鉄則❸「遠隔転移のないCCCの治療方針」は，外科的切除(リンパ節郭清伴う)である。

☐ 混合型肝癌(p.299)

鉄則❶「混合型肝癌」は，肝細胞癌成分と胆管細胞癌成分を有し，両成分の特徴を示す。
鉄則❷「混合型肝癌の鑑別診断」は，肝細胞癌，胆管細胞癌，転移性肝癌，低分化型肝細胞癌。
鉄則❸「混合型肝癌の治療」は，通常胆管細胞癌に準ずる。

☐ FLC(fibrolamellar hepatocellular carcinoma)(p.304)

鉄則❶「若年者の正常肝に発生した単発巨大肝腫瘍」は，FLCを疑う。
鉄則❷「FLCの特徴的なCT所見」は，①造影効果のある被膜を有した単発巨大腫瘍，②造影効果のない中心線維性瘢痕と石灰化，③放射線状の隔壁と石灰化。
鉄則❸「FLC」は予後良好なHCCであり，積極的な外科切除術(場合によってはリンパ節郭清)を行う。

鉄則一覧／チェックしよう！

☐ **胆管嚢胞腺腫・腺癌**（p.307）
- 鉄則❶ 「胆管嚢胞腺腫・腺癌」は，①正常肝に発生し，②多房性で，③乳頭状充実成分を認める。
- 鉄則❷ 「胆管嚢胞腺腫・腺癌」は，胆管と交通を有する胆管内乳頭状腫瘍（IPNB）と胆管と交通を有しない粘液性嚢胞腫瘍（MCN）からなる。

☐ **転移性肝癌**（p.310）
- 鉄則❶ 「大腸癌に対する化学療法後の特徴的な肝障害」は，FOLFOXでは血管変性（肝小葉中間帯の類洞拡張，等），FOLFIRIでは脂肪性肝炎（中心静脈周囲の脂肪沈着）。
- 鉄則❷ 「FOLFOX後の肝切除」は，周術期合併症の増加が示唆されるも，手術死亡率には影響しない。
- 鉄則❸ 「FOLFIRI後の肝障害」は，肝切除後の早期死亡率と相関する。

☐ **肝血管腫**（p.314）
- 鉄則❶ 「Kasabach-Merritt症候群」は，巨大血管腫に伴い，血小板減少・凝固系異常（DIC）を呈した病態。
- 鉄則❷ 「肝血管腫の手術適応」は，①症状を有するもの（相対的適応4cm以上），②破裂の危険（10cm以上），③Kasabach-Merritt症候群，④急速に増大しているもの。

☐ **肝嚢胞**（p.318）
- 鉄則❶ 「嚢胞性肝疾患の鑑別」は，①炎症所見の有無，②胆管との交通，③多房性・嚢胞内結節の有無。
- 鉄則❷ 「肝嚢胞に対する嚢胞開窓術の適応」は，①有症状，②胆道との交通なし，③非悪性，④非包虫症例。

☐ **肝膿瘍**（p.322）
- 鉄則❶ 「炎症性肝腫瘤の鑑別」は，肝膿瘍（細菌性，アメーバ性），胆管細胞癌，転移性肝癌，感染性肝嚢胞。
- 鉄則❷ 「細菌性肝膿瘍の治療」は第二世代セフェム系抗菌薬とドレナージ。

☐ **肝外傷（Ⅱ型）**（p.326）
- 鉄則❶ 「循環動態が安定している肝損傷」では，治療方針決定のために，CTによる肝損傷の評価が重要である。
- 鉄則❷ 「循環動態が安定している肝損傷」に対する治療は，保存的加療やIVR。
- 鉄則❸ 「循環動態が不安定な肝損傷」に対しては手術（肝縫合や肝切除）を，また「出血性ショックを伴う肝損傷」に対してはdamage control surgeryを迅速に行う。

☐ **肝外傷（Ⅲ型）**（p.330）
- 鉄則❶ 「Ⅲ型肝損傷の治療」は，①出血性ショックの有無，②responderか否か，③deadly triad（低体温，アシドーシス，凝固異常）の有無，の判断が重要。
- 鉄則❷ 「救命のためのdamage control surgeryの目的」は，出血のコントロールとdeadly triadの回避。

☐ **肝内結石**（p.334）
- 鉄則❶ 「肝内結石の治療原則」は系統的肝切除。「その適応の可否ならびに他の治療選択」は，①結石の種類と局在，②肝萎縮と胆管狭窄の有無，③肝機能，④胆管炎や肝膿瘍の有無，⑤胆管癌の有無，の評価による。
- 鉄則❷ 「胆管炎や肝膿瘍を伴う肝内結石症」は，根治治療の前にまず，ドレナージや抗菌薬による炎症の鎮静化。

VI. 胆道

胆嚢癌（p.340）

- **鉄則❶**　「胆嚢ポリープの鑑別診断（コレステロールポリープvs腺腫vs癌）」は，①腫瘍の数と大きさと形状，②腫瘍内の血流の有無，③壁への浸潤（肥厚）の有無。
- **鉄則❷**　「胆嚢ポリープの手術適応」は，①長径が10mm以上かつ画像上増大傾向，または，②広基性のポリープ。
- **鉄則❸**　ガイドライン上，「術前診断が胆嚢癌疑診」であれば，腹腔鏡下胆嚢摘出術は推奨されていない。ただし，「腹腔鏡下胆嚢摘出術後，m/mp癌で断端陰性」であれば，経過観察でよい。

進行胆嚢癌（p.344）

- **鉄則❶**　「進行胆嚢癌の主な鑑別診断」は①胆嚢腺筋症，②高度胆嚢炎，③特殊胆嚢炎（黄色肉芽腫性胆嚢炎）。
- **鉄則❷**　「進行胆嚢癌の手術（R0）適応」は，①耐術性良好，②遠隔転移なし，③大動脈周囲リンパ節転移なし。
- **鉄則❸**　「進行胆嚢癌の手術における肝切除範囲決定因子」は，①肝床部浸潤，②胆管浸潤，③門脈・動脈浸潤。

胆管内乳頭状腫瘍（p.349）

- **鉄則❶**　「胆管内乳頭状腫瘍の画像上の特徴」は，①胆管の狭窄像のない著明な胆管拡張（粘液産生），②明らかな腫瘤を認めない，③拡張した胆管内腔の腫瘤病変。
- **鉄則❷**　「胆管内乳頭状腫瘍の鑑別すべき疾患」は，非乳頭型胆管癌と胆管結石。
- **鉄則❸**　「胆管内乳頭状腫瘍」は，リンパ節郭清を伴う外科的切除（R0）が第一選択。

肝門部胆管癌（p.352）

- **鉄則❶**　「肝門部胆管癌の手術適応」は，遠隔転移のないR0可能病変であり，「標準術式」は，系統的肝切除＋尾状葉切除＋肝外胆管切除である。
- **鉄則❷**　「黄疸を伴う肝門部胆管癌」には，①片側肝葉（残存予定肝）胆道ドレナージ，②胆汁監視培養，③残肝容積の評価，が重要である。
- **鉄則❸**　「切除容積が50～60％になる肝門部胆管癌の手術」には，切除肝側の門脈塞栓。

胆管癌（p.356）

- **鉄則❶**　「中・下部胆管癌」の標準形式は，膵頭十二指腸切除術である。
- **鉄則❷**　「胆管癌切除後の予後不良因子」は，切除断端および剥離面に癌遺残があること。

十二指腸乳頭部癌（p.360）

- **鉄則❶**　「十二指腸乳頭部腫瘍の治療」は，癌であれば膵頭十二指腸切除術，腺腫であれば（内視鏡的）乳頭部切除術。
- **鉄則❷**　「十二指腸乳頭部腫瘍の膵管・胆管内進展，膵浸潤，十二指腸壁浸潤診断」にはIDUS，「遠隔転移やリンパ節転移診断」には，CTやMRI。
- **鉄則❸**　「十二指腸乳頭部癌の予後不良因子」はリンパ節転移，高度脈管浸潤，神経周囲浸潤，膵浸潤，潰瘍型の肉眼型。

膵胆管合流異常 (p.365)

鉄則❶ 「膵胆管合流異常の診断」は，直接造影(ERCP, PTCD, 術中胆道造影)により行われ，「特徴的所見」は，①長い共通管，②異常な膵胆管合流パターン，③胆管癌の併存である。

鉄則❷ 「膵胆管合流異常」は，胆道癌の発生母地であり，症状に関係なく早期手術(病型分類に応じた術式選択)。

Mirizzi症候群 (p.369)

鉄則❶ 「Mirizzi症候群」は，総肝管の狭窄のみのⅠ型と胆嚢と胆管に瘻孔を形成したⅡ型に分類される。

鉄則❷ 「Mirizzi症候群の治療」は，腹腔鏡下胆嚢摘出術が第一選択であるが，開腹移行が高く，開腹移行例は，亜型分類に応じた術式選択を行う。

急性胆管炎 (p.373)

鉄則❶ 「胆嚢結石follow中，発熱，腹痛を認めたときの鑑別」は，①胆嚢炎，②落下結石による急性胆管炎，③Mirizzi症候群，④Lemmel症候群，⑤悪性腫瘍。

鉄則❷ 「中等症以上の急性胆管炎」に対しては，経乳頭的もしくは経皮的胆道ドレナージが第一選択。

鉄則❸ 「胆嚢結石合併の急性胆管炎の治療」は，腹腔鏡下胆嚢摘出術と内視鏡的総胆管結石摘出術の併用。

胆嚢腺筋症 (p.377)

鉄則❶ 「胆嚢腺筋症」は，①びまん性，限局性の胆嚢壁肥厚，②胆嚢壁内の嚢胞状変化(RASの増生)，③浸潤所見なし。

鉄則❷ 「胆嚢腺筋症の手術(胆嚢摘出術)の適応」は，①悪性が否定できないとき，②有症状例(胆石症，胆嚢炎)。

Ⅶ. 膵臓

膵頭部癌 (p.382)

鉄則❶ 「膵癌の診断」は，①危険因子の有無，②症状，③画像診断(超音波検査→造影CT)。

鉄則❷ 「乏血性充実性腫瘍である膵癌の特徴的なCT画像所見」は，①造影時low densityの腫瘍，②腫瘍間質の遅延性の造影あり，③主膵管の拡張，④前方・後方浸潤，⑤血管浸潤や遠隔転移。

鉄則❸ 「膵癌の手術適応」は，動脈系浸潤のないstageⅠ，Ⅱ，Ⅲ，Ⅳaまでである。

門脈浸潤を伴う膵頭部癌 (p.386)

鉄則❶ 「膵頭部癌の膵外浸潤の画像診断」は，①前方浸潤，②後方浸潤，③門脈浸潤，④膵頭神経叢浸潤，⑤動脈浸潤。

鉄則❷ 「膵頭部癌に対する手術適応」は，動脈系 A(−)のstageⅣa(T4N0M0またはN1)までで，stageⅣb(T4N2M0とM1)は適応外。

□ 肝転移を有する膵頭部癌 (p.390)

鉄則❶ 転移性肝癌は，原発巣により治療方針が変わる。「肝転移の頻度が高い消化器癌」は，大腸癌，胃癌，膵癌，胆管癌。

鉄則❷ 「膵臓癌の肝転移 (M1)」は，stage Ⅳbで手術適応なし。化学療法とBSC (疼痛除去，栄養療法，減黄治療，腹水治療)。

鉄則❸ 「遠隔転移を有する膵臓癌に対する化学療法」には，ゲムシタビン単剤療法もしくはS-1単剤療法を推奨。

□ 主膵管型IPMN (p.394)

鉄則❶ 「IPMNの特徴」は，60歳代，男性に多く，膵鉤部，膵頭部に好発する。

鉄則❷ 「IPMNに対する手術適応」は，主膵管型は全例切除適応，分枝型は確診所見 (造影効果を有する充実成分，10 mm以上の主膵管の拡張) を有するもの。

鉄則❸ 「IPMNに対する標準術式」は，リンパ節郭清を伴う膵切除術。

□ 分枝型IPMN (p.398)

鉄則❶ 「分枝型IPMNの悪性所見の描出」にはEUSが有用で，「high risk stigmata」は，①膵頭部嚢胞性病変に伴う黄疸，②嚢胞内の造影効果を伴う構造物，③主膵管拡張≧10 mm。

鉄則❷ 「分枝型IPMNの手術適応」は，①high risk stigmataを有する症例，②worrisome featuresを有する症例のうちEUSにて壁在結節，膵管内粘液物質，壁肥厚を認めるか，細胞診にて悪性疑いと診断された症例，③嚢胞径が2 cm以上で65歳未満の若年患者。

鉄則❸ 「分枝型IPMNに対する術式」は，癌には膵癌と同様の治療 (膵切＋リンパ節郭清)，良性には局所切除。

□ IPMC (p.403)

鉄則❶ 「IPMCの画像上の特徴」は，①拡張した主膵管 (径10 mm以上)，②造影効果を有する充実性腫瘍，③隣接臓器への浸潤像。

鉄則❷ 「IPMCの膵外進展形式」は，管状腺癌では直接浸潤，粘液癌では粘液による腫瘍内圧上昇による穿破。

鉄則❸ 「IPMCの手術」は通常膵癌同様。「予後」は，全体として通常型膵癌よりも良好，ただしstageをⅡ/Ⅲに限ると同等。

□ 膵体尾部癌 (p.408)

鉄則❶ 「膵体尾部癌」は，膵頭部と比べ症状に乏しく，発見時より進行していることが多い。

鉄則❷ 「膵体尾部に好発する腫瘍で，膵体尾部癌と鑑別すべき疾患」は，①内分泌腫瘍，②充実性偽乳頭腫瘍 (SPN)，③粘膜性嚢胞腫瘍 (MCN)，④漿液性嚢胞腫瘍 (SCN)。

鉄則❸ 「膵体尾部癌の手術適応」は，膵頭部癌と同様に「動脈系浸潤のないstageⅠ，Ⅱ，Ⅲ，Ⅳaまで」である。

□ 膵粘液性嚢胞腫瘍 (p.412)

鉄則❶ 「膵嚢胞性疾患の画像上の鑑別」は，①好発年齢，②局在，③形態と主膵管との交通の有無。

鉄則❷ 「女性に多い膵嚢胞性疾患」は，粘液性嚢胞腫瘍 (MCN) と充実性偽乳頭腫瘍 (SPN)。

鉄則❸ 「膵粘液性嚢胞腫瘍 (MCN)」は，膵尾部に発生するオレンジ状の嚢胞性腫瘍。

solid pseudopapillary tumor(p.416)

鉄則❶ 「solid pseudopapillary tumorの形態学的特徴」は，①厚い線維性被膜と石灰化，②充実成分と囊胞成分が混在，③出血性変化(囊胞部分)。

鉄則❷ 「solid pseudopapillary tumorの鑑別すべき疾患」は，充実成分が多いときには**内分泌腫瘍**，囊胞成分が多いときには，膵管内乳頭粘液性腫瘍(IPMN)，膵漿液性囊胞腫瘍(SCN)，膵粘液性囊胞腫瘍(MCN)。

鉄則❸ 「solid pseudopapillary tumorの治療の原則」は**完全摘出**であり，予防的リンパ節郭清は不要。

インスリノーマ(p.420)

鉄則❶ 「インスリノーマを示唆する症状」は，繰り返す低血糖症状。「確定診断」は，Whippleの三徴と画像診断。

鉄則❷ 「インスリノーマのCT画像診断」では，描出されない場合と多血性膵腫瘍として描出される場合がある（描出される場合には，solid pseudopapillary tumor，膵漿液性囊胞腺腫，転移性膵癌との鑑別が重要）。

鉄則❸ 「膵インスリノーマ」は外科的切除が第一選択。小病変には**核出術**，悪性病変にはリンパ節を伴う膵切除。

急性膵炎(p.424)

鉄則❶ 「重症急性膵炎の診断」は，①9つの予後因子中，3つ以上，もしくは②造影CTにおいてgrade 2以上。

鉄則❷ 「急性膵炎の診断のポイント」は，①成因(胆石，アルコール，自己免疫)，②重症度判定，③癌の併存の有無。

鉄則❸ 「急性膵炎の初期治療」は，①膵の安静，②十分な初期輸液，③疼痛管理，後期治療は①壊死巣の除去，②感染の制御。

VIII. 腹壁・脾臓

特発性門脈圧亢進症(p.430)

鉄則❶ 「中年女性で肝機能異常のない門脈圧亢進症」は，特発性門脈圧亢進症。

鉄則❷ 「食道静脈瘤の治療の適応」は，①出血性，②出血の既往，③F_2以上またはRC_2以上。

閉鎖孔ヘルニア(p.434)

鉄則❶ 「閉鎖孔ヘルニアの特徴」は，高齢女性の嘔吐，腹痛，大腿部内側疼痛(obturator neuralgia)。

鉄則❷ 「閉鎖孔ヘルニアの確定診断」は，骨盤CTによる閉鎖孔外側の腸管や腹腔内容物の脱出。

鉄則❸ 「閉鎖孔ヘルニア」は，原則手術適応。「緊急手術の適応」は，腸管絞扼の存在。

脾臓損傷(p.438)

鉄則❶ 「遅発性脾臓破裂」は，脾臓損傷後2週間以内に80％が発症する。

鉄則❷ 「脾損傷の治療」は，OPSIの観点から脾臓温存を目的とした**保存的手術・TAE**。救命の際のみ，脾臓摘出。

索　引

【あ】

アフタ……………………………………… 230
アルコール性肝障害……………………… 425
アルコール代謝…………………………… 59
アルコールフラッシュ…………………… 59
胃GIST …………………………………… 157
胃MALTリンパ腫 ………………………… 154
胃悪性リンパ腫…………………………… 118
胃カルチノイド…………………………… 161
胃癌………………………………………… 63
　　──化学療法………………………… 136
　　──腹膜転移………………………… 122
　　肝転移を有する──………………… 135
　　進行──………………………… 132, 136
　　膵浸潤を伴う進行胃癌……………… 131
　　スキルス──……………………… 117
　　早期──………………… 107, 111, 154
　　早期──のリンパ節転移率………… 108
　　陥凹型早期──……………………… 154
医原性大腸穿孔…………………………… 266
異時性重複食道癌………………………… 84
胃上部癌…………………………………… 114
　　──のリンパ節郭清………………… 115
胃切除後
　　──ダンピング症状………………… 146
　　──の貧血…………………………… 142
　　──の縫合不全……………………… 138
　　──の慢性輸入脚症候群…………… 149
胃全摘……………………………… 29, 114
胃粘膜下腫瘍……………………………… 157
胃の超音波検査…………………………… 108
イマチニブ…………………………… 157, 255
イリノテカン……………………………… 17
イレウス…………………… 165, 169, 197, 229
　　機械的──…………………………… 169
　　絞扼性──…………………………… 169
　　左側大腸癌──………………… 197, 248
　　小腸──……………………………… 164
　　単純性──…………………………… 166
　　非絞扼性──………………………… 166
飲酒………………………………… 91, 424
インスリノーマ……………… 410, 419, 420
壊死性虚血性腸炎………………………… 233
壊死性筋膜炎……………………………… 10
エルロチニブ……………………………… 392
遠隔転移を有する食道癌………………… 69

嚥下困難……………………………… 61, 66, 72
炎症性肝腫瘤……………………………… 323
エンドトキシンショック………………… 13
黄疸………………………… 36, 344, 352, 403
　　閉塞性──……………………… 345, 357

【か】

回腸腫瘍…………………………………… 172
潰瘍性大腸炎……………………… 237, 238
下肢浮腫…………………………………… 282
ガス壊疽…………………………………… 10
ガストリノーマ…………………………… 422
仮性嚢胞…………………………………… 414
家族性大腸腺腫症………………… 249, 250
下大静脈腫瘍栓…………………………… 283
かに爪状陰影……………………………… 182
下部大腸癌………………………………… 199
下部直腸癌………………………………… 218
下部直腸進行癌…………………………… 200
カルチノイド……………………………… 254
肝右葉切除術……………………………… 6
陥凹型早期胃癌…………………………… 154
肝外傷……………………………… 326, 330
肝外門脈閉塞症…………………………… 432
肝癌
　　混合型──…………………………… 300
　　多発性──…………………………… 279
　　転移性──……………………… 302, 310
肝血管腫…………………………… 315, 316
肝硬変……………………… 274, 278, 432
肝細胞癌…………………… 271, 275, 292
　　──自然破裂………………………… 287
　　──の治療方針……………………… 276
　　高度進行──………………………… 282
　　小──………………………………… 271
　　低分化型──………………………… 302
肝細胞腺腫………………………………… 292
肝腫瘍…………………… 271, 275, 390
　　──の画像診断……………………… 276
肝腫瘤……………………………………… 322
肝障害度…………………………………… 37
癌性疼痛…………………………………… 41
癌性腹水…………………………………… 121
肝切除…………………………… 37, 226, 337
感染症……………………………………… 29

肝損傷	327, 331
肝転移を有する胃癌	135
肝転移を有する膵頭部癌	390
肝動脈塞栓療法	288
肝内結石症	335
肝内胆管細胞癌	295
肝囊胞	309, 319
単純性──	319
肝膿瘍	324
細菌性──	324
肝門部胆管癌	353
肝予備能	37
機械的イレウス	169
偽性乳び胸	89
喫煙	50, 62
偽膜性腸炎	241
逆流性食道炎	76, 99
急性膵炎	425, 426
急性胆管炎	374
急性胆囊炎	322
急性腸管虚血	234
急性汎発性腹膜炎	26
胸水	88
胸痛	2, 91
胸部上部食道癌	74
局所進行食道癌	67
虚血性腸炎	233
巨赤芽球性貧血	143
巨大皺襞	117
区域性胆管炎	38
グルカゴノーマ	422
クローン病	23, 229, 245
経肛門的イレウスチューブ	197
経肛門的腫瘍切除	193
頸部食道癌	74
下血	20
克山病	25
血小板減少	315
結腸癌	245
ゲムシタビン	358, 392
下痢	151, 246
限局性結節性過形成	291
限局性播種	213
原発性小腸癌	174
高ガストリン血症	162
高カロリー輸液	8

抗癌剤	16
──有害事象	16
抗菌薬	27, 241, 324
高血糖高浸透圧症候群	7
高脂肪食	151
高度進行肝細胞癌	282
高度閉塞性換気障害	209
広範肝切除	36
肛門機能温存術	217
絞扼性イレウス	169
誤嚥性肺炎	55
黒色便	20
コレステロール結石	336
混合型肝癌	300
混合性肺機能障害	54

【さ】

細菌性肝膿瘍	324
嗄声	72
左側大腸癌イレウス	197, 248
子宮全摘	168
自己免疫性膵炎	427
四肢のしびれ	142
持続的咳嗽	69
実質内血腫	328, 440
紫斑	314
充実性偽乳頭腫瘍	414
充実性腫瘍	291
周術期静脈血栓塞栓症	2
十二指腸乳頭部癌	361
手術創	27
手術部位感染	27
主膵管拡張	383
主膵管型IPMN	395, 404
出血性ショック	331, 439
出血性腸炎	241
術後呼吸器合併症	34
術前減黄術	38
術前門脈塞栓術	38
腫瘤形成型膵炎	427
漿液性囊胞腫瘍	414, 418
消化管間葉系腫瘍	255
──鑑別	158
消化管出血	19, 21
消化管損傷	177, 179

小肝細胞癌	271
小腸イレウス	164
上腸間膜静脈血栓症	234
上腸間膜動脈閉塞症	234
小腸腫瘍	166, 173
小児腸重積	181
静脈血栓塞栓症	3
初期輸液療法	177, 332
食道アカラシア	94
食道亜全摘	54
食道胃接合部癌	77, 78
食道癌	
——根治術	56
——術後の縫合不全	80, 83
——術後の遊離空腸壊死	84
——術後リンパ漏	88
——に対する化学療法	70
——の危険因子	59
——の集学的治療法	67
——の肺転移	69
——の病期	60
——の壁浸潤	47
——のリンパ節郭清範囲	56
異時性重複——	84
遠隔転移を伴う——	70
胸部上部——	74
局所進行——	67
頸部——	74
進行——	70, 73
早期——	32
食道再建	64, 86
食道静脈瘤	431
食道多発癌	58
食道重複癌	62
食道内圧検査	95
食道粘膜下腫瘍	102
食道抜去術	50
食道表在癌	47, 51, 55
食道平滑筋腫	102
食道裂孔ヘルニア	98
——の術式	100
女性化乳房	304
ショック	287, 331
出血性——	331, 439
自律神経温存	218
痔瘻	9, 230, 261

痔瘻癌	262
腎盂腎炎	240
心窩部痛	124
進行胃癌	132, 136
進行下部直腸癌	209
進行食道癌	70, 73
進行大腸癌	209
進行胆嚢癌	341, 345
——の画像診断	346
深部静脈血栓症	2
膵炎	
急性——	425, 426
自己免疫性——	427
腫瘤形成型——	427
慢性——	427
膵癌	383, 391, 427
——のT因子	385, 392
膵管拡張	394
膵管像	427
膵神経内分泌腫瘍	419
膵浸潤癌	400
膵浸潤を伴う進行胃癌	131
膵体尾部癌	409
膵胆管合流異常	366
膵頭部癌	382, 387, 391
肝転移を有する——	390
膵粘液性嚢胞腫瘍	413
膵尾部腫瘍	40
膵乏血性充実性腫瘍	384
スキルス胃癌	117
ステント留置術	197
成人腸重積	181
切除不能進行再発大腸癌	206, 210, 312
切除不能進行大腸癌	15
セレン欠乏症	25
全肝血流遮断	284
全身性炎症反応症候群	13
先天性胆道拡張症	367
早期胃癌	107, 111, 154
——のリンパ節転移率	108
陥凹型——	154
早期食道癌	32
早期大腸癌	187
早期直腸癌	191, 259
総胆管癌	366
総胆管結石	374

INDEX

ソマトスタチノーマ……………………………………… 422

【た】

タール便………………………………………………… 20
体外循環下肝切除……………………………………… 284
体重減少………………………………… 113, 116, 149
代償性抗炎症性反応症候群…………………………… 13
大腸GIST ……………………………………………… 253
大腸癌
　──イレウス………………………………………… 197
　──肝転移………………………… 205, 226, 310
　──局所再発……………………………………… 222
　──肺転移………………………………… 205, 209
　──腹膜転移……………………………… 122, 205
　下部──…………………………………………… 199
　進行──…………………………………………… 209
　切除不能進行再発──……………… 206, 210, 312
　切除不能進行──………………………………… 15
　早期──…………………………………………… 187
　非ポリポーシス──……………………………… 250
大腸内視鏡……………………………………………… 266
大腸ポリープ…………………………………………… 265
大腸ポリポーシス……………………………………… 249
多臓器浸潤食道癌……………………………………… 66
多発肝嚢胞……………………………………………… 320
多発性肝癌……………………………………………… 279
胆管炎…………………………………………………… 365
　急性──…………………………………………… 374
胆管癌…………………………………………………… 357
　肝門部──………………………………………… 353
　中部──…………………………………………… 357
胆管細胞癌……………………………………………… 294
　肝内──…………………………………………… 295
胆管内乳頭状腫瘍……………………………………… 350
胆管嚢胞腺腫・腺癌…………………………………… 308
胆汁漏…………………………………………………… 6
単純性イレウス………………………………………… 166
単純性肝嚢胞…………………………………………… 319
単純性深在性損傷…………………………… 328, 440
胆道癌外科治療法……………………………………… 359
胆嚢炎…………………………………………………… 379
　急性──…………………………………………… 322
胆嚢癌…………………………………………… 341, 379
　──の広がり診断………………………………… 346
　進行──…………………………………… 341, 345

　進行──の画像診断……………………………… 346
胆嚢結石………………………………………… 369, 373
胆嚢腺筋症……………………………………… 378, 379
　びまん型──……………………………………… 378
胆嚢ポリープ…………………………………… 340, 379
ダンピング症候群……………………………………… 147
ダンピング症状………………………………………… 151
チェリーレッドスポット……………………………… 431
遅発性脾臓破裂………………………………………… 439
中心静脈栄養…………………………………………… 24
中部胆管癌……………………………………………… 357
腸管壊死………………………………………………… 435
腸管狭窄………………………………………………… 213
腸間膜損傷……………………………………………… 177
長期TPN ……………………………………………… 24
腸重積症………………………………………………… 181
腸閉塞…………………………………………………… 121
直腸GIST …………………………………… 254, 259
直腸下部早期癌………………………………………… 190
直腸カルチノイド……………………………………… 259
直腸癌…………………………………………………… 2
　──肝転移………………………………………… 225
　──局所再発……………………………………… 223
　──局所切除……………………………………… 192
　下部──…………………………………………… 218
　進行下部──……………………………………… 209
　早期──…………………………………… 191, 259
低位前方切除術………………………………………… 201
低血糖症状……………………………………………… 422
低分化型肝細胞癌……………………………………… 302
鉄欠乏性貧血…………………………………………… 143
転移性肝癌……………………………………… 302, 310
転移性肝腫瘍…………………………………………… 391
同時性食道多発癌……………………………………… 60
糖尿病…………………………………………………… 6, 9
　──ケトアシドーシス…………………………… 7
特発性食道破裂………………………………………… 92
特発性門脈圧亢進症…………………………………… 430
ドレナージ……………………………………………… 324

【な】

内視鏡下切開術………………………………………… 96
内視鏡治療……………………………………………… 48
軟部組織感染症………………………………………… 11
乳び胸…………………………………………………… 89

粘液性囊胞腫瘍 418
囊胞開窓術 320

【は】

敗血症 30
　　──性ショック 13
肺血栓塞栓症 2
肺切除 210
背部痛 386
非ケトン性高浸透圧症候群 7
非絞扼性イレウス 166
脾損傷 439
ビタミンB12欠乏症 143
脾摘後重症感染症 29, 31, 440
非閉塞性腸管虚血症 233
非ポリポーシス大腸癌 250
被膜下血腫 328, 440
びまん型胆囊腺筋症 378
表在性損傷 328, 440
微量元素欠乏症 24
ビリルビンカルシウム結石 336
貧血 143
　　鉄欠乏性── 143
腹腔内洗浄細胞診 122
複雑性深在性損傷 328, 440
腹部外傷 175
腹膜播種 40, 121
フルニエ壊疽 9
吻合部縫合不全 81
分枝型IPMN 395, 399, 414, 418
噴門側胃切除術 114
平滑筋腫 102
閉鎖孔ヘルニア 435
閉塞性黄疸 345, 357
閉塞性大腸炎 247
ヘリコバクターピロリ 126, 155
ヘルニア門の閉鎖法 437
便潜血 190
縫合不全 139
　　──の徴候 140
ポリペクトミー 267

【ま】

幕内基準 280
慢性肝炎 270, 299
慢性肝疾患 10
慢性膵炎 427
味覚鈍麻 142
脈管侵襲 283
ミラノ基準 281
門脈圧亢進症 431
門脈浸潤 387
　　──を伴う膵頭部癌 386

【や・ら】

薬剤性大腸炎 241
遊離空腸の血行障害 85
輸入脚症候群 150
リピオドール 90

【A・B】

A群β溶連菌感染症 10
α-fetoprotein（AFP） 128
AFP産生胃癌 127, 128
angiodysplasia 21
B型肝炎 299
Barrett食道 76, 77, 78
BD-IPMN 399
BillrothⅡ法 151
bleu liver 311
Boerhaave症候群 92
Budd-Chiari症候群 432

【C・D】

C型肝炎 270, 275, 278
CEA 225
Charcotの三徴 370, 374
cholangiocellular carcinoma（CCC） 295
Clostridium difficile感染 241
compensatory anti-inflammatory response syndrome（CARS） 13
COPD 32
cyst in cyst 413
damage control surgery（DCS） 332
disseminated intravascular coagulation（DIC） 14

INDEX

【E・F】

ECOG活動状態スコア 34, 52
endoscopic mucosal resection(EMR) 266
endoscopic submucosal dissection(ESD)
　 48, 107, 111, 267
Epstein-Barr virus(EBV) 125
　──関連胃癌 124, 129
fibrolamellar hepatocellular carcinoma(FLC) 292, 304, 305
focal nodular hyperplasia(FNH) 291
focused assessment with sonography for trauma
　(FAST) 176, 331
FOLFILINOX 392
FOLFIRI 16, 312
FOLFOX 16, 311

【G・H】

GIST 157, 173, 254
　大腸── 253
　直腸── 254, 259
groove膵炎 427
GS療法 392
hepatocellular carcinoma(HCC) 306
hereditary nonpolyposis colorectal cancer(HNPCC) 250
high-risk stigmata 396
Howship-Romberg sign 436

【I・J・K】

ICG-R15 281
intersphincteric resection(ISR) 201, 219
intraductal papillary mucinous carcinoma
　(IPMC) 403, 405
intraductal papillary mucinous neoplasm
　(IPMN) 395, 403, 405
　主膵管型── 395, 404
　分枝型── 395, 399, 414, 418
intraductal papillary neoplasm of bile duct(IPNB) 350
JCOG9907試験 74
Kasabach-Merritt症候群 315
Kerckring皺襞 166

【L・M・N】

liver damage 37
Mallory-Weiss症候群 93
marginally resectable GIST 256
Ménétrier病 118
Mirizzi症候群 370
MRSA腸炎 241
mucinous cystic neoplasm(MCN) 413
non occlusive mesenteric ischemia(NOMI) 233

【O・P・R】

Obturator neuralgia 436
overwhelming postsplenectomy infection(OPSI)
　 31, 440
per-oral endoscopic myotomy(POEM) 96
pseudokidney sign 182
Raynords五徴候 374
red wale marking 431
RICIST 137
Rokitansky-Aschoff洞 378

【S・T】

S状結腸憩室穿孔 12
S状結腸膀胱瘻 244
S-1 358, 392
Saintの三徴 99
self-expandable metallic stent(SEMS) 214
solid pseudopapillary tumor 417
stageⅣa膵癌 388, 391
stageⅣ大腸癌 205, 209, 213
surgical site infection(SSI) 27
systemic inflammatory response syndrome(SIRS)
　 13, 30, 169, 266
T4b胃癌 132
target sign 182
transanal endoscopic microsurgery(TEM) 193
transient responder 332

【V・W】

*vibrio vulnificus*感染症 10
VIPoma 422
V$_N$ピットパターン 188
WHOの効果判定基準 137
WHO方式がん性疼痛治療の5原則 42
worrisome feature 396, 400

消化器外科 minimal requirements　実践応用編
専門医に求められる知識の使いかた

2014年10月1日　第1版第1刷発行
2021年 7月20日　　　第4刷発行

- 監　修　北野正剛　　きたの　せいごう
- 編　集　白石憲男　　しらいし　のりお
　　　　　平塚孝宏　　ひらつか　たかひろ
- 発行者　三澤　岳
- 発行所　株式会社メジカルビュー社
　　　　　〒162-0845　東京都新宿区市谷本村町2-30
　　　　　電話　03(5228)2050(代表)
　　　　　ホームページ　http://www.medicalview.co.jp/

　　　　　営業部　FAX 03(5228)2059
　　　　　　　　　E-mail　eigyo@medicalview.co.jp

　　　　　編集部　FAX 03(5228)2062
　　　　　　　　　E-mail　ed@medicalview.co.jp

- 印刷所　株式会社 廣済堂

ISBN978-4-7583-1515-9　C3047

©MEDICAL VIEW, 2014. Printed in Japan

- 本書に掲載された著作物の複写・複製・転載・翻訳・データベースへの取り込みおよび送信(送信可能化権を含む)・上映・譲渡に関する許諾権は, (株)メジカルビュー社が保有しています.
- JCOPY 〈出版者著作権管理機構 委託出版物〉
本書の無断複製は著作権法上での例外を除き禁じられています. 複製される場合は, そのつど事前に, 出版者著作権管理機構(電話 03-5244-5088, FAX 03-5244-5089, e-mail：info@jcopy.or.jp)の許諾を得てください.
- 本書をコピー, スキャン, デジタルデータ化するなどの複製を無許諾で行う行為は, 著作権法上での限られた例外(「私的使用のための複製」など)を除き禁じられています. 大学, 病院, 企業などにおいて, 研究活動, 診察を含み業務上使用する目的で上記の行為を行うことは私的使用には該当せず違法です. また私的使用のためであっても, 代行業者等の第三者に依頼して上記の行為を行うことは違法となります.